KLINISCHE UROLOGIE Vom Befund zur Therapie

S. Roth B. Ubrig A. Semjonow P. Rathert

Springer
Berlin
Heidelberg
New York
Barcelona
Hongkong
London
Mailand
Paris
Singapur
Tokio

S. Roth · B. Ubrig
A. Semjonow · P. Rathert

KLINISCHE UROLOGIE

Vom Befund zur Therapie

Zweite, aktualisierte und erweiterte Auflage

Mit 101 Abbildungen und 60 Tabellen

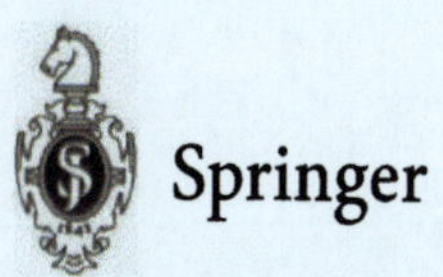
Springer

ISBN 978-3-540-67430-6 ISBN 978-3-642-59541-7 (eBook)
DOI 10.1007/978-3-642-59541-7

Springer-Verlag Berlin Heidelberg New York
Die Deutsche Bibliothek – CIP-Einheitsaufnahme
Klinische Urologie: vom Befund zur Therapie/
von Stephan Roth... – 2., überarb. und erw. Aufl. –
Berlin; Heidelberg; New York; Barcelona; Hongkong;
London; Mailand; Paris; Singapur; Tokio:
Springer, 2001

Einbandgestaltung: de'blik, Berlin
Satzarbeiten und Umbruch: K+V Fotosatz GmbH, Beerfelden
Druck- und Bindearbeiten: Appl, Wemding

SPIN 10527737 22/3130-5 4 3 2 1 0
Gedruckt auf säurefreiem Papier

Autoren

Roth, Stephan, Prof. Dr. med.
Direktor der Klinik für Urologie und Kinderurologie
Universität Witten/Herdecke
Klinikum Wuppertal GmbH
Heusnerstr. 40
D-42285 Wuppertal

Ubrig, Burkhard, Dr. med.
Facharzt für Urologie
Klinik für Urologie und Kinderurologie
Universität Witten/Herdecke
Klinikum Wuppertal GmbH
Heusnerstr. 40
D-42285 Wuppertal

Semjonow, Axel, Dr. med.
Ltd. Oberarzt der Klink für Urologie
Westfälische Wilhelms-Universität Münster
Albert-Schweitzer-Str. 33
D-48149 Münster

Rathert, Peter, Prof. Dr. med.,
Ltd. Arzt der Klinik für Urologie und Kinderurologie
Städtische Krankenanstalten Düren
Roonstr. 30
D-52351 Düren

Vorwort zur 2. Auflage

Vom Symptom und Befund zu Diagnostik und Therapie. Dieses Prinzip liegt dem Buch zugrunde und scheint in der 1. Auflage für in Praxis und Klinik urologisch tätige Ärztinnen und Ärzte treffend gelöst worden zu sein. Der außerordentliche Zuspruch, die ermutigenden Rezensionen und der rasche Verkauf der 1. Auflage machten diese 2. Auflage erforderlich. Das ursprüngliche Konzept des Buches wurde beibehalten. Hierzu zählt auch die Idee, neben den aktuellen Standardtherapien Therapiealternativen anzuführen, die sich noch in der Diskussion befinden.

Die Berücksichtigung der urologischen Onkologie ist die wichtigste Neuerung gegenüber der 1. Auflage. Therapiemodalitäten bei urologischen Tumorerkrankungen wurden in Anlehnung an die neueste Literatur übersichtlich dargestellt. Sehr seltene Tumore wurden nicht aufgenommen. Die urologische Onkologie befindet sich aber in einer raschen konstanten Weiterentwicklung, es muß daher ergänzend das Studium der Fachliteratur herangezogen werden.

Wir danken Frau Priv.-Doz. Dr. D. Schultz-Lampel, Wuppertal, für die kritische Überarbeitung der Kapitel Harninkontinenz und Kinderurologie und Frau Dr. S. Kliesch, Münster, für die Überarbeitung des Kapitel Kinderlosigkeit.

Die Autoren danken ebenfalls allen Mitarbeitern des Springer-Verlages, die an der Realisierung des Buches mitgearbeitet haben. Stellvertretend seien Frau Annette Zimpelmann sowie Axel Treiber und Bernd Wieland erwähnt, die das Projekt in allen Phasen mit Rat und Tat betreut haben. Ein derartiges Buch lebt auch von Ergänzungen und Kommentaren seiner Leserinnen und Leser sowie der Rezensenten. Wir bitten daher erneut, diese Auflage kritisch zu begleiten.

Wuppertal, Münster, Düren
Juli 2000

Stephan Roth
Burkhard Ubrig
Axel Semjonow
Peter Rathert

Vorwort zur 1. Auflage

Warum noch ein Urologiebuch?

Das Buch soll ein *Leitfaden und Nachschlagewerk* urologischer Diagnostik und Therapie sein. Da als *Ausgangspunkt* das *Symptom* bzw. der *verdächtige Befund* und nicht das übergeordnete Krankheitsbild gewählt wurde, können klinische Probleme der täglichen Praxis effektiv gelöst und schnell rekapituliert werden.

Neben der praxis- und klinikrelevanten Unterteilung in Befunde und Symptome wird durch eine entsprechende *Gliederung* und *Textgestaltung* versucht, dem Leser einen raschen Überblick zu ermöglichen. Da Flußdiagrammen die für den Leser erforderliche Flexibilität fehlt und sie bei größeren und komplexeren Problemen schnell unübersichtlich werden, sind sie durch *komprimierte Informationsabfolgen* ersetzt worden. Sie gehen über lediglich aufzählende Checklisten hinaus und können somit eher in der klinischen Realität eingesetzt werden. Zur weiteren Orientierung dient neben dem Inhaltsverzeichnis ein *ausführlicher Index*. Neuerungen, kontroverse Meinungen und unbewiesene Therapievorschläge sind bibliographisch kenntlich gemacht.

Was das Buch nicht sein soll

Um den konzentrierten praxisnahen Charakter des Buches zu gewährleisten, werden Fragen der Inzidenz, Ätiologie, Epidemiologie und Pathophysiologie nur insoweit berücksichtigt, wie sie für die letztlich entscheidenden Schritte der Diagnostik und Therapie notwendig sind. Somit kann es *ein Lehrbuch nicht ersetzen.*

Es kann zudem *kein Referenzbuch für onkologische Probleme* und Detailfragen darstellen, denn beim Vorliegen einer Karzinomdiagnose stehen meist eine Vielzahl therapeutischer Optionen offen. Dies betrifft sowohl operative als auch Chemo- und/oder strahlentherapeutische Maßnahmen, die of Gegenstand kontroverser Diskussionen sind und teilweise in Studien noch überprüft werden. Eine Berücksichtigung dieser Probleme hätte den Rahmen des Buches gesprengt.

Danksagungen

Wir danken für die mit großer Sorgfalt durchgeführten Korrekturen den Herren Professoren van Ahlen (Münster, erektile Dysfunktion), A. Hesse (Bonn, Urolithiasis), G. Ludwig (Frankfurt, Kinderlosigkeit) und H.-J.

Simon (Düren, renale Hypertonie) sowie Frau Dr. E. Henßge (Düren, Beratung Pathologie), Dr. F. Striesow (Düren, Proteinurie), Dr. Behjre (Münster, Kinderlosigkeit) und den zahlreichen Studenten, Ärzten im Praktikum und urologischen Assistenzärzten, die sämtliche Kapitel hinsichtlich Praxisrelevanz, Verständlichkeit und Inhalt korrigierten. Darüber hinaus danken wir dem Springer-Verlag für die Bereitschaft zur Drucklegung des neuartigen Gesamtkonzepts und insbesondere Frau Dr. U. Heilmann und Frau U. Pfaff für die kompetente Beratung und Herrn E. Kirchner für die sorgfältige Gestaltung.

Stephan Roth
Axel Semjonow
Peter Rathert

Inhaltsverzeichnis

Laborbefunde

Kinderurologie

Potenz und Reproduktion

Urolithiasis

Harninkontinenz

Notfälle

Anhang

TNM-Klassifikation maligner Tumoren

LABORBEFUNDE

BEFUNDE 1–5

BEFUND 1 Mikro- oder Makrohämaturie – Welche Diagnostik?

Allgemeine Einordnung

Die Hämaturie ist eines der wichtigsten urologischen Leitsymptome. Im Unterschied zur Makrohämaturie, bei der die Hämaturie mit bloßem oder „unbewaffnetem“ Auge sichtbar ist, wird eine Mikrohämaturie nur mittels Teststreifen oder eines Mikroskopes erkennbar. Ein allgemeiner Konsensus hinsichtlich des diagnostischen Vorgehens existiert nicht (Sutton 1990). Es stellt sich vielmehr die Frage: Muss prinzipiell eine Maximaldiagnostik erfolgen oder existieren zuverlässige Kriterien, die eine rationale und rationelle Diagnostik ermöglichen?

Problem: Mikrohämaturie und Karzinomrisiko

Unbestritten ist, dass jede Hämaturie auf ein urotheliales Karzinom hinweisen kann. Es ist jedoch immer noch ungeklärt, wie hoch dieses Risiko ist. Die bisher vorliegenden Studien zeigen sehr unterschiedliche Angaben:

- Karzinomrisiko Makrohämaturie: 5–23%,
- Karzinomrisiko Mikrohämaturie: 2–12,5%.

Mehrere Faktoren erklären die erheblichen Differenzen:

Wer hat die Daten erhoben?

Urologische Studien fanden aufgrund des präselektionierten Patienguts mit 8,6–12,5% eine deutlich höhere Karzinominzidenz als Untersuchungen der Gesamtbevölkerung (sog. „population-based-studies“) mit Werten zwischen 2–4%.

Wie war die Geschlechterverteilung der Studiengruppe?

Dies ist wichtig, da die Karzinominzidenz des Blasentumors bei Frauen ca. 4-mal geringer ist als bei Männern.

Wie war die Altersverteilung der Studiengruppe?

Die Wahrscheinlichkeit eines Karzinoms steigt ab dem 50. Lebensjahr steil an. Deshalb haben Studien mit einem überproportional hohen Anteil junger Teilnehmer eine niedrigere Karzinominzidenz.

Problem: Ab wann besteht eine Mikrohämaturie?
Da es auch physiologisch zu einer Erythrozytenausscheidung im Urin kommt, ergibt sich das Problem des Grenzwertes, ab dem man von einer Mikrohämaturie spricht. Die Definition dieses Grenzwertes ist uneinheitlich und hängt zudem von der angewendeten Methode ab.

- **Teststreifen**
  Sie sind aufgrund ihrer Praktikabilität die am weitesten verbreitete Screeningmethode. Unabhängig von ihrer in bis zu 20% falsch-positi-

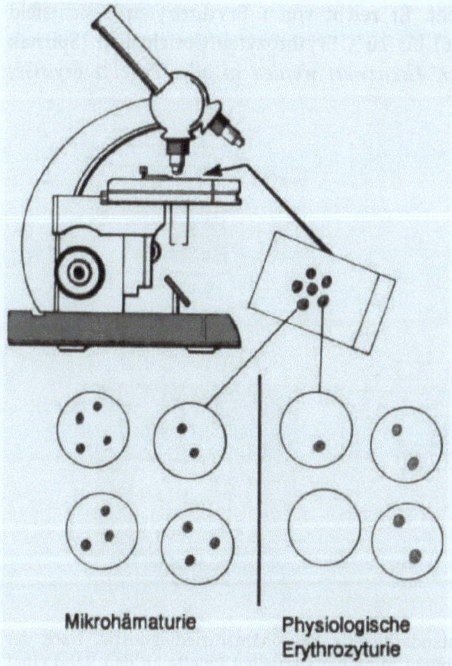

Abb. 1.1. Sediment-Gesichtsfeld-Methode. Als Mikrohämaturie wird bei diesem Verfahren, das international als Referenzmethode gilt, ein konstanter Nachweis von 1–3 Erythrozyten (s. Text Grenzwerte) in mindestens 5–20 Geichtsfeldern bei einer 400-fachen Vergrößerung (10er Okular, 40er Objektiv) bezeichnet. (Aus Roth 1991)

ven oder falsch-negativen Reaktion besteht insbesondere das Problem, dass der schwach positive Bereich unterschiedlich gewertet wird. Die interindividuellen Übereinstimmungen betragen nur ca. 70% (Arm et al. 1986).

- **Sediment-Gesichtsfeld-Methode**

  Sie gilt als internationale Referenzmethode zur Festlegung einer Mikrohämaturie. Hierbei erfolgt die mikroskopische Beurteilung nach Zentrifugieren des Urins mit einer 400-fachen Vergrößerung (40er Objektiv, 10er Okular, Abb. 1.1). Ein einheitlicher Grenzwert, ab dem von einer abklärungsbedürftigen Mikrohämaturie gesprochen wird, existiert allerdings nicht. Er reicht von 1 Erythrozyten/Gesichtsfeld (Kindrachuk et al. 1986) bis zu 3 Erythrozyten/Gesichtsfeld (Spirnak 1985). *Als „europäischer" Grenzwert werden in aller Regel 2 Erys/Ge-*

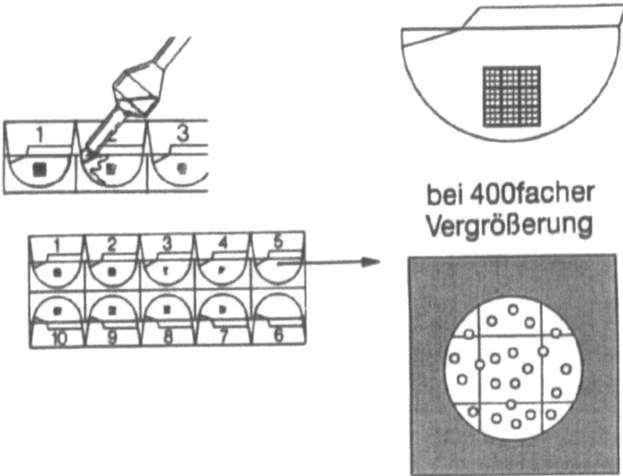

Abb. 1.2. KOVA-System als standardisierte Mikrohämaturiediagnostik. Nach der Zentrifugation wird das Sediment mit einer speziellen Pipette an den Rand einer der nummerierten Kammern des 10-fach-Objektträgers aufgegeben (1). Durch die Kapillarwirkung wird das Sediment in die Kammer gezogen und garantiert die Auszählung in einem definierten Volumen. Die einzelnen Kammern besitzen eingestanzte Kleinstquadrate (2), die dann mit einer 400-fachen Vergrößerung ausgezählt werden und entsprechend einer standardisierten Tabelle eine Bewertung ermöglichen

sichtsfeld angegeben. Die Erythrozyten müssen in mehreren Gesichtsfeldern des Sedimentes konstant nachweisbar sein, wobei auch hier die Angaben hinsichtlich der Anzahl der auszuzählenden Gesichtsfelder zwischen 5 und 20 differieren.

- **KOVA-System**
  Dieses System (Abb. 1.2) wird im deutschsprachigen Raum häufig angewendet. Die pathologischen Grenzwerte ergeben sich aus einer standardisierten Tabelle. Es ist jedoch nicht bekannt, ob das System sensitiver ist als die anderen Methoden.

- **Quantifizierende Verfahren (Zählkammer)**
  Exakt quantifizierende Zählkammermethoden (z.B. Neubauer) zeigen ebenfalls erhebliche Normwertvarianzen (2000–5000 Erys/ml). Der Addis-Count mit einer Erythrozytenzählung in einem definierten Zeitintervall (12–24 h) ist unpraktikabel, wird kaum noch angewendet und löst ebenfalls nicht das Problem variierender Grenzwerte (60–8500 Erys/min).

- **Praktische Konsequenz**
  Teststreifen sind als Screeningmethode zur Erkennung einer Mikrohämaturie praktikabel und weit verbreitet. Bei einem positiven Ausfall sollte jedoch eine mikroskopische Analyse erfolgen. Nur sie ermöglicht eine Beurteilung der wichtigen Erythrozytenmorphologie (glomeruläre Blutungsursache, s. unten). Zudem erlaubt sie eine schnelle und einfache Unterscheidung zwischen der echten und der Pseudohämaturie (z.B. Stoffwechselprodukte) und sie gibt wichtige ätiologische Hinweise (z.B. Kristallurie bei Lithiasis).

Problem: Diagnostik nur bei positiver Kontrolle?
Eine häufig vertretene Ansicht ist, dass im Falle einer Mikrohämaturie eine diagnostische Abklärung nur dann angebracht ist, wenn 2–3 Kontrolluntersuchungen ebenfalls positiv sind (z.B. Heering 1990). Es entspricht jedoch der klinischen Erfahrung, dass urogenitale Karzinome nicht konstant, sondern eher intermittierend bluten (Britton et al. 1989; Messing et al. 1986).

Merke: Grundsätzlich sollte jede Mikrohämaturie abgeklärt werden, da eine negative Kontrolle einen Tumor nicht ausschließt.

Differentialdiagnose Mikrohämaturie

- **„Urologisch"**
  - Urotheltumoren (Blase, Nierenbecken, Ureteren, Urethra),
  - Erkrankungen der Niere (z.B. Nierenzellkarzinom, Zysten),
  - Prostataerkrankungen (z.B. Adenokarzinom, benigne Hyperplasie, Blasenhalsvarizen),
  - Entzündungen (z.B. Pyelonephritis, Zystitis, Prostatitis),
  - Steinerkrankungen,
  - Gefäßerkrankung (z.B. Nierenvenenthrombose);

- **„Internistisch-nephrologisch"**
  - Nierenerkrankungen (z.B. Glomerulonephritis, Nephritis),
  - systemische Erkrankungen (z.B. Diabetes mellitus, Amyloidose),
  - Kreislauferkrankungen (z.B. Hypertonie, Herzinsuffizienz),
  - Entzündungen (z.B. bakteriell, parasitär, viral),
  - Blutgerinnungsstörungen,
  - Allergien (z.B. allergische Urothelreaktion – selten);

- **Pseudohämaturie**
  - Menstruation zum Untersuchungszeitpunkt,
  - Hämospermie,
  - vaginale Hämorrhagie,
  - konzentrierter Urin,
  - Hämo- und Myoglobinurie (s. Anhang, Übersicht A 5)
  - Lebensmittelfarbstoffe (s. Anhang, Übersicht A 5),
  - Stoffwechselprodukte (s. Anhang, Übersicht A 5),
  - Medikamente (s. Anhang, Übersicht A 5),
  - Intoxikationen;

- **Belastungshämaturie**
  - Orthostase (selten),
  - Sport (größere Belastungen, z.B. Marathonlauf);

- **Traumatische Hämaturie**
  - Selbstbeschädigung (z.B. Münchhausen-Syndrom),
  - postinstrumentelle Hämaturie (Zystoskopie, Prostatabiopsie, Katheterismus),
  - Unfallereignis.

Urologische Diagnostik

Primärdiagnostik

- **Anamnese**
  - Art der Makrohämaturie: Eine initiale Hämaturie weist auf eine urethrale Blutungsquelle hin, eine terminale Blutung lässt auf eine vesikale Genese schließen. Demgegenüber spricht eine totale Hämaturie für eine vesikale oder supravesikale Blutungsursache.
  - Ernährung und Medikamenteneinnahme: Beide Faktoren müssen insbesondere bei einer anhaltenden Urinverfärbung und gleichzeitig negativem mikroskopischen Befund erfragt werden (s. Übersicht A 5 im Anhang).
  - Miktionsanomalien: z.B. Dysurie.

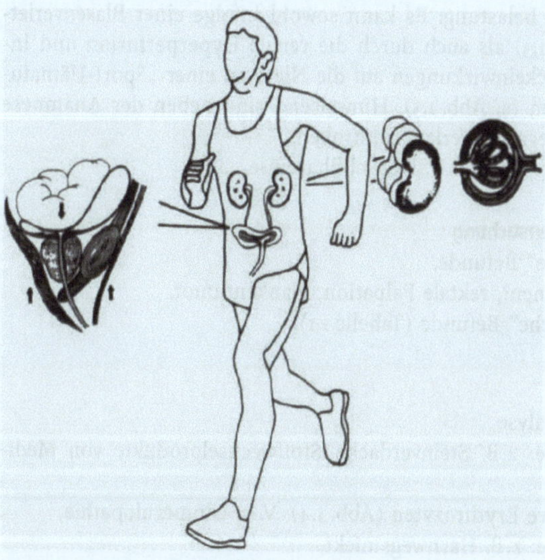

Abb. 1.3. Ursachen der Sporthämaturie. Zu einer physiologischen Sporthämaturie kommt es durch vesikale oder renale Mikrotraumen. Vesikal entstehen sie durch scheuernde Bewegungen des Blasendaches im Trigonalbereich. Renale Blutungsquellen entstehen aufgrund direkter Druckeinwirkung, „schüttelnder" Bewegungsabläufe oder einem erhöhten glomerulären Filtrationsdruck. (Nach Abarbanel et al. 1990)

Tabelle 1.1. Wegweisende Symptome einer „internistischen" Hämaturie

Befund/Symptom	Klinische Ursache
Ödeme	Herzinsuffizienz, Nierenerkrankungen
Bluthochdruck	Hypertensive Nephrosklerose
Petechien, Hämatome	Gerinnungsstörung
Arrhythmie	Nierenembolien
Herzgeräusch	Endokarditis-Glomerulonephritis
Schwerhörigkeit	Alport-Syndrom
Fieber, Gewichtsverlust	Malignome, Tuberkulose
Purpura	Schönlein-Hennoch
Arthritis	Wegener-Granulomatose, Immunvaskulitis
Blutiger Auswurf	Goodpasture-Syndrom

- Steinanamnese, familiäre Nierenerkrankungen.
- Körperliche Belastung: Es kann sowohl infolge einer Blasenverletzung (Abb. 1.3) als auch durch die renale Hyperperfusion und indirekte Druckeinwirkungen auf die Niere zu einer „Sport-Hämaturie" kommen (s. Abb. 1.3). Hinweisend sind neben der Anamnese mehrfach negative Verlaufskontrollen.
- Auslandsaufenthalt: z. B. Blasenbilharziose.

• **Körperliche Untersuchung**
  - „Urologische" Befunde,
  - Genitalläsionen?, rektale Palpation, Flankentumor,
  - „internistische" Befunde (Tabelle 1.1).

• **Urindiagnostik**
  - Sedimentanalyse
    - Kristallurie: z. B. Steinverdacht, Stoffwechselprodukte von Medikamenten,
    - glomeruläre Erythrozyten (Abb. 1.4): V. a. Glomerulopathie,
    - Bakteriurie: z. B. Harnwegsinfekt,
    - Leukozyturie: z. B. Glomerulopathie, Infekt (s. auch Befund 4),
  - Proteinurie
    Primär reichen zur Proteinuriebestimmung Teststreifen. Bei positivem Ausfall muss eine quantitative Bestimmung im 24-h-Urin erfolgen. Die Proteinurie ist wesentlicher Begleitbefund von Nierenerkrankungen (s. Befund 2),

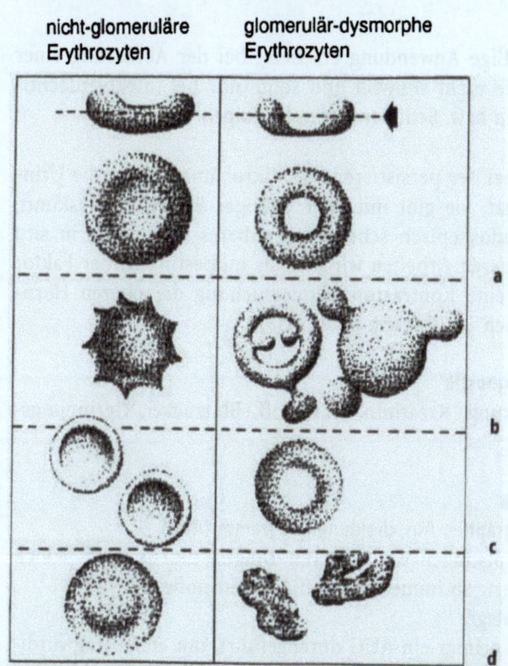

Abb. 1.4 a–d. Charakteristika glomerulär dysmorpher Erythrozyten. **a, c** *Ringstrukturen.* Diese zeigen einen stanzartigen Lochdefekt, der durch eine vollständige Anreicherung des Erythrozytenplasmas im außenständigen Zellbereich zustande kommt. Somit erfasst die mikroskopische Ebene (*Pfeil* in **a**) einen scheinbar leeren Innenhof. Bedeutsam ist die Unterscheidung von osmotisch veränderten, nichtglomerulär dysmorphen Erythrozyten (**c**). Diese Erythrozyten zeigen einen zarten Doppelrand bei meist noch angedeutetem zentralem Zellplasma. **b** *Vesikelformen/Akanthozyten.* Diese divertikelähnlichen Ausstülpungen stellen das 2. Hauptmerkmal glomerulärer Erythrozytenveränderungen dar. Sie können, müssen aber nicht gemeinsam mit Ringformen auftreten. Die Ausstülpungen können nach außen als Exozapfen oder bei Ringstrukturen auch nach innen als Endozapfen auftreten. Sie können einfach von den osmotisch bedingten Stechapfelformen unterschieden werden. **d** *Destruierte Formen.* Diese rein quantitativ sehr viel seltener zu findenden Dysmorphien sind mitunter nur sehr schwierig von lytisch oder mechanisch zerstörten Erythrozyten zu unterscheiden. Sie treten jedoch fast nie ausschließlich, sondern meist gemeinsam mir Ring- und Vesikelformen auf. (Nach Roth 1991)

- Urinkultur
  Die routinemäßige Anwendung erscheint bei der Abklärung einer Mikrohämaturie nicht sinnvoll und sollte nur bei infektverdächtigem Teststreifen bzw. Sedimentbefund erfolgen,
- Urinzytologie
  Insbesondere bei der persistierenden Mikrohämaturie ist die Urinzytologie obligat. Sie gibt mit über 90%iger Sicherheit Auskunft, ob z. B. ein endoskopisch schwer erkennbares Carcinoma in situ vorliegt. In neueren Arbeiten wird sie als mitbestimmender Faktor diskutiert, ob eine Kontrastmitteluntersuchung der oberen Harnwege erforderlich ist (Corwin et al. 1988);

- **Blutbild, Serumdiagnostik**
  Blutbild, Blutsenkung, Kreatinin, Harnstoff, Blutzucker, Gerinnungsparameter.

Ergänzungsdiagnostik

- **Zystoskopie, Sonographie, Ausscheidungsurogramm (AUG)**
  Sie sind die Hauptstützen der weiteren Diagnostik. Es wird jedoch die Frage diskutiert, ob immer alle Maßnahmen notwendig sind.
  - Klassische Strategie
    Hierbei wurde primär ein AUG durchgeführt, um einen fragwürdigen Befund in der nachgeschalteten Zystoskopie in Kombination mit einem retrograden Ureteropyologramm weiter abklären zu können.
  - Aktuelle Strategiediskussion
    Heutzutage ist der *Ultraschall* praktisch immer die *Erstuntersuchung*, da sie bei der primären Patientenkonsultation ohne Vorbereitung erfolgen kann. Zudem werten neuere Strategievorschläge neben der Sonografie die *Zystoskopie* als *vorrangige Ergänzungsdiagnostik*, da die Blasentumoren und Parenchymtumoren der Niere quantitativ dominieren. Urotheltumoren des Ureters und des Pyelons sind so selten, dass ein *Ausscheidungsurogramm nur bei Vorliegen zusätzlicher Verdachtsmomente* empfohlen wird (z. B. pathologische Zytologie bei negativer Zystoskopie). Der minimale Verlust an diagnostischer Sicherheit steht in keinem Verhältnis zur Reduktion der Morbidität durch Kontrastmittelreaktionen und zum erheblichen Gewinn hinsichtlich der Kostenersparnis (Corwin et al. 1988). Diese Strategie ist jedoch *noch nicht allgemein akzeptiert.*

- **Spezielle Diagnostik**
  - Retrogrades Ureteropyelogramm,
  - Computertomografie,
  - arterielle und/oder venöse Angiografie (z.B. vaskuläre Anomalien),
  - Nierenbiopsie (s. Befund 2).

Spezielle Probleme

- **Junge Patienten – Zystoskopie?**

  Die Inzidenz eines urothelialen Karzinoms bei Patienten unter 40 Jahren ist sehr gering. Deshalb wurde vereinzelt der Wert einer Zystoskopie bei einer asymptomatischen Mikrohämaturie für diese Patienten in Frage gestellt (Jones et al. 1988). Mehrere Untersuchungen konnten zwar die geringe Tumorinzidenz bei jungen Patienten bestätigen, zeigten darüber hinaus jedoch auch, dass bei bis zu 45% der Tumor ein aggressives biologisches Verhalten hat (z.B. Witjes et al. 1989). Demzufolge erscheint auch bei jungen Patienten mit einer Hämaturie trotz einer geringeren Tumorinzidenz eine Zystoskopie angeraten.

- **Unklare persistierende Mikrohämaturie – Welche Kontrollen?**

  Bei 10–15% aller Patienten mit einer Mikrohämaturie bleibt auch nach gründlicher Diagnostik die Genese ungeklärt. Es ergibt sich das praktisch relevante Problem der weiteren Nachsorge. Die vorgeschlagenen Strategien sind widersprüchlich. Einerseits werden bei diesen Patienten urografische und zystoskopische Kontrollen in 2-jährigem Abstand vorgeschlagen (Spirnak 1985). Andererseits liegen Verlaufsuntersuchungen vor, dass die primär unklare Ätiologie der Mikrohämaturie nicht als Vorläufer einer pathologischen Transformation zu bewerten ist und dass der wiederholte Einsatz einer aufwendigen Diagnostik bei diesen Patienten wahrscheinlich nicht nötig ist (Appleton et al. 1986; Murakami et al. 1990; Howard et al. 1991).

Literatur

Appleton GVN et al. (1986). Br J Urol 58: 526
Arm JP et al. (1986). Br J Urol 58: 211
Britton JP et al. (1989). Br Med J 299: 1010

Corwin HL et al. (1988). J Urol 139: 1002
Grossfeld GD u. Carroll PR (1998). Evaluation of microscopic nematuria. Urol Clin of North America. Vol 25 (4):661–676
Heering P (1990). Der Internist 31: W 125
Howard J et al. (1991). J Urol 145: 335
Jones DJ et al. (1988). Br J Urol 62: 541
Kindrachak RW et al. (1980). In: Walsh PC et al. (eds) Campell's urology. Saunders, Philadelphia, p 285
Messing EM et al. (1986). Cancer 64: 2361
Murakami S et al. (1990). J Urol 144: 99
Roth S (1991). In: Rathert P, Roth S Urinzytologie. Springer, Berlin Heidelberg New York Tokyo, S 187–205
Spirnak JP (1985). In: Resnick MI et al. (eds) Decision making in urology. Decker, New York, p 4
Sutton JM (1990). JAMA 263: 2475
Witjes JA et al. (1989). Urol Int 44: 81

BEFUND 2 Proteinurie – Was tun?

Allgemeine Einordnung

Normalerweise erscheinen durch ein kaskadenartig hintereinander geschaltetes System aus glomerulärer Plasmafiltration und tubulärer Reabsorption im Endharn lediglich geringe Mengen an Albumin (bis 20 mg/24 h) und kleinmolekularer Proteine (Plasmaproteine, renale Strukturproteine und tubulär sezerniertes Eiweiß). Eine Proteinurie wird vom Urologen meistens als Zufallsbefund diagnostiziert und erfordert im Weiteren eine interdisziplinäre Abklärung und Therapie. Definitionsgemäß wird als Proteinurie jede Ausscheidung von mehr als 100–150 mg Protein im 24-h-Sammelurin bzw. jede Änderung des physiologischen Proteinmusters bezeichnet.

Differentialdiagnose

Physiologische Proteinurie

- **Körperliche Belastung und Stress**
  Jede vermehrte körperliche Anstrengung kann zu einer Proteinurie führen. Sie ist jedoch nur vorübergehend und durch eine entsprechende Anamnese und negative Kontrolluntersuchungen zu erfassen.

- **Orthostatische Proteinurie**
  Findet sich eine leichte Proteinurie bei Tage und ein unauffälliger Befund im Nachturin, kann eine orthostatische Proteinurie vorliegen. Diese tritt hauptsächlich bei Jugendlichen auf und stellt eine Ausschlussdiagnose dar. Sie verschwindet meistens im Erwachsenenalter.

Entzündliche Proteinurie

- **Harnwegsinfekte und Pyelonephritiden**
  Harnwegsinfekte und Pyelonephritiden gehen häufig mit einer Proteinurie einher. Neben der Leukozyturie und Hämaturie ist die typische Symptomatik wegweisend.

- **Allgemein „fieberhafte Infekte"**
  Klinisch manifeste fieberhafte Infekte verursachen mitunter eine vorübergehende Proteinurie.

„Pseudoproteinurie"
Bei Frauen kann eine geringe Proteinurie durch Fluor vorgetäuscht sein. Bei Makrohämaturien zeigen die Teststreifen (Stix) immer auch eine positive Eiweißreaktion. Zur weiteren Klärung ist dann ggf. eine quantitative bzw. qualitative Proteinbestimmung notwendig.

Kardiovaskuläre Proteinurie

- **Herzinsuffizienz**
  Aufgrund einer Herzinsuffizienz (insbesondere Rechtsherzinsuffizienz) kann es zu einer venösen Abflussstörung der Niere mit nachfolgender Proteinurie kommen. Diagnostisch sind zudem je nach Ausprägung eine sichtbare Venenstauung, gastrointestinale Störungen (z.B. „Stauungsgastritis"), eine Lebervergrößerung, Ödeme in den abhängigen Körperpartien und eine Belastungsdyspnoe wegweisend.

- **Nierenvenenthrombose**
  Diese zeigt bei akutem Verlauf typischerweise die Leitsymptome einer Hämaturie, Proteinurie, Thrombozytopenie, Kreatininerhöhung und Flankenschmerzen. In diesen Fällen sollten ein AUG bzw. ein CT und dann ggf. interventionelle Diagnostik erfolgen.

Proteinurie bei Systemerkrankungen mit Nierenbeteiligung

- **Systemische Erkrankungen**
  Bekanntestes Beispiel ist die diabetische Nephropathie, aber typischerweise kommt es auch im Rahmen der sog. Kollagenosen (z.B. Sklerodermie, Panarteriitis nodosa, Lupus erythematodes) zu einer Nierenbeteiligung mit Proteinurie.

- **Renale Erkrankungen**
  - Glomerulonephritis,
  - akutes Nierenversagen,
  - nephrotisches Syndrom,
  - Schwangerschaftsnephropathie.

Proteinurie bei Tumoren

- **Plasmozytom**
  Leitsymptome des Plasmozytoms sind eine extrem erhöhte BSG, monoklonale Immunglobuline, radiologische Knochendefekte, eine Plasmazellvermehrung im Knochenmark und eine deutliche Proteinurie. Letztere tritt als Folge der Paraproteinämie auf, d.h. die Plasmazellen bilden exzessiv monoklonale Immunglobuline, die zur Vermehrung der Serumeiweiße mit erhöhter renaler Elimination führen. Eine Sonderform dieser Immunglobulinämien ist das Bence-Jones-Plasmozytom mit einer isolierten L-Ketten-Vermehrung. Intravenöse Kontrastmitteluntersuchungen sind kontraindiziert.

- **Andere Paraproteinämien**
  Eine Vielzahl weiterer Erkrankungen kann zu einer pathologischen Vermehrung der Serumeiweiße mit reaktiver Proteinurie führen. Neben typisch internistischen Erkrankungen (z.B. chronische Lymphadenose, Leukämie, Leberzirrhose, Amyloidose) können auch Neoplasmen (z.B. Melanom, Bronchialkarzinom) eine Paraproteinämie bedingen.

- **Urologische Tumoren**
  In seltenen Fällen können ein Nierenzellkarzinom oder ein Prostatakarzinom eine Proteinurie verursachen.

Urologische Diagnostik

Primärdiagnostik

- **Teststreifenbestimmung**
  Die Bestimmungsmethode mittels allgemein gebräuchlicher Harnteststreifen (Stix) hat als Screeningmethode mit Ausnahme spezieller Teststreifen (Mikroalbumin-Teststreifen bzw. Latextest bei Diabetikern und Hypertonikern) eine relativ geringe Empfindlichkeit. Trotzdem ist sie die gebräuchlichste und einfachste Screeningmethode.

Cave: *Falsch-positive Reaktionen* der Teststreifen können durch einen alkalischen Urin-pH und bestimmte Medikamente (z.B. Chinidin) auftreten. *Falsch-negative Reaktionen* sind bei einer Bence-Jones-Proteinurie (Plasmozytom) zu beachten. Auch β-2-Mikroglobuline werden durch die herkömmlichen Teststreifen nur unzuverlässig bestimmt.

- **Anamnese und körperliche Untersuchung**
  Hierbei sollten insbesondere vorangegangene körperliche Anstrengungen, fieberhafte Infekte und Symptome einer Herzinsuffizienz (z. B. Ödeme, obere Einflussstauung) erfragt werden.

- **Infektdiagnostik**
  Die Möglichkeit einer reaktiven Proteinurie aufgrund eines Harnwegsinfektes bzw. einer Pyelonephritis muss mittels einer Urinsedimentuntersuchung bzw. einer Urinkultur ausgeschlossen werden.

- **Erythrozytenmorphologie**
  Im Rahmen der Sedimentdiagnostik muss auf das Vorhandensein glomerulär-dysmorpher Erythrozyten geachtet werden (s. Symptom „Mikrohämaturie"). Finden sich mehr als 20% glomerulär-dysmorphe Formen, erhärtet sich der Verdacht auf eine glomeruläre Erkrankung als Ursache der Proteinurie. Darüber hinaus geht eine Glomerulopathie nicht nur mit einer Mikrohämaturie mit glomerulär-dysmorphen Formen und einer Proteinurie einher, sondern zeigt zudem meist eine Leukozyturie, eine Beschleunigung der Blutsenkungsgeschwindigkeit und in 30–50% aller Fälle Erythrozytenzylinder (*cave*: nur im unzentrifugierten Nativurin!).

- **Sonografie**
  In jedem Fall sollten sonografisch ein Nierentumor ausgeschlossen werden und eine Beurteilung der Parenchymverhältnisse erfolgen.

Ergänzende Diagnostik

- **Bildgebende Diagnostik**
  Diese ist entweder bei einem *pathologischen Sonografiebefund* oder im Falle des Verdachtes auf eine *Nierenvenenthrombose* (Leitsymptome Hämaturie, Proteinurie, Thrombozytopenie, Kreatininerhöhung und Flankenschmerzen) indiziert. In diesen Fällen sollten ein AUG bzw. ein CT und dann ggf. eine Nierenvenenangiografie erfolgen.

- **Gesamteiweißbestimmung im Urin**
  Die klinische Information der Gesamteiweißbestimmung ermöglicht lediglich eine unspezifische, orientierende Aussage, ob eine „nephrotische" oder „nichtnephrotische" Krankheit vorliegt.

Tabelle 2.1. Orientierende Aussagen zur Ursache von Proteinurien

Proteinmenge	Proteinart	Ursache
30–300 mg/Tag	Albumin	Mikroalbuminurie in Frühstadien diabetischer oder hypertensiver Nephropathie
≤1500 mg/Tag	Kleinmolekular Großmolekular	Tubulopathien Glomerulopathien
1500–3000 mg/Tag	Klein- und großmolekular	Chronische Glomerulonephritis, Transplantatnieren, Nephrosklerose
≥3000 mg/Tag	Großmolekular	Nephrotisches Syndrom

- **Qualitative Proteinbestimmung im Urin**

  Die Bestimmung von Einzelproteinen eignet sich zur Differenzierung von glomerulären und tubulären Erkrankungen („flüssige Nierenbiopsie"). Am besten wird der 2. Morgenurin analysiert. Ein häufig angewendetes Verfahren ist die *Polyarylamidgel-Elektrophorese (PAGE)*. Sie erlaubt eine Bestimmung des Spektrums der ausgeschiedenen Harnproteine und gibt damit Informationen über die renale Schädigungsebene. Bei einem glomerulären Schaden kommt es zur Ausscheidung hochmolekularer Plasmaproteine, während eine tubuläre Schädigung mit einer kleinmolekulären Proteinausscheidung einhergeht (Tabelle 2.1).

- **Nierenbiopsie: nur in Einzelfällen indiziert**

  Grundsätzlich ist heute die Artdiagnose einer Glomerulopathie mittels der Urindiagnostik (s. oben) möglich. Die Indikation zur Nierenbiopsie richtet sich nach dem klinischen Befund und orientiert sich an therapeutischen Konsequenzen oder prognostischen Hilfestellungen im konkreten Einzelfall.

  - Indikation
    - Als allgemein anerkannte Indikationen gelten (Renner 1991):
    - Nephrotisches Syndrom (mehr als 3–3,5 g Proteinverlust/24 h).
      Rapid progrediente Niereninsuffizienz. Mehrere Erkrankungen können eine rapide Niereninsuffizienz auslösen. Bioptisch muss die rapid progressive Glomerulonephritis ausgeschlossen werden, da mit einer immunsuppressiven oder zytostatischen Therapie in Kombination mit einer Plasmapherese bei vielen Patienten zumindest eine mehrjährige Teilremission erzielt werden kann.

- Phasen rascher Progredienz bei bekannter Niereninsuffizienz. Hierunter versteht man einen Serum-Kreatinin-Anstieg von 0,5–1 mg/dl/Monat. Die Biopsie kann Auskunft über erneut aktivierte und evtl. medikamentös beeinflussbare Entzündungsvorgänge geben.
  Systemerkrankungen (Kollagenosen und Vaskulitiden). Die Diagnose ist prinzipiell mittels Serumparametern möglich, jedoch erlaubt die Biopsie häufig Aussagen über die Prognose.
- Praktische Hinweise
  Die Biopsie erfolgt in Lokalanästhesie unter Ultraschallkontrolle. In der Regel wird der untere Pol der linken Niere biopsiert, da rechtsseitig leichter die benachbarte Gallenblase verletzt werden kann. Zur Biopsie werden entweder eine 1,2 mm starke Tru-Cut-Nadel oder das Bioptygerät mit 1,2-mm-Nadeln verwandt. Im Anschluss an die Biopsie wird eine 24stündige Bettruhe mit abschließender Urin- und Ultraschallkontrolle (z. B. Hämatom) empfohlen. Zur Fixierung des Biopsiematerials werden allgemein 2 Techniken angewendet. Entweder wird die Stanze in Alkohol fixiert und eine Immunhistochemie am Paraffinschnitt durchgeführt. Bessere Resultate ergibt allerdings die Immunhistochemie am Gefrierschnitt, bei der die Biopsie in flüssigem Stickstoff sofort tiefgefroren wird (Renner 1991).

Allgemeine Therapiestrategien

Die Therapie sollte immer kausal orientiert sein. In Begrenzung auf urologische Erkrankungen ergibt sich dabei eine adäquate Infekttherapie oder bei Nierentumoren eine operative Strategie. Im Falle einer Nierenvenenthrombose muss entschieden werden, ob eine Lysetherapie oder eine Thrombektomie indiziert ist.

Literatur

Renner E (1991). Dtsch Ärztebl 88: C-892

BEFUND 3 Erhöhte Nierenretentionswerte – Niereninsuffizienz?

Allgemeine Einordnung

Gradmesser der Nierenfunktion sind die harnpflichtigen Substanzen Kreatinin, Harnstoff und Harnsäure. Der klassische Parameter zur Beurteilung der Nierenfunktion ist die Serumkonzentration von Kreatinin. Ein erhöhtes Serum-Kreatinin führt häufig zunächst zur Vorstellung beim Urologen, obwohl auch eine Vielzahl „internistischer" Erkrankungen ursächlich sein kann. Zudem ist der Kreatininwert von entscheidender Bedeutung bei der Indikationsstellung zur operativen Therapie oder einer zytostatischen Therapie.

Ein wesentliches diagnostisches Hilfsmittel bei grenzwertigen renalen Funktionseinschränkungen ist die Bestimmung der Kreatinin-Clearance (s. Ergänzungsdiagnostik), da die absolute Kreatininkonzentration erst ab einer Nierenfunktionseinschränkung von ca. 50% pathologische Werte anzeigt.

Kreatinin

Es entsteht als Abbauprodukt des in der Muskulatur vorhandenen Kreatins bzw. Kreatinphosphats (Abb. 3.1) und wird bei regelrechter Nierenfunktion ausschließlich glomerulär filtriert. Die Höhe des Serumspiegels ist zwar von der Muskelmasse und vom körperlichen Aktivitätsniveau abhängig, jedoch individuell relativ konstant. Da im Gegensatz zum Harnstoff *keine Abhängigkeit von der Ernährung* besteht, hat sich der Kreatininspiegel von den direkt zugänglichen Serumparametern zur Beurteilung der Nierenfunktion als der zuverlässigste Parameter durchgesetzt.

Harnstoff

Harnstoff entsteht als Endprodukt des Eiweißstoffwechsels (s. Abb. 3.1) und zeigt eine deutliche *Abhängigkeit von der exogenen Eiweißzufuhr und endogenen Ursachen* (katabole Stoffwechsellage z.B. postoperativ oder bei Fieber). Wegen dieser Abhängigkeit ist Harnstoff im Vergleich zu Kreatinin zur Beurteilung der Nierenfunktion weniger geeignet.

Harnsäure

Harnsäure ist das Endprodukt des Purinstoffwechsels der Zellkerne (s. Abb. 3.1). Obwohl es bei einer Niereninsuffizienz auch zu einem An-

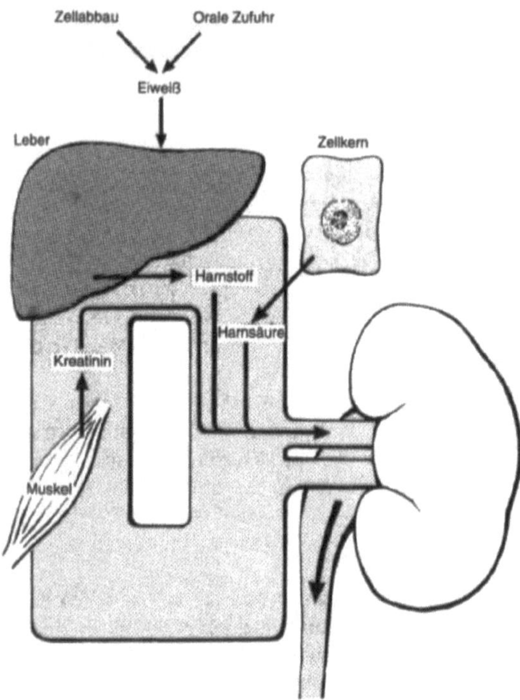

Abb. 3.1. Stoffwechsel der harnpflichtigen Substanzen (Nierenretentionswerte). (Nach Thomae 1989)

stieg der Harnsäure im Serum kommt, ist sie kein genauer Gradmesser der Nierenfunktion, da es sich um kein glomeruläres filtriertes, sondern um ein tubulär sezerniertes Stoffwechselprodukt handelt und ebenfalls eine Abhängigkeit von der Nahrungszufuhr besteht.

Differentialdiagnose

Primärdiagnostik

- **Anamnese**
  - Geografische Hinweise
    Türkei, Griechenland? (z.B. familiäres Mittelmeerfieber),
    Jugoslawien, Rumänien? (Balkannephropathie),
    sonstige Auslandsreisen? (Malaria),
  - Familienanamnese
    Zystennieren?,
    sonstige angeborene Fehlbildungen?,
    Alport-Syndrom? (Innenohrschwerhörigkeit, Nephropathie),
  - Frühere Erkrankungen
    Tonsillitis, Nasen-Rachen-Infekte? (z.B. Post-Streptokokken-Glomerulonephritis),
  - Diabetes mellitus? (z.B. diabetische Nephropathie),
  - Hypertonie? (z.B. Nephrosklerose),
  - Radiatio? (z.B. Strahlennephropathie),
  - Harnwegsinfekte? (z.B. chronische Pyelonephritis),
  - Gicht? (z.B. Gichtniere),
  - Medikamentenanamnese
    Analgetika? (z.B. Analgetikanephropathie),
    Andere nephrotoxische Medikamente?,

- **Körperliche Untersuchung**
  - Nierenbefund (z.B. Nierenarterienstenose),
  - rektale Untersuchung (z.B. Prostatapathologie),
  - große Muskelmasse?,
  - Blutdruck (z.B. Nephrosklerose),
  - Ödeme (z.B. Herzinsuffizienz),
  - Hydratation (z.B. Exsikkose),
  - Herzbefund (z.B. Herzklappenfehler als Streuherd),

- **Labor**
  - Urinuntersuchung
    Teststreifen: Proteinurie, Urin-pH (z.B. renal tubuläre Azidose, s. Befund 14),
    Sedimentuntersuchung: Zylinder (unzentrifugierter Nativurin!),

Leukozyturie (bei Infekt und Glomerulonephritis), glomeruläre Erythrozyten (s. Befund 1),
- Serumdiagnostik (Retentionswerte)
  Blutbild (z. B. renale Anämie),
  Elektrolyte,
  Gesamteiweiß im Serum,
  Blutgase (metabolische Azidose);

- **Bildgebende Verfahren**
  - Sonografie
    z. B. Harnstauung, Parenchymreduktion, Tumoren, Urolithiasis,
  - Abdomenübersichtaufnahme
    z. B. kleinere Konkremente, Markschwammniere, unscharfer Psoasrandschatten bei retroperitonealem Prozess,
  - Kontrastmitteluntersuchungen
    Wegen der potentiellen Nephrotoxizität muss in jedem Fall eine strenge Indikationsstellung zur systemischen KM-Gabe erfolgen. *Ab einem Kreatininwert von 3 mg/dl ist keine verwertbare Darstellung der Harnabflussverhältnisse mehr möglich.* Bei fraglichen Abflussstörungen sollte besser ein retrogrades Pyelogramm erfolgen.
  - Nuklearmedizinische Verfahren
    Die Nierensequenzszintigrafie mit einer seitengetrennten Clearance erlaubt eine Funktionsprüfung. Als Hauptindikationen gelten:
    - doppelseitige Nierenerkrankungen (Seitendifferenz?), seitengetrennte präoperative Funktionsbestimmung (z. B. vor Nephrektomie),
    - Durchblutungsstörungen (z. B. Niereninfarkt?),
    - postoperative Funktionsbestimmung (z. B. Nierenbeckenplastik, Transplantatkontrolle),
    - häufig notwendige Verlaufskontrollen (geringere Strahlenexposition).

Ergänzungsdiagnostik

- **Kreatinin-Clearance**
  - Definition
    Unter der renalen Clearance eines Stoffes versteht man dasjenige Blutvolumen pro Zeit, das bei der Passage durch die Nieren von diesem Stoff vollständig befreit wird (Abb. 3.2). Die Maßeinheit ist ml/min. Das heißt, dass die Clearance um so höher ist, je vollstän-

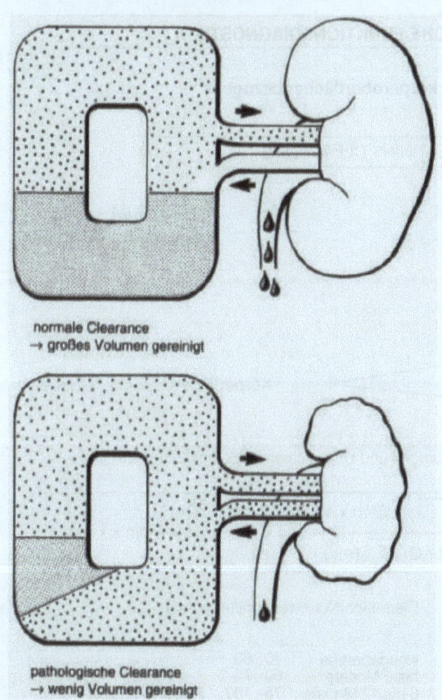

Abb. 3.2. Prinzip der renalen Kreatinin-Clearance. Unter der Kreatinin-Clearance versteht man dasjenige Blutvolumen, dem bei der Passage durch die Nieren Kreatinin vollständig entzogen und in den Urin abgegeben wird. Der Clearance-Wert (gereinigtes Volumen/Zeit) sinkt bei einem Nierenfunktionsverlust

diger die Nieren in der Lage sind, diesen Stoff dem Blut zu entziehen und im Urin auszuscheiden.

– Bedeutung
  Nicht jeder Nierenfunktionsverlust lässt sich mit dem Serumkreatininspiegel erfassen. Bei Nierenfunktionsverlusten bis zu 50% ist keine pathologische Erhöhung des Kreatininwerts im Serum festzustellen. Dieser „kreatininblinde Bereich" lässt sich mit Hilfe der Clearance erfassen.

UROLOGISCHE FUNKTIONSDIAGNOSTIK

endogene körperoberflächenbezogene

KREATININ - CLEARANCE

URIN

Volumen...........ml/24h

Kreatinin ....mg/dl

SERUM

Kreatinin ....mg/dl

Körperlänge..............cm

Körpermasse.............kg

Körperfläche.....................m^2

Beurteilung der GFR (glomeruläre Filtrationsrate) nur valide, wenn Kreatinin i.S. <3mg/dl und Urinvolumen > 1500 ml/24h

$$\frac{K_{iu} \ldots\ldots \text{mg/dl} \times U_{vol} \ldots\ldots \text{ml/24h} \times 1{,}73(m^2)}{K_{is} \ldots\ldots \text{mg} \times 1440 \text{ min} \times KO \ldots\ldots (m^2)} = C \ldots\ldots (\text{ml/min } \bar{x} \times \bar{a}\ m^2)$$

C = Kreatinin-Clearance
KiU = Kreatinin im Urin
KiS = Kreatinin im Serum
Uvol = Urinvolumen
KO = Körperoberfläche

Clearance-Normwerte(ml/min x m2)

Neugeborene	40 60	
bis 6 Monate	60 75	
6 bis 12 Monate	75 100	
über 1 Jahr	100 140	
Erwachsene	♀	♂
20 bis 29 Jahre	72 - 110	94 - 140
30 bis 39 Jahre	71 - 121	59 - 137
40 bis 49 Jahre	50 - 102	76 - 120
50 bis 59 Jahre	50 - 98	67 - 109
60 bis 69 Jahre	45 - 75	54 - 98
70 bis 79 Jahre	37 - 61	49 - 79
80 bis 90 Jahre	27 - 55	31 - 61
90 bis 99 Jahre	26 -42	26 - 44
	26 - 42	

Nierenfunktion — im Normbereich ☐

Niereninsuffizienz ←
- im Stadium der vollständigen Kompensation ☐
- im Stadium der kompensierten Retention ☐
- im Stadium der dekompensierten Retention ☐

.................% des unteren Normalwertes ☐

Abb. 3.3. Beispiel eines Formblattes zur Bestimmung der endogenen, körperoberflächenbezogenen Kreatinin-Clearance

- Vorteile
  Die Kreatinin-Clearance ist risikolos und jederzeit leicht wiederholbar, da es sich um eine körpereigene Substanz handelt. Mit Ausnahme leichter Verschiebungen bei der fortgeschrittenen Niereninsuffizienz (geringe tubuläre Sekretion) ist sie ein klinisch brauchbarer Parameter zur Beurteilung der glomerulären Filtrationsrate.
- Praxis
  Zur Durchführung der Kreatinin-Clearance sind lediglich eine 24stündige Urinsammelperiode und eine Serumkreatininbestimmung während dieser Zeit erforderlich (s. Beispiel). Die endogene Kreatinin-Clearance ist exakter, wenn sie zusätzlich auf die Körperoberfläche bezogen wird (Abb. 3.3), was nicht einheitlich empfohlen wird.

Cave: Mindestens 2000 ml Flüssigkeit während der 24-h-Sammelperiode zuführen. Bei Serumkreatininwerten über 3 mg/dl sind die Ergebnisse der Clearance nicht mehr verwertbar.

$$\text{Ckreat [ml/ml]} = \frac{\text{K im Urin [mg/dl]} \times \text{UVol [ml/24 h]}}{\text{K im Serum [mg/dl]} \times 1440\ \text{[min]}}$$

Beispiel einer Kreatinin-Clearance-Berechnung:

UVol (Urinvolumen)	= 2000 ml/24 h (24 h=1440 min)
K im Urin (Kreatinin im Urin)	= 130 mg/dl
K im Serum (Kreatinin im Serum)	= 1,4 mg/dl
C kreat (Kreatinin-Clearance)	= *129 ml/min*

- **Exakte Proteinuriediagnostik (s. Befund 2)**

- **Nierenbiopsie (s. Befund 2).**

Therapie der Niereninsuffizienz

- **Kausale urologische Therapie**
  - Obstruktion beseitigen (z.B. Stein, infravesikale Obstruktion),
  - bei Reflux: Antirefluxoperation oder Niederdruckableitung,
  - Harnwegsinfekt bekämpfen (nichtnephrotoxische Antibiotika!).

- **Progressionsverminderung der Niereninsuffizienz**
  - Vermeidung von Noxen (z.B. Analgetika),
  - Hypertoniebehandlung,

- optimale Diabeteseinstellung,
- Flüssigkeits- und Elektrolytbilanzierung (z. B. NaCl-Restriktion),
- Proteinrestriktion (entsprechend residueller glomerulärer Filtrationsrate),
- Phosphatrestriktion,

- **Dialysebehandlung (Cave: Patienten rechtzeitig zur Venenschonung eines Armes informieren!)**
  - Hämodialyse,
  - Hämofiltration,
  - Peritonealdialyse (intermittierend oder kontinuierlich),

- **Nierentransplantation.**

Literatur

Thomae U (1989) Niereninsuffizienz. Hoechst-Aktiengesellschaft, S 25

BEFUND 4 Abakterielle, „sterile" Leukozyturie

Allgemeine Einordnung

Primär ergibt sich bei einer Leukozyturie der Verdacht auf einen Harnwegsinfekt. Fehlen die sekundären Infektionszeichen einer Bakteriurie, Hämaturie, Proteinurie und „Nitriturie" im Sinne einer isolierten Leukozyturie, so spricht man von einer abakteriellen oder „sterilen" Leukozyturie. Die klassische Differentialdiagnose einer tuberkulösen Genese ist relativ selten (s. Befund 24), so dass zunächst häufigere Ursachen ausgeschlossen werden müssen.

Differentialdiagnose Leukozyturie

- **Gynäkologische Ursachen**
  - leukozytäre Verunreinigung durch Beimengungen von Vaginalsekret,
  - prämenstruelle Phase oder Wochenbett,
  - gynäkologische Erkrankungen,
- **Nichtmikrobielle Ursachen**
  - postoperative Heilungsphase,
  - Fremdkörper im urogenitalen Hohlsystem (z.B. Steine),
  - Harntransportstörungen,
  - abakterielle Glomerulonephritis,
  - interstitielle Nephritis (Analgetikaabusus),
- **Scheinbar „sterile" Leukozyturie**
  - antibiotisch anbehandelter Urogenitalinfekt,
  - Infektionen mit anspruchsvollen Keimen. Diese Keime wachsen nicht auf herkömmlichen Nährböden und müssen speziell kultiviert werden (Hämophilusarten, zellwandlose L-Formen, Mykobakterien, z.T. Pilze),
  - chronische Prostatitis (s. Befund 28),
  - Trichomonaden, Chlamydien, Parasiten (Bilharziose), Viren?,
  - chronische Pyelonephritis mit intermittierender Bakterienausscheidung.

Urologische Diagnostik

Primärdiagnostik

- **Anamnese**
  - Vorausgegangene Operationen
    Reparative Heilungsprozesse sind häufig Ursache einer prolongierten Leukozyturie, so dass z.B. Operationen mit einer temporären Katheterableitung erfragt werden müssen.
  - Medikamenteneinnahme
    Einige Patienten beginnen eine antibiotische Selbstmedikation aus der „Hausapotheke", so dass die Bakteriurie auch ohne eine definitive Heilung unter das Signifikanzniveau fällt und eine scheinbar „sterile" Leukozyturie entsteht.

- **Materialgewinnung**
  - Methode
    Bei Männern genügt in aller Regel ein korrekt gewonnener Mittel-

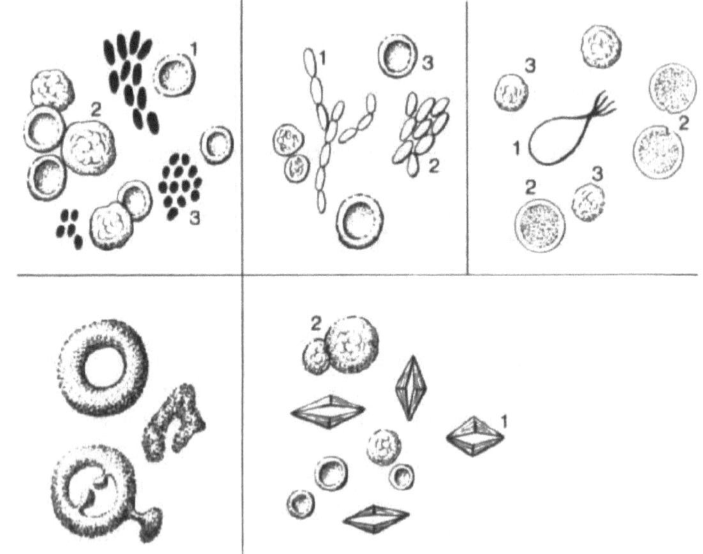

strahlurin, bei Frauen sollte zur Vermeidung einer Kontamination mit Vaginalsekret ein Katheterurin oder ein Blasenpunktionsurin gewonnen werden. Bei Kindern sollten alternative Verfahren der Uringewinnung versucht werden (s. symptom. Enuresis).

- Zeitpunkt

  Die Urinuntersuchung unmittelbar nach einer antibiotischen Behandlung ist potentiell falsch-negativ. Es muss mit der Probenentnahme 3–4 Tage nach Absetzen des Antibiotikums abgewartet werden.
- Weiterverarbeitung

  Das Material sollte bei Abklärung einer „sterilen" Leukozyturie möglichst sofort aufgearbeitet werden, auch wenn prinzipiell eine Zentrifugation und die anschließende Konservierung des Sediments im Kühlschrank bei 6–8 °C für maximal 24 h möglich ist.

Abb. 4.1 a–e. Informationsgewinn durch die Mikroskopie. **a** Schwer anzüchtbare Keime. Durch den mikroskopischen Nachweis von Infektzeichen (*1* Erythrozyten, *2* Leukozyten, *3* Bakterien), trotz negativem Kulturergebnis, sollten nach Rücksprache mit dem Labor spezielle Nährböden verwendet werden. So können eventuell Anaerobier, Hämophilusarten oder zellwandlose L-Formen (z.B. nach mehrfach antibiotisch anbehandelter Pyelonephritis) nachgewiesen werden. Wichtig ist die Unterscheidung von Bakterien gegenüber physiologischen Döderlein-Bakterien bei der Frau, die eine länglich-zarte Struktur aufweisen. **b** Nachweis von Mykosen. Pilze wachsen häufig nicht auf den herkömmlichen Nährböden, zeigen sich jedoch mikroskopisch einfach identifizierbar als Schläuche oder Fäden (*1* Hyphen) mit Quersepten. Manchmal liegen sie allerdings als haufenförmig gelagerte Sporen (*2*), die z.T. schwer von Erythrozyten (*3*) zu unterscheiden sind. Sie sind jedoch im Vergleich zu Erythrozyten oval, plumper und etwas kleiner. Außerdem lösen sich Sporen bei Zusatz von 5%iger Essigsäure im Gegensatz zu Erythrozyten nicht auf. Zur Abgrenzung gegen eine Kontamination bei der Materialentnahme sollten auch Leukozyten im Sinne eines Infekts nachweisbar sein. **c** Nachweis von Trichomonaden. Diese sind nur im Nativurin aufgrund ihrer charakteristischen *Beweglichkeit* zu identifizieren. Obwohl sie klassischerweise birnenförmig mit 4 beweglichen Geißeln erkennbar sein sollten (*1*), stellen sie sich häufig als Rundformen mit einer charakteristischen *Unterbrechung der Randkontur* als Ansatzstelle der Geißeln dar (*2*). Im Unterschied zu den Leukozyten (*3*) sind Trichomonaden etwa 2- bis 3-mal so groß. **d** Hinweis auf eine Glomerulonephritis. Da eine aktive Glomerulonephritis häufig eine abakterielle „sterile" Leukozyturie zeigt, sollte auf das Vorliegen charakteristischer glomerulärer Erythrozytenformen (Ring- und Vesikelformen, s. Befund Mikrohämaturie) geachtet werden. **e** Hinweis auf eine Lithiasis. Eine Kristallurie (*1* im Bild typisch briefkuvertförmige Oxalatkristalle) kann auf eine Lithiasis hinweisen. Bei längerem Verlauf oder größeren Konkrementen ist eine begleitende Leukozyturie (*2*) typisch. Häufig findet sich jedoch auch eine medikamentenbedingte Kristallurie

- **Urinanalyseverfahren**
  - Teststreifen
    Die Teststreifen zum Nachweis von Leukozyturien sind sehr *zuverlässig*. Unabhängig vom Zeitgewinn haben sie gegenüber der mikroskopischen Analyse den Vorteil, dass *auch lytische* Leukozyten nachweisbar sind und der Faktor der fehlerhaften Materialkonservierung wegfällt. Häufig erfolgt aus Gründen der Praktikabilität nach der Teststreifendiagnostik sofort eine kulturelle Anzüchtung ohne den diagnostischen Zwischenschritt der Mikroskopie, wobei jedoch eine wichtige Informationsquelle übergangen wird.
  - Mikroskopie
    Der Informationsgewinn durch die Mikroskopie ist insbesondere bei rezidivierenden Infekten und widersprüchlichen Befunden von Bedeutung (Abb. 4.1). Sie ermöglicht die einfache Erkennung von Mykosen, Trichomonaden oder einer Kristallurie als Hinweis auf eine Urolithiasis. Letztere zeigt häufig eine begleitende Leukozyturie.

- **Leukozyturie – Quantifizierung**
  Wichtig ist die Beachtung der Normalwerte um unnötige weitere Diagnostik zu vermeiden. Eine exakte Quantifizierung ist klinisch nur noch sehr selten indiziert. Verlaufskontrollen entzündlicher Erkrankungen wie z. B. der Glomerulonephritis können exakter durch die Proteinuriediagnostik erfolgen.
  - Normalwerte für den Nativurin
    Ein Tropfen des frischen Urins (ggf. mit Sedimentfarbstoff zur besseren Darstellung) auf den Objektträger geben und mit einem Deckglas beschichten. Unter 400-facher Vergrößerung (10er Okular, 40er Objektiv) werden 10 Gesichtfelder (GF) ausgezählt. Normalwerte (Summe aller 10 GF): 0–4 Leukozyten, 0–2 Erythrozyten (s. Befund 1). Die Methode ist einfach, jedoch nicht sehr exakt.
  - Normalwerte des zentrifugierten Sedimentes
    10 ml Urin werden 3–5 min bei ca. 2000 Umdrehungen zentrifugiert. Nach Abschütten des Überstandes wird 1 Tropfen des ggf. mit Sedimentfarbstoff angefärbten Sediments unter 400-facher Vergrößerung analysiert (= Sediment-Gesichtsfeld-Methode, s. Befund 1). Normalwerte: 0–5 Leukozyten/Gesichtsfeld bei Frauen, 0–1 Leukozyten/Gesichtsfeld bei Männern. Zum Screening ist die Methode sicher ausreichend, wenn auch weniger exakt als semiquantitative Verfahren.

- Semiquantitatives KOVA-System
  Durch das standardisierte System mit speziellen Objektträgern und vorgefertigten Zählkammern ist eine einfache Auszählung konstant gleicher Volumina möglich. Normalwerte: 0–4 Leukozyten. Die Methode ist einfach und exakt.
- Quantitative Leukozytenausscheidung
  Diese exakte Berechnung der Zellausscheidung/h nach einer mehrstündigen Urinsammelperiode ist aufwendig und wird nicht mehr praktiziert.

- **Hemmstofftests**
  Selbst geringe Antibiotikamengen im Urin können durch kommerziell erhältliche Hemmstofftests nachgewiesen werden. Sinnvolle Einsatzmöglichkeiten sind:
  - Aufklärung widersprüchlicher Befunde
    Mittels des Hemmstofftests ist z.B. der Nachweis einer insuffizienten Selbstmedikation möglich, die zur verminderten Bakteriurie mit negativen Nährböden und einer scheinbar „sterilen" Leukozyturie, jedoch nicht zur Ausheilung mit Symptomfreiheit führt. Eine Selbstmedikation wird angeblich von bis zu 30% aller Patienten trotz anamnestisch nicht angegebener Medikation vorgenommen.
  - Compliance-Überprüfung
    Ein wichtiges Hilfsmittel sind die Hemmstofftests zur Überprüfung der Patienten-Compliance, wenn die regelmäßige Antibiotikaeinnahme wichtig ist, wie z.B. bei Kindern mit einem antibiotisch therapierten vesikoureteralen Reflux.
  - Anwendung
    Zur Durchführung wird der Teststreifen ca. 3 s in den Urin getaucht, in einen speziellen Brutschrank gegeben und anschließend ca. 16–20 h bei 35 °C bebrütet. Enthält der Urin keine Hemmstoffe, so keimen trägergebundene Testorganismen aus und bedingen eine charakteristische Verfärbung (s. Befund 21).

- **Sonografie der Nieren**
  Sie erlaubt den Ausschluss einer Harntransportstörung, Urolithiasis oder Parenchymdestruktionen im Sinne einer Pyelonephritis als Ursache der Leukozyturie.

- **Röntgenabdomenübersicht**
  Neben dem Ausschluss sonografisch nicht erkennbarer Konkremente muss auf renal-parenchymatöse Verkalkungen, z. B. als Hinweis auf eine Tuberkulose, geachtet werden. In diesen Fällen sollte ein Kutantest (Tine-Test) und die 3-malige Untersuchung von Morgenurin auf Mykobakterien erfolgen (s. Befund 24).

- **Onkologische Urinzytologie**
  Viele größere Urotheltumoren zeigen neben der Hämaturie auch eine Leukozyturie. Zur onkologischen Urinzytologie reichen Sedimentfärbungen nicht aus, da der zur Malignitätsbeurteilung wesentliche Zellkern mit dem Chromatin und der Chromatinfeinstruktur nicht ausreichend beurteilt werden kann. Es sollten dementsprechend vorgefärbte Objektträger (Testsimplets) oder eine Methylenblaufärbung als Schnellverfahren oder klassische Methoden wie die Papanicolaou- oder Zytocolorfärbung durchgeführt werden.

Ergänzungsdiagnostik

- **Miktionszysturethrogramm**
  Neben der Bildgebung der Urethra zum Ausschluss z. B. eines Urethradivertikels können auch vesikale Anomalien wie Fisteln oder ein Reflux dargestellt bzw. ausgeschlossen werden, obwohl diese typischerweise klassische Infektzeichen ausbilden.

- **Urethrozystoskopie**
  Im Rahmen einer ausführlichen Diagnostik sollte endoskopisch das Vorhandensein eines Blasentumors (größere Tumoren haben häufig eine leukozytäre Infiltration) oder von Fremdkörpern ausgeschlossen werden.

- **Ausscheidungsurogramm (AUG)**
  Es ist nur indiziert, wenn sich in den vorgeschalteten Untersuchungen pathologische Befunde wie beispielsweise eine Störung des Harntransports oder Konkremente gezeigt haben.

Therapie

Die „sterile" Leukozyturie ist primär ein diagnostisches Problem. Nach einer entsprechenden Diagnostik ist eine vom Individualfall abhängige Kausaltherapie durchzuführen.

BEFUND 5 Tumormarker erhöht – maligne Erkrankung?

Allgemeine Einordnung

Im klinischen Alltag besteht mitunter das Problem, die Erhöhung eines Tumormarkers differentialdiagnostisch zu werten. Serumtumormarker haben z.Z. in der klinischen Urologie vor allem beim Prostatakarzinom und beim malignen Hodentumor eine entscheidende Bedeutung. Während die Hodentumormarker in der Regel als Verlaufsparameter verwendet werden, wird das prostataspezifische Antigen darüber hinaus zur verbesserten Früherkennungsdiagnostik des Prostatakarzinoms genutzt. Die Voraussetzung für eine onkologische Therapie bleibt die histologische Sicherung der Erkrankung.

Die Höhe eines Tumormarkerwertes ist von zahlreichen technischen (Bestimmungsverfahren usw.) und klinischen Faktoren beeinflusst. Ein nicht unwesentliches Problem ist auch die Festsetzung von geeigneten Referenzbereichen für Gesunde (Normalwert). Die nachfolgenden Übersichten sollen die Differentialdiagnose einer „urologischen" Tumormarkererhöhung erleichtern, weitere Informationen finden sich in den entsprechenden onkologischen Kapiteln.

Hodentumormarker

β-HCG (β-Fraktion des humanen Choriongonadotropins)

- Serum-Halbwertszeit: ca. 24–36 h.
- Die physiologische HCG-Produktion findet im Trophoblastgewebe der Plazenta statt. Im Serum gemessen wird die sog. β-Fraktion des Moleküls, daher der Name. β-HCG ist erhöht bei 10% der reinen Seminome (in der Regel <500 ng/ml), bei allen Chorionkarzinomen und bei 40–60% der embryonalen Karzinome.

Gründe für einen erhöhten β-HCG-Wert
- Maligne Hodentumoren (alle Chorionkarzinome, 40–60% der Embryonalzellkarzinome, 10% der reinen Seminome)
- FSH- und LH-Erhöhung (z.B. Zustand nach Castratio; Grund: Strukturähnlichkeiten zu HCG)

- Maligne Tumoren (z.B. Leber, Pankreas, Magen, Lunge, Mamma, Niere, Urothel-Ca.)
- Marihuanakonsum (?)
- Ein weiterer Grund ist eine normale Schwangerschaft

LDH (Laktatdehydrogenase)

- Serumhalbwertszeit: ca. 1 Tag.
- Erhöhungen des LDH-Serumspiegels können zahlreiche Ursachen haben und sind daher unspezifisch. Bei 8% der Patienten im Stadium I, bei 32% der Patienten im Stadium II und bei 81% der Patienten im Stadium III ist die LDH erhöht.

PlAP (plazentare alkalische Phosphatase)

- Serumhalbwertszeit ca. 1 Tag.
- PlAP ist bei Rauchern nicht verwertbar (erhöht).
- Physiologischerweise ist PlAP ein fetales Isoenzym der alkalischen Phosphatase. Der PlAP-Serumspiegel ist bei ca. 40% der Patienten mit fortgeschrittener Erkrankung erhöht. Die Bestimmung ist vor allem bei Seminomen ratsam.

Prostataspezifisches Antigen (PSA)

Einflüsse auf die PSA-Konzentration im Serum

- Die intraindividuelle, physiologische Schwankungsbreite einschließlich messmethodischer Abweichungen beträgt ca. 20–30%
- Unterschiedliche Messverfahren für das PSA messen in identischen Serumproben Konzentrationsunterschiede bis um den Faktor 2
- Erhöhte PSA-Werte
  - bei Prostatakarzinom, benigner Prostatahyperplasie, akuter Prostatitis
  - nach Prostatainfarkt, akutem Harnverhalt
  - nach Manipulationen an der Prostata: transurethralem Katheterismus, Urethrozystoskopie, Prostatabiopsie, fraglich nach rektaler Palpation

- Erniedrigte PSA-Werte
  - unter Therapie mit: 5-α-Reduktasehemmern (Finasterid), GnRH-Analoga, Antiandrogenen – nach transurethraler oder offener Resektion einer benignen Prostatahyperplasie
  - nach Strahlentherapie unter Einschluss der Prostata in das Bestrahlungsfeld

KINDERUROLOGIE

BEFUNDE 6–9

BEFUND 6 Einnässen – Enuresis oder kindliche Harninkontinenz?

D. Schultz-Lampel und S. Roth

Allgemeine Einordnung

Definitionen

Einnässen ist eines der häufigsten urologischen Symptome im Kindesalter.

- **Enuresis**

  Nach der Standardisierung des Arbeitskreises „Urologische Funktionsdiagnostik und Urologie der Frau ist die Enuresis definiert als *alleiniges Einnässen im Schlaf an mindestens zwei Nächten pro Monat nach dem 5. Lebensjahr ohne Tagsymptomatik oder Harnwegsinfekte.* Synonym werden die bisher gebräuchlichen Begriffe Enuresis nocturna, unkomplizierte Enuresis, monosymptomatische Enuresis und enuretisches Syndrom verwendet (Schultz-Lampel et al. 1997). Aktuelle amerikanische Studien geben die Häufigkeit der Enuresis mit 33% bei den 5-Jährigen, 18% bei den 8-Jährigen, 7% bei den 11-Jährigen und 0,7% bei den 17-Jährigen an. Eine Persistenz des Einnässens über das 18. Lebensjahr wird als adulte Enuresis bezeichnet.

  - Primäre Enuresis

    Von Geburt an persisierendes nächtliches Einnässen ohne längere trockene Phasen. Etwa 75–80% der Enuretiker.
  - Sekundäre Enuresis

    Erneutes Einnässen nach einer bereits vorausgegangenen mindestens 6-monatigen trockenen Phase.
  - Kindliche Harninkontinenz

    Bei 15–20% der Kinder mit Einnässen bestehen *zusätzliche oder alleinige Tagsymptome* wie Pollakisurie, Dysurie, imperativer Harndrang, Urinverlust oder Harnwegsinfekten, die häufig mit körperlichen oder neurologischen Auffälligkeiten sowie Anomalien des Harntraktes assoziiert sind. Diese Form des Einnässens wird heute als kindliche Harninkontinenz bezeichnet. Bisher gebräuchliche Synonyme sind Enuresis diurna bzw. kombinierte Enuresis diurna et nocturna, komplizierte Enuresis, Enuresis mit Tagsymptomatik, symptomatische Enuresis (Schultz-Lampel et al. 1997).

Ätiologie und Pathophysiologie

- **Enuresis**

  Ätiologie und Pathophysiologie sind letztlich nicht vollständig geklärt und wahrscheinlich multifaktoriell:

  - Maturationshemmung
    Dabei wird infolge mangelhafter Reifung subkortikaler hemmender Nervenbahnen eine Retardierung auf der Stufe einer frühkindlichen Reflexmiktion angenommen, die zu unwillkürlichen Detrusorkontraktionen und erniedrigter Blasenkapazität führt.
  - Genetische/familiäre Disposition
    Hierfür spricht die familiäre Häufung der Enuresis. Die Prävalenz einer Enuresis bei Kindern enuretischer Eltern liegt bei 44%, wenn ein Elternteil Enuretiker ist und 77%, wenn beide Elternteile Enuretiker sind. Ein Gendefekt auf dem Chromosom 13 (ENUR-I-Gen) konnte bei Patienten mit monosymptomatischer Enuresis nocturna lokalisiert werden (Brumby 1989).
  - ADH-Sekretionsstörung
    Eine erniedrigte nächtliche ADH-Produktion wird als Ursache der monosymptomatischen Enuresis nocturna postuliert. Hierfür wird eine Hemmung des hormonellen Tag-Nacht-Rhythmus der Harnausscheidung verantwortlich gemacht, die zu einer erhöhten nächtlichen Urinproduktion führt, die die funktionelle Blasenkapazität überschreitet.
  - Gestörte Perzeption des Miktionsreizes im Schlaf
    Eine hohe Weckschwelle sowie Störungen der Perzeption des Miktionsreizes während des Schlafes werden mit der Enuresisentstehung in Zusammenhang gebracht.
  - Abnorme Trink- und Miktionsgewohnheiten
    Abnorme Trink- und Miktionsgewohnheiten sind häufig alleinige oder verstärkende Ursachen einer Enuresis.
  - Psychogene/psychiatrische Störungen
    Inwieweit psychogen/psychiatrische Störungen eine Enuresis verursachen, ist schwer abschätzbar. Allerdings treten emotionale Störungen oder Verhaltensstörungen bei Enuretikern 2- bis 6-mal häufiger auf als bei Gleichaltrigen. Vor allem für die Manifestation einer sekundären Enuresis werden psychosoziale Stresssituationen wie Geburt eines Geschwisterkindes oder familiäre Interaktionsstörungen angenommen. Eine psychogene Ursache ist um so wahr-

scheinlicher Ursache der Enuresis, je länger die Kinder zuvor bereits trocken gewesen waren.

- Anmerkung
  Nach der Theorie von Koff sind möglicherweise alle die Enuresis potentiell auslösenden Mechanismen auf eine Entwicklungsverzögerung des zentralen Nervensystems zurückzuführen. Eine verzögerte Entwicklung afferenter Bahnen könnte die fehlende Weckbarkeit durch den Reiz der vollen Blase erklären. Die verzögerte Ausreifung efferenter Bahnen führt zur Persistenz ungehemmter Detrusorkontraktionen, die bei Enuretikern in 50–100% nachweisbar sind. Ebenso kann der fehlende zirkadiane Rhythmus der ADH-Sekretion als Maturationshemmung erklärt werden. Diese Störungen sind möglicherweise genetisch determiniert, werden zum Teil aber auch durch Umgebungseinflüsse bestimmt (Koff 1992).

- **Kindliche Harninkontinenz**
  Bei der kindlichen Harninkontinenz ist das Einnässen Folge einer zugrundeliegenden neurologischen, urologischen oder psychischen Erkrankung.
  - Harndrangsymptomatik/Dranginkontinenz
    Sie kann verursacht sein durch Reifungsverzögerung des Miktionsreflexes mit Persistenz ungehemmter Detrusorkontraktionen (Detrusorhyperaktivtät) aber auch durch Blasenirritationen aufgrund von Harnwegsinfekten, Fremdkörpern (intravesikal, intravaginal), chemischer Reizung oder Oxyuriasis.
  - Blasenentleerungsstörungen
    Tritt die Harninkontinenz kombiniert mit rezidivierenden Harnwegsinfekten, Restharnbildung, Blasenwandverdickung und evtl. Reflux auf, besteht der Verdacht auf eine infravesikale Obstruktion.
    Bei 15–30% wird eine organisch bedingte mechanische Obstruktion wie Meatusstenose, Harnröhrenklappe, extreme Phimose gefunden. Häufiger ist die funktionelle Obstruktion auf dem Boden einer Koordinationsstörung zwischen Detrusor und Sphinkter (Detrusor-Sphinkter-externus-Dyskoordination, Detrusor-Sphinkter-internus-Dyskoordination).
  - Neurogene Blasenfunktionsstörungen
    Typisch ist die Kombination von Harnspeicher- und Blasenentleerungsstörung mit Detrusorhyperaktivität und Harninkontinenz einerseits und Detrusor-Sphinkter-externus-Dyssynergie mit Rest-

harn und Auswirkungen auf den oberen Harntrakt (Stauungsnieren, Reflux) andererseits. Am häufigsten sind Myelomeningozele, Spina bifida, sakrale Lipome oder ein „Tethered cord-Syndrom". Ursache neurogener Blasenfunktionsstörungen im Kindesalter. Selten liegen tumoröse/entzündliche Erkrankungen des ZNS oder peripheren Nervensystems vor.

- Echte Harninkontinenz

  An das Vorliegen einer anatomisch bedingten Harninkontinenz muss bei permanentem Urinabgang tags und nachts ohne regelrechte Miktionen gedacht werden. Mögliche Ursachen sind ein ektoper Ureter (meist in Kombination mit einer Doppelnierenanlage) oder Sinus urogenitalis beim Mädchen sowie die inkontinente Epispadie oder Blasenekstrophie.

Diagnostik

Der Umfang des diagnostischen Vorgehens hängt vom Alter des Kindes ab und orientiert sich an der Schwere der vorliegenden Symptomatik. Während bei Vorliegen von rezidivierenden Harnwegsinfekten, Tagsymptomen sowie körperlichen und neurogenen Auffälligkeiten auch schon fühzeitig eine invasive Diagnostik erforderlich sein kann, *ist die Abklärung eines reinen nächtlichen Einnässens erst ab einem Alter von 5 Jahren sinnvoll.*

Primärdiagnostik

Die Primärdiagnostik, die bei allen Kindern, die einer Enuresis-Abklärung unterzogen werden, durchgeführt werden sollte, dient in erster Linie dem Ausschluss zugrundeliegender urologischer, neurologischer oder psychiatrischer Erkrankungen.

Ist die Primärdiagnostik unauffällig, kann von einer unkomplizierten, monosymptomatischen Enuresis nocturna ausgegangen werden, die keine weiteren urologischen Untersuchungen erfordert, da sie in der Regel auf eine Maturationshemmung mit hoher Tendenz zur Spontanremission zurückzuführen ist.

Finden sich dagegen eine deutliche Tagsymptomatik, Harnwegsinfekte oder körperliche, neurologische oder psychische Auffälligkeiten, muss eine kindliche Harninkontinenz diagnostiziert werden, die einer weiteren Abklärung bedarf.

- **Anamnese**

  Ganz wesentlich ist eine exakte Miktionsanamnese, die bereits Hinweise auf die Ursache der Enuresis geben kann.
  - Miktionsgewohnheiten
    - Seltene Miktion deutet auf Verhaltensstörungen hin (Lazy-bladder-Syndrom)
    - intermittierende oder per Bauchpresse unterstützte Miktion gibt Hinweise auf eine infravesikale Obstruktion,
    - situative Enuresis (z.B. nur zu Hause) weist auf psychosoziale Genese hin.

  Wichtige anamnestische Fragen sind weiterhin die Häufigkeit des Einnässens, bestehende Tagsymptome oder Harnwegsinfekte (fieberhaft/nicht fieberhaft).
  - Trinkgewohnheiten

    Erfolgt eine übermäßige abendliche Flüssigkeitsaufnahme?
  - Stuhlverhalten

    Obstipation oder Enkopresis sprechen für eine psychogene Ursache der Enuresis. Stuhlinkontinenz spricht für eine neurologische Schädigung.
  - Miktionsprotokoll

    Diese Fragen (Miktions-, Einnässfrequenz, Miktionsvolumina, Trinkverhalten, Stuhlverhalten) sollten durch Führen eines Miktionsprotokolles für mindestens 2 Wochen dokumentiert werden.
  - Sonstiges Verhalten
    - Liegen Zeichen einer allgemeinen Retardierung als Hinweise einer Entwicklungsverzögerung oder andere Verhaltensauffälligkeiten vor?
    - Familien- und Schulprobleme?
    - familiäre Stresssituationen wie Geburt eines Geschwisterkindes, Trennung der Eltern?
    - welche früheren Therapien wurden mit welchem Behandlungserfolg durchgeführt?

- **Körperliche Untersuchung**

  Hier sollte vor allem auf Hinweise für das Vorliegen einer urologischen oder neurologischen Erkrankung oder angeborener Missbildungen geachtet werden.

- Genitalinspektion
  Bei Knaben muss insbesondere auf eine stenosierende Phimose, bei Mädchen auf Rötungen im Genitalbereich oder eine Labiensynechie geachtet werden.
- Neurologischer Status
  Die Inspektion des Rückens, insbesondere der lumbosakralen Region (präsakrale Lipome, Tierfellnävus) kann Hinweise auf eine neurogene Missbildung im Sinne einer spinalen Dysraphie geben. Auf Asymmetrien der Hautfalten, Glutealatrophie oder Deformitäten der unteren Extremitäten sollte geachtet werden. Ebenso sollte eine Prüfung der Sensibilität im Reithosenareal, der Reflexe der unteren Extremitäten, des Bulbokavernosusreflexes, des Analsphinktertonus und des Analreflexes erfolgen.

- **Urinstatus**
  - Infektausschluss
    Der sichere Ausschluss eines Harnwegsinfektes ist obligat (Harnsediment, Harnkultur). In Zweifelsfällen, z.B. einer begleitenden Leukozyturie, sollte neben der kulturellen auch eine mikroskopische Analyse erfolgen, um auch die auf den üblichen Nährböden nicht wachsenden Mykosen und Trichomonaden ausschließen zu können.
  - Spezifisches Gewicht
    Bei monosymptomatischem nächtlichen Einnässen dient die Untersuchung als Screening für eine nächtliche ADH-Sekretionsstörung, bei der ein erniedrigtes spezifisches Gewicht des nächtlichen Sammelurins gefunden wird.

- **Sonografie des unteren und oberen Harntraktes**
  Als einfache, nichtinvasive Untersuchungsmethode sollte sie grundsätzlich zur Beurteilung von Restharn, der Blasenwanddicke, dem Ausschluss einer Harntransportstörung des oberen Harntraktes (Dilatation, Reflux) oder renalen Parenchymläsionen durchgeführt werden. Eine verdickte Blasenwand mit mehr als 3 mm im gefüllten und mehr als 5 mm in entleertem Zustand weist auf eine funktionelle Miktionsstörung hin.

Ergänzungsdiagnostik

Die weiterführende Diagnostik dient dem Nachweis bzw. Ausschluss zugrundeliegender anatomischer oder funktioneller Blasenentleerungsstörungen bzw. neurogener oder psychiatrischer Ursachen der Enuresis.

- **Uroflowmetrie**
  Der Uroflow, idealerweise als kombinierte Flow-EMG-Studie mit simultaner Aufzeichnung des Beckenboden-EMG, gibt bereits entscheidende Hinweise auf das Vorliegen einer dyskoordinierten Miktion.
  - Praxis
    Zur EMG-Ableitung sind Klebeelektroden ausreichend. Zwei Klebeelektroden werden perineal und eine 3. Indifferenzelektrode am Oberschenkel angebracht. Mittels eines 2-Kanalschreibers kann während der Miktion die Aufzeichnung der Aktivität der Beckenbodenmuskulatur erfolgen. Im Falle funktioneller Miktionsstörungen zeigt sich während der Detrusoraktivität anstelle einer Beckenbodenentspannung eine erhöhte Aktivität mit Steigerung des Auslasswiderstandes. Durch zusätzliche Ausrüstung mit akustischem Verstärker kann das Gerät auch therapeutisch zum Biofeedbacktraining verwandt werden (s. unten).

- **Miktionszystourethrogramm (MZU, MCU)**
  Das MZU kann für Kleinkinder ein erhebliches Untersuchungstrauma darstellen. Es ist jedoch immer indiziert bei Zeichen einer Blasenentleerungsstörung bei infravesikaler Obstruktion mit verdickter Blasenwand oder Restharn, zum Ausschluss organischer Ursachen wie Meatusstenose, Harnröhrenenge oder Harnröhrenklappen und eines sekundären vesikorenalen Refluxes. In einem pädiatrisch vorselektionierten Patientengut betrug die Inzidenz eines Refluxes 9–12%.
  - Fragliche Meatusstenose
    Häufig zeigt sich radiologisch eine proximale Weitstellung der Urethra (Konusform). Dieses Bild *ist jedoch oft physiologisch* und nur *selten* liegt eine echte Meatusstenose vor. Ein *einheitlicher Normwert existiert nicht*, häufig wird die Regel vom Alter + 10 (Urethrakaliber in Charrière) angewandt. Zuverlässiger ist der bei der Urethrakalibrierung erkennbare anämische Schnürring und eine Verlängerung der Miktionszeit im Uroflow.

- **Narkoseuntersuchung**
  Bei Vorliegen von rezidivierenden Harnwegsinfekten, Reflux und Verdacht auf infravesikale Obstruktion sollte eine Narkoseuntersuchung mit Urethrozystoskopie und Harnröhrenkalibrierung zum Ausschluss eines mechanischen anatomischen Hindernisses durchgeführt werden (wichtig ist eine entsprechende Technik mit provoziertem *antegraden* Spülstrom zum Ausschluss von Urethralklappen). Sind anatomische Veränderungen ausgeschlossen, so muss der Verdacht auf eine funktionelle Blasenentleerungsstörung gestellt werden (s. unten).

- **Urodynamik**
  Bei Verdacht auf funktionelle Blasenentleerungsstörungen (Detrusor-Sphinkter-Dyskoordination), neurogene Blasenfunktionsstörungen oder therapieresistente Fälle sollte zur weiteren Abklärung eine Zystomanometrie erfolgen, die idealerweise unter digitaler Röntgendurchleuchtung als Videourodynamik durchgeführt werden sollte.
  - Praxis
    Bei Kleinkindern sollte der Zystometriekatheter im Anschluss an die Narkoseuntersuchung eingelegt werden. In der Regel wird ein transurethraler 7-Charr-doppellumiger-Füll-/Messkatheter verwendet. Beim männlichen Kleinkind kann die Verwendung eines suprapubischen Katheters angezeigt sein. Simultan sollte das Beckenboden-EMG mit Klebeelektroden abgeleitet werden. Die urodynamische Untersuchung sollte frühestens 4–6 h nach Sedierung bzw. Narkose durchgeführt werden, wenn in der Regel keine Interferenzen durch Anästhetika mehr anzunehmen sind. Bei starkem Narkoseüberhang werden die Messung erst am Folgetag durchgeführt und der Urin über Nacht abgeleitet.

- **Ausscheidungsurogramm/Isotopennephrogramm (MAG-3-Clearance)**
  Sie sind heute bei normalen Sonografiebefund des oberen Harntraktes nur fakultativ, sollten jedoch bei Reflux oder Stauungsnieren zur Dokumentation des Ausgangsbefundes des oberen Harntraktes durchgeführt werden.

- **ADH-Profilometrie**
  Sind alle vorangegangenen Untersuchungen unauffällig und waren vorangegangene Therapieversuche erfolglos, sollte bei monosymptomatischer Enuresis nocturna eine zirkadiane ADH-Profilometrie erfolgen.

- Praxis
  Unter kontrollierter Flüssigkeitsaufnahme (25 ml/kg KG/24 h) werden der Serum-ADH-Spiegel über 24 h (um 8.00, 12.00, 16.00, 20.00, 24.00, 4.00 Uhr) und simultan die Urinosmolarität und das spezifische Gewicht des Urins bestimmt. Ein pathologischer Befund liegt vor, wenn die nächtlichen ADH-Spiegel nicht ansteigen und die Urinosmolarität unter 800 mosm/l bzw. das spezifische Gewicht im Nachturin unter 1020 g/l liegen.

- **Psychologische/psychiatrische Exploration**
  Kinder, die nach einem mehr als 4-wöchigen trockenen Intervall erneut einnässen, sollten ein detailliertes psychiatrisches Screening erhalten, da sie signifikant häufiger psychiatrische Störungen aufweisen.

Therapie

Die Therapie muss immer individuell nach Alter und Symptomatik der Kinder ausgerichtet werden. Die Behandlung der *kindlichen Harninkontinenz* hat immer dann gute Aussichten auf Erfolg, wenn eine anatomische oder funktionelle Störung als Ursache identifiziert wird, die dann gezielt behandelt werden kann. Bei der *Enuresis* empfiehlt es sich, die zur Verfügung stehenden Therapiealternativen mit dem Kind und den Eltern zu erörtern und je nach Motivation und Compliance die geeignete Methode individuell zu wählen. Am besten sind Kinder ab einem Alter von 8 Jahren therapeutisch zugänglich. Bei der Beurteilung von Therapieerfolgen müssen ein Plazeboeffekt von 40–60% und die jährliche spontane Remissionsrate von 15% berücksichtigt werden (Schultz-Lampel et al. 1997).

Therapie der Enuresis

Verhaltenstherapie

Verhaltenstherapeutische Maßnahmen sollte bei der reinen Enuresis nocturna ohne Tagsymptomatik als 1. Therapieversuch durchgeführt werden. Wichtigstes Prinzip dabei ist es, die Verantwortung für die Harnkontrolle dem kleinen Patienten selbst in die Hand zu legen und ihm zu ermöglichen, den Behandlungserfolg selbst zu kontrollieren.

- **Allgemeine Maßnahmen**
  - Motivation/Belohnung
    Die Belohnung für trockene Nächte kann den Nachteil der Problemfixierung und Stressverstärkung haben.
  - Stressabbau
    Restriktive, das Problem fixierende, familiäre „Anti-Enuresis-Maßnahmen" sollten erfragt und durchbrochen werden.
  - Änderung der Trinkgewohnheiten
    Allein die Verlagerung der Haupttrinkmenge in die 1. Tageshälfte, was jedoch nicht mit dem früher üblichen abendlichen Flüssigkeitsentzug gleichgesetzt werden darf, führt bei 50–98% der Kinder zum Erfolg.
  - Änderung des Miktionsverhaltens
    Tagsüber sollte alle 2–3 h eine *entspannte* Miktion erfolgen.
  - Stuhlregulation
    Die Beseitigung einer Obstipation kann in über 50% der Fälle die Enuresis beseitigen.

- **Miktionskalender**
  Das Führen eines Miktionskalenders, in den Bettnässen als Regen, Trockensein als Sonne oder Sternchen eingetragen werden, sollte immer als Basis mit allen anderen Therapieformen kombiniert werden. Allein diese Maßnahme führt in 25% zum Erfolg und in 80% zur wesentlichen Besserung der Enuresis.

- **Klassische Konditionierung (Alarmsysteme)**
  Die apparative Konditionierungsbehandlung mit Klingelhose und Klingelmatte ist nach 8- bis 10-wöchiger Therapie mit 70–80% die erfolgreichste aller Enuresistherapien. Da nur in 10–30% ein Rückfall nach Absetzen der Therapie auftritt, handelt es sich zumeist um eine kurative Therapie. Bei wiederholter Therapie kann die Mehrzahl der Kinder geheilt werden. Die erforderliche hohe Patientencompliance – eine erfolgversprechende Anwendung der Apparate ist nur bei entsprechendem Leidensdruck und Motivation seitens der Kinder und der Eltern möglich – und der relativ große Aufwand erklären, warum diese Methoden trotz der guten Erfolgsraten von den behandelnden Ärzten nur bei 3–23% der Kinder eingesetzt und in bis zu 40% die Therapie abgebrochen werden (Stegat 1992).

- Praxis
  Phase I: In den ersten 2–3 Wochen weckt das Alarmgerät zu spät, d. h. nach dem Einnässen. Wichtig ist es, das Kind dann regelmäßig aufstehen zu lassen und zur Toilette zu führen.
  Phase II: In den folgenden Wochen wacht das Kind dann alleine mit Beginn des Einnässens auf und es gelingt mitunter bereits eine willkürliche Unterbrechung des Einnässens.
  Phase III: Das Kind wacht rechtzeitig bei voller Blase auf.
  Behandlungsdauer: 2–3 Monate. Wenn das Kind 2–3 Wochen nicht mehr eingenässt hat, kann die Behandlung abrupt beendet werden. Bei fehlendem Behandlungserfolg sollte eine urodynamische Untersuchung zum Ausschluss einer funktionellen Störung des Harntraktes durchgeführt werden.
  Kombinationstherapie mit DDAVP: Kontrovers diskutiert wird, ob sich durch zusätzliche Anwendung von DDAVP in den ersten 3–4 Wochen die hohen Abbruchraten in der Phase I reduzieren lassen (Schultz-Lampel et al. 1995).

Pharmakotherapie

- **DDAVP (Desmopressin, Minirin®)**
  Desmopressin, ein synthetisches Vasopressin mit einer etwa 3-mal so hohen antidiuretischen Wirkung als das natürliche Hormon, ist als Nasenspray und in Tablettenform erhältlich. Intranasal beträgt die Dosierung 20–40 µg abends, wobei anfangs 20 µg gegeben werden und bei Erfolglosigkeit eine wöchentliche Steigerung bis maximal 40 µg erfolgt. Oral liegt die Dosierung um den Faktor 10 höher. Therapieversuche von 6-wöchiger bis 6-monatiger Dauer werden empfohlen. Die Ansprechrate, d. h. die Reduktion der nassen Nächte liegt zwischen 10 und 97%. Lediglich 25% der Kinder werden komplett trocken (Nørgard et al. 1992). Die besten Erfolge werden bei Kindern erzielt, die älter als 9 Jahre sind, eine relativ große Blasenkapazität und seltene enuretische Episoden haben und die eine nächtliche Polyurie aufweisen. Eine Korrelation des Behandlungserfolges mit einer positiven Familienanamnese konnte dagegen nicht bestätigt werden (Schultz-Lampel et al. 1995). Nach Beendigung der Therapie liegt die Rückfallrate bei 30–100%. Eine echte Heilung durch Minirin ist fraglich.

- Praxis

  Da das Medikament die Zeit bis zur erhofften Maturation überbrücken soll, ist ein regelmäßiges Absetzen angezeigt (Substitutionstherapie). Der Erfolg soll länger anhalten, wenn die Therapie ausschleichend beendet wird. Eine längere Behandlungsdauer erscheint zu teuer und nicht sinnvoll (Spehr u. deGeeter 1991). Der rasche Wirkungseintritt macht Minirin allerdings interessant als Mittel der Wahl für die Überbrückung bestimmter „kritischer" Situationen, in denen das Kind trocken sein soll (Klassenfahrten, Ferienreisen).

  In therapeutischer Dosierung sind keine Nebenwirkungen zu erwarten. Bei extremer Überdosierung kann es zur Wasserintoxikation kommen. Ein unkritischer, länger dauernder Einsatz sollte daher vor allem bei Kindern unter 7 Jahren unterbleiben.

- **Antidepressiva**

  Der Wirkmechanismus ist nach wie vor nicht eindeutig geklärt und besteht wahrscheinlich aus einer Kombination von anticholinergen, alphaadrenergen, antidiuretischen und zentralnervösen Effekten, die die Blasenkapazität vergrößern, den Blasenauslasswiderstand erhöhen, die Schlaftiefe reduzieren und die Schlafzeit verkürzen sollen. Ein positiver Effekt kann bei 40–70% nach der 2. Therapiewoche gesehen werden. Mit einer Rückfallrate von 60% nach Absetzen der Therapie muss gerechnet werden. Imipramin (Tofranil®) sollte als einmalige Gabe abends vor dem Zubettgehen in einer Dosierung von 0,9–1,5 mg/kg/Tag mit einer Maximaldosis von 5 mg/kg/Tag verabreicht werden. Da neben anticholinergen Nebenwirkungen sogar Todesfälle aufgrund zentralnervöser und kardialer Nebenwirkungen beschrieben sind, wird der Einsatz von Imipramin zur Enuresistherapie von einigen Autoren als obsolet beurteilt. Auf jeden Fall aber sollte heute die Indikation sehr zurückhaltend gestellt werden. *Auf keinen Fall sollte eine Imipramintherapie bei Kindern unter 7 Jahren erfolgen oder länger als 3–6 Monate ausgedehnt werden.* Die Indikation zu Imipramin als Mittel der 2. oder 3. Wahl besteht heute nur noch dann, wenn eine Verhaltenstherapie und DDAVP-Therapie versagt haben und alleiniges Abwarten der Spontanremission von Kind und Eltern nicht akzeptiert wird.

Therapie der kindlichen Harninkontinenz

Einnässen und rezidivierende Harnwegsinfekte

Langzeitantibiose: Liegen rezidivierende Harnwegsinfekte vor und sind die weiterführenden Untersuchungen ohne pathologischen Befund, sollte neben dem Führen eines Miktionskalenders eine antibiotische Langzeittherapie (z.B. mit Nitrofurantoin: 0,5 mg/kg/Tag, Trimetoprim-Cotrimoxazol: 1-mal 1–2 ml/Tag oder Cephalosporin 1-mal 1–2 ml/Tag) zunächst für ein halbes Jahr erfolgen.

Drangsymptomatik und Dranginkontinenz

Sie stellt die Hauptindikation zur medikamentösen Therapie dar.

- **Pharmakotherapie: Anticholinergika**
  Bei Harndrangsymptomatik und Einnässen auf dem Boden einer Detrusorhyperaktivität können anticholinerge Substanzen in bis zu 90% eine signifikante Besserung der Symptomatik erzielen. Als wichtigstes Medikament wird Oxybutynin (Dridase) in einer Dosierung von 1- bis 3-mal 5 mg/Tag (oder 0,25 mg/kg/Tag) eingesetzt. Auf jeden Fall sollte eine Gabe abends vor dem Zubettgehen erfolgen. Daneben werden Propiverin (Mictonorm®, Mictonetten®) in einer Dosierung von 2-mal 0,4 mg/kg/Tag und Trospiumchlorid (Spasmex®, Spasmolyt®) in einer Dosierung von 1- bis 2-mal 5 mg/Tag bzw. 3-mal 1–2 Supp. à 1 mg/Tag eingesetzt, die bei fehlender Passage der Blut-Hirn-Schranke den Vorteil haben, dass im Gegensatz zu Oxybutynin zentralnervöse Nebenwirkungen nicht auftreten. Allerdings treten bei Kindern, im Gegensatz zu Erwachsenen, Nebenwirkungen nur in durchschnittlich 20% auf und sind meist nur gering ausgeprägt. Ist die Primärdiagnostik unauffällig (keine Harnwegsinfekte, kein Restharn, keine Auffälligkeiten in der Sonografie, normaler Uroflow), rechtfertigen heute zahlreiche Autoren die „ex-juvantibus-Therapie“ mit Anticholinergika und empfehlen eine weiterführende Urodynamik erst bei erfolgloser 3-monatiger Therapie (Schultz-Lampel et al. 1997).

- **Blasentraining**
  Unterstützend sollte ein Blasentraining eingesetzt werden, bei dem es durch *möglichst langes Unterdrücken des Harndranges und Hinauszögern der Miktion* zu einer sukzessiven Vergrößerung von Miktionsintervallen und Blasenkapazität kommen kann. In 30% kann das Bla-

sentraining zu einer Heilung und in 66% zu einer wesentlichen Besserung des Einnässens führen.

- Praxis
  Als einfaches, praktikables Biofeedback-Instrument für das Blasentraining hat sich eine Eier- oder Telefonuhr (Sanduhr) bewährt. Die Kinder werden aufgefordert, die Miktion möglichst so lange hinauszuschieben, bis die Uhr abgelaufen ist.

Funktionelle Blasenentleerungsstörungen

Die Therapie basiert auf den verhaltenstherapeutischen Methoden des Blasentrainings und des Biofeedbacks, bei denen in 40–90% der Fälle mit einer Heilung oder wesentlichen Besserung der Symptomatik zu rechnen ist. Ziel der Therapie ist das Durchbrechen festgefahrener falscher Miktionsmuster und das (Wieder-)Erlernen einer nichtobstruktiven Miktion zur Optimierung der Blasenentleerung, Reduktion von Infekten und Restharn sowie der Herabsetzung des Miktionsdruckes zum Schutz des oberen Harntraktes.

- **Blasentraining**
  Kinder, bei denen ein falsches Miktionsverhalten mit Kneifen des Beckenbodens nachgewiesen (s. Diagnostik) ist, werden dazu angehalten, *möglichst frühzeitig und ohne Hast in einer entspannten Haltung die Blase zu entleeren* (Schultz-Lampel et al. 1997).

- **Biofeedbacktraining**
  Für eine Biofeedbackbehandlung ist die funktionelle Obstruktion des quergestreiften Sphinkters deshalb besonders prädestiniert, weil quergestreifte Muskeln prinzipiell der Willkür unterliegen und ihre Aktivität elektromyografisch ableitbar ist. Das EMG der Beckenbodenmuskulatur wird mit perinealen Klebeelektroden abgeleitet und dem Kind durch akustische oder optische Signale unmittelbar mitgeteilt (*s. oben*). Das Miktionstraining besteht darin, den Sphinkter dadurch zu relaxieren, dass die optischen oder akustischen Signale der EMG-Aktivität durch spielerisches Probieren möglichst gänzlich „abgeschaltet“ werden. Der verbleibende Restharn kann den Kindern durch Darstellung des Restharnschattens im Ultraschallbild veranschaulicht werden.

Dieses Training sollte im Rahmen eines kurzen stationären Aufenthaltes begonnen und zuhause, z.B. per Walkman-EMG, fortgesetzt werden. Erfolgsraten zwischen 40–90% werden berichtet.

- **α-Blocker**
  In Fällen, bei denen die Verhaltenstherapie keinen Erfolg erzielt, können bei Vorliegen einer Detrusor-Blasenhals-Dyskoordination α-Blocker zur Reduktion des glattmuskulären Blasenauslasswiderstandes eingesetzt werden. Die Ansprechrate wird mit 50–70% angegeben (Thüroff 1986). Nach wie vor wird hauptsächlich Phenoxybenzamin (Dibenzyran) eingesetzt. Je nach Alter und Gewicht des Kindes wird die Dosierung einschleichend von initial 0,2 mg/kg KG/Tag, bis auf 0,4 mg/kg bzw. maximal 2- bis 3-mal 10 mg/Tag gesteigert. Nebenwirkungen wie Sedierung, orthostatische Dysregulation, Blutdruckabfall mit reflektorischer Tachykardie schränken den Einsatz der Medikamente ein. Der Einsatz nebenwirkungsärmerer, selektiver α-1-Blocker wie Prazosin (Minipress) oder Alfuzosin (Uroxatral) ist in Anbetracht der fehlenden Zulassung dieser Pharmaka im Kindesalter umstritten.

- **Antispastika**
  Der Einsatz von Antispastika zur Relaxierung der quergestreiften Muskulatur wie Baclofen (Lioresal) ist theoretisch bei Vorliegen einer Detrusor-Sphinkter-externus-Dyskoordination möglich, zeigt jedoch weniger Effekt am urethralen Sphinkter als auf die Spastik der unteren Extremitäten, obwohl Ansprechraten von 60–70% angegeben werden (Thüroff 1986). Die Dosierung sollte ebenfalls einschleichend erfolgen (3-mal 5 mg/Tag, steigernd bis 3-mal 25 mg). Der Einsatz ist jedoch hauptsächlich neurogenen Erkrankungen vorbehalten.

Therapie des „Lazy-bladder-Syndroms"

- **Verhaltenstherapie**
  Liegt ein „Lazy-bladder-Syndrom" mit großer Blasenkapazität und seltener Miktionsfrequenz vor, empfiehlt sich die Miktion nach der Uhr (alle 2–3 h), um so der myogenen Dekompensation durch große Blasenvolumina entgegenzuwirken. Der Restharn kann durch double- oder triple voiding (Mehrfachmiktion) reduziert werden (Schultz-Lampel 1995).

- **Intermittierender Katheterismus**
  Gelingt durch konservative Maßnahmen keine komplette Blasenentleerung, wird der intermittierende Katheterismus eingesetzt.

- **Pharmakotherapie**
  - Cholinergika
    Bei Detrusorhypokontraktilität kann eine medikamentöse Stimulationstherapie des Detrusors mit Cholinergika versucht werden, die jedoch oft nicht den gewünschten Erfolg bringt. Die Dosis der eingesetzten Präparate Betanechol (Myocholine), Carbachol (Doryl) und Distigminbromid (Ubretid) sind bei Kindern in Abhängigkeit von Alter und Körpergewicht zu bemessen (z.B. Doryl bei Kindern: 2- bis 3-mal 0,5–1 mg/Tag). Nebenwirkungen wie Übelkeit, Hypersalivation, Schweißausbrüche, Bradykardie, Magen-Darm-Krämpfe und Diarrhö sowie sich daraus ergebende Kontraindikationen wie Asthma bronchiale, Epilepsie, schwere Bradykardie oder Hypotonie sind zu beachten.
  - α-Blocker
    Da eine durch cholinerge Stimulation induzierte intravesikale Drucksteigerung in der Regel nicht zu einer effektiven Blasenentleerung führt, empfiehlt sich die gleichzeitige Gabe eines α-Blockers zur Herabsetzung des infravesikalen Widerstandes.

Literatur

Brumby A, Steinhausen H-C (1989). Prax Kinderpsychol Kinderpsychiatr 38: 2–5

Koff SA (1992) Enuresis. In: Walsh PC, Gittes RF, Permutter AD et al. (eds) Campbell's urology, 6th ed. Saunders, Philadelphia, pp 1621–1633

Mark SD, Frank JD (1995). Br J Urol 75: 427–434

Nørgaard JP et al. (1992). Sozialpädiatrie 14: 111–117

Schultz-Lampel D, Thüroff JW (1993) Enuresis. In: Hertle/Pohl (Hrsg) Urologische Therapie. Urban & Schwarzenberg, München Wien Baltimore, S 165–168

Schultz-Lampel D, Thüroff JW (1995) Enuresis. In: Thüroff JW (Hrsg) Urologische Differentialdiagnostik. Thieme, Stuttgart New York, S 138–142

Schultz-Lampel D, Thüroff JW (1997). Urologe A 36: 265–274

Spehr C, De Geeter P (1991). Urol A 30: 231–234

Stegat H (1992). Urologe A 31: 106–114

Thüroff JW (1986) Enuresis. In: Hohenfellner R, Thüroff JW, Schulte-Wissermann H (Hrsg) Kinderurologie in Klinik und Praxis. Thieme, Stuttgart New York, S 415–419

Befund 7 Harnwegsinfektion und Refluxerkrankung?

D. Schultz-Lampel und S. Roth

Allgemeine Einordnung

Die Symptomatik des kindlichen Harnwegsinfektes (HWI) *ist häufig unspezifisch.* Deshalb sollte bei Kindern jedes unklare Fieber hinsichtlich eines HWI abgeklärt werden. Da 40–50% aller Kinder mit einem HWI einen vesikorenalen Reflux haben, wird auch beim primären HWI eine Refluxdiagnostik empfohlen. Im Falle *rezidivierender HWI* ist die *Refluxdiagnostik obligat.* Einen Anhaltspunkt gibt das Geschlecht, da Mädchen im Vergleich zu Jungen 4- bis 10-mal häufiger einen Reflux aufweisen. Therapeutisch von Bedeutung ist die Bestimmung des *Refluxgrades* (Abb. 7.1) und die Unterscheidung zwischen einem primären und sekundären Reflux.

Primärer Reflux

Hierbei liegen keine anatomischen, refluxprädisponierenden Anomalien vor. Ursächlich handelt es sich um eine gemeinsame Insuffizienz des Trigonums (sog. verzögerte oder fehlende neuromuskuläre Maturation), des Ureters mit einer mangelhaften Implantation in die Blasenwand und des Detrusors mit einer gestörten Kontraktion, so dass eine insuffiziente Ureterkompression bei der vesikalen Druckerhöhung resultiert (Abb. 7.2).

Sekundärer Reflux

Ursache ist entweder eine neurogene Blasenentleerungsstörung oder eine infravesikale Obstruktion wie beispielsweise eine Meatusstenose oder Urethralklappen.

Urologische Diagnostik

Primärdiagnostik

- **Inspektion des äußeren Genitale**
  - Jungen
    - stenosierende Phimose?
    - Meatusstenose?
    - kongenitale Anomalie?

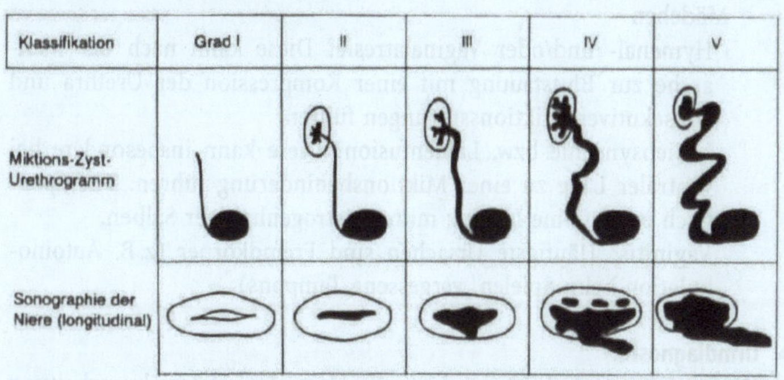

Abb. 7.1. Klassifikation des vesikorenalen Reflux (n. Parkkulainen). Bei einem Reflux Grad I liegt lediglich ein ureteraler Reflux ohne Nierenbeteiligung vor. Beim Reflux Grad II wird die Niere ohne Anzeichen einer Dilatation erfasst. Diese zeigt sich bei einem Reflux Grad III mit einer Weitstellung des Pyelons und des Ureters und führt beim Reflux Grad IV und V neben einer Nierenbecken- und Kelchdilatation zu Parenchymreduktionen und einem angulierten Ureter. Die scharfen Fornixwinkel sind beim Reflux Grad IV zwar aufgehoben, es stellen sich jedoch bei der Mehrzahl der Kelche Papillenimpressionen dar. (Mod. nach Schönberger)

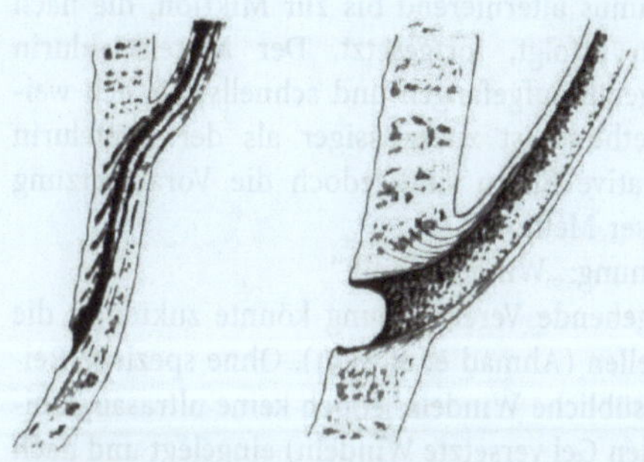

Abb. 7.2 a, b. Ureterale Fehlimplantation. Im Unterschied zur normalen Uretereinmündung mit einem intramuralen Verlauf (**a**) ist bei der Extremform des Golflochostiums (**b**) der intramurale Anteil extrem verkürzt. (Mod. nach Klippel et al. 1991)

- Mädchen
  - Hymenal- und/oder Vaginalatresie? Diese kann nach der Menarche zur Blutstauung mit einer Kompression der Urethra und konsekutiven Miktionsstörungen führen.
  - Labiensynechie bzw. Labienfusion? Diese kann insbesondere bei ventraler Lage zu einer Miktionsbehinderung führen. Therapeutisch erfolgt eine Lösung mittels östrogenhaltiger Salben.
  - Vaginitis? Häufigste Ursachen sind Fremdkörper (z. B. Autoinokulation beim Spielen, vergessene Tampons).

- **Urindiagnostik**

Dieser Diagnoseschritt ist kein *Problem* der Materialverarbeitung (Teststreifen, Sediment, Nährböden), sondern der *Materialgewinnung*, da kleine Kinder noch keine willkürliche Miktionskontrolle haben. Als klassische Methoden werden ein Beutelurin mit einem auf die Genitalregion aufgeklebten Auffangbeutel, ein invasiver Katheterurin oder als ultima ratio ein Blasenpunktionsurin gewonnen.

- Alternative Uringewinnung: „Finger-Tap-Methode“

  Bei der sog. „Finger-Tap-Methode“ wird ungefähr 1 h nach der Mahlzeit die Blasenregion im Sekundentakt 1 min lang perkutiert. Nach einer anschließenden einminütigen Pause wird erneut perkutiert und der Rhythmus alternierend bis zur Miktion, die nach durchschnittlich 5 min erfolgt, fortgesetzt. Der Mittelstrahlurin wird in einem Kulturgefäß aufgefangen und schnellstmöglich weiterverarbeitet. Die Methode ist zuverlässiger als der Beutelurin (Taylor 1986). Kooperative Eltern sind jedoch die Voraussetzung zur Durchführung dieser Methode.
- Alternative Uringewinnung: „Windeltechnik“

  Eine darüber hinaus gehende Vereinfachung könnte zukünftig die „Windeltechnik“ darstellen (Ahmad et al. 1991). Ohne spezielle Reinigung werden handelsübliche Windeln jedoch keine ultrasaugfähigen, mit einem speziellen Gel versetzte Windeln) eingelegt und nach spätestens 4 h entfernt. Bei fehlender Stuhlkontamination wird die oberste Windelschicht entfernt und die darunter angeordneten Fasern in eine handelsübliche 20-ml-Einmalspritze nach vorheriger Entfernung des Kolbens eingebracht. Der durch die anschließende Kolbenkompression ausgepresste Urin kann mikrobiologisch aufgearbeitet werden und entspricht der Zuverlässigkeit des Beutelurins. Die Anzahl der Erythrozyten und Leukozyten ist allerdings vermindert.

- Verlaufsparameter
  - Neben den Infektzeichen sollte auf eine *Proteinurie* geachtet werden. Sie nimmt mit dem Refluxgrad und dem renalen Refluxschaden zu (Atwell et al. 1987).

- **Uroflowmetrie**
  Die Uroflowmetrie stellt einen effektiven Screeningtest dar. Ein normaler Uroflow schließt eine infravesikale Obstruktion, eine neurogene Läsion und/oder eine funktionelle Miktionsstörung im Sinne einer Dyssynergie (s. Befund 5) mit hoher Wahrscheinlichkeit aus.

- **Sonografie von Blase und Nieren**
  - Blase. Wichtigster Parameter ist der Restharnausschluss.
  - Niere. Entscheidend sind die Beurteilung einer eventuellen Hohlsystemdilatation und Parenchymdestruktion- bzw. reduktion. Beide Faktoren können im Falle eines ausgeprägten Refluxes ab Grad III pathologisch sein.

Cave: Die Sonografie ist jedoch weder zum sicheren Nachweis noch zum Ausschluss eines niedriggradigen Refluxes geeignet, da ein ureteraler Reflux Grad 1 und ein Reflux 2. Grades aufgrund der fehlenden Dilatation nicht darstellbar sind. Die *Sonografie kann somit nicht das MZU ersetzen.*

- **Miktionszysturethrogramm (MCU, MZU)**

Cave: Bei einem Harnwegsinfekt darf das MZU frühestens 2–3 Wochen nach der Infektsanierung erfolgen, da andernfalls die Gefahr eines infektbedingten Refluxes besteht.

- Kontrastmittel- oder Isotopenzystogramm?
  Die Erstuntersuchung muss als Kontrastmittel-MZU erfolgen, da nur diese Bildgebung eine Beurteilung der Urethra erlaubt (z.B. Meatusstenose) und weiterhin die Isotopenmethode nur bei einem höhergradigen Reflux ab Grad III wegen der unzureichenden Ureterdarstellung zuverlässig ist. Da die *Isotopenmethode* jedoch eine 100-fach geringere Strahlenbelastung hat, kann sie zur *Verlaufskontrolle* bei einer konservativen Therapie höhergradiger Refluxe eingesetzt werden. Methodisch erfolgt eine „direkte" (retrograde) Füllung der Blase mit ^{99m}Tc oder eine „indirekte" (antegrade) Darstellung nach ^{123}I-Hippuran-Nierensequenzszintigrafie.

- Problem Miktionsauslösung
  Unter Untersuchungsbedingungen ergeben sich häufig Probleme der Miktionsauslösung! Als unterstützende Maßnahme können eine rhythmische Perkussion der Blasenregion im Sinne einer Triggerung, das Laufenlassen eines Wasserhahns oder das Überschütten von kaltem Wasser über die Innenseite des Oberschenkels versucht werden.
- Untersuchungstrauma
  Bei kleinen oder ängstlichen Kindern kann die Untersuchung in Kombination mit einer Urethrozystoskopie in Narkose erfolgen.

Ergänzungsdiagnostik

- **Ausscheidungsurogramm**
  Es ist nur bei einem pathologischen Sonografie- oder MZU-Befund obligat und ermöglicht die Differenzierung zwischen einer Nierenstauung und Nierenzysten und/oder die Beurteilung von Anomalien (z.B. Nierenbeckenabgangsstenose, Doppelanlage). Bei neurogenen Blasenfunktionsstörungen sollte es zur Dokumentation des Ausgangsbefundes der Nieren durchgeführt werden.

- **Urethrozystoskopie mit Urethrakalibrierung**
  Sie muss bei einem pathologischen Sonografie- oder MZU-Befund erfolgen, da neben dem radiologisch erkennbaren Refluxgrad (s. Abb. 7.1) die endoskopisch sichtbare *Ostienform und -lokalisation* (Abb. 7.3) die Operationsindikation mitbestimmt. Zudem ist sie zum Ausschluss einer *infravesikalen Obstruktion* (z.B. Urethraklappe, Meatusstenose) als Ursache eines sekundären Refluxes erforderlich.
  - Diagnostik der Harnröhrenklappen
    Die Einführung des Zytoskops bei offenem Spülstrom macht eine Klappendiagnostik extrem schwierig. Sie zeigt sich häufig nur bei abgestelltem Spülstrahl nach vorheriger Blasenfüllung und einem manuell-suprapubischen Druck auf die Blasenregion zur Provokation eines antegraden Flows.
  - Diagnostik der Ostienform
    Eine exakte Befundung ist nur dynamisch mit primär minimal gefüllter Blase möglich. Bei der weiteren Blasenfüllung kommt es dann bei einem höhergradigen Reflux zu einer Änderung der Ostienform mit zunehmender Öffnung und einer Lateralisierung des Ostiums mit Verkürzung des submukösen Tunnels.

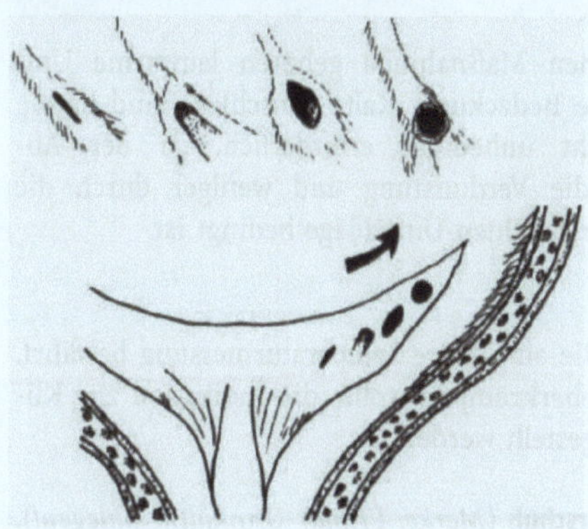

Abb. 7.3. Refluxive Ostienlokalisation und -konfiguration. Mit steigendem Refluxgrad verändert sich in aller Regel auch die Konfiguration und Lokalisation der Ureterostien. Mit zunehmendem Refluxgrad geht die schlitzförmige Normalform über die Hufeisen- und Stadionform in die klaffende Golflochkonfiguration über. Meist geht dies mit einer zunehmenden Lateralisierung einher

- **Urodynamik**
  Sie ist im Falle eines Verdachts auf eine neurogene oder nichtneurogene Blasenentleerungsstörung indiziert. Hinweisend sind anamnestisch bekannte neurologische Erkrankungen, ein pathologischer Uroflow oder ein sonografisch ermittelter Restharn.

- **Szintigrafische Nierenuntersuchung**
  In der Regel wird eine Nierensequenzszintigrafie als Funktionsszintigrafie (MAG-3-Clearance) durchgeführt. Sie dient zur Kontrolle der Nierenfunktion bei konservativer Therapie eines Refluxes und liefert damit ein entscheidendes Kriterium, wann eine operative Intervention indiziert ist (z.B. bei Verschlechterung der Nierenfunktion).

Urologische Therapie

Akutbehandlung fieberhafter Harnwegsinfekt

- **Fiebersenkende Maßnahmen**
  - Antipyretische Medikation
    Es wird allgemein die rektale Applikation von Paracetamol in einer Dosierung von 25 mg/kg empfohlen.

- Kühlung
  Zu den symptomatischen Maßnahmen gehören lauwarme Umschläge und eine leichte Bedeckung. Kalte Umschläge sind häufig unangenehm und nicht unbedingt erforderlich, da der Abkühlungseffekt durch die Verdunstung und weniger durch die niedrige Temperatur der feuchten Umschläge bedingt ist.

- **Fiebermessung**
  In jüngster Zeit hat sich die aurikuläre Temperaturmessung bewährt. Wegen der Gefahr von Fieberkrämpfen sollte die Indikation zur Klinikeinweisung großzügig gestellt werden.

- **Antibiotika im akuten Fieberschub** (*Merke: Primär Urinkultur anlegen!*).
  - Medikamente der 1. Wahl
    Trimethoprim (z.B. Trimono, Uretrim) in einer Dosierung von 2- bis 3-mal 5 mg/kg/Tag. *Co-Trimoxazol* wird wegen des Sulfonamidanteiles bei Kleinkindern nicht empfohlen.
    Orale Cephalosporine, z.B. Cefaclor in einer Dosierung von 50 mg/kg, aufgeteilt auf 3 Einzeldosen.
  - Medikamente der 2. Wahl
    Amoxicillin einer Dosierung von 100 mg/kg/Tag, aufgeteilt auf 3 Einzeldosen.

Cave: Nitrofurantoin ist ein gutes Antibiotikum zur Reinfektionsprophylaxe, jedoch zur Therapie des akuten Fieberschubs mit einer möglicherweise vorhandenen Pyelonephritis wegen der fehlenden Gewebsanreicherung ungeeignet.
Gyrasehemmer sollten bei Kindern wegen potentieller Knorpelschäden nicht gegeben werden.

  - Kontrolluntersuchungen
    3 Tage nach Therapiebeginn: Keimreduktion?
    3 Tage nach Therapieende: Keimfreiheit?
  - Therapiedauer
    Bei einer Pyelonephritis muss die Schubbehandlung mindestens 7–10 Tage dauern. Im Anschluss an die Diagnostik muss entschieden werden, ob im Weiteren eine operative oder konservative reinfektionsprophylaktische Therapie erfolgt.

Kausaltherapie des vesikorenalen Refluxes

- **Grundproblem: operative oder konservative Therapie?**
  - Einerseits:
    In 40% aller Refluxerkrankungen kommt es zur *Maturation*, d. h. einer „spontanen" Regulation der antirefluxiven Implantation. Diese findet mit einer hohen Wahrscheinlichkeit bei einem Reflux I. und II. Grades statt, ist bei einem Reflux Grad III unsicher und bei höhergradigen Refluxen fast ausgeschlossen. Die Maturation bezeichnet den Vorgang der Elongation des subepithelialen Tunnels, der Zunahme der intramuralen Ureterlänge im Verhältnis zum Ureterdurchmesser und der Zunahme adrenerger Nervenfasern am Ostium.
  - Andererseits:
    Die operative *Antirefluxplastik* ist ein prophylaktischer Eingriff mit einer 96%igen Erfolgsquote (Hohenfellner 1990), die den Zerstörungsprozess der Nieren infolge rezidivierender Pyelonephritiden unterbricht. Deshalb wird häufig auch bei einem Reflux Grad III für die operative Therapie plädiert und die konservative Therapie nur bei Refluxen Grad I und II angewandt.

- **Entscheidungsfaktoren (konservative oder operative Therapie?)**
  - Refluxgrad
    konservative Therapie bei Reflux Grad I und II (Grad III?),
    operative Therapie bei Reflux Grad IV und V (Grad III?).
  - Ostienform und -lokalisation
    Da ein lateralisiertes Golflochostium nicht maturieren kann, wird dieser Befund unabhängig vom radiologischen Refluxgrad als Indikation zur operativen Therapie gewertet.
  - Patientencompliance
    Im Falle der medikamentös-reinfektionsprophylaktischen Therapie müssen eine regelmäßige Medikamenteneinnahme und die Bereitschaft zu Kontrolluntersuchungen gewährleistet sein.
  - Alter
    Es sollte möglichst *nicht vor dem 2. Lebensjahr* operiert werden, andererseits *muss nach dem 8. Lebensjahr* operiert werden, da keine Maturationschance mehr besteht.
  - Existente Nierenschäden, Durchbruchsinfekte, arterieller Hypertonus

Kommt es unter der Reinfektionsprophylaxe zu Komplikationen, wie neuerlichen Pyelonephritiden (Durchbruchsinfekte), Ausbildung eines Hypertonus oder Funktionsverschlechterung der Niere, ist dies eine Operationsindikation.

- Refluxgenese
  Ein *sekundär-neurogener Reflux* (z.B. Dyssynergie) wird nicht operiert, sondern primär medikamentös und ggf. mittels eines intermittierenden Katheterismus behandelt.
  Ein *sekundär-mechanischer Reflux,* z.B. infolge einer Urethrastenose- oder -klappe wird primär durch die Beseitigung der infravesikalen Obstruktion therapiert.

Konservative Therapie

- **Antibiotische Reinfektionsprophylaxe**
  - *Nitrofurantoin* gilt als Medikament der 1. Wahl, da es eine hohe Trefferquote hat und keine sekundären Resistenzentwicklungen zu erwarten sind. Es wird in einer Dosierung von 1–2 mg/kg *abends* gegeben. Wichtig ist die Einnahme *nach dem letzten Toilettengang* und vor dem Schlafengehen, da es rasch eliminiert wird und nur so eine ausreichende nächtliche Anreicherung gewährleistet ist.
  - *Trimethoprim* kann alternativ gegeben werden. Die Dosierung beträgt ebenfalls 1–2 mg/kg/Tag als abendliche Dosis. Orale Cephalosporine werden ebenfalls zur Reinfektionsprophylaxe in entsprechender Dosierung eingesetzt.

- **Medikamentöse Therapie urodynamischer Störungen**
  Besteht eine urodynamisch nachgewiesene *Detrusorinstabilität,* ist bei allen Refluxgraden unabhängig von der antibiotischen Therapie eine 3- bis 6-monatige anticholinerge Therapie (z.B. Oxybutinin) indiziert (Scholtmeijer et al. 1988). Besteht in der Kontrolle ein Reflux Grad IV und V (III?) fort, muss eine operative Korrektur erfolgen.
  Bestehen Anzeichen einer *funktionellen Miktionsstörung,* kann neben dem Beckenboden-Biofeedbacktraining eine Senkung des Blasenauslasswiderstandes mit einem α-Blocker (z.B. Dibenzyran) durchgeführt werden (s. Befund 6 „Enuresis und kindliche Harninkontinenz").

- **Allgemeine Maßnahmen**
  - 2-stündliche Miktion. Zur Verminderung des intravesikalen Drucks ist die 2-stündliche Miktion am Tage sinnvoll. Als Hilfsmittel hat sich eine Armbanduhr mit Wecker bewährt.
  - Korrekte Genitaltoilette. Da sich bei einer anal-vaginalen Reinigungsrichtung die Gefahr der Keiminokkulation ergibt, sollte eine entsprechende Anleitung zur korrekten Genitalhygiene erfolgen.
  - Obstipationsbeseitigung. Da ein empirischer Zusammenhang zwischen Miktions- und Verdauungsstörungen besteht (O'Reagan et al. 1986), sind entsprechende diätetische Maßnahmen mit einer faserreichen Kost und einer gesteigerten Flüssigkeitszufuhr indiziert.
  - Diuresesteigerung. Diese Maßnahme zur Ausschwemmung potentieller Keime entspricht den allgemeinen infektprophylaktischen Strategien.
  - Duschen statt Baden. Grund dieser Empfehlung ist die Möglichkeit eines Badewasserinfluxes in die Blase aufgrund des wärmebedingt relaxierten Beckenbodens.

- **Regelmäßige Verlaufskontrollen**
  - Urinkontrolle. Wichtig ist zu beachten, dass die Urinkontrolle nicht nur mittels Nährböden erfolgt, da diese häufig antibiotikabedingt falsch-negativ sind. Ein zuverlässigerer Gradmesser für ein Infektrezidiv ist u. a. die Leukozyturie im Sediment.
  - Blutdruckkontrollen. Diese sollten wegen der potentiellen Entwicklung eines renalen Hypertonus, insbesondere bei vorbestehenden Parenchymdestruktionen, Bestandteil der Kontrolluntersuchungen sein. Diese sollten wegen des möglicherweise chronischen Verlaufs der Pyelonephritis auch im Erwachsenenalter fortgesetzt werden.
  - Sonografie der Nieren. Beurteilungskriterien sind Veränderungen der Parenchymstruktur und eine Zunahme der Dilatation des Hohlsystems.
  - Erfolgskontrolle. Die Behandlung kann als erfolgreich abgeschlossen werden, wenn ein 2-maliges MZU in mindestens 3-monatigem Abstand keinen Reflux zeigte (Olbing 1991).

Operative Therapie

Die Indikationen wurden im Rahmen der Entscheidungsfaktoren (s. oben) aufgeführt. Mehrere Operationsverfahren stehen zur Verfügung, wobei gegenwärtig die Verlagerungstechnik nach Lich-Grégoir präferiert wird, da sie auch postoperativ noch eine ausreichende Sondierung der oberen Hohlwege erlaubt. Bei dilatiertem Harnleiter hat sich die Reimplantation mit Psoas-Hitch bewährt (Hohenfellner 1990). Die endoskopische, submuköse Teflonunterspritzung kann gegenwärtig nicht empfohlen werden.

- **Operative Techniken**
  - Verlagerungstechniken (z. B. Lich-Grégoir),
  - Reimplantationstechniken (z. B. Politano-Leadbetter/Psoas-Hitch),
  - Verlängerungstechniken (z. B. Cohen).

- **Postoperative Kontrolle**

  Festgelegte Programme existieren nicht. Meist wird jedoch im 1. Jahr die 3-monatliche und im 2. Jahr die halbjährliche sonografische Kontrolle der Nieren empfohlen. Ursache ist das potentielle Risiko einer Stenose der Implantation- bzw. Verlagerung mit einer konsekutiven Stauung der oberen Harnwege. Die Inzidenz dieser Komplikation schwankt zwischen 0 und 3%. Weiterhin sollte nach ca. *3 Monaten ein Kontroll-MZU* durchgeführt werden.

Literatur

Ahmad T et al. (1991). Lancet 338: 674
Atwell JD et al. (1987). Br J Urol 58: 605
Davies N et al. (1991). Br J Urol 67: 536
Hohenfellner R (1990). Aktuel Urol 21: 116
Klippel KF et al. (1991). In: Altwein JE, Rübben H (Hrsg) Urologie. Enke, Stuttgart
O'Reagan S et al. (1986). Urology 28: 394
Olbing H (1991). Dtsch Ärztebl 88: C-1330
Scholtmeijer RJ et al. (1988). Aktuel Urol 19: 256
Taylor M (1986). Br Med J 292: 990

Befund 8 Leeres Skrotalfach – Maldescensus testis?

Allgemeine Einordnung

Befindet sich der Hoden nicht im Skrotalfach, spricht man allgemein von einer Lageanomalie. Bei einem Viertel der Betroffenen ist beidseits kein Hoden zu tasten. Die Ätiologie bleibt in den meisten Fällen unklar. Nur selten finden sich assoziierte Syndrome (Tabelle 8.1). Bei untergewichtigen Neugeborenen besteht eine Lageanomalie des Hodens häufiger als bei Normalgewichtigen. Die Inzidenz beträgt bei einjährigen 0,2–0,8% und entspricht damit derjenigen bei Erwachsenen (0,3–0,8%). Eine „spontane Maturierung" ist nach Ablauf des ersten Lebensjahres nicht zu erwarten.

Das Krankheitsbild ist meist symptomlos (Ausnahmen: Trauma, Torsion des Leistenhodens: 13-mal häufiger als die Torsion des orthotopen Hodens!). Trotzdem ist eine, meist operative, Therapie indiziert, da mit zunehmendem Alter zum Zeitpunkt der Therapie eines einseitig maldeszendierten Hodens die Gefahr einer Infertilität stark zunimmt (s. Kap. Infertilität).

Darüber hinaus beträgt das Risiko der *malignen Entartung* eines *unbehandelten* maldeszendierten Hodens etwa das 35-fache desjenigen der männlichen Normalbevölkerung. Wahrscheinlich wird das Entartungsrisiko durch die Orchidopexie gesenkt. Das Risiko der malignen Entartung *nach* Orchidopexie betrug in einer Studie nur das 7-fache des Risikos der männlichen Normalbevölkerung. Unabhängig vom mutmaßlich geringeren Risiko der Entartung ermöglicht die Orchidopexie die frühe Diagnose eines Hodenmalignoms, da der im Skrotalfach liegende Hoden *leichter untersucht* werden kann.

Definitionen

- **Kryptorchismus**
  - Synonyme und verwandte Begriffe: Dystoper Hoden, Retentio testis, Hodenhochstand, Hodendystopie, Hodenektopie

    Der Hoden liegt ektop im Abdomen, Leistenkanal oder auf der vorderen Bauchwand und kann manuell nicht in das Skrotum luxiert werden.

Tabelle 8.1. Lageanomalien des/der Hoden und assoziierte Syndrome

Chromosomal	XXY, XXYY, XXXXY, XYY, X0/XY, XX männlich
	Autosomale Trisomie (13, 18, 21, 9, 14)
Nonchromosomal	Aarskog-Scott
	Carpenter
	Cockayne
	De Lange
	Dubowitz
	Kallmann (hypogonadotroper Hypogonadismus und Anosmie)
	Laurence-Moon-Biedl
	Lowe
	Meckel-Gruber
	Noonan (Pseudo Turner)
	Prader Willi
	Rubinstein-Taybi
	Seckel
	Silver-Russel
	Smith-Lemli-Opitz

- **Gleithoden**
  Der Gleithoden kann zwar manuell in das kraniale Skrotalfach gebracht werden, zieht sich dann aber wieder zurück. Eine Therapie ist erforderlich.

- **Pendelhoden**
  Der Pendelhoden befindet sich nur zeitweise aufgrund einer gesteigerten Beweglichkeit in dystoper Lage.

Urologische Diagnostik

Wichtig ist die Abgrenzung des Maldescensus testis vom viel häufiger auftretenden harmlosen Pendelhoden.

- **Anamnese**
  - Befanden sich die Hoden auch im Neugeborenenalter nicht im Skrotum?
  - Vorangegangene Operationen im Bereich der Leiste?

- Gegebenenfalls Erstellung eines Hodenlageprotokolls („Wann ist der Hoden im Skrotalfach und wann nicht?“) durch die Eltern über 2 Wochen.

- **Untersuchungstechnik**

Die *Palpation* sollte in angstfreier Umgebung bei *warmer Umgebungstemperatur* erfolgen, da durch Kälte oder Angst der Kremasterreflex zur Retraktion des Hodens frühen kann. Während eine Hand das Skrotum palpiert, streicht die andere Hand den Leistenkanal nach distal aus. Bei leerem Skrotum sind wiederholte Untersuchungen sinnvoll. Manchmal gelingt es, den Hoden in *Hockstellung* oder „Schneidersitz“ zu tasten, obwohl er in Rückenlage nicht tastbar ist. Auch die Untersuchung in einem warmen Bad kann nützlich sein. Da der Kremasterreflex erst im Alter von etwa 3 Monaten auftritt, ist die palpatorische Diagnose bei Neugeborenen am sichersten zu stellen. Bis zum ersten Lebensjahr wird ein spontanes Tiefertreten des Hodens beobachtet. Etwa 1/5 aller maldeszendierten Hoden sind nicht tastbar. Lässt sich der Hoden nicht im Bereich des äußeren Leistenringes tasten, muss an *ektope Fehllagen* gedacht werden (Abb. 8.1).

- **Röntgendiagnostik**

Die routinemäßige Durchführung eines Ausscheidungsurogrammes ist *nicht* erforderlich.

- **Labordiagnostik**

Der *HCG-Stimulationstest* ist *nur sinnvoll* bei *beidseitigem Kryptorchismus,* da er die Existenz von funktionstüchtigem Hodengewebe überprüft. Ist ein Hoden normal deszendiert, lässt der Test keine Aussage über die Existenz oder Abwesenheit des kontralateralen Hodens zu.

- Praxis

  32 h nach 5000 IU HCG i.m. werden die stimulierten Testosteronwerte mit ihren Basalwerten verglichen. Liegt funktionstüchtiges Hodengewebe vor, steigen die Testosteronwerte nach HCG-Gabe (Abb. 8.2). Als Normalbefund gilt ein Anstieg der Testosteronkonzentration auf das mindestens 2-fache des Basalwertes. Erhöhte Basalwerte von FSH und LH (LH muss bei Jungen, die jünger als 9 Jahre sind, nicht erhöht sein) verbunden mit fehlendem Testosteronanstieg nach Stimulation belegen das Fehlen von

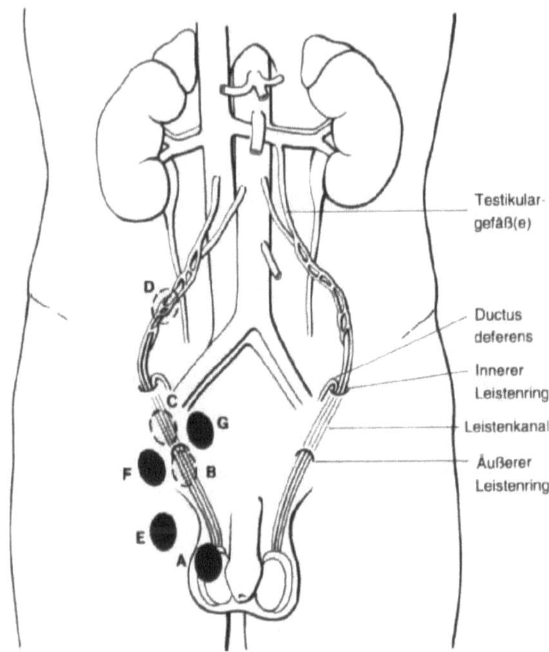

Abb. 8.1. Orthotope (*A*) Lage des Hodens. Dystope (*B–D*) und ektope (*E–G*) Fehllagen des Hodens bei Maldescensus testis

funktionstüchtigem Hodengewebe. Bei unauffälligem Phänotyp und normalem 46-XY-Karyotyp gilt die Diagnose Anorchie als gesichert. Eine operative Exploration kann unterbleiben, eine Laparaskopie zur Sicherung wird von einigen Autoren empfohlen.

Lokalisationsdiagnostik

- **Sonografie**
  Die Sonografie erlaubt eine zuverlässige Größenbestimmung des Hodens. Die Sicherheit bezüglich des Auffindens nicht tastbarer Hoden ist stark untersucherabhängig.

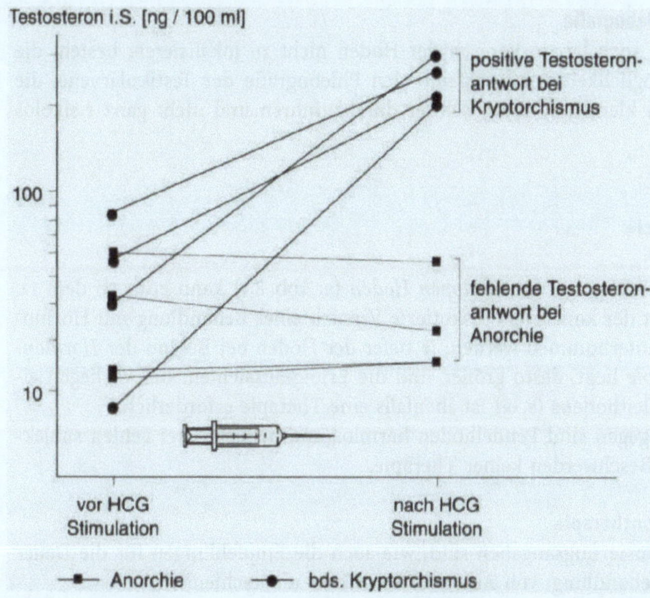

Abb. 8.2. Testosteron i. S. vor und nach HCG-Stimulation bei 4 Jungen mit kongenitaler Anorchie und 4 Jungen mit bilateralem Kryptorchismus. (Nach Winter et al. 1972)

- **Kernspintomografie**
  Bessere Ergebnisse als die Sonografie erzielt insbesondere die Kernspintomografie bei inguinalen Fehllagen. Auf eine Computertomografie sollte aufgrund der hohen Strahlenexposition verzichtet werden. Mit beiden Techniken ist es *nicht möglich, die Abwesenheit des Hodens zu beweisen.*

- **Laparoskopie**
  Die Laparoskopie liefert eine meist sichere Aussage über abdominelle Hodenfehllagen. Die operative Therapie kann in derselben Narkose vorgenommen werden. Bei *blind endenden Testikulargefäßen* kann eine *Anorchie* angenommen und auf die operative Therapie verzichtet werden. Findet sich nur ein *blind endender Ductus deferens,* ist diese Annahme nicht ohne weitere Exploration zuverlässig, da eine *Separation von Hoden und Ductus deferens* vorliegen kann.

- **Phlebografie**
  Ist auch laparoskopisch der Hoden nicht zu lokalisieren, besteht die Möglichkeit der transfemoralen Phlebografie der Testikularvene, die bei kleinen Kindern schwer durchzuführen und nicht ganz risikolos ist.

Therapie

Bei *distal gelegenen, dystopen Hoden* (s. Abb. 8.1) kann etwa ab dem 12. Monat der kontrovers diskutierte Versuch einer Behandlung mit Hormonen unternommen werden. Je tiefer der Hoden bei Beginn der *Hormontherapie* liegt, desto größer sind die Erfolgsaussichten. Bei Vorliegen eines Gleithodens (s. o.) ist ebenfalls eine Therapie erforderlich.

Dagegen sind Pendelhoden harmlos und bedürfen bei Fehlen subjektiver Beschwerden keiner Therapie.

Hormontherapie

Die Dosierungsangaben sind, wie auch die Empfehlungen für die Dauer der Behandlung, von Autor zu Autor sehr unterschiedlich.

Cave: Eine Hormontherapie ist bei Hodenektopie, dystoper Fehllage, begleitender Leistenhernie oder persistierendem Processus vaginalis nicht sinnvoll. Bei voroperierter Leiste ist eine Hormontherapie aufgrund der bestehenden Vernarbungen ohne Erfolgsaussichten.

- **Dosierung Gonadorelin (LHRH, GnRH)**
  1200 µg/d über 4 Wochen (Nasenspray 3-mal/Tag 200 µg in jedes Nasenloch).

- **Dosierung HCG**
  Längere Erfahrungen bestehen mit intramuskulären HCG-Gaben. Nach dem Schema der „International Health Foundation“ werden 2 i.m.-Injektionen/Woche altersabhängig gegeben (Tabelle 8.2).
  Eine *alternative Dosierung* besteht gewichtsabhängig in: 100 IU HCG i.m./kg KG 2-mal/Woche über 3 Wochen bei maximal 1500 IU HCG Gesamtdosis.

Tabelle 8.2. Intramuskuläre HCG-Gaben nach dem Schema der „International Health Foundation"

Alter	Injektionen/Dosis
1–2 Jahre	5 Wochen 300 IU HCG i.m. (2 mal/Woche)
2–6 Jahre	5 Wochen 500 IU HCG i.m. (2 mal/Woche)
6–13 Jahre	5 Wochen 1000 IU HCG i.m. (2 mal/Woche)

- **Nebenwirkungen einer Hormonbehandlung**
  Die möglichen Nebenwirkungen schließen psychische Veränderungen (Unruhe, Aggressionen), vorübergehende Vergrößerung des Penis, gehäufte Erektionen sowie das verfrühte Auftreten der Schambehaarung ein. Die operative Therapie sollte durch eine Hormonbehandlung nicht verzögert werden.

Operative Therapie

- **Funikulolyse und Orchidopexie: Technik**
  Die operative Versorgung besteht in der inguinalen Freilegung des Hodens mit Lösen von Kremasterfasern sowie Verwachsungen des Funiculus spermaticus und der anschließenden Orchidopexie. Führt dies nicht zu einer ausreichenden Verlängerung des Funiculus spermaticus, ist ein zweizeitiges Vorgehen möglich. Bei einseitigem Maldescensus testis nach der Pubertät sollte die Orchiektomie ggf. mit Einlage einer Hodenprothese erfolgen.

- **Komplikationen**
  Komplikationen bestehen in der Hodenatrophie durch Gefäßverletzung oder durch zu starken Zug am Gefäßstrang, Durchtrennung des Ductus deferens, Verletzung des Hodens oder Nebenhodens, Hämatom oder Infektion.

- **Intraabdominaler Hoden**
  Bei weit intraabdominal gelegenen Hoden kann eine mikrochirurgische Autotransplantation erforderlich sein, bei atrophem Abdominalhoden auch die Orchiektomie. Ein weiteres Verfahren besteht in der Ligatur der Testikulargefäße (z. B. laparoskopisch). Hierbei muss die Hodendurchblutung von den Gefäßen des Ductus deferens aufrecht-

erhalten werden. Kommt es nicht zu einer ausreichenden Kollateralisierung, resultiert eine Hodenatrophie.

- **Nachuntersuchungen**
  Da bei der Hormonbehandlung, aber auch bei der operativen Behandlung, *Rezidive* auftreten, sind jährliche Kontrollen bis zur Pubertät sinnvoll. Die *Behandlung* des Maldescensus testis sollte *bis zur Vollendung des 2. Lebensjahres abgeschlossen* sein. Erfolgte die Therapie deutlich später, werden regelmäßige Nachuntersuchungen, auch des ebenfalls erhöht entartungsgefährdeten *gegenseitigen* Hodens, empfohlen (Anleitung zur Selbstuntersuchung, Aufklärung der Eltern).

Literatur

Winter JSD et al. (1972). J Clin Endocrinol 34: 348–353

Befund 9 Vorhautverengung – operationspflichtige Phimose?

Allgemeine Einordnung

Allgemein versteht man unter einer *Phimose* eine Stenose des Präputiums mit resultierender Unmöglichkeit, das Präputium über die Glans penis zu retrahieren. Die Festlegung, ob und wann eine Zirkumzision erforderlich ist, ist z. T sehr schwierig.

Physiologische Phimose?
Hierbei ist es wichtig zu wissen, dass bei der Geburt nur 4% aller Jungen aufgrund von Verwachsung zwischen Präputium und Glans penis eine hinter den Sulcus coronarius retrahierbare Vorhaut haben. Diese Verklebungen werden als ein funktionell-physiologischer Schutz der Eichel und des Orificium urethrae in der Inkontinenzphase des Säuglings interpretiert. Dem entspricht die Tatsache, dass im Alter von 6 Monaten die Vorhaut bereits bei 15% der Jungen retrahierbar ist, nach 1 Jahr bei 50% und nach 3 Jahren bei 80–90% aller Jungen (Gairdner 1949). Deshalb sollte man in der Regel *nicht vor dem 3. Lebensjahr* von einer pathologischen Vorhautverengung sprechen. Hiervon ausgenommen sind funktionelle Störungen wie z. B. obstruktive Miktionsbeschwerden (s. unten).

Zirkumzision als Karzinomprophylaxe?
Grundidee dieser häufig vertretenen These ist die Tatsache, dass eine schlechte Hygiene möglicherweise zu einer chronischen Exposition von bislang nur wenig definierten Reizen oder eventuellen Karzinogenen in einem sich zersetzenden Smegma führt. Deshalb ist bei mangelnder oder anatomisch unmöglicher Hygiene aufgrund einer Phimose die Zirkumzision sicher als Karzinomprophylaxe zu werten und indiziert. Eine *routinemäßige Zirkumzision* ist deshalb jedoch *medizinisch nicht gerechtfertigt*. Dem hat der wissenschaftliche Beirat der Bundesärztekammer bereits 1973 in einer Erklärung Rechnung getragen, da „bei normalen anatomischen Verhältnissen der gleiche vorbeugende Effekt durch Sauberkeit und Genitalhygiene erzielt werden kann" (N. N. 1973).

Erwachsenenphimose und Diabetes mellitus
Bei einer sekundär im Erwachsenenalter neu aufgetretenen Phimose muss ätiologisch ein Diabetes mellitus ausgeschlossen werden.

Therapie der Phimose

Absolute Operationsindikationen

- Rezidivierende Balanoposthitiden

Cave: Die Balanitis des Kleinkindes stellt jedoch *keine zwangsläufig rezidivierende* Erkrankung dar. Eine Untersuchung ergab, dass bei 64 von 100 Jungen im Vorschulalter die Balanitis nur einmalig auftrat, bei 20 Kindern zweimalig und nur bei 16 Jungen drei- und mehrmalig (Escala et al. 1989). Eine *einmalige Balanitis* sollte demzufolge *nicht als Operationsindikation* gewertet werden.

- **Obstruktive Miktionsbeschwerden**
  Sie treten in wenigen Einzelfällen auf. Wichtige Hinweise gibt die sonografische Bestimmung des Restharns und der Blasenwanddicke, intraoperativ sollte auch eine urethrale Obstruktion (z. B. Harnröhrenklappe) ausgeschlossen werden.

- **Narbige Präputialstenose**
  Diese tritt beim Kind gehäuft nach einer *übertriebenen Genitalhygiene* in den ersten Lebensjahren mit gewaltsamer Mobilisierung des Präputiums auf. Die mechanisch provozierten Präputialeinrisse führen dann häufig zu der präputialen Narbenbildung.

- **Rezidivierende Paraphimosen**

Absolute Kontraindikationen zur Operation

- **Kongenitale Anomalien des Penis**
  Diese gelten als Kontraindikation, da das Präputium ein ideales autologes Gewebe zur plastischen Rekonstruktion darstellt. Der häufigste Fall ist die Hypospadie, bei der die dorsale Präputialschürze in Abhängigkeit von der Schwere der Anomalie und der Operationstechnik entweder zur Urethrarekonstruktion oder zur Defektdeckung im Sinne einer Aufrichtungsoperation des Penis verwendet werden kann.

Konservative Therapieversuche

- **Keine mechanischen Dehnungsversuche**
  Dehnungsversuche bei einer relativen Präputialstenose sind *obsolet*, da sie schmerzhaft sind und darüber hinaus durch Einrisse mit einer Narbenbildung häufig erst den Weg zu einer operationspflichtigen Phimose ebnen.

- **Lösung von Präputialsynechien**
  Bei der manuellen Lösung von Präputialsynechien (Verklebungen zwischen Präputium und Glans penis) sollte neben dem Alter (s. oben) auch die Ausprägung der Synechien berücksichtigt werden. Bei geringgradigen Synechien, die maximal das proximale Glansdrittel betreffen, kann ein Lösungsversuch erfolgen. Sind die Präputialsynechien ausgeprägter, sollte das verklebte innere Vorhautblatt operativ reseziert werden, da eine alleinige Lyse zu ausgeprägten Ödemen mit komplizierenden Infekten führen kann.
  - Praktische Hinweise
    Vor der Lösung sollte über mindestens 10 min ein Lokalanästhetikum in Salbenform in den präputialen Raum und auf den distalen Penis gegeben werden (z.B. Xylocain-Salbe 5%). Nach Lösung der obersten Synechien müssen dann evtl. neuerlich das Lokalanästhetikum appliziert und die Lösung schrittweise fortgeführt werden. Bei einigen Kindern ist eine Anästhesie mit einem Penisblock einfacher (s. Befund 29). Für die *Nachbehandlung* ist von Bedeutung, dass das Präputium täglich zurückgezogen werden muss, da es andernfalls zu neuerlichen Verklebungen kommen kann.

- **Medikamentöse Behandlungsformen**
  Obwohl diese immer wieder in medizinischen Zeitschriften publiziert werden, stammen sie aus Einzelerfahrungen an Kleinstkollektiven und entbehren einer akzeptablen wissenschaftlichen Grundlage.

Operative Behandlung

- **Wahl des Operationszeitpunktes**
  Die Tatsache, dass es sich bei der unkomplizierten Phimose um einen Elektiveingriff handelt, erlaubt die Berücksichtigung psychologischer Faktoren bei der Wahl des Operationszeitpunktes. Da Genitalopera-

tionen bei 4- und 5-Jährigen aufgrund der phallischen Phase Kastrationsängste hervorrufen können (Cansever 1965), erscheint der Eingriff am Ende des 3. Lebensjahres oder vor Schuleintritt während des 6. Lebensjahres am sinnvollsten.

- **Operationsverfahren**

Grundsätzlich stehen die plastischen den radikalen Operationsverfahren gegenüber (Operationsergebnisse s. Abb. 9.1). Während bei den plastischen Methoden in Abhängigkeit von der Lage des Schnürrings versucht wird, möglichst große Anteile des Präputiums zur Deckung der Glans penis zu belassen, erfolgt bei den radikalen Varianten dessen komplette Entfernung. Kosmetisch entscheidend ist, dass unabhängig von den vielfältigen Modifikationen der Schnittführung (Laible et al. 1984) einerseits möglichst wenig Nahtmaterial zur Adaptation verwendet und andererseits das innere Präputialblatt bis auf einen schmalen Saum im Sulcus coronarius reseziert wird.

Der Verbleib großer Anteile des inneren Vorhautblattes erscheint problematisch, da dieses später sowohl einen typischen, „fehlpigmentierten" Randsaum als auch relativ weit im Schaftbereich liegende Nahtresiduen bzw. Narbenflächen zeigen kann. Bei einem Teil der Patienten kommt es später zudem zur bindegewebigen Veränderung des verbliebenen inneren Präputialblattes, so dass ein kosmetisch störender kranzförmiger Präputialwulst und/oder lymphatische Ödeme resultieren.

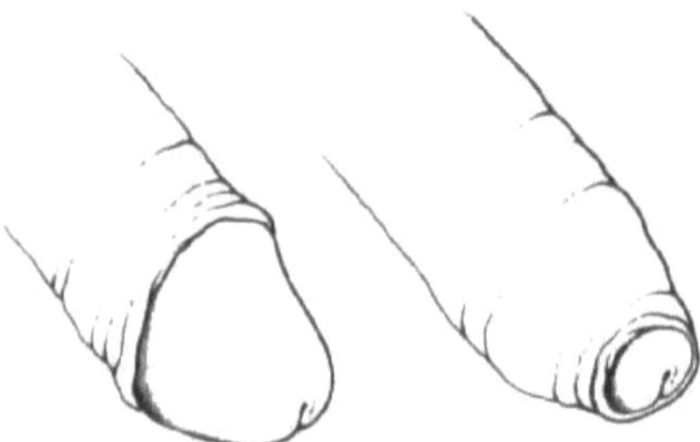

Abb. 9.1. Im Vergleich zur radikalen Zirkumzision (links) belässt man bei der plastischen Zirkumzision eine partielle Bedeckung der Glans penis

Cave: Elektrochirurgische Schneidegeräte. Sie erzeugen aufgrund des geringen Gewebsdurchmessers am Penis hohe Stromdichten und können Koagulationsnekrosen zur Folge haben. Elektrochirurgische Schneidegeräte sind deshalb mit Ausnahme bipolarer Koagulationspinzetten zur Blutstillung obsolet.

- **Operation mit Hilfsapparaten**
  - Plastibell-Glocke
    Die Plastibell-Glocke ist ein in den USA weitverbreitetes Hilfsmittel, das allerdings auch in Deutschland verwendet wird. Hierbei wird meist innerhalb der ersten 6 postpartalen Tage eine Plastikglocke nach Dorsalinzision des Präputiums zwischen Glans penis und Präputium geschoben und dann das Präputium basisnah am Sulcus coronarius mittels eines Fadens gegen die Glocke abgebunden. Nach 5–7 Tagen fällt der präputiale Überstand mit der Glocke ab, nachdem sich an der ligierten Basis eine narbige Verwachsung gebildet hat.
    Trotz angeblich kosmetisch befriedigender Resultate und angeblicher Schmerzfreiheit erscheint das Verfahren eher quantitativen als operativ qualitativen Ansprüchen zu genügen. Unabhängig von der medizinisch nur in wenigen Ausnahmen indizierten neonatalen Frühzirkumzision sind auch Komplikationen wie Blasenrupturen infolge von Harnverhalten und Penisnekrosen beschrieben worden (Lee et al. 1990; Cywes 1989).
  - GOMCO-Klemmenapparat
    Hierbei wird nach primär stumpfem Dehnen des Präputiums in den Präputialraum ein glockenförmiger Stempel eingesetzt und gegen eine Metallasche komprimiert. In der distalen anämischen Zone kann dann der präputiale Überstand ohne Blutstillung und Naht abgetragen werden. Ob eine kosmetisch befriedigende Wundheilung in einem apparativ traumatisierten Bereich resultiert, ist fraglich.

Literatur

Cansever G (1965). Br J Med Psychol 38: 321
Cywes S (1989). Pediatr Surg Int 4: 233
Escala JM et al. (1989). Br J Urol 63: 196
Gairdner D (1949). Br Med J 2: 1433
Laible V et al. (1984). Urologe [B] 24: 37
Lee LD et al. (1990). Br J Urol 65: 216
NN (1973) Dtsch Ärztebl 70: 17

POTENZ UND REPRODUKTION

BEFUNDE 10–14

BEFUND 10 Erektile Dysfunktion

S. Kliesch und S. Roth

Allgemeine Einordnung

Die Hauptursache der erektilen Dysfunktion wurde noch vor 15 Jahren bei ca. 80% der Fälle als psychogen angesehen. Die urologischen Arbeiten der vergangenen Jahre haben aber gezeigt, dass die erektile Dysfunktion in ca. 50–80% eine organische Ursache hat, wobei eine begleitende psychogene Komponente bei kaum einem Patienten fehlt. Bei den organischen Störungen dominieren die vaskulären (50–60%) und neuropathischen (10–20%) Störungen.

Die Fortschritte betreffen nicht nur das Verständnis dieser Erkrankung, sondern in gleichem Maße ihre Therapierbarkeit. Etwa 15–20% aller erektilen Dysfunktionen sind aufgrund medikamentöser Interaktionen, einem Testosterondefizit oder psychologischer Probleme erklärbar und damit reversibel. In ca. 30–40% sind therapeutisch intrakavernöse Injektionen vasoaktiver Substanzen (SKAT/SKIT) erfolgreich. Darüber hinaus wurde durch die Einführung neuer oral wirksamer Substanzen, wie z. B. Sildenafil (Viagra), die Behandlungseffizienz verbessert. Ferner stehen neben sog. Erektionshilfen, wie z. B. der Vakuumpumpe, verschiedene Modelle technisch ausgereifter und patientengerechter Penisprothesen zur Verfügung.

Primärdiagnostik

Grundsätzlich muss betont werden, dass bei der Diagnostik ein *patientenorientiertes Vorgehen* notwendig und sinnvoll ist. Demzufolge ist bei Patienten, die keinesfalls invasive therapeutische Therapiemaßnahmen (z. B. Schwellkörper-Autoinjektionen, Revaskularisation) akzeptieren, auch eine darauf gerichtete Diagnostik unnötig (Tabelle 10.1). Diese *diagnostische Weiche* sollte zu Beginn der Behandlung nach einem entsprechenden Aufklärungsgespräch oder der Besprechung zuvor ausgehändigter Informationsblätter gestellt werden, um unnötige Untersuchungen zu vermeiden. Allerdings ist es unerlässlich, die urologische Diagnostik bei Patienten um eine internistische und augenärztliche Untersuchung zu erweitern, für die eine Therapie mit Sildenafil (Viagra®) in Betracht kommt.

Tabelle 10.1. Patient, der jede invasive Therapie ablehnt

Diagnostik	Anamnese, körperliche Untersuchung, Labor, ggf. Doppler-/Duplexsonografie
Therapie	Psychologische Behandlung Ausschaltung von Medikamentenwechselwirkungen Noxenreduktion Medikamentöse Therapie: Orale Therapie (Yohimbin, Sildenafil, Testosteronsubstitution, topische Vasodilatatoren) Intraurethrale Instillation Erektionshilfen: Erektionsring, Vakuumkonstriktionsgerät

- **Anamnese**

Eine sorgfältige Anamnese (Sozial-, Eigen- und Medikamentenanamnese) ist unerlässlich. Sie bestimmt hinsichtlich der Verdachtsdiagnose und im Zusammenhang mit den Ergebnissen der Basisdiagnostik entscheidend die ergänzenden diagnostischen Maßnahmen und therapeutischen Möglichkeiten (Tabelle 10.2). *Größte Bedeutung* hat dabei die Frage *nach nächtlichen oder morgendlichen spontanen Erektionen.* Sie schließen eine organische Ursache der erektilen Dysfunktion mit hoher Wahrscheinlichkeit aus.

- Art der Beschwerden?
  - Echte erektile Dysfunktion oder Ejaculatio praecox?
  - Kompletter Tumeszenzverlust oder mangelhafte Rigidität?
  - Liegt ein Libidoverlust vor (z.B. endokrinologische Genese)?

Tabelle 10.2. Patient ohne therapeutische Einschränkungen

Diagnostik	1. Stufe: Anamnese, körperliche Untersuchung, Labor, SKIT, Doppler-/Duplexsonografie 2. Stufe: V. a. arterielle Genese: ggf. Angiografie (sehr selten indiziert!). V. a. venöse Genese: Phamakokavernosometrie- und -grafie. V. a. neurogene Genese: ggf. BCR, CC-EMG
Therapie	1. Stufe (konservativ), s. Maßnahmen Tabelle 10.1 2. Stufe (semikonservativ): SKAT, SKAT mit Erektionshilfen 3. Stufe (operativ): Venenoperation, Revaskularisationschirurgie, Penisprotheseninplantation

- Wann trat die erektile Dysfunktion auf?
  - Bestand sie schon immer (primäre Störung, in ca. 50% venöses Leakage) oder ist sie erst später aufgetreten (sekundär-organische Störung)?
  - Besteht eine situative Abhängigkeit (V. a. psychogene Genese)?
  - Kommt es noch zu nächtlichen oder morgendlichen Erektionen? (organische Genese unwahrscheinlich)
  - Trat die erektile Dysfunktion anlässlich seelischer Konfliktsituationen auf (V. a. seelisches Trauma)?
  - Kommt es zur plötzlichen Detumeszenz bei bestimmten Bewegungen (V. a. ein Pelvic-steal-Syndrom)?
- Existieren prädisponierende Faktoren?
  - Noxen: Alkohol, Zigaretten, Stress, Übergewicht?
  - Vorausgegangene Traumata: Unfall, Radiatio oder Operation im kleinen Becken?
  - Systemische Erkrankungen: Diabetes mellitus, Bluthochdruck, koronare Herzkrankheit, Hyperlipidämie, Schilddrüsenerkrankungen
  - Neurologische Störungen, Depressionen?
  - Medikamentenanamnese (s. Anhang, Übersicht A 4)

- **Verdachtsdiagnose anhand der Anamnese**
  - Liegt mehr als einer der 5 Faktoren: Diabetes mellitus, Bluthochdruck, koronare Herzkrankheit, Nikotinabusus und Hyperlipidämie vor, ist die erektile Dysfunktion mit einer ca. 95%igen *Wahrscheinlichkeit arteriell-vaskulär* bedingt!
  - Ein *plötzliches* Auftreten der erektilen Dysfunktion spricht mit Ausnahme vorangegangener Traumata für eine höchstwahrscheinlich *psychogene* Genese, eine *langsame* Progredienz der Beschwerden ist typisch bei einer *organpathologischen* Ursache.

- **Körperliche Untersuchung**
  - Inspektion
    - Habitus und sekundäre Geschlechtsmerkmale: endokrine oder chromosomale Anomalie, z.B. Klinefelter-Syndrom?
    - Penis: kongenitale Deviation? Hypospadie? Phimose?
  - Basisuntersuchungen
    - Genitale Erkrankungen?
    - Palpation des Penis (Induratio penis plastica?)

- Palpation der Testes (Hodenatrophie? DD Klinefelter-Syndrom?)
- Blutdruckmessung
- Peripherer Gefäßstatus (Leisten- und Fußpulse)
- Neurologischer Status (Glutealatrophie, allgemeiner Reflexstatus, Sensibilitätsausfälle im „Reithosenbereich“ bei Läsionen des sakralen Erektionszentrums S2–S4).

- **Laboruntersuchungen**
  - Standardparameter
    Blutbild, Gerinnung (auch für SKAT-Therapie wichtig), Leberwerte, Cholesterin, Triglyzeride, Blutzucker, Harnstoff und Kreatinin.
  - Testosteron
    Wenn ein Androgenmangel besteht (ca. 2–5% aller Fälle) beseitigt die Testosteronsubstitution die erektile Dysfunktion mit hoher Wahrscheinlichkeit, es kommt zur Verbesserung der nächtlichen/morgendlichen Erektionen und der Libido. Da ein Testosterondefizit mit klinischen Symptomen einhergeht, z.B. Verminderung der sekundären Körperbehaarung, Müdigkeit, Libidoverlust, ist die Testosteronbestimmung bei Patienten unter 40 Jahren mit leerer Anamnese und unauffälligem klinischen Untersuchungsbefund nicht zwingend erforderlich. Bei Patienten über 40 Jahre wird sie empfohlen. Die Bestimmung des Gesamttestosterons ist unter Berücksichtigung der tageszeitlichen Schwankungen mit morgens ca. 20% höheren Werten ausreichend und korreliert praktisch immer mit dem freien Testosteron (ca. 2% des Gesamttestosterons). Die Bestimmung des freien Testosterons ist nur in Ausnahmefällen erforderlich (Behre et al. 1996).
  - Prolaktin
    Die Wahrscheinlichkeit eines Prolaktinoms (der Hypophyse) liegt unter 0,5%. Erhöhte Prolaktinspiegel (über 15 ng/ml) werden häufiger gefunden, erreichen jedoch nur selten den tumorverdächtigen Bereich (über 50 ng/ml). Vor einer weitergehenden Diagnostik muss eine Kontrolle erfolgen, da zahlreiche Medikamente (z.B. Psychopharmaka) und Stress die Prolaktinsekretion erhöhen. Trotz der geringen Inzidenz wird die Prolaktinbestimmung empfohlen.
  - Gonadotropine LH und FSH
    Bei Vorliegen eines Testosteronmangels sollte die endokrinologische Diagnostik durch die Bestimmung der Gonadotropine LH (luteinisierendes Hormon) und FSH (follikelstimulierendes Hor-

mon) erweitert werden, um zwischen einem primären, hypergonadotropen (testikulär bedingten) und einem sekundären, hypogonadotropen (hypothalamisch-hypophysär bedingten) Hypogonadismus unterscheiden zu können. Manche Formen des hypergonadotropen Hypogonadismus mit einer Erhöhung der LH und insbesondere der FSH-Werte sind anamnestisch durch ein Klinefelter-Syndrom, eine vorausgegangene einseitige Orchiektomie (z.B. bei Hodentumor) oder eine Orchitis erklärbar. Bei den übrigen Patienten mit einer Gonadotropinerhöhung lässt sich die Ursache meist nicht herausfinden und hat zudem eine fragliche ätiologische Bedeutung für die sexuelle Funktionsstörung. Eine unmittelbare therapeutische Konsequenz ergibt sich daraus meist nicht.

- Spezielle endokrine Parameter
  Estradiol: Die Bestimmung von Estradiol spielt in der Diagnostik der erektilen Dysfunktion keine Rolle, erhöhte Serumspiegel von Estradiol sind sehr selten (z.B. bei Leydigzelltumoren).
  SHBG: Die Bestimmung des sexualhormonbindenden Globulins (SHBG) spielt z.B. bei ausgeprägter Adipositas eine Rolle, da niedrige SHBG-Werte bei gleichzeitig niedrigen Testosteronserumspiegeln gemessen werden können, ohne dass dadurch die freie, biologisch wirksame Testosteronfraktion beeinträchtigt wird. Eine Hyperthyreose oder die Einnahme von Antiepileptika können die SHBG-Konzentration im Serum erhöhen bei gleichzeitigem Anstieg der Testosteronkonzentration ohne Erhöhung der biologisch wirksamen Testosteronfraktion (Behre et al. 1996).
  Schilddrüsenwerte (T3, T4): Die Schilddrüsenparameter T3/T4 sind bei max. 2% der Patienten mit einer erektilen Dysfunktion pathologisch. Die Beseitigung der Schilddrüsenerkrankung scheint jedoch keinen Einfluss auf die Potenz zu haben. Die Bestimmung wird nicht empfohlen.

- **Schwellkörper-Injektionstest (SKIT)**

Bei Gesunden führt die intrakavernöse Injektion vasoaktiver Substanzen (Vasodilatatoren) zu einer Erektion. Ursache ist die Relaxation der glatten Muskulatur im Corpus cavernosum, die zu einem gesteigerten arteriellen Einstrom führt, eine erhöhte kavernöse Dehnbarkeit zur Speicherung des Blutmehreinstroms und eine Reduktion des Blutabstroms durch eine Verringerung des venösen Querschnitts mit zunehmender Kompression der Venolen in den Trabekeln und der Vv.

emissariae der Tunica albuginea. Da es bei einem intakten vaskulären System nach injizierter Minimaldosis zu einer Erektion kommt, lässt sich durch diesen Screeningtest zuverlässig zwischen organischen und psychogenen Ursachen differenzieren. Ein positiver SKAT-Test mit einer rasch eintretenden und anhaltenden Erektion bei niedriger Dosierung schließt eine arterielle Perfusionsstörung oder eine venöse/kavernöse Insuffizienz weitgehend aus. Aufwendige und zeitintensive Tests wie beispielsweise die nächtliche Tumeszenzmessung (Rigiscan) werden somit allenfalls zur Bestätigung der Verdachtsdiagnose einer psychogenen Ursache der Impotenz oder bei gutachterlichen Fragen erforderlich. Für die Pharmakotestung kommen verschiedene Medikamente bzw. Medikamentenkombinationen in Betracht, wobei sich als geeignte Substanz Prostaglandin E_1 bewährt hat.

- Aufklärung über Komplikationen
  Vor der Injektion sollte der Patient schriftlich oder mündlich über mögliche Komplikationen (Hämatom, Schmerzen, prolongierte Erektion (3–6 h), Priapismus (>6 h), Fibrosierungen und Schwellkörperinfektion) aufgeklärt werden.
- Injektionstechnik
  Die Injektion erfolgt in einen Schwellkörper im proximalen Penisdrittel nach sorgfältiger Desinfektion. Zur Umgehung der auf dem Dorsum penis verlaufenden Penisgefäße und Nerven muss streng lateral, mindestens jedoch mit einer Abweichung von 30 ° lateral der dorsalen Mittelline mit einer 27-G-Insulinnadel injiziert werden (Abb. 10.1). Es sollte bei regelmäßiger Anwendung wechselweise in den rechten und linken Schwellkörper injiziert werden. Aufgrund der Schwellkörperanatomie ist eine gleichmäßige Verteilung gewährleistet.
- Medikamente und Dosierung
  - In der Routinediagnostik haben sich *Prostaglandin E_1* (PGE_1-Prostavasin®, Caverject®, Viridal®) sowie *Papaverin* als Monosubstanz (Paveron®) oder kombiniert mit dem α-Adrenozeptorenblocker *Phentolamin* (Androskrat®) bewährt.
  - PGE_1 wird heute bevorzugt eingesetzt, da es gegenüber den anderen Substanzen deutlich nebenwirkungsärmer und effektiver ist. Die Priapismusrate wird für PGE_1 mit unter 0,1% angegeben und beträgt bei den anderen Substanzen ca. 5–10%. Auch die Ansprechquote von PGE_1 ist mit ca. 75% im Vergleich zu 40–60% für die anderen Wirkstoffe besser. Als weiterer Vorteil des PGE_1 wird eine

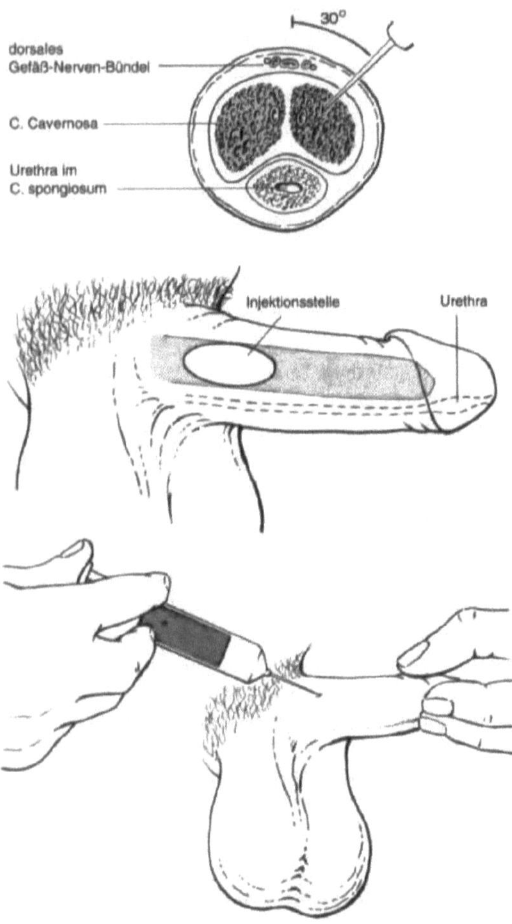

Abb. 10.1. a, b Schwellkörperinjektionstherapie (SKIT/SKAT). Die Injektion erfolgt in einen der beiden Schwellkörper im proximalen Penisdrittel. Zur Umgehung der auf dem Dorsum penis verlaufenden Penisgefäße und Nerven muss streng lateral injiziert werden. Nach der Injektion wird die Testdosis im Penisschaft mechanisch verteilt; es sollte lokal kurzfristig komprimiert werden, um eine Hämatombildung zu vermeiden

deutlich geringere Fibrosierungsrate der Schwellkörper in der Langzeitanwendung beschrieben. Nachteilig sind die in ca. 8–20% auftretenden Schmerzen nach der Injektion (Lue 1990).

- Anfangsdosis: Prostaglandin (PGE_1): 5–10 µg, Papaverin: 12,5 mg, Papaverin/Phentolamin (30 mg + 1 mg/ml): 0,25 ml.
- Steigerungsraten und Maximaldosis: Prostaglandin (PGE_1): 20 und 40 µg, Papaverin: 25 oder 30 mg, maximal 60–80 mg, Papaverin/Phentolamin (30 mg + 1 mg/ml): 0,5 ml, 1 ml oder 2 ml.

– Zusätzliche Hilfsmittel

Bei einer unzureichenden Erektion können verschiedene additive Stimulantien und Hilfsmittel angewendet werden, da eine Testverfälschung aufgrund der Stresssituation mit entsprechend gesteigertem Sympathikustonus und nachfolgender Vasokonstriktion möglich ist (Schneyder v. Wartensee 1989).

- Manuelle Stimulation. Der Patient wird zur manuellen Stimulation aufgefordert. Entsprechende Räumlichkeiten müssen die Intimität gewährleisten.
- Visuelle Stimulation. Abspielung sexuell stimulierender Videobänder.
- Häusliche Selbstinjektion. Ist die Maximaldosis insuffizient, sollte zur sicheren Ausschaltung einer Testverfälschung durch die situationsbedingte Stresssituation bei kooperativen Patienten eine häusliche Selbstinjektion mit einer um 20–30% reduzierten Dosis erfolgen (Schneyder v. Wartensee 1989).
- Erektionshilfen. Bei insuffizienter Maximaldosis kann eine Kombination mit einem Vakuumkonstriktionsgerät oder einem Erektionsring versucht werden (s. u.). Die kombinierte Anwendung stellt gleichzeitig auch eine therapeutische Möglichkeit dar.

– Interpretation der Injektionstestung

Circa 10–15 min nach der intrakavernösen Injektion wird das Ergebnis bezüglich Tumeszenz und Rigidität beurteilt:

E0 keine sichtbare Reaktion,
E1 geringe Tumeszenz, geringe Rigidität,
E2 mittlere Tumeszenz, geringe Rigidität,
E3 volle Tumeszenz, geringe Rigidität,
E4 volle Tumeszenz, mittlere Rigidität,
E5 volle Tumeszenz, volle Rigidität.

Als *negativer SKAT-Test* werden die Stufen E0–E3 angesehen *(SKAT-Non-Responder)*. Bei Eintreten einer *kohabitationsfähigen*

Erektion (Stufen E4 und E5) spricht man von einem positiven Test *(SKAT-Responder).*

- Erektion bei Minimaldosis
  Erfolgt bei einer Minimaldosis von 5 oder 10 µg PGE1 (12,5 mg Papaverin) ohne manuelle Zusatzstimulation eine ausreichende Erektion (E4–E5), ist eine vaskuläre Insuffizienz ausgeschlossen. Eine weitere Zusatzdiagnostik ist nicht erforderlich.
- Keine Erektion trotz Maximaldosis und Hilfsmitteln
  Tritt trotz Maximaldosis und Hilfsmitteln keine Erektion ein, ist eine Injektionstherapie aussichtslos. In Abhängigkeit von der Bereitschaft des Patienten, sich einer eventuellen Operation zu unterziehen, muss eine weitergehende Diagnostik erfolgen (Doppler- oder Duplexsonografie, ggf. Kavernosometrie und -grafie). Da neurogene erektile Dysfunktionen im Allgemeinen auf eine Minimaldosis ansprechen, ist eine diesbezügliche Zusatzdiagnostik (BCR, SPACE, s. Zusatzdiagnostik) nicht erforderlich.
- Orientierungsdiagnostik nach Lue
  Basierend auf Erfahrungen mit mehr als 1200 Patienten wurde eine praktische, orientierende Interpretation der Injektionstestung vorgeschlagen (Lue 1989). Mit ihrer Hilfe ist eine relativ sichere Aussage über die mutmaßliche Ursache einer erektilen Dysfunktion möglich (Tabelle 10.3).
- Erektionsring bei Verdacht auf ein venöses Leck
  In diesen Fällen kann an der Penisbasis ein einengender Erektionsring angebracht werden, um festzustellen, ob dadurch die schnelle Detumeszenz verlangsamt werden kann (Abb. 10.2). Ist der Patient mit der möglichen Konsequenz eines operativen Eingriffs einverstanden, folgen dann eine Kavernosemetrie- und -grafie (s. u.).

Tabelle 10.3. Orientierungsdiagnostik. (Nach Lue 1989)

Tumeszenz	Detumeszenz	Diagnose
Schnell	Schnell	Venöses Leck
Schnell	Langsam	Normalbefund
Langsam	Langsam	Arterielle Insuffizienz
Langsam	Schnell	Gemischte Störung

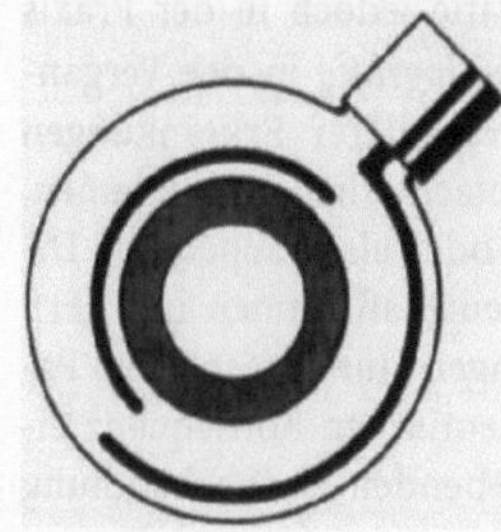

Abb. 10.2. Erektionshilfe Erektionsring. Durch Luftauffüllung des an der Penisbasis plazierten Erektionsringes verkleinert sich sein innerer Durchmesser, so dass der venöse Abfluss eingeschränkt wird. Bei einer ausreichenden arteriellen Versorgung kommt es zur Erektion. Darüber hinaus ist eine Kombination mit der Schwellkörperinjektionstechnik (SKAT) möglich. Der Ring ist in verschiedenen Größen lieferbar (Fa. Uromed) oder in Kombination mit Überstreifhilfen verfügbar (Fa. Innocept, Fa. Osborne)

- Kniebeugen bei Verdacht auf Pelvic-steal-Syndrom
  Der Verdacht besteht, wenn es zur plötzlichen Detumeszenz bei bestimmten Bewegungen kommt. In diesen Fällen wird der Patient aufgefordert, während der Erektion Kniebeugen durchzuführen.
- Kontraindikationen zur SKIT-Testung oder SKAT-Therapie sind:
  - schwere, dekompensierte Herz-Kreislauf-Insuffizienz,
  - instabile Angina pectoris,
  - ausgeprägte Leberfunktionsstörungen (Papaverin),
  - Glaukom (Papaverin),
  - Prostatahyperplasie mit hohen Restharnmengen (Papaverin).
  - Eine Antikoagulantientherapie mit Marcumar, niedermolekularen Heparinen oder Thrombozytenaggregationshemmern stellt allenfalls eine relative Kontraindikation dar. Erhöhte Komplikationsraten werden unter Anwendung vasoaktiver Substanzen nicht beobachtet (Limoge 1996).

Vorbefundabhängige Zusatzdiagnostik

Verdacht auf eine arteriell bedingte Impotenz

Die Doppler- und die (farbkodierte) Duplexsonografie haben die Angiografie der penilen Gefäße bei der Abklärung der vaskulären Störungen abgelöst. Ebenso wie die Angiografie sind auch die Doppler- und die Duplexsonografie erst nach medikamentöser Stimulation aussagekräftig (s. o.). Die *(farbkodierte) Duplexsonografie* ist *exakter* als die weit verbreitete *Dopplersonografie*, da sie außer der Flussgeschwindigkeit zudem ein Ultraschallbild der Gefäße liefert (s. u.). Aufgrund des geringeren apparativen Aufwandes gilt die Dopplersonografie jedoch in der Praxis als das geeignetere Verfahren. Während die *Angiografie* in der Vergangenheit als Goldstandard in der Diagnostik vaskulärer Erkrankungen galt, ist sie heute nur noch bei forensischen/gutachterlichen Problemen, bei V. a. auf kongenitale Gefäßmalformationen oder als präoperative Diagnostik vor rekonstruktiven gefäßchirurgischen Maßnahmen indiziert. Sie sollte wegen der potentiellen Nebenwirkungen nur bei solchen Patienten erfolgen, die mit der eventuellen therapeutischen Konsequenz einer Revaskularisation und der sich daraus ergebenden Nachbehandlung der Antikoagulation einverstanden sind.

- **Dopplersonografie**
  Die Dopplersonografie erlaubt die Feststellung der Gefäßdurchgängigkeit sowie die Messung der *Blutflussgeschwindigkeit,* jedoch im Unterschied zur Duplexsonografie keine Ultraschallmorphologie der Penisarterien. Da nicht nur die oberflächlich gelegenen Aa. dorsales penis, sondern insbesondere auch die intrakavernös verlaufenden Aa. profundae penis für die Erektion von Bedeutung sind, müssen beide gemessen werden. Beim nichttumeszenten Penis ist jedoch mit bidirektionalen Dopplersonografiegeräten der Routinediagnostik ein Nachweis der tiefen Schwellkörperarterien meist unmöglich. Deshalb erfolgt die Messung vor und nach Injektion vasoaktiver Substanzen *(pharmakodynamische Messung)* möglichst innerhalb der *Tumeszenzphase* der Erektion.
  - Praxis
    Die Messung der dorsalen Penisarterien erfolgt am Dorsum penis an der Penisbasis. Die tiefen Schwellkörperarterien müssen von seitlich unten aufgesucht werden. Hierzu wird der Penisschaft zur Symphyse hochgelegt und anschließend zur kontralateralen Seite des zu untersuchenden Gefäßes umgelegt. Neben der Signallautstärke (Blutvolumen), Tonhöhe (hoher Ton=schneller Blutstrom, tiefer Ton=langsamer Blutstrom) muss auf eine Seitendifferenz geachtet werden.
  - Interpretation der Ergebnisse
    Seitendifferenzen weisen auf pathologische Veränderungen hin.
    Der fehlende Nachweis eines Gefäßes nach vasoaktiver Stimulation ist beweisend für eine pathologische Veränderung oder gar Gefäßdysplasie.

Kommt es nach vasoaktiver Stimulation zu keiner Durchflusssteigerung oder einer Steigerung um weniger als 100%, spricht dies ebenfalls für einen pathologischen Gefäßprozess.

- **Duplexsonografie/farbkodierte Duplexsonografie**

Hierbei werden sonographisch die dorsalen und insbesondere die kavernösen Penisarterien untersucht bei gleichzeitiger Beurteilung der Schwellkörpermorphologie. Zusätzlich erfolgt mittels Dopplertechnik die Erfassung der Spitzenflussgeschwindigkeit. Die Messung muss vor und nach Injektion vasoaktiver Substanzen in der Tumeszenzphase erfolgen *(pharmakodynamische Messung)*. Durch die parallele Registrierung lassen sich quantitative Aussagen hinsichtlich der Blutflussgeschwindigkeit machen. Bei verminderten systolischen Flussgeschwindigkeiten besteht der Verdacht auf eine *arterielle Insuffizienz*, bei adäquatem arteriellem Einstrom und erhöhter enddiastolischer Flussgeschwindigkeit besteht der V. a. ein *venöses Leck bzw. eine kavernöse Insuffizienz.*

- Interpretation der Duplexsonografie
  - Der Gefäßdurchmesser sollte nach Stimulation zunehmen und ist abhängig von der Relaxationsfähigkeit der Schwellkörper- und Gefäßmuskulatur. Die Durchmesserbestimmung ist von untergeordneter Bedeutung.
  - Die Spitzenflussgeschwindigkeit sollte nach Stimulation mindestens 25 cm/s betragen.
  - Die Pulsation der Arterien sollte sichtbar sein.
  - Die Arterienwand sollte dünn und nicht verkalkt sein.
  - Die Messung des peripheren Widerstandes ist aufgrund seiner Abhängigkeit vom diastolischen Flusswert diagnostisch nur bedingt verwertbar. Die enddiastolische Flussgeschwindigkeit sollte <5 cm/s liegen.

- **Angiografie**

Der Stellenwert der angiografischen Diagnostik wird kontrovers beurteilt. Sie reicht von der Einschätzung, dass die Aussagekraft der Duplexsonografie gleich groß, praktisch nebenwirkungsfrei und kostengünstiger sei (Lue 1990; Porst 1990) bis zu dem Standpunkt, sie sei für jede Revaskularisationsoperation unverzichtbar (Hauri 1989). Als Verfahren werden entweder die *selektive Penisangiografie* oder eine *digitale Subtraktionsangiografie* angewendet. Bei beiden Verfahren muss eine intrakavernöse Stimulation erfolgen, um eine aussagekräftige radiologische Darstellung zu erhalten.

- Voraussetzung
  Die Angiografie ist kein *Primärdiagnostikum*. Vorher muss eine *sonografische Selektion* erfolgen, d.h. die Patienten müssen bei der Doppler- oder Duplexsonografie die Zeichen einer vaskulären Störung aufweisen. Zudem müssen die Patienten grundsätzlich mit der eventuellen *Konsequenz einer operativen Revaskularisation* einverstanden sein.

Verdacht auf ein venöses Leck/kavernöse Insuffizienz

Während der Erektion ist der venöse Abstrom physiologisch reduziert, da die ableitenden Venolen gegen die relativ unelastische Tunica albuginea gedrückt werden. Ein venöses Leck (Leakage) kann durch die Kombination aus Druckmessung (Kavernosometrie) und radiologischer Darstellung des venösen Abstroms (Kavernosografie) nachgewiesen werden. Die Kavernosometrie ermöglicht die Quantifizierung des venösen Abflusses, die Kavernosografie die Lokalisation. Sie erfolgt nach Gabe vasoaktiver Substanzen (Pharmakokavernosometrie und -grafie, s. u.).

- **Pharmakokavernosografie/-metrie**
  - Indikationen
    - Ein entsprechender Befund der Orientierungsdiagnostik (s. o.) mit V. a. venöses Leck/kavernöse Insuffizienz.
    - Ein normaler peniler arterieller Dopplerbefund, aber nur ein mäßiges Ansprechen auf vasoaktive Stimulation.
    - Keine volle Rigidität trotz injizierter Maximaldosis.
    - Eine primäre, d.h. schon immer vorhandene, erektile Dysfunktion (in ca. 50% der Fälle ist die Ursache ein venöses Leck).
  - Praxis
    Nach Anlage einer Butterflynadel (21-G) in einen Schwellkörper (in Lokalanästhesie) erfolgt die Injektion eines vasoaktiven Medikamentes (z.B. 20 µg PGE_1). Dann wird physiologische Kochsalzlösung (ohne Heparin) manuell oder mittels einer Infusionspumpe bis zur vollen Erektion injiziert. Der Induktionsflow ist für die Bewertung nicht entscheidend.
    Im Anschluss an die Flussmessungen wird durch die verbliebene Nadel verdünntes Kontrastmittel (50% NaCl 0,9% und 50% KM) injiziert und anterioposteriore und schräge (30°) Röntgenaufnah-

men durchgeführt. Wichtig ist die Analyse der Schenkel der Corpora cavernosa sowie des Penisschaftes zur Beurteilung der anatomischen Abflussverhältnisse im venösen System. Nach Entfernung der Butterflynadel sollte zur Vermeidung von Hämatomen der Penis mit einem zirkulären *Druckverband* für 1 h (nicht länger!) komprimiert werden!

- Interpretation der Ergebnisse
  Normalerweise ist eine Infusionsmenge von weniger als 15 ml/min zur Erektionserhaltung (Erhaltungsflow) ausreichend.
  Bei Werten zwischen 10 und 30 ml/min besteht der Verdacht auf ein partielles Leck bzw. eine kavernöse Insuffizienz (uneinheitliche Grenzwerte).
  Bei einer zum Erektionserhalt erforderlichen Flussrate von mehr als 30 ml/min besteht der starke Verdacht auf ein venöses Leck (uneinheitliche Grenzwerte).

Verdacht auf eine neurologische Erkrankung

Der Anteil von Patienten mit einer neurologisch bedingten Erektionsstörung beträgt zwischen 10 und 20%, wobei *periphere Neuropathien*, insbesondere die diabetogene oder alkoholtoxische Polyneuropathie, die häufigsten Ursachen in der klinischen Routine darstellen. Die zur Verfügung stehende Diagnostik ist diesbezüglich noch insuffizient. Der Schwellkörper-Injektions-Test gibt bezüglich einer neurogenen Genese keinen Aufschluss, da die Patienten auch bei niedriger Injektionsdosis positiv reagieren. Somit stellt dieses Verfahren bzgl. neurogener Schäden zwar kein Differentialdiagnostikum dar, ist aber als Therapie geeignet. Nur selten ergeben sich aus der neurologischen Diagnostik Konsequenzen für die Therapie, wie beispielsweise bei einem Patienten mit Bandscheibenprolaps, der erst aufgrund der pathologischen Ergebnisse der neurophysiologischen Diagnostik entdeckt wird und nach dessen Therapie auch die erektile Dysfunktion behoben ist.

- **Bulbokavernosusreflex (BCR)**
  Bislang stellte die Messung der Latenzzeit des elektrisch ausgelösten BCR die wichtigste Untersuchung dar, um die Integrität neural-afferenter und -efferenter peripherer Strukturen zu prüfen. Die gleichzeitige Ableitung somatosensorisch evozierter Potenziale (SSEP) macht auch eine prinzipielle Differenzierung zwischen peripheren und zentralen Läsionen möglich.

- **Korpus-Kavernosum-Elektromyografie (CC-EMG)**
  Mit dieser erstmals 1988/1989 beschriebenen Methode (frühere Bezeichnung: Single Potential Analysis of Cavernosus Electrical Activity) können die kavernösen elektrischen Aktivitäten registriert werden (Stief 1994). Die diagnostische Wertigkeit des Verfahrens ist noch nicht etabliert, zudem sind entsprechende Geräte nicht kommerziell erhältlich.

Urologische Therapie

Allgemeine Maßnahmen

- **Elimination oder Reduktion von Noxen**
  Hierzu zählen Nikotin, Alkohol, Cholesterin, Triglyzeride und Blutzucker. Eine vollständige erektile Dysfunktion ist dadurch jedoch nicht mehr reversibel und weitere Therapiemaßnahmen sollten nicht prinzipiell von der Noxenelimination abhängig gemacht werden.

- **Erektile Dysfunktion als medikamentöse Nebenwirkung**
  Inwieweit ein Medikament Ursache einer erektilen Dysfunktion ist, lässt sich im Einzelfall nur schwer beurteilen. Darüber hinaus ist u. U. die unerwünschte Medikamentenwirkung nicht von der „Nebenwirkung“ zu trennen (z. B. sog. „Erfordernishochdruck“ für eine Erektion bei vaskulären Schäden). Ein Präparatewechsel sollte jedoch versucht werden (s. Anhang, Übersicht A 4).

Orale Pharmakotherapie

- **Yohimbin**
  Yohimbin ist ein pflanzliches Indol-Alkaloid und besitzt eine *alpha-rezeptorenblockierende Wirkung.* Frühere Untersuchungen haben bereits eine objektivierbare Wirkung bei erektiler Dysfunktion gezeigt, die auch in neueren Untersuchungen bestätigt wurde. Es zeigte sich eine Erfolgsquote von ca. 30% (Susset 1989; Hartmann et al. 1991). Die Dosierung beträgt *initial 3-mal 5 mg/d über 3 Tage und sollte dann auf 3-mal 10 mg/d* erhöht werden. Während die Therapie in der Untersuchung von Susset auch bei einigen Patienten mit einer arteriellen Insuffizienz wirksam war, sehen Hartmann et al. die Indikati-

on insbesondere bei Patienten mit einem erhöhten Sympathikotonus (Stress, Versagensangst). Ein Therapieversuch sollte sich mindestens über 8 Wochen erstrecken. Mögliche Nebenwirkungen: Nervosität, Händezittern, Rhinitissymptomatik, Blutdrucksenkung bei Hypertonikern.

- **Sildenafil (Viagra®)**
  Sildenafil ist ein Hemmstoff der für das zyklische Guanosinmonophosphat (cGMP) spezifischen Phosphodiesterase vom Typ 5 (PDE-5). Die Wirkung von Sildenafil tritt nach oraler Gabe *nur nach sexueller Stimulation* ein, da erst bei sexueller Stimulation im Schwellkörper Stickstoffmonoxid (NO) freigesetzt wird, das zur Bildung des zyklischen Guanosinmonophosphat in der glatten Schwellkörpermuskulatur führt. cGMP wirkt stark muskelrelaxierend und damit gefäßerweiternd. Es wird über die Phosphodiesterase Typ 5 abgebaut. Dieser Abbau wird durch Sildenafil gehemmt, was zu einer Verstärkung der gefäßerweiternden Wirkung des durch sexuelle Stimulation freigesetzen NO führt. In plazebokontrollierten klinischen Studien der Phasen II und III hat sich eine gute Wirksamkeit von Sildenafil in der Behandlung der erektilen Dysfunktion bei rund 70% der Patienten (Plazebo 22%), wobei die Ursachen der ED von psychogenen Störungen bis zu organischen, teils vaskulären, teils postoperativen Störungen reichten (Goldstein et al. 1998). Die Dosierung erfolgt in 25-mg-Schritten (*25 mg-, 50 mg- und 100-mg-Tabletten*). Die am häufigsten gewählte Initialdosis liegt bei der Einnahme von einer 50-mg-Tablette 1–4 h vor dem Koitus und kann nach 24 h wiederholt werden.
  - Nebenwirkungen
    Waren überwiegend Kopfschmerzen (16%), Gesichtsrötung (10%), Magenbeschwerden (7%) und Nasenverstopfung (3%). Sehstörungen beklagten 3% der Männer (Morales et al. 1998).
  - Kontraindikationen
    Sildenafil darf nicht bei gleichzeitiger Anwendung von Nitraten (Isosorbidmononitrat, Isosorbiddinitrat, Nitroglycerin, Pentaerythrityltetranitrat) und NO-Donatoren (Molsidomin, Nitroprussidnatrium, „Poppers", z. B. Asyl-/Butyl-/Isobutyl-, Cyclohexyl-, Pentylnitrit oder -nitrat) eingesetzt werden, da die blutdrucksenkende Wirkung potenziert wird. Bei angeborenen Krankheiten des Auges (z. B. Retinitis pigmentosa) sollte Sildenafil vorsichtig oder gar

nicht eingesetzt werden. Darüberhinaus scheint Sildenafil einen Effekt auf die Thrombozytenaggregation auszuüben, so dass die Verabreichung bei gleichzeitiger Behandlung mit Cumarinpräparaten, Thrombozytenaggregationshemmern und niedermolekularen Heparinen zurückhaltend erfolgen sollte.

- **Testosteronsubstitution**
  Im Falle eines *Testosterondefizits* (und nur dann!) ist eine Substitution erfolgreich. Bevorzugt erfolgt eine *intramuskuläre oder transdermale Applikation.* Bei der intramuskulären Testosteronsubstitution werden z.B. 250 mg Testosteronenanthat (z.B. Testoviron-Depot®) i.m. alle 2–3 Wochen verabreicht. Alternativ stehen transdermale Testosteronsysteme in Form von Pflastern zur Verfügung, die entweder skrotal (Testoderm®, 1 Pflaster morgens, täglich erneuern) oder am Körperstamm (Androderm® 2,5 mg, 1–2 Pflaster abends, täglich erneuern) aufgetragen werden. Nur in Ausnahmefällen sollte bei einem Testosteronmangel oral Testosteronundecanoat (Andriol, 80–160 mg/Tag p.o.) gegeben werden (Nieschlag u. Behre 1998). Vor Beginn der Testosterontherapie sollte ein Prostatakarzinom mittels rektaler Untersuchung und PSA-Analyse ausgeschlossen werden. Eine regelmäßige Kontrolle unter Therapie wird empfohlen.

- **Prolaktinomtherapie**
  Grundsätzlich bestehen bei dem seltenen Prolaktinom medikamentöse, strahlentherapeutische und neurochirurgische Therapiemöglichkeiten. Mittels *Dopaminagonisten* (z.B. Bromocriptin) kann eine medikamentöse Blockade erfolgen und ist in vielen Fällen ausreichend.

Topische Therapie

- **Vasodilatatoren (Nitroglyzerin/Minoxidil)**
  Die kutane Applikation von Vasodilatatoren kann bei leichten arteriellen Dysfunktionen erfolgreich sein. Nitroglyzerin-Spray, -Creme oder -Pflaster werden auf den Penisschaft appliziert und bewirken eine deutliche Hyperämie nach 30–120 min (Meyhoff 1992). Als Nebenwirkungen können bei der Partnerin eine Hypotension oder Kopfschmerzen auftreten, so dass die *Benutzung von Kondomen unerlässlich* ist. Minoxidil, einer neuer Vasodilatator, soll, als 2%ige Lösung

auf die Glans penis aufgetragen, nebenwirkungsärmer und effektiver sein (Cavallini G 1991). Insgesamt muss die Wirksamkeit von Nitroverbindungen als sehr begrenzt eingestuft werden.

Papaverin-Gel zeigt bei topischer Anwendung keine Wirksamkeit.

PGE_1-Gel zeigt in Dosierungen von 40 μg bei Patienten mit rein neurogener Erektionsstörung ebenfalls keine ausreichende Wirksamkeit.

- **Intraurethrale Instillationstherapie**

Die intraurethrale Instillation vasoaktiver Substanzen (*PGE_1 in einer Dosierung bis zu 1000 μg*, MUSE) wurde 1993 erstmals vorgestellt und ist seit 1997 in den USA und wird im Jahr 1999 in Deutschland zugelassen. Sie stellt eine Alternative in der Behandlung der erektilen Dysfunktion dar, obgleich exzessive Dosierungen (ca. 50- bis 100-fach höher als bei intrakavernöser Anwendung) sowie eine gewisse manuelle Geschicklichkeit bei der Anwendung erforderlich sind. Es liegen noch keine Langzeitdaten vor, die über *Nebenwirkungen* bzgl. der Urethra oder eventuelle Schwellkörperfibrosen Auskunft geben. Trotz der höheren Dosierung ist die Erektionsantwort etwas geringer. Als Nebenwirkungen werden insbesondere Schmerzen (im gesamten Genitale) von ca. 30% der Patienten angegeben. Kreislaufnebenwirkungen werden selten (ca. 1,5%) beobachtet (Stief u. Hartmann 1997).

- Praxis

  Nach der Miktion und Benetzung der Harnröhre mit Flüssigkeit zur Erleichterung der Applikation führt der Patient einen ca. 2–3 cm langen, dünnen, elastischen Schlauch in die Urethra ein. Es wird dann ein Mikropellet (ca. 1×3 mm, 125–1000 μg PGE_1) in die Harnröhre gegeben und über 15 s manuell einmassiert.

Nichtinvasive Erektionshilfen

- **Erektionsring**

Es handelt sich um einen elastischen Ringschlauch mit einem Ventil und einer zum Zentrum hin dünnen Membran (s. Abb. 10.2). Nach Positionierung an der Penisbasis wird der Ring mit Luft gefüllt, wodurch sich der innere Durchmesser verkleinert und der Abfluss des venösen Blutes behindert wird (Fa. Uromed). Manche Systeme verwenden auch nur einen Kunststoffring, der mit einer Applikatorhilfe über die Penisbasis gezogen wird (Fa. Innocept, Fa. Osborne). Voraussetzung ist allerdings eine ausreichende arterielle Restversorgung.

Meist wird der Erektionsring mit der Schwellkörperinjektionstherapie kombiniert.

- **Vakuumkonstriktionsgerät (Vakuumpumpe)**
  Bei diesem bereits zu Anfang diesen Jahrhunderts bekannten Verfahren (Abb. 10.3a) wird durch einen mittels Pumpen erzeugten Unterdruck in einem über den Penis gestülpten Hohlzylinder eine Blutfüllung der Schwellkörper provoziert. Am offenen Ende des Zylinders, das gegen die Peniswurzel gedrückt wird, befindet sich ein Gummiring, die bei einer ausreichenden Blutfülle des Penis auf die Peniswurzel geschoben werden (Abb. 10.3b). Bei der Erektion kommt es nicht nur zu einer Stauung der Schwellkörper, sondern auch der oberflächlichen Venen, so dass der Penisumfang im Vergleich zu einer normalen Erektion zunimmt.
  Aufgrund der fehlenden Invasivität soll die Methode eine höhere Patientenakzeptanz als die Schwellkörperinjektionstherapie haben (Kursh 1990). Allerdings zeigt sich in der klinischen Praxis, dass die *Akzeptanz* dieser nebenwirkungsarmen Therapie sehr vom Bestehen einer intakten Partnerschaft abhängig ist und häufig von älteren Patienten als Therapiealternative angenommen wird. Nebenwirkungen sind eine durch den Konstriktionsring in der Urethra blockierte Ejakulation (ca. 15%), unterdruckbedingte Petechien und Ekchymosen in ca. 40%, Taubheitsgefühle bei zu langer Konstriktion und der Nachteil, dass es proximal des Gummirings an der Penisbasis zu keiner ausreichenden Rigidität kommt.

- **Psychotherapie**
  - Beratung
    Nicht jede psychosexuelle Störung bedarf einer Psychotherapie. Eine Reihe sexueller Störungen ist allein durch Unwissenheit, fehlende Aufklärung oder starke Hemmungen bedingt. In diesen Fällen kann eine ausführliche Beratung erfolgreich sein.
  - Psychotherapie
    Die Art der Psychotherapie richtet sich nach der Grundproblematik. Bei partnerschaftlichen Problemen ist eine verhaltenstherapeutische oder psychotherapeutische Partnertherapie indiziert; bei Problemen, die im Wesentlichen in der Persönlichkeit des Patienten begründet liegen (z.B. Beziehungsängste), kann eine tiefenpsychologisch orientierte Therapie versucht werden. Bei sexuellen

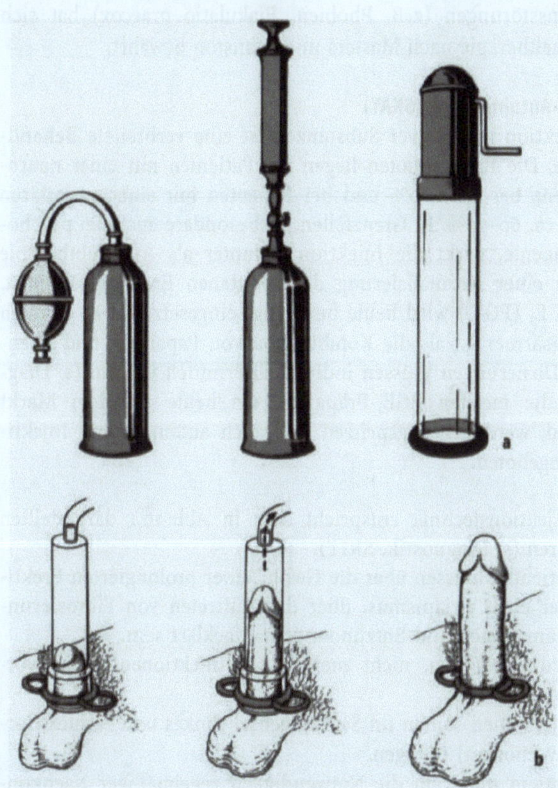

Abb. 10.3 a, b. Erektionshilfe Vakuumkonstriktionsgerät. **a** In einem Katalog der Jeffrey-Fell Company (Buffalo, New York) wurden bereits im Jahre 1908 verschiedene Vakuumsysteme als „penis congesters" angeboten. **b** Aktuell lieferbare Systeme unterscheiden sich prinzipiell nicht. Die Modifikationen betreffen nur den Mechanismus der Luftaspiration

Funktionsstörungen (z.B. Phobien, Ejakulatio praecox) hat sich die Sexualtherapie nach Masters und Johnston bewährt.

Schwellkörper-Autoinjektion (SKAT)

Die Selbstinjektion vasoaktiver Substanzen ist eine verbreitete Behandlungsmethode. Die Erfolgsquoten liegen bei Patienten mit einer neurogenen Impotenz bei fast 100% und bei Patienten mit einer vaskulären Impotenz bei ca. 60–70%. In Grenzfällen, insbesondere auch bei psychogener Komponente, wirkt die Injektion mitunter als Anschubtherapie und führt zu einer Normalisierung der spontanen Erektionsfähigkeit. Prostaglandin E_1 (PGE_1) wird heute bevorzugt eingesetzt, da es deutlich nebenwirkungsärmer ist als die Kombination von Papaverin und Phentolamin. Die Dosierungen müssen individuell ermittelt werden (s. Diagnostik). Für die meisten PGE_1-Präparate, die heute auf dem Markt verfügbar sind, werden Fertigspritzen und auch automatisierte Injektionssysteme angeboten.

- Praxis
  - Die Injektionstechnik entspricht dem in Abb. 10.1 dargestellten Verfahren (s. Diagnostik, SKIT).
  - Die Patienten müssen über die Gefahr einer prolongierten Erektion oder eines Priapismus, über das Auftreten von Fibrosierungen, Hämatomen und Entzündungen aufgeklärt sein.
  - Es wird empfohlen, nicht mehr als 2 Injektionen/Woche vorzunehmen.
  - Die Injektionen sollten im Seitenwechsel (linkes und rechtes Corpus cavernosum) erfolgen.
  - Der Patient muss auf die Notwendigkeit regelmäßiger Nachkontrollen hingewiesen werden (kavernöse Fibrose!).

- **Kombinationstherapie von SKAT und Erektionshilfen**

  Wenn jede der beiden Methoden für sich alleine erfolglos ist, kann die Kombination von Erektionshilfen (Vakuumkonstriktion oder Erektionsring) und der Autoinjektion erfolgreich sein.

Operative Maßnahmen

- **Venenchirurgie (zur Beseitigung eines venösen Lecks)**

  Nach anfänglich hochgesteckten Erwartungen und guten Kurzzeitergebnissen zeigte sich, dass es bei der Mehrzahl der Patienten nach längerer Beobachtungszeit zu einer erneuten Verschlechterung kommt (Alefelder 1991). Ausnahmen scheinen wenige Einzelfälle zu sein, bei denen ein einziges venöses Leck vorhanden ist (sorgfältige Patientenselektion!).

Wesentliche Methoden sind die Exstirpation der V. dorsalis profunda in artifizieller Erektion und die Ligatur der oberflächlichen dorsalen Venen. Allerdings muss berücksichtigt werden, dass bei den meisten Patienten keine echte venöse Abflussstörung vorliegt, sondern vielmehr eine kavernös-venöse Okklusionsstörung (kavernöse Insuffizienz), die durch venenchirurgische Verfahren nicht therapiebar ist!

- **Revaskularisationoperation**

Das Operationsprinzip besteht in einer Arterialisierung der Penisendstrombahn. Von verschiedenen Verfahren werden kurzfristige Erfolgsraten zwischen 60 und 85% berichtet, wobei Langzeitresultate eher ernüchternde Ergebnisse zeigen. Auch hier ist die Patientenselektion die entscheidende Voraussetzung für einen Operationserfolg. Von der Methode profitieren Patienten mit einer Gefäßerkrankung, einem Diabetes mellitus und nach vorangegangenem Beckentrauma mit Schädigung des arteriellen Systems (z.B. Unfall, Rektum-OP oder nach einer radikalen Prostatektomie). Am verbreitetsten ist das Verfahren nach Hauri, bei dem die A. epigastrica inferior umgeleitet wird und mit den dorsalen Penisgefäßen mikrochirurgisch anastomosiert wird. Zur Vermeidung thrombotischer Verschlüsse wird die A. epigastrica jedoch nicht nur mit der A. dorsalis penis anastomosiert, sondern es wird gleichzeitig ein arteriovenöser Shunt zwischen der dorsalen Penisarterie und Penisvene angelegt. Postoperativ erfolgt primär eine Heparinisierung über einige Tage und dann eine Marcumarisierung über ein halbes Jahr. Aufgrund der hohen Komplikationsraten (bis 60%) und der schwierigen Patientenselektion sollte dieses Verfahren spezialisierten Zentren vorbehalten bleiben.

- **Penisprothesen**

Die Implantation einer Penisprothese gilt trotz ihrer inzwischen technisch nahezu perfekten Konstruktion als Ultima ratio, da durch diesen Eingriff die Schwellkörper irreversibel destruiert werden. Sie ist jedoch bei einer ausgeprägten vaskulären Störung, insbesondere einer kavernösen Insuffizienz, einer operativ erfolglosen Korrektur einer Induratio penis plastica mit Erektionsverlust und bei Schwellkörperfibrosen erforderlich und erfolgreich. Vor einer Prothesenimplantation sollte eine eingehende Besprechung mit beiden Partnern erfolgen, um z.B. Missverständnisse hinsichtlich einer vielleicht gar nicht mehr vorhandenen sexuellen Erwartungshaltung der Partnerin auszuräumen. Derzeit sind 2 prinzipiell unterschiedliche Prothesentypen im Handel: die semirigiden und die hydraulischen Prothesen.

- Semirigide Penisprothesen
  Bei den semirigiden Prothesen existieren mechanische Vollkunststoffprothesen (z.B. Omniphase, Duraphase) und drahtgestützte, biegsame Prothesen (z.B. Jonas, AMS 600, Acu-Form). Sie haben den Vorteil der einfachen Implantationstechnik und des niedrigen Preises. Nachteilig ist die unphysiologische Dauererektion. Mechanische Komplikationen wie z.B. ein Drahtbruch bei den drahtgestützten Prothesen sind selten.
- Hydraulische Penisprothesen
  Die hydraulischen Prothesen imitieren den natürlichen Vorgang der Erektion durch Flüssigkeitsverschiebung von einem Reservoir in die Prothesenzylinder. Durch diesen mittels einer ebenfalls implantierten Pumpe aktivierten Vorgang kommt es zu einer nahezu natürlichen Längen- und Umfangszunahme des Penis. Der Vorgang ist reversibel, so dass die normalerweise willkürlich steuerbare Erektions- und Erschlaffungsphase vorliegt. Allerdings liegt der Preis einer dreiteiligen hydraulischen Prothese bei ca. 7000–10 000.-DM (AMS 700 CX/Ultrex; Mentor Alpha 1/Excel). Darüberhinaus gibt es einteilige (Hydroflex, Flexiflate) und zweiteilige (Mentor Mark II, Uniflate) hydraulische Penisprothesen.

Bei allen Prothesentypen bleiben bei richtiger Implantationstechnik ohne Verletzung des Nervenbündels auf dem dorsalen Penisschaft die Sensibilität, Orgasmusfähigkeit und Ejakulation unverändert erhalten. Die Komplikationsraten aufgrund mechanischer Defekte bei den hydraulischen Penisprothesen liegt zwischen 5 und 10%. Hauptkomplikation der Prothesenchirurgie ist die Infektion, die bei Primäreingriffen bei 2–4%, bei Rezidiveingriffen bei bis zu 15% liegen kann. Insgesamt muss der Patient über eine postoperative Komplikationsrate, die eine spätere Revision erforderlich macht, von ca. 20–30% aufgeklärt werden. Allerdings sind die Azeptanz der Penisprothese und die Patientenzufriedenheit bei korrekter Indikationsstellung mit 80% hoch (van Ahlen 1996).

Literatur

Alefelder J et al. (1991). Akt Urol 22: 376
Behre HM et al. (1996). In: Nieschlag E, Behre HM Andrologie. Springer, Berlin Heidelberg New York, S 91–116
Cavallini G et al. (1991). J Urol 146: 50
Goldstein I et al. (1998). N Engl J Med 338: 1397–1404
Hartmann U et al. (1991). Urologe B 31: 204
Hauri D (1989). Urologe A 28: 260
Kursh ED et al. (1990). J Urol 143: 303 A
Limoge (1996). J Urol 155: 1277
Lue TF (1989). J Urol 141: 228 A
Lue TF (1990). Semin Urol 2, 8: 100
Meyhoff HH et al. (1992). Br J Urol 69: 88
Morales A et al. (1998) Int J Impotence Res 10: 69–74
Nieschlag E, Behre HM (1998) Testosterone – action, deficiency, substitution, 2nd ed. Springer, Berlin Heidelberg New York
Schneyder von Wartensee M et al. (1989). Akt Urol 20: 9
Stief CG et al. (1994). Int J Impotence Res 6: 177
Stief CG. Hartmann U (1997). In: Stief CG et al. Erektile Dysfunktion. Springer, Berlin Heidelberg New York, S 14–90
Susset JG et al. (1989). J Urol 41: 1360
Thon WF et al. (1990).World J Urol 8: 87
van Ahlen H, Hertle L (1996). In: Nieschlag E, Behre HM Andrologie. Springer, Berlin Heidelberg New York, S 183–218

BEFUND 11 Kinderlosigkeit – Welche Diagnostik?

S. Kliesch und S. Roth

Allgemeine Einordnung

Eine männliche Fertilitätsstörung wird angenommen, *wenn in einjähriger Partnerschaft trotz regelmäßigen ungeschützten Geschlechtsverkehrs und ohne eine offensichtliche organische Störung der Partnerin keine Schwangerschaft eintritt.* In der BRD ist fast jede 6. Ehe ungewollt kinderlos, wobei in ca. 30% eine ausschließlich andrologische und in ca. 25% eine kofaktorielle andrologische Störung vorliegt.

Diagnose und Therapie von Fertilitätsstörungen sind nur interdisziplinär durchführbar. Der Urologe ist im Rahmen der andrologischen Basisdiagnostik, der konservativen und operativen Therapie (z. B. mikrochirurgische Eingriffe, operative Spermiengewinnung für die assistierte Fertilisation) beteiligt.

Diagnostische Weichenstellung

Die Fertilitätsstörung kann andrologisch und/oder gynäkologisch bedingt sein. Die diagnostische Abklärung sollte zuerst beim Mann durchgeführt werden, da die Untersuchungen weniger invasiv als bei der Frau sind. Im Sinne einer ökonomischen Diagnostik ist zur adäquaten Weichenstellung folgendes Vorgehen angebracht:

- **Kontaktaufnahme und „kleine Anamnese"**
  - Echte Fertilitätsstörung?
    Es muss geklärt werden, ob die Bedingungen einer Fertilitätsstörung erfüllt sind, d.h. ein regelmäßiger Geschlechtsverkehr zum Zeitpunkt der Ovulation erfolgt ohne Eintritt einer Schwangerschaft. Hierzu gehört auch der Ausschluss einer erektilen Dysfunktion, Samendepositionsstörungen durch Hypospadie oder Phimose und die Aufklärung des Paares.
  - Aspermie?
    Ein differenziertes diagnostisches Vorgehen ergibt sich im Falle einer Aspermie, d.h. bei fehlendem Sperma (Tabelle 11.1). Neben der extrem seltenen anatomischen Dissoziation zwischen Urethra, Sa-

Tabelle 11.1. Infertilität – 1. Weichenstellung

Kleine Anamnese	
Echte Fertilitätsstörung?	Diagnostik der erektilen Dysfunktion und der Samendeposition Partnerschaftsberatung
Aspermie?	Retrograde Ejakulation
Spermiogramm (2-mal)	
Anormal	Weitergehende *andrologische* Diagnostik
Normal	Postkoitaltest Gynäkologische Diagnostik Mukus-Spermien-Interaktionstests

menleiter und Samenblasen sollte zunächst auch an die Möglichkeit einer *retrograden Ejakulation* gedacht werden. Die Diagnose kann einfach urinzytologisch nach Ejakulation gestellt werden (s. Befund retrograde Ejakulation).

- **Spermiogramm, Samenanalyse**
  - Normales Spermiogramm – gynäkologische Ursache?
    Wenn eine 2-malige Ejakulatuntersuchung einen regelrechten Befund (Normozoospermie) ergibt (s. u.), ist eine weitere diagnostische Selektion möglich. In diesen Fällen liegt entweder eine ausschließlich gynäkologische Fertilitätsstörung oder eine immunologische Störung im Sinne einer zervikalen Hostilität oder einer Penetrationsstörung vor.
    Zur Klärung der Frage, ob eine zervikale Hostilität besteht, können ein Postkoital-, ein Kremer- oder der einfachere Penetrak-Test durchgeführt werden (s. Ergänzungsdiagnostik). Letzterer hat den Vorteil, dass die organisatorisch aufwendige, ovulationsgerechte Mukusentnahme entfällt, da die Penetrationstestung in bovinem Zervikalmukus erfolgt, der dem humanen Zervikalmukus sehr ähnlich ist. Ein mehrfach negativer oder schlecht ausfallender Postkoital-, Kremer- bzw. Penetrak-Test bei ansonsten normalem Ejakulatbefund kann als Indikation zur intrauterinen Insemination gesehen werden.
  - Pathologisches Spermiogramm
    Im Falle eines pathologischen Spermiogrammbefundes (Oligoasthenoteratozoospermie, Azoospermie) sollte ein systematisches Vorgehen gewählt werden.

Primärdiagnostik bei pathologischem Spermiogramm

- **Anamnese**
  - Frühere Erkrankungen (u. a. Mumps, postpubertäre Viruserkrankungen, Epididymitis, Urethritis).
  - Frühere Operationen (Hydrozele, Maldeszensus testis, Varikozele (s. u.), Leistenbruch).
  - Fertilitätsnoxen (Alkohol, berufliche Exposition [z. B. Chemiearbeiter], exogene Hyperthermie [z. B. Gießereiarbeiter]).
  - Medikamente (eine Vielzahl von Medikamenten können die Fertilität beeinflussen [s. Anhang, Übersicht A 3]).

- **Körperliche Untersuchung**
  - Sekundäre Geschlechtsmerkmale
    Auffälligkeiten bzgl. Körperproportionen (s. u.), Stimme, Bartwuchs und Gynäkomastie (s. Befund Gynäkomastie) können auf eine endokrine Störung hinweisen.
  - Wuchsform
    Ein eunuchoider Körperbau (breites Becken, lange Beine, Körperspannweite >Körpergröße, unpropotional kurzer Oberkörper) kann auf eine hypothalamisch-hypophysäre Störung hinweisen.
  - Genitaluntersuchung
    - Inspektion und Palpation:
    - Dissoziation von Hoden und Nebenhoden?
    - Aplasie der Samenleiter?
    - Varikozele?
    - Bestimmung des Hodenvolumens: Kleine Hoden?
    - Rektale Palpation: Prostata vorhanden? Normale Größe? – eine kleine Prostata findet man bei Testosteronmangelpatienten.

    Das Hodenvolumen sollte mittels Hodenattrappen (*Orchidometer n. Prader*) oder einer Schieblehre bestimmt werden (Norm: je ≥12 ml). Testes mit einem *Volumen <6 ml* können z. B. bei einem Klinefelter-Syndrom (XXY) wegweisend in der Diagnostik sein. Gleichzeitig liegt fast immer eine Azoospermie, selten eine schwerste Oligozoospermie bei erhöhten Gonadotropinen vor. Bei erniedrigten Gonadotropinen und Testes <6 ml muss differentialdiagnostisch an einen sekundären Hypogonadismus gedacht werden.

    Liegt das Volumen über 6 ml, ist eine hypothalamisch/hypophysäre Funktionsstörung unwahrscheinlich, liegt das Volumen unter

12 ml, müssen Testosteron und FSH bestimmt werden. Bei beidseits nicht palpablen Hoden kann mittels eines HCG-Stimulationstests (s. u.) zwischen einer Anorchie bzw. Hodenagenesie und einem Kryptorchismus unterschieden werden (s. Befund Maldescensus testis).

Spermiogramm und Ejakulatdiagnostik

- **Spermiogramm**
  - Praxis
    Die technischen Einzelheiten sind ausführlich im *WHO-Laborhandbuch zur Untersuchung des menschlichen Ejakulates (WHO 1993)* beschrieben und sollten zur Standardisierung der Untersuchungsergebnisse nach diesen *Richtlinien der Weltgesundheitsorganisation* erfolgen. Es sollen nur die wesentlichen Parameter rekapituliert werden, die das weitere diagnostische Procedere beeinflussen (Tabelle 11.2).
  - Voraussetzungen
    - *2-malige* Durchführung im Abstand von 4–12 Wochen (Schwankungsbreite zwischen einzelnen Proben)
    - 48 h–bis 7 Tage *sexuelle Karenz* vor Ejakulatabgabe

    Gewinnung der Probe *in der Praxis/Klinik*, um Transportzeiten zu vermeiden, in ein steriles, weithalsiges Gefäß mit graduiertem Zylinder, um das Transferieren in andere Gefäße unnötig zu machen.
  - Physikalische Untersuchung
    - Verflüssigungszeit und Viskosität: Physiologisch kommt es primär zu einer enzymatischen Koagulation des Spermas, um ein Auslaufen aus der Vagina zu verhindern. Nach 10–30 min kommt es zu einer Verflüssigung. Nach der Verflüssigung bleibt eine Restviskosität erhalten, die Spinnbarkeit. Zur Überprüfung wird ein Spermatropfen aus einer Spritze mit einem Glas in Verbindung gebracht und in die Länge gezogen. Normalerweise lässt sich der Spermatropfen ca. 1 cm ausziehen. Pathologisch sind eine fehlende bzw. verspätete Verflüssigung (Viskosipathie) oder eine erhöhte Spinnbarkeit. Sie treten meist in Verbindung mit einer verminderten Spermatozoenmotilität auf. Ursachen einer Viskositätserhöhung können Infekte sein.

- Geruch: Kastanienblütenartig. Fötider Geruch bei Infektionen. Spermafarbe: Normal gelblich-grau und trüb. Wesentliche Veränderungen sind die Rotfärbung im Sinne einer Hämospermie (Erythrozytendichte <1 Mio./ml) (s. Befund Hämospermie) und die grünliche Verfärbung bei einer Prostatitis (s. Prostatitis).
- Ejakulatvolumen: Das Volumen sollte mindestens 2 ml betragen und wird nach vollständiger Verflüssigung gemessen. Ursachen eines *Volumenmangels* (*Parvisemie*): Auffangverlust, zu kurze sexuelle Karenz, retrograde Ejakulation, Duktus-ejakulatorii-Verschluss, Prostatovesikulitis, Androgenmangel, kongenitales Fehlen von Prostata, Samenblasen oder/und der Ductus deferentes.
- pH-Wert: Die Messung erfolgt mit Indikatorpapier nach der Verflüssigung. *Norm 7,2–8;* bei *alkalischen pH-Werten (>8)* besteht der Verdacht auf eine akute *Infektion* der ableitenden Samenwege (Prostatitis, Vesikulitis oder beidseitigen Epididymitis); *saurer pH-Wert (<7,2)* bei Azoospermie geben Hinweis auf *Missbildungen oder Verschluss* der ableitenden Samenwege oder chronische Erkrankungen von Prostata, Samenblasen oder Nebenhoden.

– Spermatozoendichte
Norm: ≥20 Mio. Spermien/ml; ≥40 Mio. Spermien/Ejakulat. Die Spermatozoendichte ist einer der wichtigsten Fertilitätsfaktoren. Zur Bestimmung wird ein Teil des Ejakulates 1:20 verdünnt (950 µl Verdünnungsmedium plus 50 µl verflüssigtes Ejakulat). Das Verdünnungsmedium besteht aus destilliertem Wasser, Natriumbikarbonat, 35%igem Formalin und Trypanblau oder Gentianaviolett. Dies ist erforderlich, um eine statische Zählung in einer *Zählkammer (nach Neubauer oder Makler)* zu ermöglichen (s. WHO-Laborhandbuch 1993). Findet man keine Spermien, so muss die Beurteilung nach Zentrifugation des Ejakulates im Sediment wiederholt werden! Als Mindestanzahl ist laut WHO-Report eine untere Grenze von 20 Mio. Spermatozoen/ml festgelegt. Begrifflich sind neben der *Normozoospermie* (≥20 Mio./ml) die *Oligozoospermie* (unter 20 Mio./ml) und eine *Azoospermie* (keine Spermatozoen) von praktischer Bedeutung.

- Ursachen einer Spermatozoenverminderung
  - Endokrine Störung: hypothalamische Insuffizienz, hypophysäre Insuffizienz, Hyperprolaktinämie.
  - Genetische Anomalie: chromosomale Aberration (z.B. Klinefelter-Syndrom), Androgenrezeptordefekt, 5-alpha-Reduktase-Mangel.
  - Testikuläre Störung: (Zustand nach) Maldescensus testis, (einseitige) Anorchie, Hodentumoren, Infektionen (z.B. Mumps), Hodentrauma (z.B. Torsion), primärer Hodenschaden unbekannter Genese (idiopathische Infertilität).
  - Exogene Störung: Medikamente, Chemotherapie (s. Anhang, Übersicht A 3), Überwärmung, Bestrahlung.
- Spermatozoenmotilität

  Norm: 50% rasch oder langsam progressiv bewegliche Spermien. Die Motilität wird meist mittels der praktikablen Schätzmethode im Nativpräparat, besser mittels Zählung nach Verdünnung (s. o.) festgestellt. Sie ist neben der Spermatozoendichte das wichtigste Fertilitätskriterium. Man unterscheidet *4 Kategorien a–d:*

  a: schnelle progressive Beweglichkeit,
  b: langsam progressive Beweglichkeit,
  c: nichtprogressive (lokale) Beweglichkeit,
  d: Immotilität.

  Wichtige Parameter sind nicht nur eine allgemein verminderte Motilität *(Asthenozoospermie)*, sondern auch das „shaking"-(Schüttel-)Phänomen als lokale Bewegung am Ort durch z.B. *antikörperbedingte Verklebung*. Ein weiteres morphologisches Korrelat einer solchen *immunologischen Störung sind Spermatozoen-Agglutinationen*. Bei dem Verdacht auf eine immunologische Störung hat sich als effektiver *Screeningtest der MAR-Test* (mixed-antiglobulin-reaction Test) bewährt. Hierbei führen mit Antikörpern beladene Testerythrozyten am Hals- oder Mittelstück der Spermatozoen zu einer „halskrausenartigen" Erythrozyten-Agglutination
- Ursachen einer Motilitätseinschränkung
  - morphologische Spermatozoenschäden (z.B. Geißel),
  - Koagulopathien/Viskosipathien (zähes Sperma),
  - immunologische Störung,

Störfaktoren (durch Spermagewinnung in Kondom mit Spermizid, Auffanggefäß mit Detergentien kontaminiert, Kälteschaden beim Spermatransport, infiziertes Sperma, Medikamente, pathologischer Sperma-pH-Wert, geringes Ejakulatvolumen).

- Spermatozoenmorphologie
  Norm: 30% normale Formen. Die Beurteilung der Spermatozoenmorphologie ist neben der Motilität und Konzentration der dritte zentrale Pfeiler im diagnostischen Grundgerüst der Ejakulatanalyse. Sie muss am *gefärbten Ausstrich* erfolgen. Die Färbung erfolgt z.B. nach *Papanicolaou*, für die tägliche Praxis hat sich die Färbung mit vorgefärbten Objektträgern (Testsimplet) bewährt (Abb. 11.1) (Ludwig 1983). Normale Spermatozoen haben einen Längsdurchmesser von 4–5,5 µm, einen Querdurchmesser von 2,5–3,5 µm, ein intaktes Mittelstück, einen intakten Schwanz, und das Aktrom sollte gut abgrenzbar sein und ca. 40–70% des Spermienkopfes einnehmen. Sind weniger als 30% der Spermatozoen normal (Abb. 11.2), spricht man von einer *Teratozoospermie*. Findet man *akrosomlose* Spermatozoen (*Rundkopfspermatozoen*), so liegt eine genetische Spermiogenesestörung vor (*Globozoospermie*).
  Häufig ist eine kombinierte Störung von verminderter Anzahl (Oligozoospermie), verminderter Motilität (Asthenozoospermie) und vermehrt pathologischen Formen (Teratozoospermie). Man spricht dann von einem *OAT-Syndrom (Oligo-Astheno-Teratozoospermie-Syndrom)*.

- **Spermatozoen-Vitalitätsprüfung**
  Bei einer stark eingeschränkten Motilität muss unterschieden werden, ob die unbeweglichen Spermatozoen tot oder lebendig sind. Dies gelingt mittels 0,5%iger wässriger Eosinlösung, die auf einen Tropfen Ejakulat gegeben wird. Da lebende Spermatozoen den Farbstoff abweisen, er bei avitalen Spermien jedoch durch die defekte Membran eindringt und den Kopf rot verfärbt, ergibt sich als Kurzformel: *Rote Spermatozoen = tote Spermatozoen*. Normalerweise sollten mindestens 75% der Spermien vital (ungefärbt) sein.

- **Biochemische Ejakulatuntersuchung**
  Zahlreiche biochemische Parameter sind im Ejakulat nachweisbar, die von spezifischen Organen des Reproduktionssystems gebildet werden. Eine verminderte Konzentration ist ein *Marker für eine Funktionsstörung* des betreffenden Organs und weist möglicherweise auf einen *distalen Verschluss der ableitenden Samenwege* hin.
  - Samenblase: Fruktose und Prostaglandin
    Ein normaler Fruktosegehalt ist abhängig von der intakten Funktion der Bläschendrüsen und einem normalen Testosteronspiegel. Eine verminderte Fruktose im Seminalplasma liegt bei einer Samenblasendysfunktion (z. B. Verschluss, Infektion), einer Obstruktion der Ductus ejaculatorii oder einer Agenesie der Samenblasen vor. Die Bestimmung erfolgt am einfachsten enzymatisch mittels der Hexokinasemethode (Boehringer). Die Bestimmung des Prostaglandins im Seminalplasma spielt in der Klinik keine Rolle.
  - Prostata: Zink, Zitrat und prostataspezifische saure Phosphatase
    Die Bestimmung der Prostatamarker im Seminalplasma ist von untergeordneter Bedeutung. Eine Verminderung wird bei einer Verschlusssymptomatik, aber auch beim Testosteronmangel beobachtet.
  - Nebenhoden: α-Glukosidase, L-Carnitin und Glyzerophosphocholin
    Die neutrale α-Glukosidase hat einer höhere Spezifität und Sensitivität für die Beurteilung der Nebenhodenfunktion (Verschlusssymptomatik) als L-Carnitin, das auch in den Samenblasen gebildet wird. Eine Verminderung wird bei Verschluss der Nebenhoden (postentzündlich, postoperativ) oder einem Verschluss oder Agenesie der Ductus deferentes beobachtet.

- **Endokrinologische Diagnostik**
  Die endokrinologische Diagnostik umfasst im Falle eines pathologischen Spermiogramms primär eine Bestimmung der Basalwerte im Serum von:
  - Testosteron (Gesamttestosteron)
    Norm: >12 nmol/l, >3 ng/ml. Die Werte sollten aufgrund der Tag- und Nachtschwankungen mit ca. 20% höheren Testosteronkonzentrationen in den Morgenstunden zweimalig jeweils zur selben Ta-

Tabelle 11.2. Durchführung des Spermiogramms. (Nach WHO 1993)

1. Schritt	Farbe (z.B. Hämatospermie) Geruch (fötide, z.B. Prostatitis) Verflüssigungszeit (30–60 min), erst danach Volumen Sperma-pH
2. Schritt	Motilitätsbeurteilung mit Nativmikroskopie oder Sedimentfärbung
3. Schritt	Quantifizierung in Zählkammer (Spermienkonzentration, Spermiengesamtzahl)
4. Schritt	Morphologie der Spermatozoen nach Färbung am Ausstrichpräparat
5. Schritt	Vitalitätsprüfung (Eosinfärbung)
6. Schritt	Biochemische Markerbestimmung im Seminalplasma α-Glukosidase oder L-Carnition für Nebenhodenfunktion Fruktose für Samenblasenfunktion Zink für Prostatafunktion

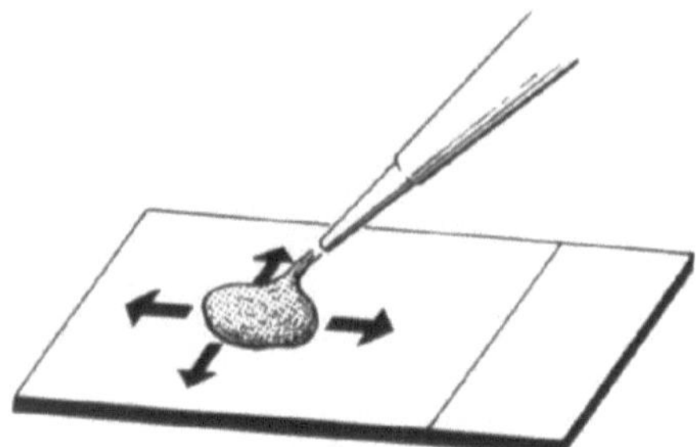

Abb. 11.1. Praxis der Schnellfärbung zur Differenzierung der Spermatozoenmorphologie. Ein Tropfen des Spermas wird auf einen farbstoffbeschichteten Objektträger (Testsimplet) aufgetragen und verteilt

geszeit bestimmt werden. Eine Bestimmung des freien Testosterons ist nicht erforderlich (s. Befund 10).

- FSH (follikelstimulierendes Hormon)
  Norm: 1–7 U/l. Die FSH-Konzentration im Serum korreliert in weiten Grenzen mit der Spermatogenese des Hodens – je höher die FSH-Werte, um so mehr Tubuli seminiferi ohne Keimzellen (Sertoli-cell-only-Syndrom, SCO) (Bergmann 1994). FSH weist im Serum nur geringe Konzentrationsschwankungen auf, so dass bereits eine einzelne Bestimmung diagnostische Aussagekraft besitzt.
- Prolaktin (s. Befund 10)

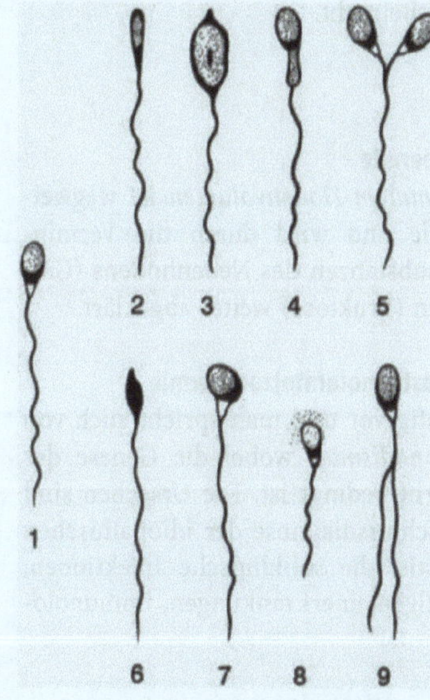

Abb. 11.2. Überblick der Spermatozoenformen. *1* normal geformte Spermatozoe. Pathologische Formen sind z.B. verjüngter Kopf (*2*), Riesenkopf (*3*), verändertes Mittelstück (*4*), Doppelkopf (*5*), deformierter Kopf (*6*), halbaxial implantierter Schwanzteil (*7*), Zytoplasmaausstoßung (*8*), Doppelschwanz (*9*)

- LH (luteinisierendes Hormon)
  Norm 2–10 U/l: Die Bestimmung wird nicht einheitlich empfohlen, da seine Funktion durch den Wert des Erfolgsproduktes Testosteron indirekt erfasst wird und nur bei dessen pathologischer Erniedrigung notwendig wird. Trotz der grundsätzlichen pulsatilen Freisetzung ist das Poolen von Serum nicht erforderlich, die Bestimmung wird zweimalig empfohlen (gemeinsam mit Testosteron).
- Eine Bestimmung des *Estradiols* ist ohne wesentlichen Informationswert und sollte nur bei zusätzlichen Fragestellungen (Gynäkomastie, V.a. hormonproduzierenden Tumor, Überwachung einer Testosterontherapie) durchgeführt werden.
- Die Bestimmung des *sexualhormonbindenden Globulins (SHBG)* bleibt der weitergehenden endokrinen Diagnostik bei V. a. Androgenmangel vorbehalten.

Entsprechend der Normabweichungen ergeben sich bestimmte Verdachtsdiagnosen, die dann durch spezielle Stimulationstests ergänzt werden können (s. Ergänzungsdiagnostik). Die folgenden differentialdiagnostischen Aspekte kommen in Betracht.

Klinische Befundkonstellationen

- **FSH und Testosteron normal + Azoospermie**
  Dieser Befund bei gleichzeitig *normalem Hodenvolumen* ist wegweisend für die *Verschlussazoospermie* und wird durch die Verminderung der biochemischen Markersubstanzen des Nebenhodens (Glukosidase) und/oder der Samenblasen (Fruktose) weiter abgeklärt.

- **FSH und Testosteron normal + Oligo(asthenoterato)zoospermie**
  Diese Befundkonstellation liegt häufig vor und man spricht auch von einem *normogonadotropen Hypogonadismus*, wobei die Genese der Störung offensichtlich nicht endokrin bedingt ist. Die Ursachen sind vielfältig und reichen von der Ausschlussdiagnose der idiopathischen Infertilität über die Varikozele testis, die subklinische Infektionen, Störungen der Samendeposition, Allgemeinerkrankungen, immunologische oder genetische Störungen.

- **Erhöhtes FSH + normales Testosteron + Oligo(asthenoterato)zoospermie**
  Hier liegt ein *primär testikulärer Schaden* vor (>30% aller männlichen Infertilitäten). Die FSH-Erhöhung ist als frustrane Stimulation eines tubulären Hodenschadens zu verstehen (schweres OAT-Syndrom, histologisch: bunte Atrophie, Spermatogenesearrest oder Sertoli-cell-only-Syndrom) und wird häufig bei anamnestisch bekanntem Hodenhochstand, nach Hodentumorerkrankungen oder bei der idiopathischen Infertilität gesehen. Der normale Testosteronspiegel spricht für eine intakte Funktion der Leydig-Zellen. Differentialdiagnostisch kommt auch eine chromosomale Aberration in Frage (Klinefelter-Syndrom), die mittels einer Chromatinbestimmung (Barr-Körperchen im Mundschleimhautepithel) erfasst werden kann und durch eine Chromosomenanalyse gesichert werden muss. Die Prognose aller Patienten mit einem primär erhöhten FSH ist abhängig vom Ausmaß des testikulären Schadens und der exokrinen Restfunktion des Hodens. Therapeutisch ist das Problem nicht kausal, sondern nur symptomatisch zu beeinflussen (s. Befund 12), da kein hormonelles Modulations-, sondern ein fixiertes Gewebeproblem vorliegt.

- **Erniedrigtes Testosteron + normales FSH + Oligo(asthenoterato)zoospermie**
  Bei intakter hypophysärer Funktion, ablesbar an normalen FSH-Werten und normalen oder erhöhten LH-Werten und einer pathologischen Verminderung des Testosteronserumspiegels, ergibt sich die Verdachtsdiagnose eines testikulären Schadens im Sinne einer *Leydig-Zell-Insuffizienz.* Diese Befundkonstellation ist selten und sollte endokrinologisch durch ergänzende Untersuchungen (SHBG, Estradiol) verifiziert werden (s. Ergänzungsdiagnostik oder Befund 8).

- **Erniedrigtes FSH + erniedrigtes Testosteron + Azoospermie (selten OAT)**
  Diese mit max. 3% aller Fälle seltene Konstellation ist verdächtig auf eine zentrale, *hypophysäre oder hypothalamische Störung,* wobei die genaue Ursache nur durch weitere Stimulationstests (GnRH-Test s. u.) erfasst werden kann. Man spricht dann von einem hypophysären bzw. hypothalamischen Hypogonadismus (*sekundärer Hypogonadismus*) oder synonym von einem hypogonadotropen Hypogonadismus. Typische, wenngleich seltene Krankheitsbilder sind der idiopathische hypogonadotrope Hypogonadismus (IHH), das Kallmann-Syndrom oder Patienten mit vorausgegangener Hypophysenerkrankung und daraus resultierendem Hypopituitarismus. Die Fälle sind therapeutisch sehr gut zu beeinflussen, da durch eine Gonadotropin-Substitutionstherapie die Chance für die Induktion einer Schwangerschaft bei 70–90% beträgt (Kliesch 1994).

- **Erhöhtes Prolaktin + Oligozoospermie**
  Ist der Prolaktinwert auch in der Kontrolle anhaltend hoch, ergibt sich der Verdacht auf ein Mikro- oder Makroprolaktinom (s. Befund 10). Die Patienten haben häufig einen plötzlich einsetzenden Libidoverlust, der Testosteronserumwert kann bei Beeinträchtigung der Gonadotropinsekretion ebenfalls vermindert sein. Eine Therapie der Hyperprolaktinämie führt häufig auch sekundär zur Normalisierung der Hodenfunktion.

Ergänzungsdiagnostik (vorbefundabhängig)

Hodenbiopsie – wann?

Eine rein diagnostische Hodenbiopsie ist nach Durchführung der Basisdiagnostik nur selten indiziert. Voraussetzung zur Hodenbiopsie ist das Vorliegen einer Azoo- oder schweren Oligozoospermie (Bergmann u. Kliesch 1998).

Der *hypogonadotrope Hypogonadismus* (hypophysäre/hypothalamische Störung) ist endokrin aufgrund der erniedrigten FSH-/LH-Werte diagnostizierbar. Eine Hodenbiopsie ist *nicht indiziert.*

Der *hypergonadotrope Hypogonadismus* mit einem OAT-Syndrom geht fast immer mit einer Basalwerterhöhung des FSH einher. Eine Biopsie hat ausschließlich Informationswert ohne therapeutische Konsequenzen und ist demzufolge *unnötig*. Liegt gleichzeitig ein *auffälliger Ultraschallbefund* des Hodens vor, so kann die Biopsie zum *Ausschluss eines Carcinoma in situ* (CIS, synonym: testikuäre intraepitheliale Neoplasie, TIN) indiziert sein, da die Inzidenz der Hodentumoren einschließlich CIS (TIN) bei Infertilitätspatienten auf 1:200! erhöht ist.

Der *hypergonadotrope Hypogonadismus mit einer Azoospermie* geht ebenfalls fast immer mit einer Basalwerterhöhung des FSH einher. Eine Biopsie hat Informationswert und kann darüber entscheiden, ob eine *testikuläre Spermienextraktion* erfolgversprechend erscheint oder nicht. Sollte dieser Behandlungsweg eingeschlagen werden, so sollte die Hodenbiopsie in Kombination mit der *Kryokonservierung* testikulären Gewebes zur späteren Spermienextraktion für die assistiere Fertilisation (*intrazytoplasmatischen Spermieninjektion, ICSI*) in entsprechenden reproduktionsmedizinischen Zentren erfolgen.

Bei *diskrepanten Befunden* (schwere Oligozoospermie und normaler FSH-Basalwert) kann die Hodenbiopsie und die Skrotalexploration Aufschluss über eine eventuelle *Verschlusssymptomatik* geben und als therapeutische Konsequenz evtl. eine *mikrochirurgische Refertilisierungsoperation* (Vasotubulostomie, VT) oder auch in verzweifelten Fällen nach einer fehlgeschlagenen VT oder einem sehr hohen Samenleiterverschluss die *epididymale Spermienaspiration* für eine spätere *intrazytoplasmatische Spermieninjektion (ICSI)* im Rahmen der assistierten Fertilisation zur Folge haben (s. Befund 12).

Die *normogonadotrope Azoospermie* bei Zustand nach Vasektomie stellt vor Planung einer mikrochirurgischen Refertilisierungsoperation (Vasovasostomie, Vasotubulostomie) selten eine Indikation zur Hodenbiopsie dar. Ist die Ursache der Verschlussazoospermie jedoch primär nicht bekannt oder wird eine angeborene Fehlbildung des Nebenhodens oder Ductus deferens vermutet, kann die Hodenbiopsie in Kombination mit der Kryokonservierung testikulären Gewebes oder epididymalen Spermienaspirates sinnvoll sein (Kliesch 1998).

Spezielle endokine Funktionstests – Wann?

Die *Stimulationstests* stellen ein wichtiges diagnostisches Instrumentarium dar, sind jedoch in der Routinediagnostik nur selten indiziert. Zudem ist die Schwankungsbreite der zu bestimmenden Werte relativ groß, so dass die Interpretation problematisch sein kann. Zur Vermeidung von Doppeluntersuchungen dieser sehr aufwendigen, teuren und patientenbelastenden Tests wird meist empfohlen, sie bei andrologischen und vorselektierten Patienten in spezialisierten Zentren durchzuführen.

- **GnRH- (LH-RH-)Test (Hypophysenfunktionstest)**
  Der Test misst durch direkte Stimulation der Hypophyse mit GnRH-Analoga ihre Funktionsreserve. Bei Patienten mit einem *hypogonadotropen Hypogonadismus* und einem adäquaten Anstieg von FSH und LH ergibt sich die therapeutische Möglichkeit einer Fertilitätsbehandlung durch eine pulsatile GnRH-Langzeitapplikation über eine Pumpe (s. u.). Bei einer primär hypophysären Störung bleibt ein adäquater Anstieg nach GnRH-Gabe aus und die Therapieoption besteht in der Substitution der Gonadotropine.
  - Praxis
    Primär werden die Basalwerte von LH und FSH bestimmt, dann erfolgt die intravenöse Injektion von 0,1 mg GnRH i.v. (z.B. LHRH Ferring, Relefact). Es erfolgt die erneute Bestimmung von LH und FSH 30 und 45 min nach Stimulation (Richtlinien der Deutschen Gesellschaft für Endokrinologie 1993).
  - Interpretation
    Normalerweise sollte ein Anstieg auf das 1,5- bis 2-fache des Ausgangswertes von FSH und das 3- bis 4-fache von LH erfolgen.

- **HCG-Stimulationstest (testikulärer Testosteronfunktionstest)**
  Die Gabe von *humanem Choriongonadotropin* (hCG) stimuliert die *Leydig-Zellen* zur Testosteronsekretion. Der Test wird heutzutage zur Differenzierung zwischen einem Kryptorchismus und einer Anorchie durchgeführt (Praxis s. Befund 8).

Chromosomenanalyse – Wann?

3–10% aller Infertilitätsfälle haben ihre Ursache in Chromosomenaberrationen. Bei Patienten mit mehr als 10 Mio. Spermatozoen/ml ist eine chromosomale Störung sehr unwahrscheinlich, so dass hier auf eine Chromosomenanalyse verzichtet werden kann. Bei Patienten mit Spermienkonzentrationen <10 Mio./ml liegt die Häufigkeit chromosomaler Anomalien bei ca. 10–15%, die meisten Anomalien betreffen die Geschlechtschromosomen. Patienten mit einem *Klinefelter-Syndrom* haben primär klinische Auffälligkeiten: *kleine, meist feste Testes* (Hodenvolumen <6 ml), evtl. Gynäkomastie, *erhöhte Gonatropinsekretion*, manchmal Testosteronmangel und fast immer eine *Azoospermie* (sehr selten ein schweres OAT-Syndrom).

Es ist sinnvoll, primär eine einfache Kerngeschlechtsbestimmung am Mundschleimhautabstrich (s. Befund 46) durchzuführen. Weitergehend muss zur Diagnosesicherung eine *Chromosomenanalyse* erfolgen. Eine therapeutische Konsequenz ergibt sich im Hinblick auf die Fertilität nicht, es sei denn die Empfehlung einer Insemination mit Fremdsperma (heterologe Insemination) oder in seltenen Fällen die testikuläre Spermienextraktion (genetische Beratung vor Anwendung der assistierten Fertilisation!). Bezüglich des bestehenden oder sich im weiteren Leben entwickelnden *Testosteronmangels* ist eine Aufklärung und weitere Betreuung (frühzeitige Testosteronsubstitution) des Patienten erforderlich!

Weitergehende molekular-genetische Analysen – Wann?

Molekulargenetische Untersuchungen können bei idiopathischer Infertilität mit normalem Karyotyp indiziert sein. So können z.B. bei Patienten mit einer Azoospermie oder einer schweren Oligoasthenoteratozoospermie sog. *Mikrodeletionen des langen Arms des Y-Chromosoms (Azoospermiefaktor=AZF)* vorliegen. Die klinische Wertigkeit ist derzeit noch nicht klar, die Inzidenz ungeklärt. Vor dem Einsatz assistierter reproduktionsmedizinischer Verfahren wird jedoch bei entsprechend selektierten Patienten eine genetische Untersuchung empfohlen.

Angeborene Fehlbildungen der Samenleiter (kongenitale bilaterale Aplasie der Vasa deferentia, *CBAVD*, kongenitale unilaterale Aplasie des Vas deferens, *CUAVD*) oder Fehlbildungen der Nebenhoden (Aplasien, Dissoziationen) können mit einer Heterozygotie für die zystische Fibrose *(CFTR-Genmutation)* einhergehen, wobei in 70% der Fälle eine Mutation vom Typ ΔF508 vorliegt. Bei klinischen Verdacht auf ein derartiges Krankheitsbild sollte eine genetische Untersuchung beider Partner erfolgen, da etwa 4–5% der Bevölkerung heterozygote Überträger für die zystische Fibrose sind.

Bildgebende Diagnostik – Wann?

- **Skrotalsonografie**
  Die Sonografie des Skrotalinhaltes sollte fester Bestandteil jeder andrologischen Untersuchung sein. Zusätzlich zur objektiven Erfassung des *Hodenvolumens* erlaubt sie die Erfassung *intratestikulärer Läsionen* (hyperechogene Areale, kleine intratestikuläre und häufig bei Infertilitätspatienten noch nicht palpable Hodentumoren in 0,5% der Fälle!), die Beurteilung des *Nebenhodens* (abgelaufene Infektionen?, Spermatozelen?) und des *Plexus pampiniformis* (Varikozele?) sowie anderer Pathologika (z. B. Hydrozelen) (Behre et al. 1997).

- **Transrektaler Ultraschall**
  Ein transrektaler Ultraschall kann größere Veränderungen im Bereich der distalen Ausführungsgänge (z. B. Utrikuluszyste, Samenblasenzyste) erfassen. Bei kleineren Veränderungen ist keine sichere Aussage möglich. Mittels der transrektalen Sonografie können ferner Samenblasenfehlbildungen (z. B. Agenesie, Hypoplasie) diagnostiziert werden.

- **Abdominelle Sonografie**
  Der Wert der abdominellen Sonografie beschränkt sich auf den Ausschluss einer Nierenektopie oder Nierenagenesie als zusätzlichen Anhaltspunkt bei einem Kryptorchismus oder einer Anorchie bzw. als begleitende Störung bei einer kongenitalen Duktusaplasie.

- **Vasografie**
  Die Vasografie ist als bildgebende Diagnostik in der männlichen Reproduktionsmedizin heute *obsolet* (Ludwig 1990). Sie bedingt unabhängig von der Gefahr einer Verklebung des Samenleiterlumens durch das Kontrastmittel die Gefahr eines Narbenverschlusses durch die Kanüleninjektion. Hodennahe Verschlüsse sind bei der obligaten Hodenfreilegung palpatorisch leicht zu identifizieren und distale Obstruktionen nahe der Urethramündung (z. B. Utrikuluszyste) können durch die transrektale Sonografie und die Urethrozystoskopie identifiziert werden.

Tests der Spermien-Zervixmukus-Interaktion – Wann?
Tests zur Untersuchung der Spermien-Zervixmukus-Interaktion stehen zur Verfügung, die allerdings alle nur zum Zeitpunkt der Ovulation verwertbar sind.

- **Postkoitaltest (in-vivo-Test, Sims-Huhner-Test)**
  Hierbei erfolgt eine Beurteilung der Interaktion zwischen Spermatozoen und Zervikalmukus 6–12 h nach erfolgter Kohabitation. Normalerweise finden sich pro Gesichtsfeld (400-fache Vergrößerung) mehr als 7 progressiv bewegliche Spermatozoen. Ein mehrfach negativer bzw. schlechter Postkoitaltest spricht für eine zervikale Hostilität und kann als Indikation zur intrauterinen Insemination angesehen werden.

- **Objektträgertest (Slide-Test, Kurzrock-Miller-Test)**
  Im Unterschied zum Postkoitaltest wird der Mukus nicht nach der Kohabitation entnommen, sondern die Mukus- und Spermafraktion werden getrennt gewonnen. Der Mukus wird auf dem Objektträger mit einem Deckglas bedeckt und an den Rand wird das gut verflüssigte Sperma aufgebracht. Nach 30 min Inkubation bei 37 °C in einer feuchten Kammer wird ermittelt, wie weit die Spermatozoen in den Mukus eingedrungen sind. Auch antikörperbedingte Schüttelphänomene (shaking) können dadurch erkannt werden.

- **Sperm-Zervikalmukus-Kontakt-Test (Kremer-Jager-Test, SZMK- bzw. SCMC-Test)**
  Bei diesem Antikörpertest wird Sperma direkt auf den Mukus aufgetragen, gemischt und nach der Deckglasbeschichtung nach 30 min Inkubation bei Raumtemperatur prozentual der Anteil der agglutinierten oder schüttelnden Spermatozoen ermittelt. Ein weiterer Ejakulattropfen außerhalb des Mukus-Spermien-Gemisches dient als Kontrolle. Ein mehrfach positives Schüttel-Phänomen mit >50% schüttelnder Spermatozoen entspricht einem hohen Antikörpertiter.

- **Kremer-Test (Kapillartest)**
  Hierbei wird die Penetration der Spermatozoen in Glaskapillaren bei 37 °C nach 1 h quantifiziert, die mit Zervikalmukus der Partnerin gefüllt sind. Dadurch wird eine Penetrationsbeurteilung (Eindringtiefe der Spermien und Spermiendichte) möglich. Bei einer fehlenden oder nur mäßigen Mukuspenetration besteht die Indikation zur intrauterinen Insemination. Einfacher ist der Penetrak-Test (s. u.).

- **Penetrak-Test (Boviner Mukuspenetrationstest)**
  Dieser Test hat den Vorteil, dass man nicht den Mukus der Partnerin benötigt und die organisatorisch aufwendige ovulationsgerechte Mukusentnahme überflüssig wird. Ebenfalls entfällt die für den Kremer-Test zeitraubende homogene Füllung der Kapillarröhrchen. Es wird ausschließlich die Penetrationsfähigkeit der Spermatozoen durch Rindermukus getestet, der humanem Zervikalschleim ähnlich ist. Der Test hat eine geringere Aussagekraft als der Kremer-Test (s. o.).

- **Hamsterei-Penetrations-Test (HOP-Test)**
  Bei diesem aufwendigen und schwierigen Fertilitätstest kann in vitro die potentielle Fertilität des Spermas nachgewiesen werden. Aufgrund der aufwendigen Tierhaltung und spezieller manueller Erfahrungen ist der Test zur Routineanwendung ungeeignet.

Pathologisches Spermiogramm – trotzdem fertil?
Ein Dilemma besteht in der Tatsache, dass die morphologischen Varianten Zustandsbeschreibungen darstellen, die häufig ohne therapeutische Konsequenzen bleiben. Eine positive Vorhersage der Fertilität ist nur sehr eingeschränkt möglich, denn nicht alle Spermienfunktionen sind messbar. Die kombinierte Auswahl der zur Verfügung stehenden Untersuchungen, die im Allgemeinen von spezialisierten Reproduktionsmedizinern durchgeführt werden, hat diesbezüglich eine Voraussagesicherheit von ca. 60%. Als Konsequenzen ergeben sich die Insemination, die In-vitro-Fertilisation und die intrazytoplasmatische Spermieninjektion (s. Befund 12).

Literatur

Behre HM, Kliesch S et al. (1997). Int J Androl 18 (Suppl 2): 27–31

Bergmann M, Behre HM, Nieschlag E (1994). Clin Endocrinol 40: 133–136

Bergmann M, Kliesch S (1998). In: Krause W, Weidner W Andrologie. 3. Aufl. Enke, Stuttgart, S 66–70

Deutsche Gesellschaft für Endokrinologie (1993). Rationelle Diagnostik in der Endokrinologie. Thieme, Stuttgart New York

Kliesch S, Behre HM, Nieschlag E (1994). Eur J Endocrinol 131: 347–354

Kliesch S (1998). In: Krause W, Weidner W Andrologie. 3. Aufl. Enke, Stuttgart, S 220–222

Ludwig G, Frick J (1987). Praxis der Spermatologie. Springer, Berlin Heidelberg New York

Ludwig G (1990). Urologe A 29: 135

WHO-Laborhandbuch zur Untersuchung des menschlichen Ejakulates und der Spermien-Zervikalschleim-Interaktion, 3. Auflage (1993). Springer, Berlin Heidelberg New York

BEFUND 12 Kinderlosigkeit – Welche Therapie?

S. Kliesch und S. Roth

Hypophysär-hypothalamische Insuffizienz

Diese Patienten (selten, nur 2–3% aller infertilen Männer) haben neben einem pathologischen Spermiogramm (Azoospermie, häufig Parvisemie) und kleinen Hoden (Volumen <6 ml) erniedrigte Gonadotropin-Basalwerte. Die *Erfolgschancen* bzgl. der Fertilität sind mittels einer Substitutionstherapie mit entsprechenden Gonadotropinpräparaten, die die LH-Funktion in Form des humanen Choriongonadotropin (hCG) und die FSH-Funktion in Form des humanen Menopausen-Gonadotropin (hMG) ersetzen, sehr hoch (70–90%) (Kliesch 1994). Zum Teil stehen diese Hormone, die bislang aus dem Urin schwangerer bzw. menopausaler Frauen gewonnen werden mussten, heute auch in rekombinanter Form zur Verfügung. Alternativ kann eine pulsatile GnRH-Therapie mit einer am Körper getragenen Minipumpe und pulsatiler Hormonabgabe des GnRH bei Patienten durchgeführt werden, die eine intakte Hypophysenfunktion aufweisen (rein hypothalamische Insuffizienz). Die Therapie sollte ausschließlich in enger Zusammenarbeit mit spezialisierten Zentren erfolgen und erfordert sowohl vom behandelnden Arzt als auch vom Patienten sehr viel Geduld, da ein Erfolg häufig erst nach einem langen Behandlungsintervall von 12–24 Monaten zu beobachten ist. Ist die Kinderwunschbehandlung bei diesen Patienten abgeschlossen, ist eine dauerhafte Testosteronsubstitutionstherapie erforderlich (s. u.).

Testosteronmangel und pathologisches Spermiogramm

Von einem Testosteronmangel bei Infertilität mit normalen oder sogar erhöhten Gonadotropinwerten sind entweder Patienten mit chromosomalen Aberrationen (z. B. Klinefelter-Syndrom) oder Patienten mit einer Anorchie, einem unbehandelten Kryptorchismus oder am häufigsten mit erworbenen Hodenschäden (z. B. Mumps-Orchitis, Genital-TBC, Herniotomiefolge, Zustand nach Radiatio oder Chemotherapie) betroffen. In diesen Fällen sind neben dem tubulären Kompartiment, das für die Spermatogenese verantwortlich ist, auch die testosteronproduzierenden Leydig-Zellen in ihrer Funktion gestört.

- **Dauerhafte Testosteronsubstitution**

  Bei diesen Patienten muss zeitlebens Testosteron substituiert werden. Hierzu eignet sich z. B. Testosteron in einer Dosierung von 250 mg *intramuskulär* alle 2–3 Wochen (z. B. Testosteronenanthat oder -propionat). Seit 1999 sind auch *transdermale* Testosteronsysteme verfügbar, die entweder auf das Skrotum (morgens 1 skrotales Testosteronpflaster, Testoderm 15, Fa. Ferring,) oder auf Hautpartien des Körperstammes (abends 2 nichtskrotale Testosteronpflaster, Androderm 2,5 mg, Fa. Astra) aufgetragen werden. Es sollten regelmäßige Kontrollen durch Testosteronbestimmungen im Serum erfolgen. Darüber hinaus muss die Prostata (insbesondere bei älteren Männern) regelmäßig überwacht werden (digital rektale Palpation, PSA-Wert). Die Therapie dient ausschließlich der *Behandlung des Androgenmangels* (Libido, Potenz, Körperbehaarung, Psyche, Blutbildung, Osteoporoseprophylaxe), eine *Fertilität kann nicht herbeigeführt* werden.

  In Abhängigkeit von der tubulären Restfunktion können für die Kinderwunschbehandlung Verfahren der assistierten Reproduktion mit *Spermien aus dem Ejakulat beim OAT-Syndrom* oder auch u. U. die *Spermienextraktion aus testikulärem Gewebe* (TESE) in Kombination mit Verfahren der assistierten Reproduktion (ICSI und IVF) (s. u.) in Betracht kommen. Eine Testosteronsubstitution sollte bis zur Klärung des Procedere ausgesetzt werden, da durch die exogene Zufuhr von Testosteron gleichzeitig auch ein kontrazeptiver Effekt am Hoden mit Sistieren der noch vorhandenen Spermatogenese erreicht wird.

Immunologisch bedingte Fertilitätsprobleme

Diagnostisch wegweisend sind das in der Sperma-Zervikalschleim-Interaktion (s. Befund 11) beobachtbare „shaking-Phänomen" und die Spermatozoen-Agglutinationen im Spermiogramm. Als unspezifischer Screeningtest steht der MAR-Test (Mixed-Antiglobulin-Reaction-Test) zur Verfügung. Hierbei führen mit Antikörpern beladene Testerythrozyten am Hals- oder Mittelstück der Spermatozoen zu einer halskrausenartigen Erythrozyten-Agglutination. Mehrere Therapiestrategien wurden vorgeschlagen, wobei heute als Therapie der Wahl die ICSI in Kombination mit der IVF angesehen wird.

- **Immunsuppression**
  Durch eine hochdosierte Kortisontherapie konnte nur in einer von 3 Studien eine verbesserte Schwangerschaftsrate gezeigt werden, wobei allerdings auch schwerwiegende Nebenwirkungen wie z. B. Hüftkopfnekrosen und Duodenalulzera beschrieben wurden. Darüber hinaus fehlt der Nachweis einer Fertilitätsverbesserung an größeren Kollektiven, so dass dieser Therapieansatz *keine klinische Relevanz* besitzt (Royal College of Obstetricians and Gynecologists 1999).

- **Spermaaufbereitung**
  Die Reinigung des Spermas von Antikörpern, Modifikationen des pH-Wertes und Zentrifugierungstechniken waren entweder *erfolglos* oder verursachten einen Verlust der Spermatozoenmotilität. Diese wird auch durch Zugabe von „Antikörperpuffern" negativ beeinflusst (Kiser 1987).

- **Intrauterine Insemination**
  Da die Antikörper meist eine Durchwanderung der Spermatozoen durch den Zervikalmukus behindern, kann dieses Passagehindernis mittels einer intrauterinen Insemination mit aufbereiteten Spermien in stimulierten Zyklen umgangen werden. Die Erfolgsquote liegt allerdings nicht über 10% Schwangerschaftsrate (Margalloth 1988).

- **Intrazytoplasmatische Spermieninjektion und In-vitro-Fertilisation**
  Moderne Fertilitätstechniken wie die intrazytoplasmatische Spermieninjektion (ICSI) in Kombination mit der In-vitro-Fertilisation (IVF) haben eine deutlich höhere Erfolgschance und bestätigen die These, dass die Antikörper überwiegend den Spermientransport, aber nicht zwangsläufig die eigentliche Befruchtung behindern. Die Erfolgsaussichten bei der ICSI- und IVF-Technik betragen bis zu 35%.

FSH-Erhöhung + pathologisches Spermiogramm

Diese Patienten haben eine *primär testikuläre Störung*. Der frustrane Kompensationsversuch des Körpers besteht in einer Erhöhung des FSH-Spiegels (sog. *hypergonadotroper Hypogonadismus*). Entweder ist die Ursache nicht bekannt (*idiopathische Infertilität*), oder es liegt z. B. ein Sertoli-cell-only-Syndrom vor, das angeboren sein kann (del-Castillo-

Syndrom) oder infolge einer Radiatio oder Chemotherapie auftritt. Die Möglichkeit einer kausalen Therapie besteht nicht. Eine histologische Sicherung mit Hodenbiopsie erspart weitere überflüssige Therapieversuche oder eröffnet die Möglichkeit, bei fehlendem Spermiennachweis im Ejakulat, testikuläre Spermien für eine assistierte Fertilisation zu gewinnen. Mit Hilfe der intrazytoplasmatischen Spermieninjektion kann sowohl mit sehr wenigen Spermien aus dem Ejakulat (bei OAT) als auch bei Vorliegen einer Azoospermie aus dem Hoden eine künstliche Befruchtung durchgeführt werden.

Normale endokrine Parameter und Azoospermie

Bei der *normogonadotropen Azoospermie* liegt in den meisten Fällen eine Verschlussazoospermie vor. In Abhängigkeit von der Ursache kann operativ eine mikrochirurgische Refertilisierung (z. B. bei Zustand nach Vasektomie, Zustand nach Epididymitis) versucht oder eine operative Spermiengewinnung (MESA, TESE z. B. bei kongenitaler Duktusaplasie) für eine assistierte Fertilisation (ICSI) durchgeführt werden (s. u.).

Idiopathische Infertilität

Die idiopathische Infertilität ist eine Ausschlussdiagnose, bei der Ursachen für eine Fertilitätsstörung nach Abschluss der Diagnostik nicht zu erfassen sind. Die Seminalparameter sind meistens subnormal, Testosteron liegt im Normbereich ebenso wie LH; FSH kann normal oder auch erhöht sein. Sie repräsentiert ca. 30–50% aller männlichen Fertilitätsstörungen. Die therapeutischen Möglichkeiten sind sehr limitiert und meistens empirisch, es fehlen also kontrollierte verlässliche Erfahrungen. Der Versuch, im Rahmen kontrollierter Untersuchungen eine Therapie zu etablieren, ist bislang nicht erfolgreich gewesen. Letztendlich stehen die Verfahren der assistierten Fertilisation zu Verfügung, die ggf. mit Verfahren der operativen Samenzellgewinnung kombiniert werden können.

- **Empirische Therapiemöglichkeiten**
  - Therapie mit humanem Chorion-Gonadotropin (hCG)
    HCG stimuliert die Synthese und Freisetzung von Testosteron aus den Leydig-Zellen. Die hohen intratestikulären Testosteronspiegel unterhalten die Spermatogenese. Sie stellt die Therapie der Wahl (in Kombination mit hMG, s. u.) beim hypogonadotropen Hypogonadismus dar (s. o.). Sie wurde aber auch bei der idiopathischen, d.h. normogonadotropen Spermatogenesestörung angewendet. Die Gabe von 2500–5000 IU jeden 5. Tag über 3 Monate führte zu uneinheitlichen Ergebnissen. Teilweise wurden Motilitäts- und Dichteanstiege der Spermatozoen von bis zu 70% bei einer Schwangerschaftsrate bis zu 45% berichtet, andere Studien zeigten deutlich geringere Erfolge.
  - Therapie mit humanem Menopausen-Gonadotropin (hMG)
    Die hMG-Therapie wird mit der Gabe von hCG kombiniert (sog. *hCG-/hMG-Therapie).* Hauptindikation ist eine hypophysär/hypothalamische Insuffizienz (s. o.). Die Anwendung bei normogonadotropen, schweren Oligozoospermien (unter 10 Mio./ml) ergab in einigen Untersuchungen eine Verbesserung der Spermatozoenqualität, die Schwangerschaftsrate betrug jedoch max. 10%. Eine plazebokontrollierte, prospektive, randomisierte Studie zeigte keinen Effekt (Knuth 1987). Die *normogonadotrope idiopathische Infertilität stellt derzeit keine Indikation für eine hCG/hMG-Therapie* dar.
  - Therapie mit FSH
    Kurz nach Entwicklung hochgereinigter oder rekombinanter FSH-Präparate wurde FSH auch für die Behandlung der idiopathischen Infertilität genutzt. Durchschlagende Effekte auf die Fertilität wurden aus den bislang durchgeführten Studien nicht erkennbar. Angesichts der immensen Kosten und dem bislang fehlenden Wirksamkeitsnachweis besteht auch für reines bzw. rekombinates FSH *keine Indikation in der Behandlung der männlichen idiopathischen Infertilität.*
  - Therapie mit Androgenen
    Zur Erreichung wirksamer intratestikulärer Hormonspiegel sind sehr hohe Dosen von Testosteron notwendig. Wegen der negativen Beeinflussung der hypophysär-hypothalamischen Achse kommt es durch eine Verminderung der Gonadotropinsekretion zur Hemmung der Spermatogenese. Die Theorie des sog. Reboundeffektes mit anschließend verbesserter Spermatogenese gilt inzwischen als

widerlegt (Comhaire 1990). Auch die Anwendung von Mesterolon (Proviron), das als Dihydrotestosteron nur einen mäßigen androgenisierenden Effekt und aufgrund seiner fehlenden Metabolisierung fast keinen negativen Feedback auf die Spermatogenese aufweist, konnte in einer von der WHO durchgeführten kontrollierten Studie zu keiner Erhöhung der Schwangerschaftsrate führen (WHO 1989). In einer weiteren plazebokontrollierten Studie (150 mg Mesterolon/Tag) bei Patienten mit einer idiopathischen Oligozoospermie zeigten sich ebenfalls keine statistisch signifikanten Unterschiede zur Plazebogruppe (Gerris 1991). Auch für Testosteronundecanoat (Andriol) fehlt bis heute ein entsprechender Wirksamkeitsnachweis in der Behandlung der idiopathischen männlichen Infertilität. Testosteron sollte deshalb allgemein *nicht zur Behandlung der männlichen Infertilität* eingesetzt werden.

- Therapie mit Antiöstrogenen
  Die Verabreichung von Antiöstrogenen stellt eine indirekte Hormonbehandlung dar. Durch die Blockierung der Östrogen- und Testosteronrezeptoren im Hypothalamus kommt es zu einer verstärkten Freisetzung von Releasinghormonen, so dass es durch die Stimulation der Hypophyse zu einer vermehrten Ausschüttung von FSH und LH kommt. Als Medikamente stehen Clomiphencitrat und Tamoxifen zur Verfügung.
  Clomifen (z.B. Dyneric) wurde in Dosierungen zwischen 25 und 100 mg/Tag über 2–6 Monate verabreicht. Eine höhere Dosierung führt aufgrund östrogenartiger Nebenwirkungen zu einer Suppression der Spermatogenese. Neben einer Vielzahl von positiven Ergebnissen unkontrollierter Studien liegen die Erfahrungen von insgesamt 6 plazebokontrollierten Studien vor, wobei sich nur in einer einzigen Studie eine signifikante Verbesserung der Infertilität zeigte (Sokol 1988; WHO 1992).
  Tamoxifen (z.B. Nolvadex, Tamoxifen) ist ein grundsätzlich gleich wirkendes Antiöstrogen, das geringere Östrogenaktivitäten hat und niedriger dosiert (20–30 mg/Tag) wird. In 8 kontrollierten Studien konnte kein positiver Effekt auf die Fertilität der behandelten Männer festgestellt werden (Rolf 1995). Sowohl bei Clomifen als auch bei Tamoxifen besteht aufgrund der bisherigen Studienergebnisse und auch aufgrund der potentiellen Nebenwirkungen *keine Indikation in der Behandlung der idiopathischen Infertilität.*

- Therapie mit LH-RH-Analoga
  Diese im Rahmen der Behandlung des Prostatakarzinoms etablierte Medikamentengruppe wurde ursprünglich als Therapeutikum zur Behandlung der männlichen Infertilität entwickelt, zeigte hierbei jedoch enttäuschende Resultate.
- Therapie mit motilitätsbeeinflussenden Medikamenten
  Hier stehen die Proteinase Kallikrein (Padutin®, 3-mal 200 mg/Tag) und das Hämorheologikum Pentoxifyllin (z. B. Trental®, 3-mal 400 mg/Tag) zur Verfügung. Für beide Medikamente liegen einander widersprechende Studien zur Motilitätsverbesserung vor. Insbesondere *Kallikrein* wurde häufig angewendet, kann als Proteinase jedoch eine entzündliche Reaktion provozieren oder latente entzündliche Testesschäden zur Exazerbation bringen. Es wird seit über 15 Jahren zur Motilitätsverbesserung empirisch eingesetzt. Kürzlich wurden 2 plazebokontrollierte Studien publiziert, die zeigten, dass Kallikrein zumindest in den gewählten Dosierungen *keine Verbesserung der Fertilität* bei Patienten mit idiopathischer Infertilität im Vergleich zur Plazebogruppe erreicht (Glezerman 1993; Keck 1994). Für *Pentoxifyllin* konnte in der oralen Therapie ebenfalls bislang *kein Wirksamkeitsnachweis* erbracht werden.
- Antibiotika
  Im Falle eines gesicherten oder vermuteten Entzündungsherdes sind Antibiotika indiziert. Es liegen jedoch keine gesicherten Daten vor, dass hierdurch die Fertilität verbessert wird (Royal College of Obstetricians and Gynaecologists 1999). Antibiotika, die die Spermatogenese nicht oder kaum beeinflussen, sind Penicilline und Gyrasehemmer.
- Antioxidanzien/Antiphlogistika
  Hierzu zählen die Therapie mit Vitaminen, mit Glutathion, mit den Aminosäure Arginin und Zink sowie dem Mastzellstabilisator Ketotifen und nichtsteroidalen Antiphlogistika (z. B. Diclofenac, ASS). Die bislang durchgeführten Studien zur Behandlung der männlichen Infertilität haben keine eindeutigen Ergebnisse aufgezeigt, so dass der Einsatz dieser Präparate derzeit nur im Rahmen wissenschaftlicher Fragestellungen erfolgen sollte.
- Andere Maßnahmen
  Bei einer zystischen Dilatation der Samenblasen ohne Anhalt für eine distale Obstruktion wird hypothetisch eine Dsykinesie angenommen, die in einigen Fällen nach einer Medikation von Ephe-

drin (30 mg) oder Desipramin (25 mg) 1 h vor dem Verkehr zu einer Verbesserung der Samenqualität führte (Pryor 1991).

Operative Maßnahmen

Operative/Invasive Samengewinnung

- **Mikrochirurgische epidydimale Spermienaspiration (MESA)**
  Ein seit der Einführung der intrazytoplasmatischen Spermieninjektion vielversprechendes Verfahren im Falle einer obstruktiven Azoospermie ohne Möglichkeit der mikrochirurgischen Refertilisierung, z. B. bei der kongenitalen Duktusaplasie oder Nebenhodenfehlbildungen, ist die mikrochirurgische Spermatozoenaspiration aus dem Nebenhoden. Die so gewonnenen Spermien können für die ICSI eingesetzt und überzählige Spermatozoen für weitere Behandlungsversuche kryokonserviert werden. Die Schwangerschaftsraten liegen zwischen 25 und 35%.

- **Testikuläre Spermienextraktion (TESE)**
  Bei Patienten mit hypergonadotroper Azoospermie finden sich im Hodengewebe bei >50% der Patienten Spermien, die durch eine mehrfache Hodenbiopsie entnommen und aus dem Hodengewebe extrahiert werden können. Diese Spermien können dann, ähnlich wie die aus dem Nebenhoden aspirierten Spermien, im Rahmen der ICSI für die künstliche Befruchtung eingesetzt, überzählige Spermien im Hodengewebe kryokonserviert werden. Die Schwangerschaftsraten liegen je nach Ausgangsbefund zwischen 5 und 25%.

- **Varikozelenbeseitigung**
  Unabhängig von dem gewählten Therapieverfahren (hohe Ligatur, mikrochirurgische Resektion, endoskopische Ligatur oder Sklerosierung) gilt die Varikozelenbeseitigung bislang als eine Therapiemaßnahme in der Behandlung der Infertilität. Als pathophysiologisch verantwortliche Faktoren einer reduzierten Fertilität gilt die erhöhte Skrotaltemperatur. Ein Reflux toxischer Metaboliten von der linken renalen und suprarenalen Vene wird diskutiert. Durch zytometrische Studien wurde klinisch und experimentell gezeigt, dass eine einseitige Varikozele die Gesamtfertilität beeinflussen kann (Takihara 1991). Es

ist jedoch bislang nicht möglich, die Patienten, die von einer Varikozelenoperation profitieren, präoperativ zu identifizieren. Eine kritische Überprüfung dieses invasiven Vorgehens im Rahmen kontrollierter Untersuchungen erbrachte unterschiedliche Ergebnisse: Während in der einen Studie die Behandlung der Varikozele nicht zu einer Erhöhung der Schwangerschaftsrate führte (Nieschlag 1995), wurde der gegenteilige positive Effekt in einer WHO-Studie herausgearbeitet (Hargreave 1995).

Die Indikation zur Varikozelenbeseitigung bei unerfülltem Kinderwunsch sollte unter Berücksichtigung folgender Aspekte gestellt werden:

- Vermindertes Hodenvolumen auf der betroffenen Seite,
- pathologische Ejakulatparameter,
- FSH in normalen Grenzen,
- abgeklärte weibliche Reproduktionsfunktionen.

- **Mikrochirurgische Reanastomosierung**

Bei intakter Spermatogenese und freier Durchgängigkeit des distalen Samenleiters kann je nach Lokalisation der Obstruktion eine Reanastomosierung versucht werden, wobei die Vasovasostomie die besten Ergebnisse erzielt (Durchgängigkeit 70–90%). Bei Obstruktionen im Bereich des Nebenhodenschwanzes hat sich eine End-zu-Seit-Anastomose zwischen Samenleiter und einer Schlinge im Bereich des Nebenhodenkörpers bewährt (Vasotubulostomie). Eine Durchgängigkeit lässt sich in ca. 20–40% erzielen, wobei diese Zahl keinesfalls mit der Schwangerschaftsrate gleichgesetzt werden darf. Beim Verfahren nach Silber erfolgt eine direkte Anastomosierung zwischen einem Tubulus des Nebenhodens und dem Lumen des Ductus deferens (Abb. 12.1). Die Ergebnisse im Hinblick auf die Schwangerschaftraten liegen in der Literatur zwischen 30 und 50%. Bei Auftreten von Antikörpern und Ausbleiben einer spontanen Schwangerschaft besteht in Abhängigkeit von den Ejakulatbefunden die Möglichkeit, Verfahren der assistierten Reproduktion mit Spermien aus dem Ejakulat durchzuführen. Aufgrund der insgesamt guten Schwangerschaftsraten, der im Vergleich zur assistieren Reproduktion deutlich geringeren Kosten und der Tatsache, dass die Ehefrau oder Partnerin nicht gleichzeitig auch zur Patientin wird, ist der Möglichkeit der Reanastomosierung vor dem Einsatz assistierter Verfahren der Vorzug zu geben. Im Rahmen der Operation kann aufgefangenes Samensekret kryokonserviert werden.

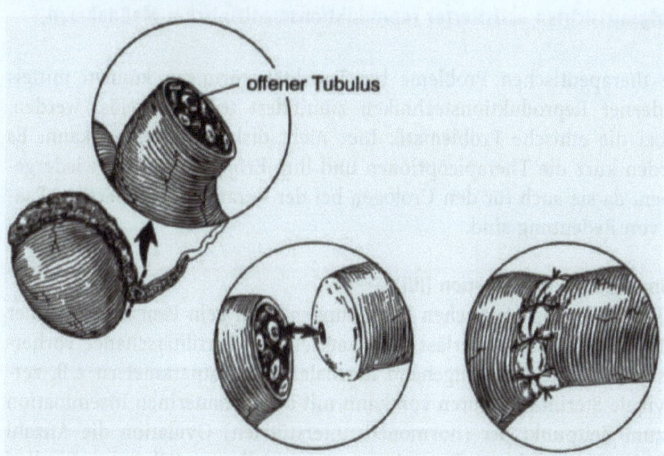

Abb. 12.1. Beim Verfahren nach Silber erfolgt eine direkte Anastomisierung zwischen einem Tubulus des Nebenhodens und dem Lumen des Ductus deferens. (Nach Silber 1984)

- **Alloplastische Spermatozelen**
  Die Implantation alloplastischer Spermareservoirs, die zur perkutanen Spermapunktion mit dem Nebenhoden anastomosiert werden, wurde Mitte der 70er Jahre erstmals bei Patienten mit einer obstruktiven Azoospermie angewandt. Die klinischen Ergebnisse waren jedoch enttäuschend. Das Verfahren wird heutzutage als *obsolet* angesehen (Turner 1988).

- **Transurethrale Techniken bei distaler Obstruktion (TURED)**
  Distale Obstruktionen können beispielsweise als Folge einer Zystenbildung des gemeinsamen Ausführungsganges (Utrikuluszyste) oder als Stenosierung der prostatischen Passage nach Prostatitiden oder transurethralen Kathetertraumen auftreten. Diagnostisch sind ein geringes Spermavolumen (Parvisemie), ein saurer Sperma-pH-Wert und eine niedrige Fruktose wegweisend für einen zentralen Samenwegsverschluss. Nach sonografischer und endoskopischer Sicherung ist die transurethrale Inzision oder Resektion durchzuführen; der Eintritt spontaner Schwangerschaften postoperativ ist in der Literatur dokumentiert.

Erfolgsaussichten assistierter reproduktionsmedizinischer Maßnahmen

Die therapeutischen Probleme bei Fertilitätsstörungen können mittels moderner Reproduktionstechniken zumindest teilweise gelöst werden, wobei die ethische Problematik hier nicht diskutiert werden kann. Es werden kurz die Therapieoptionen und ihre Erfolgsaussichten wiedergegeben, da sie auch für den Urologen bei der Beratung des infertilen Paares von Bedeutung sind.

- **Intrauterine Insemination (IUI)**
  Trotz aller diagnostischen Bemühungen kann kein Penetrations- oder Fertilisationstest zuverlässig die tatsächliche Fertilitätschance vorhersagen. Liegen bei weitgehend normalen Ejakulatparametern z.B. zervikale Sterilitätsfaktoren vor, kann mit der intrauterinen Insemination zum Zeitpunkt der (hormonell unterstützten) Ovulation die Anzahl befruchtungsfähiger Spermien in unmittelbarer Nähe der Eizellen erhöht werden. Die Erfolgsraten liegen in der Literatur im Durchschnitt bei knapp 10%.

- **In-vitro-Fertilisation (IVF)**
  Bei der In-vitro-Fertilisation werden im hormonell stimulierten Zyklus transvaginal unter sonografischer Kontrolle Eizellen aus Ovarialfollikeln gewonnen und extrakorporal mit in Kulturmedium befindlichen, aufbereiteten motilen Spermatozoen in Kontakt gebracht. Kommt es zur Befruchtung und zur erfolgreichen Ausbildung eines Embryos, wird dieser mittels Katheter in die Gebärmutter transferiert (Embryotransfer). Bei einer maximalen Behandlungszeit von 6–9 Monaten mit jeweils erforderlicher Zyklusstimulation kann eine Schwangerschaftswahrscheinlichkeit von 20–30% in Aussicht gestellt werden, bei einem zusätzlichen andrologischen Infertilitätsfaktor verringert sich die Wahrscheinlichkeit auf ca. 12%.

- **Intrazytoplasmatische Spermieninjektion (ICSI)**
  Bei dieser Form der mikroassistierten Fertilisation wird ein vitales Spermium, das in einer Glaspipette aufgezogen ist, in das Zytoplasma einer zuvor gewonnenen Eizelle (s. o.) injiziert. Sie ermöglicht die Behandlung bislang nicht therapierbarer andrologischer Fertilitätsstörungen, einschließlich der angeborenen Verschlussazoospermie und der hypergonadotropen, testikulär bedingten Azoospermie. Sie

eröffnet darüber hinaus onkologisch erkrankten Patienten die Chance auf eine spätere erfolgreiche Verwendung kryokonservierter Spermien (Kliesch 1996). Die Erfolgschancen liegen in Abhängigkeit von der zugrunde liegenden Fertilitätsstörung zwischen 10 und 35%. Problematisch ist die derzeitige Entwicklung, da die Kostenübernahme durch die Krankenkassen bei dieser sehr aufwendigen, aber auch in früher aussichtslosen Fällen erfolgreichen Infertilitätstherapie nicht mehr gewährleistet ist.

Bei Erfolglosigkeit und dem Wunsch zu weiterem aktiven Vorgehen stehen noch folgende Maßnahme zur Verfügung.

- **Heterologe Insemination**
  Als ultima ratio kann bei einem Misserfolg eine heterologe Insemination mit Spendersamen erfolgen, wobei die Wahrscheinlichkeit einer Schwangerschaft bei maximal 18 Stimulationszyklen ca. 60–80% beträgt. Für die heterologe IVF ist jedoch nach den Richtlinien der Bundesärztekammer grundsätzlich nur die Verwendung des Samens des Ehemannes zulässig. Ausnahmen sind nur nach vorheriger Anrufung der bei den Ärztekammern eingerichteten Kommissionen zulässig (Kollhosser 1996).

Adoption

Obligater Bestandteil einer ärztlichen Beratung sollte in Abhängigkeit von den Ergebnissen der Diagnostik (s. Befund 11) auch die Einbeziehung der Möglichkeit zur Adoption sein. Dies gilt nicht nur für die betroffenen Paare, bei denen die geschilderten therapeutischen Bemühungen erfolglos waren, sondern in gleichem Maße für diejenigen, die sich den zum Teil invasiven und langwierigen Maßnahmen zur Infertilitätsbehandlung nicht aussetzen möchten. Allerdings ist die Einleitung eines Adoptionsverfahrens administrativ problematisch.

Literatur

Comhaire FC (1990). Fertil Steril 54: 689
Gerris J et al. (1991). Fertil Steril 55: 603
Glezerman M et al. (1993). Fertil Steril 60: 1052

Hargreave TB (1995). Hum Reprod 10 (Suppl): 151
Keck C et al. (1994). Hum Reprod 9: 325
Kiser GC et al. (1987). Fertil Steril 47: 466
Kliesch S et al. (1994). Eur J Endocrinol 131: 347
Kliesch S et al. (1996). In: Nieschlag E, Behre HM Andrologie. Springer, Berlin Heidelberg New York, S 367
Knuth UA et al. (1987). J Clin Endocrinol Metab 65: 1081
Kollhosser H, Drouven M (1996). In: Nieschlag E, Behre HM Andrologie. Springer, Berlin Heidelberg New York, S 434
Margalloth EJ et al. (1988). Fertil Steril 50: 441
Nieschlag E et al. (1995). Hum Reprod 10: 347
Pryor JP et al. (1991). Fertil Steril 56: 725
Rolf C et al. (1996). Dtsch Med Wochenschr 121: 33
Royal College of Obstetricians and Gynecologists (1999). B J U International 83: 636
Silber SJ (1984). Urology 23: 516
Sokol RZ et al. (1988). Fertil Steril 49: 865
Takihara H et al. (1991). Fertil Steril 49: 865
Turner TT (1988). Fertil Steril 49: 387
WHO Task Force (1989). Int J Androl 12: 254
WHO Task Force (1992). Int J Androl 15: 299

BEFUND 13 Retrograde oder neurogene Ejakulationsstörung?

S. Kliesch und S. Roth

Allgemeine Einordnung

Klassischerweise tritt das Problem der retrograden Ejakulation bei Hodentumorpatienten nach einer retroperitonealen Lymphadenektomie aufgrund einer Grenzstrangverletzung auf. Das Problem tritt auch nach Resektion der Prostata auf, die häufig den Verlust der koordinierten Verschlussfunktion des Blasenhalses bedingt. Weitere Ursachen sind in Tabelle 13.1. aufgeführt. Darüber hinaus können Medikamente durch eine ganglionäre oder adrenerge Blockade die Emission bzw. Ejakulation beeinträchtigen (Tabelle 13.2).

Im Unterschied dazu haben Patienten mit einer traumatischen Rückenmarksläsion einen kompletten Verlust ihrer Ejakulation (Anejakulation). Minimal-invasive Maßnahmen (s. u.) bieten die Chance einer Spermagewinnung, so dass eine homologe Insemination möglich wird.

Tabelle 13.1. Ursachen der retrograden Ejakulation. (Mod. nach Hershlag et al. 1991)

Blasenhalsinsuffizienz	• Angeborene Störungen: Malformationen der hinteren Urethra, hintere Urethraklappen, Blasenexstrophie • Erworbene Störungen: Transurethrale Prostataresektion, Prostataadenomektomie, Blasenhalsoperationen, Beckentraumata
Neurologische Störungen	• Operationsfolgen: Lumbale Sympathektomie, retroperitoneale Lymphadenektomie, aortoiliakale Gefäßoperationen, Abdominosakrale Beckenchirurgie • Neuropathien: Diabetes mellitus, multiple Sklerose • Rückenmarksverletzungen
Mechanische Obstruktionen (Störungen)	• Utrikuluszysten, Urethrastriktur, Meatusstenose, Urethraklappen
Idiopathische Genese	

Tabelle 13.2. Medikamente, die eine ejakulatorische Dysfunktion bewirken können. (Mod. nach Bissada 1988)

Retrograde Ejakulation	α-Methyldopa, Guanethidin, Imipramin, Phenoxybenzamin, Prazosin, α-Blocker
Ejakulationsverlust	Phenoxybenzamin, Reserpin, Thioridazin (~50%), Labetalol, Chlorprothixin
Verminderte Ejakulation	α-Methyldopa (~25%), Bethanidin (40–90%), Guanethidin (~60%), Reserpin, Tolazolin
Psychopharmaka	Benzodiazepine, Lithiumcarbonat, Thioridazin (~50%), Trizyklische Antidepressiva (z. B. Desipramin, Imipramin und Nortriptylin)
Suchtmittel	Amphetamine, Alkohol, Kokain, Opiate

Urologische Diagnostik

- **Anamnese**
  Operation?, Trauma?, Medikamente?

- **Urinanalyse nach Masturbation**
  - Spermien nachweisbar
    In diesen Fällen liegt eine echte retrograde Ejakulation vor.
  - Keine Spermien vorhanden
    In diesen Fällen liegt entweder eine Azoospermie (mit Ejakulat) oder echte Aspermie (kein Ejakulat) vor. Zur weiteren Differenzierung kann eine Fruktosebestimmung im Urin erfolgen.

- **Fruktosebestimmung im Urin**
  - Positiver Fruktosenachweis
    Der Fruktosenachweis entspricht dem Nachweis von Samenflüssigkeit, so dass eine Azoospermie (s. Befund 11) vorliegt.
  - Negativer Fruktosenachweis
    Die fehlende Fruktose beweist eine *Aspermie/Anejakulation*. Bei Patienten ohne Querschnittssymptomatik kann in diesen Fällen eine Obstruktion mittels bildgebender und endoskopischer Diagnostik ausgeschlossen werden.

- **Körperliche Untersuchung**
  Neben der Untersuchung des äußeren Genitales ist insbesondere die rektale Untersuchung von Bedeutung, um Anomalien wie beispiels-

weise eine Prostataaplasie festzustellen. Allerdings ist die Palpation bei jüngeren Männern mit der oft kleinen Prostata unsicher. Fehlbildungen, wie z. B. Hypospadien, werden dokumentiert.

- **Bildgebende Diagnostik**
  Neben der Azoo- bzw. Oligozoospermie finden sich bei den Patienten mit einer Obstruktion ein vermindertes Ejakulatvolumen (Parvisemie), eine partielle retrograde Ejakulation oder ein komplettes Fehlen eines Ejakulates (Aspermie), das die primäre Verdachtsdiagnose einer retrograden Ejakulation bedingt.
  - Sonografie
    Primär sollte eine transrektale Sonografie erfolgen, wobei sich nur in Einzelfällen eindeutige pathologische Veränderungen (z. B. Samenblasenhydrops, Utrikuluszyste) darstellen lassen.
  - Vasografie
    Von den meisten Autoren wird die Vasografie mit verdünntem Kontrastmittel oder verdünntem Methylenblau (1:10) abgelehnt (s. Befund 11). Einige halten sie jedoch zum Ausschluss distaler Anomalien *bei einer Aspermie* für notwendig, da die anatomische Nähe der Ductus ejaculatorii als Vereinigung von Samenleitern und den Ausführungsgängen der Bläschendrüsen auch bei einseitiger Pathologie einen beidseitigen Verschluss bedingen kann (Pryor 1991). Die häufigsten Anomalien sind eine Zyste oder prostatische Vernarbungen beispielsweise nach einer Prostatitis oder nach einer Katheterisierung. Als therapeutische Konsequenzen ergeben sich die Obstruktionsbeseitigung durch Zystenresektion oder transurethrale Resektion der distalen Stenose.

- **Urethradiagnostik**
  Im Falle des Verdachts auf eine infraprostatische Obstruktion mit behinderter Ejakulation beispielsweise nach einer vorangegangenen Katheterableitung kann eine Urethradiagnostik (z. B. Uroflow, retrogrades Urethrogramm, Urethrozystoskopie) erforderlich sein. Klinisch werden diese Patienten in aller Regel eine Miktionsstörung mit Harnstrahlabschwächung schildern.

- **Neurologische Diagnostik**
  Die neurologische Diagnostik ist bei Patienten indiziert, bei denen die Höhe der Querschnittsläsion nicht eindeutig festgelegt ist und ei-

ne Spermagewinnung mittels Vibratorstimulation oder Elektrostimulation diskutiert wird (s. u.).

Urologische Therapie

Kausaltherapie

- **Präventive Spermakonservierung**
  Da bei Patienten mit erforderlicher (radikaler) retroperitonealer Lymphadenektomie die Gefahr einer Verletzung des Plexus hypogastricus mit nachfolgender retrograder Ejakulation besteht, sollten sie über die Möglichkeit der Kryokonservierung ihres Ejakulates informiert werden (Kliesch 1996). Hierfür sind meistens bei einer sexuellen Karenz von mindestens 2 Tagen 2–3 Ejakulatuntersuchungen mit Kryokonservierung notwendig. Wenn die Operation keinen zeitlichen Aufschub duldet, kann die Karenzzeit entsprechend verkürzt und die Kryoproben innerhalb eines Tages angelegt werden. Nachteilig sind die Kosten (ca. 510 DM/Jahr) für die Lagerung der Proben.

- **Beseitigung einer urethralen Obstruktion**
  Hierzu zählen nicht nur die Beseitigung eines urethralen Passagehindernisses z.B. in Form einer Urethrastriktur, sondern auch Stenosen bzw. Zysten auf Höhe der Einmündung der Ductus ejaculatorii im Bereich der prostatischen Urethra.

- **Medikamentenwechsel**
  In Abhängigkeit von der Medikamentenanamnese (s. Tabelle 13.2) sollten ein Medikamentenwechsel oder ein Auslassversuch unternommen werden.

Symptomatische Therapieversuche

- **Medikamentöse Therapie**
  Ein medikamentöser Therapieversuch kann mittels *Alpha-Sympathomimetika* und *Anticholinergika* erfolgen, wobei eine Beeinflussung der Blasenhalsrezeptoren angestrebt wird. Die Erfolgsaussichten sind erfahrungsgemäß gering und bei querschnittbedingter Anejakulation, Meningomyelozele oder multipler Sklerose ist die Medikamentengabe erfolglos.

- Alpha-Sympathomimetika
  Beispiele
  Midodrin (Gutron®) 3-mal 5 mg oral,
  Imipramin (Tofranil®) 25–75 mg oral,
  Desipramin (Pertofran®, Petylyl®) bis zu 4-mal 25 mg oral.
- Anticholinergika
  Brompheniramin (Dimegan®) 1- bis 2-mal 8–16 mg oral.
  Die Therapie muss mindestens über 3 Wochen erfolgen, bevor ihre Wirkungslosigkeit festgestellt werden kann. Eine absolute Kontraindikation stellt eine Hypertonie dar. Als Nebenwirkung treten trockener Mund, Schläfrigkeit (Reaktionsvermögen!) und reversible Erektionsschwäche auf.

Samengewinnung aus dem Urin

Gelingt die medikamentöse Behandlung nicht, kann versucht werden, Spermien aus dem Urin für den Einsatz der assistierten Fertilisation zu gewinnen. Aufgrund der Schädigung der Spermatozoen durch den Urin muss als Voraussetzung das Urinmilieu optimiert werden. Hierzu gehört neben einer Absenkung des spezifischen Gewichts auf ca. 1010 mittels reichlicher Flüssigkeitszufuhr eine Alkalisierung auf pH-Werte zwischen 7,2 und 7,8 (orale Gabe von 500 mg Bikarbonat alle 6 h).

Es wurden mehrere Aufbereitungstechniken beschrieben, die meist nur in spezialisierten Zentren durchführbar sind, da die Spermien unmittelbar nach der Ejakulation aus dem Urinmilieu gelöst und in ein spezielles Kulturmilieu (z.B. Ham's F-10) eingebracht werden müssen. Gleichzeitig ist eine hormonelle Behandlung der Partnerin erforderlich, um in Abhängigkeit von der Spermienkonzentration und Motilität entweder im einfachsten Fall eine Insemination, besser bei eingeschränkter Spermienkonzentration und Motilität eine IVF oder ICSI durchzuführen (s. Befund 12).

Es kann auch die Instillation von 20–40 ml Kulturmedium in die Blase mit anschließender Spermagewinnung sinnvoll sein (Denil 1996). Unterstützend kann hierbei eine digital-rektale Prostata- und Samenblasenmassage wirken (Okada 1998).

Operative Verfahren

In Einzelfällen kann eine operative Rekonstruktion des Blasenhalses versucht werden. Es wurden die Verfahren nach Abrahams (1975) und nach Young-Dees (Middleton 1986) beschrieben.

Spermagewinnung bei Querschnittsgelähmten

Entsprechend dem angewendeten Verfahren müssen die erforderlichen Reflexbögen erhalten sein (s. u.). Die Patienten sollten eine entsprechende Vorbereitung des Urins mit einer Alkalisierung und Erniedrigung des spezifischen Gewichts erhalten (s. o.). Einige Autoren führen primär eine Spülung der Blase mit einer antibiotischen Lösung (Neomycin) und anschließende Instillation von 10–20 ml einer pH-neutralen Ringerlösung durch (Perkash 1990). Da Querschnittspatienten häufig einen intermittierenden Einmalkatheterismus praktizieren, muss primär eine Infektsanierung erfolgen. Die Antibiotika dürfen jedoch die Samenqualität nicht negativ beeinträchtigen (s. Anhang, Übersicht A 3). Begleitend muss zur anschließenden Insemination eine Ovulationsauslösung der Partnerin erfolgen.

Die reflektorische Samengewinnung gelingt bei der Vibratoranwendung frühestens 6 Wochen nach Läsionsauftritt, bei der Elektrostimulation frühestens nach 6 Monaten. Es hat sich gezeigt, dass es mit zunehmender Zahl der artifiziellen Ejakulationen zu einer Verbesserung der Samenqualität kommt. Ein wichtiger Faktor zur Beeinflussung der Samenqualität ist die Skrotaltemperatur, die bei Rollstuhlfahrern meistens erhöht ist. Deshalb wurde empfohlen, dass Patienten zumindest zeitweilig ihre Beine spreizen und spezielle Unterwäsche tragen (Zorgniotti 1980).

- **Vibratorstimulation**

  Hierbei wird mittels Vibration eine reflektorische Emission ausgelöst. Der Stimulationskopf wird an der Unterseite der Glans penis in Höhe des Frenulums gelegt. Die Stimulationsdauer beträgt jeweils 3,5 min und wird maximal bis zu 4-mal wiederholt. Die Vibratoranwendung setzt intakte Segmente zwischen L 2 und S 1 voraus, die sich klinisch durch eine reflektorische Hüftflexion bei Bestreichen der Fußsohle nachweisen lassen (Madersbacher 1987). Bei Anejakulation nach retroperitonealer Lymphadenektomie, Beckenchirurgie, multipler Sklerose oder Diabetes mellitus ist sie unwirksam.

- **Transrektale Elektroejakulation**

  Durch Applikation einer Rektalsonde mit Stimulationselektroden werden Fasern des Plexus hypogastricus durch Schwachstrom stimuliert und eine Samenemission induziert (Madersbacher 1987). Die Stimulation muss in Allgemeinanästhesie erfolgen und setzt intakte Segmente zwischen TH 11 und L 2 voraus. Die Kombination mit der ICSI und IVF ist aufgrund der meist geringen Samenqualität empfehlenswert.

Invasive Samengewinnung

Versagen die genannten Strategien zur Samengewinnung, bleiben als ultima ratio nur die mikrochirurgische Spermienaspiration aus dem Nebenhoden (MESA) (s. Befund 12) bei irreparabler Verschlusssymptomatik oder die Gewebeentnahme aus dem Hoden bei allen anderen Formen zur testikulären Spermienextraktion (TESE). Das früher propagierte Verfahren der artifiziellen Spermatozelen führte zu unbefriedigenden Ergebnissen und wird nicht mehr angewendet.

Literatur

Abrahams JI et al. (1975). J Urol 114: 888
Bissada K (1988). Urol Clin North Am 15: 725
Denil J et al. (1996). Andrologia 28: 43
Hershlag A et al. (1991). Human Reprod 6: 255
Kliesch S et al. (1996). In: Nieschlag E, Behre HM Andrologie. Springer, Berlin Heidelberg New York, S 367
Madersbacher H et al. (1987). Akt Urol 18: 146
Middleton RG et al. (1986). J Urol 136: 1208
Okada H (1998). J Urol 159: 848
Perkash I et al. (1990). J Urol 143: 305
Pryor JP et al. (1991). Fertil Steril 56: 725
Zorgniotti AW (1980). Lancet 1: 904

BEFUND 14 Hämospermie

Allgemeine Einordnung

- **Synonym: Hämotospermie**
  Jede makroskopisch sichtbare Blutbeimengung zum Ejakulat wird als Hämospermie bezeichnet. Meist beobachten der Patient oder sein Sexualpartner mehrere Episoden von Hämospermie, selten tritt sie als einmaliges Ereignis auf. Betroffen sind meist 30- bis 45-jährige Männer. Häufig sistiert die Hämospermie spontan. Durch verbesserte Untersuchungsmethoden kann eine Ursachenklärung in bis zu 80% der Fälle erfolgen. Unterschieden werden muss zwischen der Hämospermie jüngerer Männer (bis 40. Lebensjahr), der häufig eine benigne Ursache zugrunde liegt, und rezidivierenden Hämospermien oder der Hämospermie älterer Männer (ab ca. 40. Lebensjahr). In der letztgenannten Gruppe sollte aufgrund der häufigeren Assoziation mit malignen Erkrankungen eine komplette Abklärung erfolgen.

- **Ursachen der Hämospermie**
  Es kommt eine Vielzahl von Ursachen in Frage. Je nach Altersgruppe des Patienten stehen unterschiedliche Ursachen im Vordergrund (Tabelle 14.1).

Diagnostik

Wichtig ist zunächst die Abgrenzung einer „Pseudohämospermie", vorgetäuscht durch eine vaginale Blutung beim Koitus. Danach gilt es, eine infektiöse Genese zu klären oder ein Tumorgeschehen auszuschließen. Die Diagnostik sollte sich nach einem „Stufenplan" orientieren und dem Einzelfall angepasst werden.

Tabelle 14.1. Ursachen der Hämospermie

Hämospermie bei *jüngeren* Patienten unter 40 Jahren (Reihenfolge nach Häufigkeit sortiert)	• Entzündungen (Prostatitis, Vesikulitis, Urethritis, Epidydimitis) Benigne Veränderungen der Samenblasen und Prostata (Erweiterung der Samenblasen; Zysten; Divertikel; Steine und Verkalkungen) • Benigne Veränderungen der Urethra (Granulationen; abnomale Venen der prostatischen Urethra; Hämangiome; Condylomata acuminata) • Tumoren (Samenblase: Leiomyome, Karzinome; Hoden)
Hämospermie bei *älteren* Patienten über 40 Jahren (Reihenfolge nach Häufigkeit sortiert)	• Tumoren (Prostata: Karzinome; Sarkome; Blase; Samenblase: Leiomyome, Karzinome; Urethra) • Benigne Veränderungen der Samenblasen und Prostata (BPH; Granulationen; Steine und Verkalkungen; Erweiterung der Samenblasen; Divertikel) • Benigne Veränderungen der Urethra (Granulationen; abnormale Venen der prostatischen Urethra; Hämangiome; Harnröhrenstrikturen) • Entzündungen (Prostatitis; Vesikulitis; Urethritis; Epidymorchits)
Seltene Ursachen der Hämospermie	• Harnsteine Störungen der Blutgerinnung (Hämophilie; Purpura; Leukämie) • Trauma (Prostatabiopsie; Hoden; Perineum; Hämorrhoidensklerosierung) • Amyloidose der Samenblasen • Utrikuluszyste • Tumoren des Ductus deferens und des Utriculus prostaticus • Tumoren des kleinen Beckens • Lymphome • Hämorrhoiden • Leberzirrhose • Geschlechtskrankheiten (Gonorrhö, Syphilis) • In endemischen Gebieten: Bilharziose; Tuberkulose

Stufendiagnostik (ergänzt und modifiziert nach Wilbert 1995)

- Anamnese
- Palpation von Prostata, Samenblasen, Hoden, Nebenhoden und Ductus deferens, Inspektion des Urogenitalbereichs
- Blutdruckmessung
- Urinstatus und Sediment
- Dreigläserprobe mit Urinkultur und mikroskopischem Ausstrich des Prostataexprimates
- Spermiogramm inkl. biochemischer Parameter (Citrat, Fruktose, Carnitin) und Ejakulatkultur
- Sonografie der Prostata und Samenblasen (TRUS)
- Gerinnungslabor, PSA
- Beckenleeraufnahme, Miktionszysturethrogramm
- Urethrozystoskopie
- Kernspintomografie
- Urinkultur und Ejakulatkultur zur Tuberkulose und Bilharzioseabklärung
- Vesikulografie

Basisdiagnostik

- **Anamnese**
  - Rezidiverende Infekte der Harnwege oder der männlichen Adnexe? Hämaturie?
  - Schmerzhafte Ejakulation oder Defäkation?
  - Perineales Trauma?
  - Hinweise auf Lebererkrankung?
  - Gerinnungsstörung?

- **Lokalisation der Blutung**
  Eine intensive Vermischung von Blut und Ejakulat spricht für eine Blutungsquelle in den proximalen Samenwegen. Ist das Blut inhomogen verteilt, spricht dies eher für eine Blutbeimengung aus der Harnröhre.

- **Rektale Palpation**
  - Schmerzhaft?
  - Karzinomverdächtig? Ggf. Prostatabiopsie
  - Prostataspezifisches Antigen.

- **Mikroskopie**
  Zytologische Untersuchungen von Urin und Ejakulat auf Erythrozyten, Leukozyten und karzinomverdächtige Zellen. *Durchführung:* Ein Tropfen des verflüssigten Ejakulates wird auf einen farbbeschichteten Objektträger, z. B. Testsimplets, aufgebracht. Die Beurteilung erfolgt nach wenigen Minuten. Alternativ kann auch die aufwendige, aber fixierbare Färbung nach Papanicolaou durchgeführt werden. Mehr als 10 Leukozyten/Gesichtsfeld (Okular 10-mal und Objektiv 40-mal) gelten als pathologisch. Aufgrund ähnlicher Größe besteht die Verwechselungsgefahr von Spermatozyten mit Monozyten.

- **Dreigläserprobe**
  Durchführung und Bewertung der Ergebnisse: s. Befund 31.

- **Bakteriologische Untersuchung**
  Es ist wichtig, die bakteriologische Untersuchung des Ejakulats und des Urins *vor* Therapiebeginn durchzuführen. Gelingt ein Keimnachweis, so handelt es sich meist um Enterokokken, Staphylokokken oder E. coli. Bei isolierter Leukozyturie oder -spermie ggf. Nachweis von Erregern, die sich auf Standardnährböden nicht anzüchten lassen (s. Befund 25). Bei Verdacht auf eine Tuberkulose wird neben allgemeiner Diagnostik (s. Befund 27) der Morgenurin nach Prostatamassage oder Ejakulat als Probenmaterial verwendet.

- **Transrektale Sonografie**
  der *Prostata* (Zysten des Müller-Ganges? Prostataverkalkungen?) und *Bläschendrüsen* (asymmetrische Darstellung? Verkalkungen? Zysten? paraprostatische Raumforderungen?). Ergibt sich in oben genannten Verfahren kein pathologischer Befund, kann die diagnostische Abklärung beendet werden. Bei *zweifelhaften* Ergebnissen oder dem Verdacht auf ein Malignom kommen folgende weiterführende Untersuchungen in Frage.

Weitergehende Diagnostik

- **Urethrozystoskopie**
  - Ektopes Gewebe in der Urethra?
  - Impression des Harnblasenbodens?
  - Fehlendes Hemitrigonum als Hinweis auf urogenitale Anomalien?

- **Röntgenaufnahme des Beckens**
  Prostata- oder Bläschendrüsenverkalkungen?

- **Computertomografie oder Kernspintomografie**
  der Prostata und Bläschendrüsen.

- **Vesikulografie**
  Kontrastmitteldarstellung der samenableitenden Wege (Füllungsdefekte? Extravasat?). Aufgrund der Invasivität (Infektgefahr, Epithelschädigung) ist die Vesikulografie nur bei suspektem Ergebnis der oben genannten Verfahren indiziert.

- **Biopsie**
  Bei Verdacht auf Bläschendrüsenmalignom ist die transrektal-sonografisch geführte Biopsie zur Abgrenzung von einem Prostatakarzinom möglich. Vereinzelt wird auch die primäre operative Freilegung beschrieben.

Therapie

Meist ist über die *Beruhigung des Patienten* hinaus keine weitere Therapie erforderlich. Bei einer infektiösen Genese richtet sich die Art der antibiotischen Therapie nach der Lokalisation des Infektes (s. Befunde 25, 30, 31). Da Bläschendrüsenkarzinome eine Rarität darstellen, ist eine *operative Intervention nur selten* indiziert.

Literatur

Koff SA (1976). J Urol 116: 589
Wienhold et al. (1998). Urologe B 38: 3–5
Wilbert (1995). In: Thüroff JW (Hrsg) Urologische Differentialdiagnose. Thieme, Stuttgart New York, S 275–278

UROLITHIASIS

BEFUNDE 15–17

BEFUND 15 Urolithiasis – Welche Therapie?

Allgemeine Einordnung

Es stehen konservative und operative Verfahren zur Verfügung. Mit der Entwicklung der minimal-invasiven endoskopischen Verfahren und der extrakorporalen Stoßwellenlithotrypsie ist die „offene“ Steinsanierung im klinischen Alltag zur Rarität geworden und wird fast nur noch in Entwicklungsländern breit angewendet. Bedauerlicherweise wird der Steinmetaphylaxe, bedingt durch die relativ einfache Steintherapie, stellenweise zu wenig an Beachtung geschenkt. Ein Prinzip bei jeder operativen Steintherapie sollte die Gewinnung von Material zur Steinanalyse als Basis von Metaphylaxemaßnahmen sein.

Urologische Therapie

Konservative Maßnahmen

- **„Abwarten“**
  Circa 80% aller Harnleitersteine sind innerhalb von 6 Wochen spontan abgangsfähig (s. u.). Persistierende Beschwerden, drohende Nierenfunktionsverschlechterung oder Urosepsis machen jedoch eine Intervention erforderlich.

- **Steinauflösung/Chemolitholyse**
  Eine Steinauflösung ist mittels Harnalkalisierung und medikamentöser Absenkung des Serumharnsäurespiegels (z. B. Allopurinol) bei Harnsäuresteinen erfolgreich. Der Zielwert liegt bei pH 6,2–6,8. Wichtig ist bei gleichzeitigem Harnwegsinfekt eine adäquate Antibiose und ggf. die Einlage einer inneren Harnleiterschiene.
  - Chemolitholyse bei Infektsteinen
    Die adjuvante perkutane Chemolitholyse hat einen Stellenwert in der Behandlung von Reststeinen nach ESWL und/oder PNL von Infektsteinen. Sie ist mittels perkutaner Dauerspülung über eine Nephrostomie mit zitronensäurehaltigen Lösungen (Suby-G-Lösung oder Renacidin-Lösung) möglich (Heimbach 1998). Je nach Größe der Residualkonkremente kann die Dauer der Behand-

lung mehrere Wochen in Anspruch nehmen. Die alleinige primäre Chemolitholyse von großen Konkrementen resultiert in teils monatelange Spülbehandlungen und sollte aus diesem Grund unterbleiben.

- Praxis:

  Urin muss vor Beginn der Spülungen keimfrei sein.

  Freie Abflussverhältnisse aus dem Nierenbecken und Integrität des Hohlsystems müssen gesichert sein.

  Testspülung mit NaCl 0,9% für einige Stunden vor Beginn der Chemolitholyse.

  Physiologische Infusionsdrucke (20–25 cm H_2O maximal).

  Komplikationen: Bei Nichtbeachtung der Kautelen: Urosepsis, Pyelonephritis, Elektrolytstörungen.

- **Metaphylaxemaßnahmen**

  (s. Befund 17).

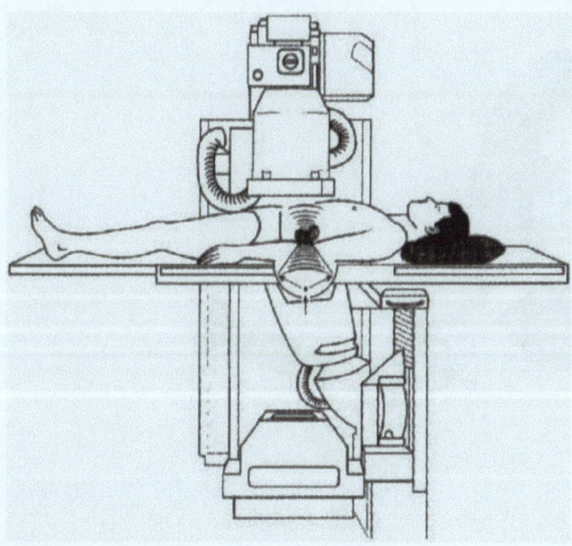

Abb. 15.1. Extrakorporale Stoßwellenlithotrypsie

Operative Maßnahmen

- **Extrakorporale Stoßwellenlithotrypsie (ESWL) (Abb. 15.1)**
  Kontraindikationen sind nicht zu behebende Gerinnungsstörungen, eine Schwangerschaft, nicht einstellbarer arterieller Hypertonus und arterielle Aneurysmen im Stoßwellenfeld (z.B. Aortenaneurysma). Bei Harntransportstörungen distal des Steines sind anstelle der ESWL eine endourologische Therapie oder eine „offene" Steinsanierung sinnvoll.

- **Perkutane Nephrolitholapaxie (PNL)** (Abb. 15.2)
- **Ureterorenoskopie (URS)** (Abb. 15.3) (S. 154)
- **Vorübergehende Einlage einer Harnleiterschiene**
- **Verweilschlinge** (s. S. 154)
  (Die „Schlinge" wurde durch die URS fast komplett verdrängt.)
- **„Offene" Operation**
  Nephrektomie, Nierenteilresektion, Pyelolithotomie, Nephrolithotomie, Ureterolithotomie

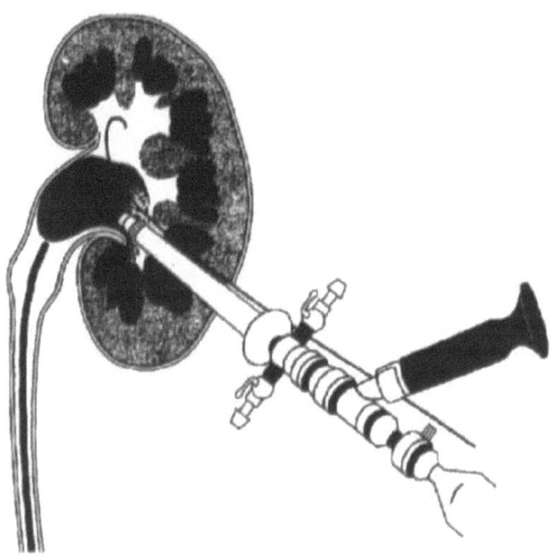

Abb. 15.2. Perkutane Nephrolitholapaxie

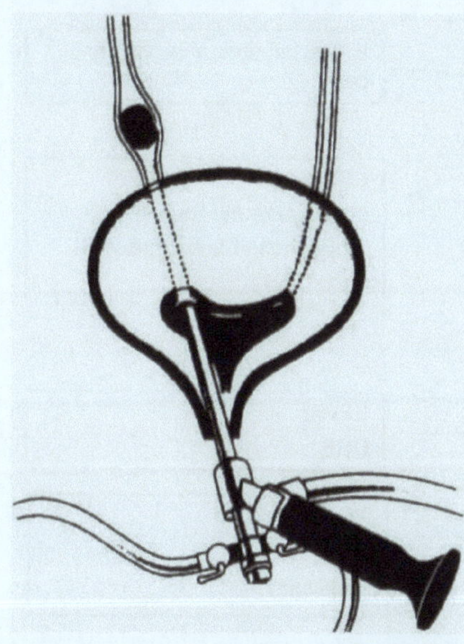

Abb. 15.3. Ureteroskopische Steintherapie unter Verwendung einer Desintegrationssonde

Indikation zur operativen/instrumentellen Steinsanierung

Eine Indikation zur operativen Steinsanierung besteht bei (Abb. 15.4):

- Steinen, die von ihrer Größe nicht spontan abgangsfähig scheinen, (cave: der kindliche Harnleiter kann überraschend große Konkremente gebären),
- bei Harnstauungsniere, die die Nierenfunktion bedroht,
- bei nicht beherrschbaren Schmerzen,
- bei Urosepsis (evtl. zunächst Entlastung des Hohlsystems per Nephrostomie oder Harnleiterschiene und sekundärer Steinsanierung).

Nierenstein

- **Kelchstein**

  Bei rezidivierenden Infekten, Makrohämaturie oder Steinwachstum bzw. rezidivierender Urolithiasis ist die Indikation zur Therapie unbestritten. Die Therapie der 1. Wahl ist die ESWL mit oder ohne Einlage einer Harnleiterschiene. Bei großen oder ESWL-refraktären Steinen ist eine PNL zu erwägen.

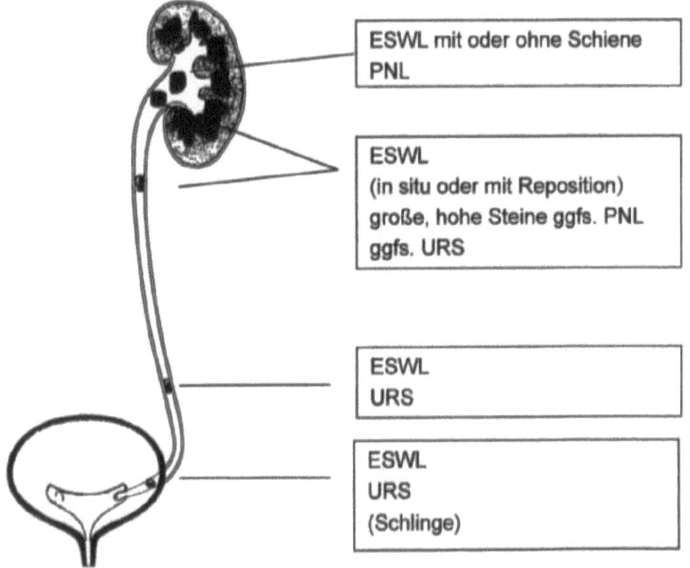

Abb. 15.4. Lokalisationsabhängige Steintherapie

- **Kelchdivertikelstein**
  Mittels ESWL kann nur in seltenen Fällen Steinfreiheit erreicht werden (10%). Falls eine Therapie erforderlich ist, ist die perkutane Sanierung erfolgversprechender.

- **Nierenbeckenstein**
  Je nach Steingröße und Zusammensetzung erfolgen eine ESWL oder PNL.

- **Ausgussstein**
  Steine mit steintragendem Unter- oder Mittelkelch und großer Steinmasse im Nierenbecken eignen sich für eine PNL-Monotherapie. Häufig wird jedoch eine Kombination von PNL und ESWL von etwaigen Reststeinen vor allem in den Kelchen zur Anwendung kommen. Bei Struvit-Korallensteinen und gut tonisiertem Hohlsystem kann auch eine ESWL-Monotherapie mit Harnleiterschiene in mehreren Sitzungen ausreichen.

Bei den kompletten Ausgusssteinen haben die anatrophe Nephrolithotomie oder die multiplen radiären Nephrotomien noch einen gewissen Stellenwert.

Harnleiterstein

- **Spontanabgang**

  Circa 80% aller Harnleitersteine gehen innerhalb von 6 Wochen spontan ab (!). Konkremente unter 4 mm Größe im distalen Harnleiter gehen in 93%, im lumbalen Harnleiter in 81% ab. Bei Steinen von 4–6 mm Größe liegt die Spontanabgangsrate bei 50%. Bei Steingrößen über 6–8 mm – vor allem bei lumbaler Position – ist in der Regel eine Intervention erforderlich (Graff 1993). Offene Steinsanierungen werden nur noch selten bei sehr großen Konkrementen diskutiert.

- **Auflösung von Harnsäuresteinen**

  Bei Harnsäuresteinen kann – unabhängig von der Größe – eine alleinige Entlastung der gestauten Niere (innere Harnleiterschiene oder Nephrostomie) mit nachfolgender Harnalkalisierung für mehrere Wochen (Zielwert pH 6,2–6,8) ausreichen.

- **Infundibuläre und lumbale Harnleitersteine (Nierenbeckenabgang bis L 5)**

  Therapie der 1. Wahl ist die ESWL in der Regel als ESWL in situ. Eine Steinreposition mit einem Ureterenkatheter und nachfolgender Einlage einer Harnleiterschiene wird vor allem nach erfolgloser ESWL oder primär bei entsprechender Steingröße (etwa über 1 cm) erforderlich. Bei schwierigen Repositionen hat sich die Verwendung eines 50%igen Gemisches aus sterilem Gleitmittel (z.B. Endos®-Gel und NaCl 0,9%) bewährt. Bei sehr großen Steinen oder erfolgloser Reposition mit dem Ureterenkatheter ist die Desintegration und Reposition mit dem Ureteroskop (URS) sinnvoll.

  Selten kann eine antegrade URS über einen perkutanen Zugang bei nicht retrograd zu sondierendem Harnleiterostium (z.B. Zustand nach Harnableitung) erforderlich werden.

  Unabhängig von diesen Gesichtspunkten ist bei drohender Urosepsis (Leukozytose, CRP-Erhöhung, Fieber, Schüttelfrost) eine Hohlsystementlastung durch Reposition, Harnleiterschienung und Blasenkathetereinlage oder durch eine Nephrostomie vorab erforderlich. Die ESWL erfolgt erst nach Überwindung der Sepsis.

- **Pelvine und prävesikale Harnleitersteine**
  Umstritten ist, ob der ESWL oder der URS der Vorzug zu geben ist. Vor allem kleinere Konkremente sind mit der ESWL u.U. schwierig zu orten. Die Behandlung erfolgt in Rückenlage durch das Foramen ischiadicum oder in Bauchlage (Ostendorf 1996). Die Anwendung der Zeisschen-Schlinge ist durch die URS nahezu in den Hintergrund getreten. Die URS hat eine Erfolgsrate von 94–98%. Kleinere Steine von 4–6 mm Größe lassen sich meist extrahieren. Bei größeren Konkrementen ist ggf. eine Steinfragmentation mittels Lithotrypsiesonde erforderlich. Bei sehr engem Harnleiter oder ausgeprägtem Steinbett sollte ggf. – anstatt die Lithotrypsie zu erzwingen – zunächst eine Harnleiterschiene eingelegt werden und nach 1–2 Wochen bei dilatiertem Harnleiter die definitive URS erfolgen. Bei sehr kleinen Harnleitersteinen unter 4 mm kann anstelle von ESWL oder URS auch die alleinige Einlage einer inneren Harnleiterschiene für 1 Woche ausreichend sein. Bei Extraktion der Schiene kommt es zum Abgang des Steines über den dilatierten Harnleiter.

Urosepsis

Unabhängig von den oben genannten Gesichtspunkten ist bei Harnstauung und drohender Urosepsis (Leukozytose, CRP-Erhöhung, Fieber, Schüttelfrost) vorab eine Hohlsystementlastung durch Steinreposition, Harnleiterschienung und Blasenkathetereinlage oder durch eine Nephrostomie erforderlich. Die weitere Steintherapie erfolgt erst nach Überwindung der Sepsis.

Steinstraße nach ESWL

Bei nachweisbaren Steinabgängen, fehlenden Zeichen einer drohenden Urosepsis und geringem Kreatininanstieg kann zunächst zugewartet werden. Bei ausbleibendem Steinabgang und großen führenden Konkrementen kann eine ureteroskopische Sanierung oder auch eine In-situ-ESWL erfolgen. Bei langen lumbalen Steinstraßen kann anstelle einer ureteroskopischen Sanierung (evtl. traumatisch) eine perkutane Nephrostomie eingelegt und der Spontanabgang innerhalb der nächsten Wochen abgewartet werden.

Literatur

Graff J (1993). In: Hertle L, Pohl J Urologische Therapie. Urban & Schwarzenberg, München, S 148–151

Ostendorf N, Hertle L (1995). J Urol 153: 714–715

Heimbach D, Schoeneich G (1997). Urologe B 37: 346–350

BEFUND 16 Rezidivierende Urolithiasis – Welche Diagnostik?

Allgemeine Einordnung

Sowohl die Endourologie als auch die extrakorporale Lithotripsie haben die Behandlung der Urolithiasis revolutionär vereinfacht. Da jedoch die Wahrscheinlichkeit, ein Rezidiv zu erleiden, mit 50% sehr hoch ist, hat die sorgfältige Rezidivprophylaxe unverändert eine zentrale Stellung im urologischen Behandlungsspektrum. Durch konsequente Anwendung prophylaktischer Maßnahmen lässt sich die Rezidivrate auf ca. 10% senken. Dass dabei alimentären Faktoren eine zentrale Bedeutung zukommt, wird aus der Tatsache ersichtlich, dass die Harnsteininzidenz in Zeiten allgemeinen Mangels und einer knappen Proteinversorgung ebenso wie bei Vegetariern sehr gering ist. Voraussetzung einer wirksamen Prophylaxe (s. Befund 17) ist eine sorgfältige Diagnostik.

Basisdiagnostik

- **Anamnese**
  - Rezidivstein?
  - familiäre Steinerkrankung?
  - rezidivierende Infekte?

- **Serumanalyse**
  Kreatinin, Harnsäure, Kalzium, Phosphat, Kalium, Natrium.
  - Problem Blutentnahme
    Wegen der mitunter erheblichen diagnostischen und therapeutischen Konsequenzen muss die größtmögliche Exaktheit des Serumwertes gewährleistet sein:
    Empfohlen wird mindestens 10-minütiges Liegen vor der Blutentnahme, da diese Werte im Vergleich zur Blutentnahme im Sitzen oder Stehen um 5–10% niedriger sind. Ursache ist ein orthostasebedingter Übertritt von Plasma und niedermolekularen Bestandteilen aus dem intravasalen in den interstitiellen Raum.
    Die Stauung vor Kanüleneinstich sollte maximal 1 min betragen, da es andernfalls zu einem Proteinanstieg mit Bindung von Kalzium und Phosphat und nachfolgend falsch-niedrigen Werten kommt.

Tabelle 16.1. Häufig verabreichte Medikamente, die urolithiasisrelevante Serumparameter verändern können

Kreatinin erhöhend	Salicylsäure, Cimetidin, Cotrimoxazol
Harnsäure erhöhend	Hydrochlorothiazid, Furosemid, Nikotinsäure (Lipidsenker), Benzbromaron
Harnsäure erniedrigend	Allopurinol, Salicylsäure, Clofibrat (Lipidsenker), Phenylbutazon (Antirheumatikum)
Kalzium erhöhend	Thiazid-Diuretika, Vitamin-D-haltige Medikamente

- Problem medikamentöse Interaktion.
  Mehrere häufig verabreichte Arzneimittel beeinflussen urologisch relevante Serumparameter (Tabelle 16.1).

- **Steinanalyse**
  Sichere Analysen werden nur mit den Methoden der Infrarotspektroskopie und der aufwendigeren Röntgendiffraktion erhalten. Eine *chemische* Analyse sollte nicht mehr erfolgen, da diese in bis zu 50% aller Analysen *ungenaue Werte* liefert.
  - Problem Steinasservierung
    Käufliche Steinsiebe (Zylosieb) sind bezüglich des Preises, der Handhabung, der Wiederverwendbarkeit und der Hygiene ideal zur Steinasservierung. Dies betrifft Rezidivsteinbildner ebenso wie Patienten nach einer ESWL zur Fragmentanalyse.

- **Urin-pH-Tagesprofil**
  Wichtig ist die Durchführung eines *Tagesprofils* mit Mehrfachbestimmungen per Indikatorpapier (Bereich: 5,2–8,0). Die Abweichungen vom *Normalwert (5,8–6,8)* geben einen wichtigen Hinweis auf die eventuelle Steingenese (Abb. 16.1):
  - *saure Werte:* Harnsäuresteine und gelegentlich bei Zystinsteinen,
  - *alkalische Werte:* renal-tubuläre Azidose und Infektsteine,
  - *Normalwerte:* meist bei Kalzium-Oxalat-Steinen, nicht selten findet man aber sehr saure Werte mit einer Hypozitraturie (s. unten).

- **Sedimentanalyse**
  Die Sedimentanalyse sollte zur Routinediagnostik gehören. Sie kann aufgrund der charakteristischen Kristallformen (Abb. 16.2) einen

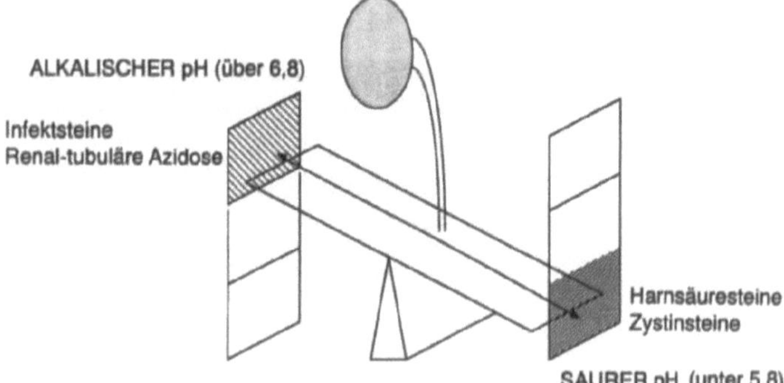

Abb. 16.1. Urin-pH und Steinart. Die dargestellte Abhängigkeit der Steinbildung vom Urin-pH hat diagnostischen Hinweischarakter und therapeutische Gegenregulationskonsequenzen. Die häufigsten Konkremente, die Kalzium-Oxalat-Steine, bilden sich meist im normalen Urin-pH-Bereich aus

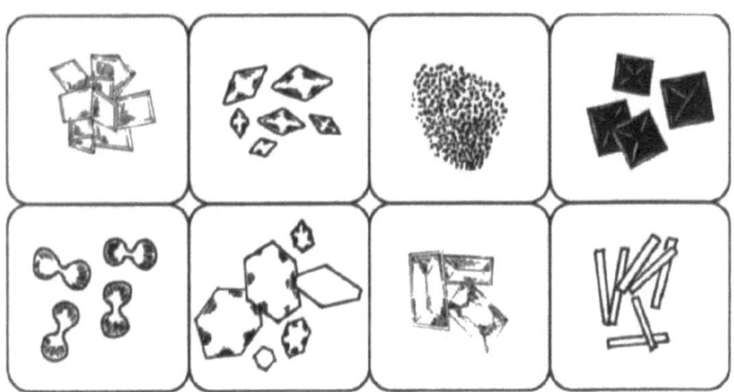

Abb. 16.2. Kristallurie. *Harnsäurekristalle*: *1* spiegelförmig, *2* wetzsteinförmig, *3* feinkristallin (Ziegelmehl). *Kalzium-Oxalat-Kristalle*: *4* briefkuvertförmig (Weddellit), *5* hantelförmig (Whewellit). *Zystinkristalle*: *6* sechseckförmig. *Phosphatkristalle* (Infektsteine): *7* sargdeckelförmig (Struvit, Mg-Am-Ph), *8* basalsäulenartig (Brushit, Ca-H-Ph)

Hinweis auf die Steinart geben, insbesondere bei fehlender Steinanalyse. Weiterhin ist ein Rückgang der Kristallurie ggf. zur Abschätzung des Therapieeffektes verwertbar.

Tabelle 16.2. Grenzwerte im 24-h-Sammelurin bei Urolithiasis. (Nach Hesse et al. 1986)

Messgröße	Pathologische Werte im 24-h-Sammelurin
Spezifisches Gewicht	Über 1015
pH	Unter 5,5–5,8/über 6,8–7,0
Kalzium	Über 5 mmol (200 mg)/24 h
Magnesium	Unter 3 mmol (73 mg)/24 h
Anorg. Phosphor	Über 35 mmol (1084 mg)/24 h
Harnsäure	Über 3 mmol (504 mg)/24 h
Zitronensäure	Unter 3 mmol (576 mg)/24 h
Oxalsäure	Über 0,5 mmol (45 mg)/24 h
Zystin	Über 0,8 mmol (192 mg)/24 h

Cave: Gelegentlich findet man eine iatrogene Kristallurie bei Medikamenteneinnahme.

- **Sammelurin (Normwerte für 24-h-Urin, Tabelle 16.2)**
  Es sollte stets ein 24-h-Sammelurin durchgeführt werden. Zur Sicherung der 24-h-Harnwerte sollte die 2-malige Bestimmung erfolgen.
  - Parameter
    Volumen, pH-Wert, Kalzium, Magnesium, Phosphat, Harnsäure, Oxalsäure, Zitronensäure, ggf. Zystin.
  - Praxis
    In das Sammelgefäß muss eine Vorlage von 5 ml Thymol (10%ige Lösung in Isopropanol) oder 5 ml Salzsäure (HCl, 10%ig) pro 200 ml Urin gegeben werden, um eine bakterielle Besiedelung zu verhindern (Weber et al. 1989). Die bakterielle Besiedelung senkt die Zitratwerte um bis zu 20% in mehr als der Hälfte aller Analysen, verursacht also eine iatrogene Hypozitraturie (Kristallisationsinhibitor, s. unten).

Cave: Möglichst alle nicht lebensnotwendigen Medikamente 1–2 Wochen vorher absetzen (z.B. Kalzium- und Vitamin-D-haltige Medikamente, Antazida, Diuretika, Antirheumatika, Allopurinol).

- **Urinkultur**
  Sie muss obligat bei einem Infektverdacht aufgrund der Teststreifen- bzw. Sedimentanalyse erfolgen.

- **Bildgebende Diagnostik**
  Eine Beurteilung der Harnabflussverhältnisse, des Parenchymzustandes und größerer Residualsteine gelingt mittels der Sonografie. Während die Abdomenübersichtsaufnahme auch zum Nachweis diffuser Verkalkungen (z.B. Nephrokalzinose bei renal-tubulärer Azidose) fast immer indiziert ist, wird der *Stellenwert der* Ausscheidungsurografie kontrovers beurteilt. Das Spektrum reicht hierbei von „immer" bis zur ausschließlich „fakultativen Zusatzdiagnostik" bei einem pathologischen Sonografiebefund.

Spezielle Ergänzungsdiagnostik

Allgemein

- **Weichenstellung durch Vorbefunde**
  Ob eine spezielle Zusatzdiagnostik erforderlich ist, hängt von der Eindeutigkeit der Basisdiagnostik ab. Bei unzweifelhaften Primärbefunden ergibt sich entweder eine direkte Rezidivprophylaxe (z.B. Steinanalyse: Zystinstein, s. Befund 17) oder es lässt sich eine *Weichenstellung* hinsichtlich der erforderlichen *Zusatzdiagnostik* ableiten. Klassische Beispiele hierfür sind z.B. ein *hoher Urin-pH ohne Infektzeichen*, so dass der Verdacht auf eine renal-tubuläre Azidose entsteht (Zusatzdiagnostik s. unten), oder die Steinanalyse eines Kalzium-Oxalat-Steins, so dass bei Patienten mit Rezidivsteinen der Pathomechanismus u.a. mit einem Kalziumbelastungstest (s. unten) geklärt werden sollte.

- **Wieviel Diagnostik?**
  Die Empfehlungen hinsichtlich der Intensität der diagnostischen Abklärung zur Rezidivprophylaxe variieren erheblich. Auf einer *Konsensuskonferenz* (National Institute of Health, Washington 1988) wurde festgestellt, dass mit Ausnahme eindeutig pathologischer Primärbefunde (z.B. Hyperkalzämie) nur bei den sog. „metabolically active stone formers" (ein oder mehrere Steine/Jahr) eine erweiterte laborchemische Untersuchung indiziert ist. Hierzu zählt auch die Analyse des 24-h-Sammelurins. Spezielle diagnostische Maßnahmen wie die verschiedenen Belastungstests (Säurebelastung, Kalziumbelastung) seien nur sehr selten notwendig.

Somit ist die *Ergänzungsdiagnostik* eine vom Basisbefund abhängige *Selektivdiagnostik.*

Bei Steinanalyse: Kalzium-Oxalat-Stein

- **Serumdiagnostik**
  Unabhängig von den im Rahmen der Basisdiagnostik erhobenen Parametern sollte bei jedem Patienten mit Rezidivsteinen unabhängig vom Serumkalzium das intakte Parathormon im Serum bestimmt werden.

- **Kalziumbelastungstest**
  Wichtig ist bei Kalzium-Oxalat-Steinpatienten wegen der unterschiedlichen Therapie eine, wenn immer mögliche, Zuordnung zur Genese der Hyperkalzurie. Es werden die absorptive, renale, resorptive und idiopathische Hyperkalzurie unterschieden (Abb. 16.3). Sie können mittels eines Kalziumbelastungstests (Hesse et al. 1986) unterschieden werden.
  - Vorbereitung
    Über 2–3 Tage möglichst standardisierte Diät mit geringer Kalziumaufnahme (600–800 mg/Tag).
  - Tag 1
    Keine Milchprodukte, insgesamt weniger als 400 mg Kalziumaufnahme.
    6 Uhr: letzte Mahlzeit
    8 Uhr: 300 ml kalziumarmes Wasser (unter 10 mg Ca/l)
    11 Uhr 30: 300 ml kalziumarmes Wasser (unter 10 mg Ca/l).
  - Tag 2
    7 Uhr: 600 ml kalziumarmes Wasser (unter 10 mg Ca/l)
    7–9 Uhr: Sammelurin 1 (nach Fastenperiode)
    9 Uhr: Frühstück und 1000 mg Kalzium (Brausetablette)
    9–11 Uhr: Sammelurin 2 (nach Kalziumbelastung).
  - Testinterpretation (s. Abb. 16.3)
    Um (trotz standardisierter Flüssigkeitszufuhr) unabhängig vom Harnvolumen und der Trinkmenge zu sein, ist es sinnvoll, einen Quotienten aus Kalzium- und Kreatininausscheidung im Urin (mmol/l) zu errechnen. Entsprechend der in Abb. 16.3 gezeigten Grenzwerte zeigt sich, dass bei der *absorptiven Hyperkalzurie* nach der Fastenperiode eine normal niedrige Kalziumausscheidung (unter 0,34 mmol/l) stattfindet, die nach der Kalziumbelastung patho-

Klassifikation	Kalzium im Serum	Urin nach Fastenperiode	Urin nach Ka-Belastung
		Kalzium-Kreatinin-Quotient	
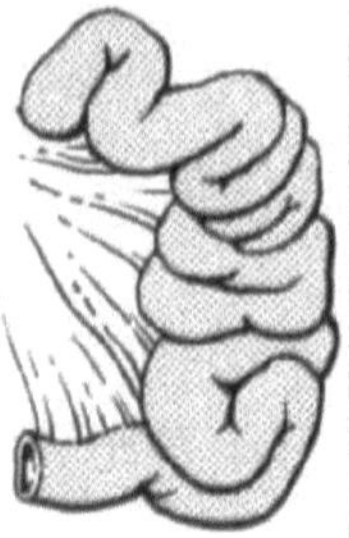 absorptive Hyperkalziurie	—	Normwert unter / gleich 0,34 mmol / l ▽	Normwert unter / gleich 0,65 mmol / l △
	normal	unter Normwert	über 0,65 mmol / l
renale Hyperkalziurie 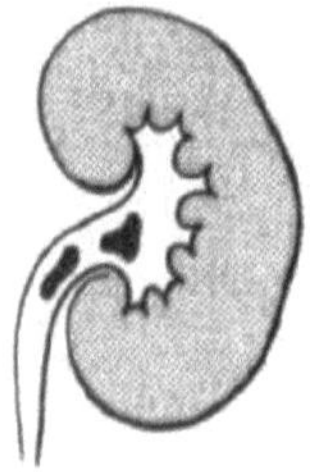	—	△	△
	normal	über Normwert	über Normwert
resorptive Hyperkalziurie (HPT) 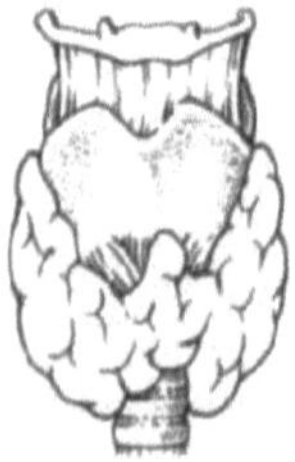	△	△	△
	erhöht	über Normwert	Über Normwert

logisch (über 0,65 mmol/l) gesteigert ist.

Bei der *renalen Hyperkalzurie* ist der renale Verlust (renal leak) sowohl nach der Fastenperiode als auch nach der Kalziumbelastung im Vergleich zu einem Normalkollektiv erhöht. Eventuell kann zur genaueren Differenzierung noch cAMP bestimmt werden.

Gleiches gilt bei der *resorptiven Hyperkalzurie* durch einen Hyperparathyreoidismus (HPT). Typischerweise zeigen sich jedoch wegweisende Erhöhungen des Kalziums im Serum und des Parathormons.

- **Bestimmung der Hyperoxalurie und Hyperurikosurie**
  Eine Hyperurikosurie kann neben reinen Harnsäuresteinen auch als Matrix zur Anlagerung von Kalzium- und Oxalationen dienen. Sie sollte deshalb ausgeschlossen werden. Gleiches gilt für die vermehrte Oxalalausscheidung. In beiden Fällen ergeben sich therapeutische Konsequenzen (s. Befund 17).

Bei Steinanalyse: Harnsäurestein

- **Typische Befunde der Primärdiagnostik**
  - Säurestarre des Urins (pH konstant um 5,5),
  - typische Kristallurie im Sediment,
  - Hyperurikosurie (über 3 mmol/24 h),
  - Hyperurikämie (über 6,4 mg/100 ml bzw. 381 mmol/l).

Cave: Potentielle medikamentöse Beeinflussung der Harnsäurewerte im Serum (s. oben Problem Blutentnahme und Tabelle 16.1).

- **Abklärung unklarer Füllungsdefekte im Röntgenbild**
  - Urinzytologie,
  - Ureterorenoskopie.

Abb. 16.3. Differenzierung der Hyperkalzurie. Die Bestimmung des Kalzium-Kreatinin-Quotienten beim Kalziumbelastungstest (s. Text) ermöglicht im Zusammenspiel mit der Serumdiagnostik eine Zuordnung der verschiedenen Hyperkalzurieformen. (Normwerte nach Hesse et al. 1986)

- **Purinbelastungstest (nach Hesse et al. 1986)**
  Im Falle des Nachweises einer „latenten Hyperurikämie" wird bei Steinpatienten die Einleitung einer entsprechenden Therapie (s. Befund 17) empfohlen. Die Aussagekraft des Testes wird allerdings unterschiedlich beurteilt.
  - Kontraindikationen
    Harnwegsinfekte und bereits pathologisch erhöhte Harnsäurewerte im Serum.
  - Tag 1
    Ausgangswerte Harnsäure im Serum und 24-h-Sammelurin.
  - Tag 2
    Orale Gabe von 2 g Purinbasen (1 g Guanin, 1 g Adenin).
  - Tag 3
    8 Uhr: Harnsäure im Serum bestimmen – über 381 mmol/l: Verdacht auf latente Hyperurikämie.
  - Tag 4
    8 Uhr: Harnsäure im Serum bestimmen – unter 381 mmol/l: keine latente Hyperurikämie – über 381 mmol/l: latente Hyperurikämie.

Bei Steinanalyse: Infektstein (Mg-Am-Ph = Struvit)

- **Urinkultur**

- **pH-Kontrolle nach Infekt- und Steinsanierung**
  Bei anhaltend hohen Urin-pH-Werten muss an eine *renal-tubuläre Azidose* (RTA) gedacht werden (s. unten: im Urinbefund konstant hohe pH-Werte). Diese muss insbesondere bei einer unklaren Genese der rezidivierenden Infektsteinbildung ausgeschlossen werden (Inzidenz: 40%). Die Diagnose ist therapeutisch wichtig, da Infektsteine eine Harnansäuerung erfordern, diese jedoch bei einer RTA kontraindiziert ist.

- **Ausschluss Hyperphosphaturie**
  In seltenen Fällen kann bei nachgewiesener Hyperphosphaturie eine enterale Phosphatresorptionshemmung sinnvoll sein (s. Befund 17).

- **Radiologisch-sonografische Diagnostik**
  Wichtig ist der Ausschluss prädisponierender Erkrankungen (Abflussstörung des oberen Harntrakts, Reflux, Malfomationen).

Bei Urinbefund: Konstant hoher Urin-pH, RTA?

Bei einem konstant hohen Urin-pH muss der Verdacht auf eine renal-tubuläre Azidose (RTA) geäußert werden. Pathophysiologisch liegt ein angeborenes Unvermögen der Niere vor, H^+-Ionen am distalen Tubulus zu sezernieren, so dass eine chronisch metabolische Azidose und ein permanent alkalischer Urin-pH resultieren. Da Kalzium und Phosphat bei einem hohen pH-Wert schlecht löslich sind, kristallisieren sie aus. Eine diffuse Nephrokalzinose bzw. Markschwammniere ist in 60–70% durch eine RTA verursacht. Im Gegensatz zur kindlichen Form verläuft die Erwachsenenform milder.

- **Blutgasanalyse**

  Typisch ist eine Verminderung des Standardbikarbonats, da serologisch die fehlende renale H^+-Ionen-Ausscheidung kompensiert wird. Deshalb ist der sog. Base-Exzess immer negativer als –3.

Cave: Bei der inkompletten RTA ist das Plasmabikarbonat selbst unter Säurebelastung normal.

- **Typische Laborbefunde**
  - metabolische Azidose,
  - alkalischer Urin,
  - Hyperchlorämie,
  - Kalium, Phosphat und Bikarbonat im Urin erhöht.

- **Säurebelastungstest**

  Der Belastungstest ermöglicht eine sichere Aussage hinsichtlich einer renal-tubulären Azidose.
  - 1. Schritt

    Der Patient sollte nüchtern sein,

    vor der Säurebelastung: Ausgangs- bzw. Basalwerte des Urin-pH und der Blutgasanalyse.
  - 2. Schritt

    Der Patient erhält 0,1 g/kg Körpergewicht Ammoniumchlorid (NH_4Cl). Stehen keine geschmacksneutralen Tabletten zur Verfügung, sollte zur Geschmackskorrektur das NH_4Cl am besten in Fruchtsäften, Joghurt oder Marmelade gelöst werden.
  - 3. Schritt (5- bis 6-stündige Testphase)

    reichlich ungesüßt trinken,

stündlich Urin-pH messen,
Blutgasanalyse nach 3 h.

- Testinterpretation
  Urin-pH unter 5,4: ausreichende Säureausscheidung, keine RTA.
  Urin-pH immer über 5,4: RTA gesichert, wenn ein ureasepos. Infekt ausgeschlossen ist. Bei der kompletten RTA ist im Unterschied zur inkompletten Form eine deutliche metabolische Azidose in der Blutgasanalyse feststellbar.

Cave: Besteht bereits eine *metabolische Azidose*, ist der Test nicht erforderlich bzw. wegen der Verstärkung der Azidose gefährlich. Außerdem müssen Patienten mit *Leberschäden* wegen der lebertoxischen Ammoniumionen und Patienten mit *gastrointestinalen Erkrankungen* wegen der enteralen Azidose von dem Test ausgeschlossen werden.

Bei Serumbefund: Hyperkalzämie: Hyperparathyreoidismus?
Jede Hyperkalzämie ist primär hinsichtlich eines Hyperparathyreoidismus (HPT) verdächtig.

- **Laborwertkontrolle**
  Wichtig ist die korrekte Blutentnahme (s. oben, Problem Blutentnahme) und die Möglichkeit der medikamentösen Interaktion. So können die bei Rezidivsteinbildnern häufig verabreichten *Thiazid-Diuretika* die *Serumwerte für Kalzium erhöhen*. Da das Gesamtkalzium im Serum durch erniedrigte Albuminspiegel absinkt, kann sicherheitshalber das ionisierte Kalzium bestimmt werden.

- **Parathormonbestimmung i.S.**
  Es sollten nur noch neuere Immunoassays zur Bestimmung des *intakten* PTH verwandt werden. Fast alle Patienten mit einem primären Hyperparathyreoidismus haben mit diesen Essays eindeutige Konzentrationserhöhungen.

- **Differentialdiagnostik Hyperkalzämie**
  Laborfehler; HPT; Malignome mit Knochenmetastasen; Malignome mit Pseudo-HPT; Bronchialkarzinom; Nierenbeckenkarzinom; Vitamin-D-Intoxikation; Sarkoidose; Hyper-/Hypothyreose; Nebenniereninsuffizienz.

Bei Urinanalyse: Zystinsteinverdacht

Bei fehlender Steinasservierung oder einer unklaren Steinanalyse ist eine Sedimentanalyse obligat. Hierdurch lassen sich einfach die bei der Zystinurie *typisch tafelförmigen, sechseckigen Kristalle* (s. Abb. 16.2) nachweisen. Bei entsprechendem Verdacht muss eine Quantifizierung der Zystinausscheidung erfolgen. Sie beträgt bei Normalpersonen bis zu 80 mg/Tag und beim Zystinuriker in Abhängigkeit vom Vererbungsgrad zwischen 300 und 1000 mg/Tag.

Cave: Eine *Sulfonamidtherapie* führt zur zystinimitierenden Kristallurie. Die Sedimentanalyse muss im *konzentrierten* Urin (1. Morgenurin) erfolgen.

- **Zyanid-Nitroprussid-Test (nach Lewis)**
  Durch Zugabe von Natriumzyanid zu (durch Ammoniumhydroxyd) alkalisiertem Urin ergibt sich eine Reduktion des Zystins zu Zystein. Dieses verfärbt sich mittels zugefügtem Natriumnitroprussid tiefrot.

- **Qualitative und quantitative Zystinbestimmung im Urin**
  Der chromatografische Nachweis des Zystins im 24-h-Urin mit Quantifizierung ist die letztlich beweisende Untersuchung einer verdächtigen Zystinurie.

Abklärung der Steininhibitoraktivität im Urin

Zitrat im Urin

Durch die Bindungsaffinität für Kalzium senkt Zitrat die Kalzium-Oxalat-Konzentration im Urin. Eine Hypozitraturie (unter 3 mmol/24 h, s. Tabelle 16.2) sollte bei einer Kalziumsteindiathese durch eine Alkalisierungstherapie mit konsekutiver Steigerung der Zitratausscheidung (z. B. Oxalyt-C) behandelt werden.

Magnesium im Urin

Die Effektivität von Magnesium hinsichtlich einer Steininhibition wird immer noch widersprüchlich beurteilt (Harnsteinsymposium Vancouver 1988). Möglicherweise führt Magnesium zu einer erhöhten Löslichkeit von Kalziumoxalat. Bei einer eindeutigen Hypomagnesiurie scheint eine Substitution (z.B. Biomagnesin) gerechtfertigt zu sein.

Harnsäure im Urin

Eine Hyperurikosurie kann neben der Bildung von reinen Harnsäuresteinen auch die Entstehung von Kalzium-Oxalat-Steinen fördern. Deshalb gehört heute die Senkung der Harnsäureausscheidung (Diät, Allopurinol) auch bei Kalzium-Oxalat-Steinpatienten zur gängigen Prophylaxe.

Literatur

Hesse A et al. (1986). Int Urol Nephrol 18: 45
Pak CYC (1974). J Clin Invest 54: 387
Roth S et al. (1989). Urologe [A] 28: 194, 336
Weber A et al. (1989). In: Hesse A et al. (Hrsg) Labordiagnostik bei Urolithiasis. Wissenschaftliche Verlagsgesellschaft, Stuttgart

BEFUND 17 Rezidivierende Urolithiasis – Welche Prophylaxe?

Allgemeine Maßnahmen

Diurese und Harndilution

- **Prinzip**
  Die erhöhte Flüssigkeitsaufnahme führt zur Minderung der Kristallisationsneigung, da es zur Konzentrationsabnahme lithogener Substanzen und einer erhöhten Strömungsgeschwindigkeit im intrarenal tubulären und extrarenal luminären System kommt.

- **Urinmenge (maximal 2,5 l)**
  Bis zu einer ausgeschiedenen *Urinmenge* von ca. 2,5 l/24 h kommt es zu einem kontinuierlichen Konzentrationsabfall lithogener Substanzen. Eine größere Menge bringt keinen entscheidenden Gewinn. Wichtig ist die Beachtung von *Kontraindikationen* (z.B. Herzinsuffi-

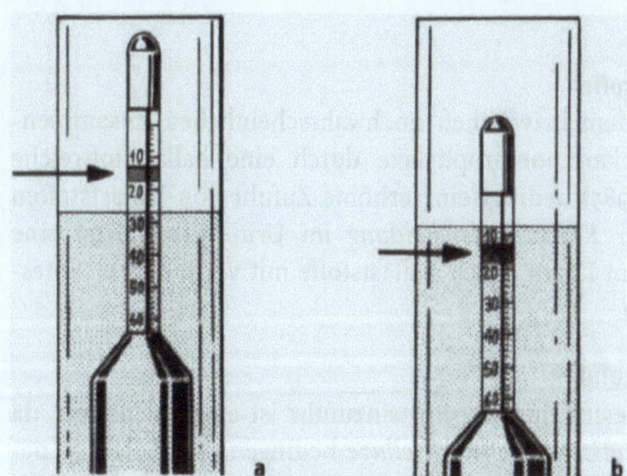

Abb. 17.1 a, b. Eigenkontrolle des spezifischen Uringewichtes (Zylometer). Der Schwimmer hat eine Markierung, die einem spezifischen Gewicht von 1015 entspricht. Sinkt die Markierungslinie unter den Flüssigkeitsspiegel (**b**), ist die Harndilution ausreichend. Bleibt sie auf gleicher Höhe oder liegt sie sogar darüber (**a**), muss eine verstärkte Flüssigkeitszufuhr erfolgen. (Cave: Messung des abgekühlten Urins, s. Eichtemperatur des Urometers)

zienz) und eine möglichst *kontinuierlich* über den Tag verteilte Flüssigkeitsaufnahme.

- **Kontrollen**
  Die Urinkonzentration (spezifisches Gewicht) ist von individuellen und variablen äußeren Faktoren wie z.B. der Umgebungstemperatur oder der Intensität der körperlichen Tätigkeit abhängig. Entscheidend ist somit nicht die zugeführte Flüssigkeitsmenge, sondern das *spezifische Gewicht* des Urins. Es sollte *unter 1015* liegen. Wichtig ist die Messung des *abgekühlten Urins.* Am effektivsten sind Eigenkontrollen mittels eines *Urometers* (Zylometer, Abb. 17.1) oder *mittels Teststreifen.* Der regelmäßige Eintrag in einen Verlaufsbogen *(Steinpass)* fördert die Compliance. Die permanente Eigenkontrolle ist zur Harndilution entscheidend, die alleinige Aufforderung zur vermehrten Flüssigkeitsaufnahme ist wenig effektiv (McCormack et al. 1991).

- **Harnneutrale Getränke**
  Mit Ausnahme spezieller Indikationen (s. unten) ist die Flüssigkeitszufuhr in Form von harnneutralen Getränken angezeigt. Geeignet sind Früchte- und Kräutertees, bikarbonatarme Mineralwässer, verdünnte Säfte oder Leitungswasser.

Ernährungsfaktoren

- **Faser- und Ballaststoffe**
  Unabhängig von dem inzwischen hochwahrscheinlichen Zusammenhang einer Kolonkarzinomprophylaxe durch eine ballaststoffreiche Ernährung (Hill 1985) bedingt eine erhöhte Zufuhr von Ballaststoffen eine *Abnahme der Kalziumausscheidung* im Urin. Ursache ist eine Kalziumbindung im Darm durch Ballaststoffe mit verminderter intestinaler Absorption.

- **Protein- und Purinzufuhr**
  Eine allgemeine Restriktion der Proteinzufuhr ist empfehlenswert, da Proteine eine *azidotische Stoffwechsellage* bedingen. Die Folge ist neben einer Abnahme des Urin-pH eine Verminderung der Ausscheidung von Zitronensäure (Steininhibitor) und eine erhöhte Kalziumausscheidung.
  Durchschnittlich sollten demzufolge pro Tag nicht mehr als 100 g Fleisch und 3–4 Scheiben Wurst oder nicht mehr als 150 g Fisch verzehrt werden.

- **Kohlehydratzufuhr**
  Kohlehydrate führen zu einer glukoseinduzierten Hyperkalzurie und postprandialen Hyperoxalurie mit erhöhtem Steinbildungsrisiko. Ein exzessiver Konsum muss als lithogener Risikofaktor angesehen werden.

- **Alkoholische Getränke**
  Sie bedingen eine Harnansäuerung und steigern die Harnsäureausscheidung. Letztere ist nicht nur für Harnsäuresteine verantwortlich, sondern spielt auch bei der Kristallisation der häufigen Kalzium-Oxalat-Steine eine wesentliche Rolle. Auch hier gilt, dass ein übermäßiger Konsum einen lithogenen Risikofaktor darstellt.

- **Gewichtsreduktion**
  Da die Ausscheidung von Kalzium, Oxalat und Harnsäure fast proportional mit dem Körpergewicht zunimmt, ist eine Gewichtsnormalisierung sinnvoll.

Zusammenfassung

Die heute übliche Wohlstandsernährung mit einem Überangebot an Proteinen, alkoholischen Getränken und Kalorien führt zu einer Kumulation mehrerer diätetischer Risikofaktoren (Hesse et al. 1992). Eine ausgewogene Mischkost mit ausreichender Harndilution kann das Steinbildungsrisiko um ca. 50% senken.

Zirka 70% aller Harnsteine sind Kalzium-Oxalat-Steine. In aller Regel werden bei Patienten mit einem ersten Steinereignis primär diätetische Maßnahmen eingesetzt und die medikamentösen Ansätze für Rezidivsteinbildner (sog. „metabolically active stone formers“) reserviert (Tabelle 17.1).

Kalzium-Oxalat-Stein

Ernährungsfaktoren bei Kalzium-Oxalat-Steinen

- **Ziel: Reduktion der Kalziumzufuhr**
  - Verminderte Kalziumaufnahme
    Die verminderte Kalziumzufuhr ist insbesondere bei der im Kalziumbelastungstest nachweisbaren absorptiven Hyperkalzurie von Bedeutung. Als Richtwert gilt eine Aufnahme von *ca. 800 mg/Tag*, die

Tabelle 17.1. Überblick über therapeutische Zielsetzungen bei Kalzium-Oxalat-Steinen

Allgemeine Maßnahmen	• Diurese (2,5 l/Tag) • Ballaststoffreiche Kost • Urinalkalisierung (s. Tabelle 17.3) • Regulation des Kohlehydratkonsums • Regulation des Proteinkonsums • Regulation des Alkoholkonsums
Selektive Maßnahmen	• Bei Hyperkalzurie: Reduktion der Kalziumzufuhr (800 mg/Tag, s. Tabelle 17.2); bei milder Hyperkalzurie (5–8 mmol/l: Oxalyt C); bei ausgeprägter Hyperkalzurie (über 8 mmol/l: Thiazide) • *Bei Hyperoxalurie:* Reduktion der Oxalatzufuhr (s. Tabelle 17.4); Mittelkettige Fettsäuren statt Triglyzeriden; erhöhte Kalziumzufuhr (nach Ausschluss einer absorptiven Hyperkalzurie); Substitution von Lösungsvermittlern (Oxalat C, Uralyt U); DEAE-Zellulose, Antazida, Cholestyramin (s. Text) • *Bei Hyperurikosurie:* diätetische Maßnahmen (s. Harnsäuresteine); Urinalkasisierung (s. Tabelle 17.3); medikamentös: Allopurinol • *Bei Zitratmangel (Lösungsvermittler):* nutritive Urinalkalisierung (s. Tabelle 17.3); medikamentöse Substitution (Oxalyt C, Uralyt U)

zur Deckung des Körperbedarfs notwendig ist. Eine *darüber hinaus gehende Kalziumrestriktion ist nicht sinnvoll,* da Kalzium enteral Oxalate bindet und eine Hyperoxalurie verhindert.

Cave: Deshalb ist die Kalziumreduktion im Falle einer sekundären Hyperoxalurie als Folge einer Darmerkrankung kontraindiziert (s. unten, „Medikamentöse Senkung der Hyperoxalurie").

In Anbetracht des Kalziumgehaltes der sonstigen Nahrungsbestandteile gilt eine Zufuhr von *ca. 300 mg* in Form von *Milchprodukten* als angemessen (Tabelle 17.2).

Cave: Mineralwässer sollten maximal 150 mg Kalzium/l enthalten. Abzuraten ist z.B. von kalziumreichem Contrex (468 mg/l). Vitaminsäfte

Tabelle 17.2. Kalziumgehalt verschiedener Nahrungsmittel (in mg/100 g)

Parmesankäse	1300
Emmentalerkäse	1180
Roquefortkäse	700
Kondensmilch	250
Mandeln	243
Sojamehl	200
Milchschokolade	228
Joghurt	150
Frische Milch	116

beeinflussen wegen des Vitamin-D-Gehaltes auch die Kalziumabsorption.

- Erhöhte intestinale Kalziumbindung
  Primär kann mittels einer *ballaststoffreichen Kost* intestinal Kalzium gebunden werden. Wichtig ist dies bei Patienten mit einer im Kalziumbelastungstest nachgewiesenen absorptiven Hyperkalzurie. Es stehen ballaststoffreiche Präparate zur Verfügung (Farnolith), die bei bestimmten Patienten die Compliance fördern können. Reichen diätetische Maßnahmen nicht aus, können *Kationenaustauscher* gegeben werden, die Kalzium im Austausch gegen ein anderes Kation, wie z. B. Kalium, binden (s. unten „Medikamentöse Reduktion der Hyperkalzurie").

- **Ziel: Reduktion der Oxalatzufuhr**
  Eine allgemeine Reduktion der Oxalatzufuhr erscheint sinnvoll. Oxalate besitzen ein *10-fach höheres Kristallisationspotenzial als Kalzium.* Deshalb sollten stark oxalathaltige Nahrungsbestandteile (Tabelle 17.3) gemieden oder nach deren Genuss auf eine vermehrte Diurese geachtet werden. Eine selektive medikamentöse Beeinflussung des Oxalsäurestoffwechsels ist nicht möglich.

Cave: Im Falle einer nachgewiesenen Hyperoxalurie muss eine sekundäre Genese ausgeschlossen werden (s. unten).

- **Ziel: Urinalkalisierung**
  Durch eine Urinalkalisierung wird die Löslichkeit der lithogenen Substanzen Kalzium und Oxalat erhöht. Wie bei der Rezidivprophyla-

Tabelle 17.3. Oxalatreiche Nahrungsmittel (in mg/100 g)

Mandeln	820
Spinat	360–780
Rhabarber	260–620
Kakaopulver	623
Schokolade	123
Rote Bete	121

Tabelle 17.4. Möglichkeiten der Harnalkalisierung. Diese ist bei Kalzium-Oxalat-Steinen, bei Harnsäure- und Zystinsteinen indiziert

Nutritive Harnalkalisierung	
Keine harnansäuernden Nahrungsmittel	Keine proteinreiche Ernährung
	Alle Alkoholika, insbesondere Bier meiden
	Bohnenkaffee, Schwarztees, Coca-Cola meiden
Mehr harnalkalisierende Nahrungsmittel	Zitrussäfte, 2–3 Gläser Orangensaft/Tag
	Obst, Gemüse
	Bikarbonatreiche Mineralwässer (mehr als 1500 mg/l), z. B. Apollinaris, Birresborner Adonisquelle, Dreiser, Dunaris, Hubertus-Sprudel, Roisdorfer, Staatlich Fachingen
Medikamentöse Harnalkalisierung	
Kalium-Natrium-Zitrat-Gemisch (Uralyt U oder Oxalyt C, 8–12 g/Tag)	
Natriumbikarbonat (Nephrotrans, 3-mal 650 mg/Tag)	

xe von Harnsäuresteinen kann die Alkalisierung primär nutritiv versucht werden und eine Erfolgskontrolle mittels Indikatorpapier erfolgen. Besteht gleichzeitig ein Mangel an Zitrat im Urin als Ausdruck eines Inhibitormangels (Hypozitraturie, s. unten), wird die medikamentöse Alkalisierung mit nachfolgender Steigerung der Zitratausscheidung kombiniert (Tabelle 17.4).

- **Ziel: Regulation der Kohlenhydrat- und Proteinzufuhr**

Da es im Falle einer übermäßigen *Kohlenhydratzufuhr zu* einer postprandialen Hyperkalzurie kommt, sollte neben der allgemeinen Regulation zumindest darauf geachtet werden, dass nach einer exzessiven Zufuhr eine forcierte Diurese erfolgt.

Die Einschränkung der *Proteinzufuhr* ist aus mehreren Gründen sinnvoll:

- Proteine erhöhen die intestinale Kalziumabsorption,
- Proteine bedingen eine lithogene Harnsäureausscheidung,
- Proteine werden z. T. in Oxalate umgebaut und renal eliminiert,
- Proteine erzeugen einen sauren Urin mit verminderter Löslichkeit von Kalzium und Oxalat,
- der saure Urin fördert die Hypozitraturie (Inhibitormangel).

Medikamentöse Maßnahmen bei Kalzium-Oxalat-Steinen

- **Ziel: Medikamentöse Senkung einer Hyperkalzurie**

  Im Falle einer Hyperkalzurie sollte die Kalziumausscheidung unter 5 mmol/l (200 mg/24 h) gesenkt werden.

  - Medikamente der 1. Wahl
    - bei milder Hyperkalzurie (5–8 mmol/l): Oxalyt C,
    - bei ausgeprägter Hyperkalzurie (über 8 mmol/l): Thiazid-Diuretika.

    Obwohl die ideale Indikation für Hydrochlorthiazid (z. B. Esidrix, Di-Chlotride) eine rein *renale Hyperkalzurie* ist, werden sie nach allgemeiner Übereinkunft auch bei Rezidivsteinpatienten mit einer *absorptiven Hyperkalzurie* und/oder einer ineffektiven diätetischen Metaphylaxe eingesetzt. Häufig erfolgt eine parallele orale Zitratsubstitution (Steininhibitor, s. unten).

Cave: Wichtig ist, dass die Senkung der Hyperkalzurie mittels Thiaziden bei Patienten mit einer absorptiven Hyperkalzurie häufig nur 2 Jahre anhält (Pak 1988), so dass ggf. Präparate der 2. Wahl angewendet werden. Die Thiazide werden in einer Dosierung von 2-mal 25–50 mg gegeben, als Nebenwirkungen muss auf eine Hypokaliämie mit Lethargie und Müdigkeit und Blutdruckbeschwerden geachtet werden. Weiterhin kann es zu einer Hyperurikosämie kommen, die dann ggf. mit Allopurinol behandelt werden muss.

  - Medikament der 2. Wahl: Natrium-Zellulose-Phosphat

    Diese sog. Ionenaustauscher (Calcisorb, Campanyl) sollten nur bei einer deutlichen und diätetisch bzw. durch Thiazide nicht beherrschbaren absorptiven Hyperkalzurie eingesetzt werden, da sie *nebenwirkungsreich und teuer* sind. Sie werden in einer Dosierung von 1- bis 2-mal 15 g/Tag gegeben, als Nebenwirkungen kommt es häufig zu gastrointestinalen Beschwerden, einer sekundären Hyperoxalurie und potentiell zur Verschlechterung der Nierenfunktion.

- **Ziel: Medikamentöse Senkung einer Hyperoxalurie**
  Eine therapiepflichtige Hyperoxalurie liegt nur *bei 10%* aller Kalzium-Oxalat-Steinpatienten vor (Hautmann et al. 1986). *Ziel ist eine Oxalsäureausscheidung unter 0,5 mmol (45 mg/24 h).* Ätiologisch wird zwischen der seltenen, ererbten primären Hyperoxalurie (Oxalose) und der sekundären, intestinalen Hyperoxalurie unterschieden. Bei letzterer kommt es meist aufgrund von Darmerkrankungen oder Darmresektionen zu einer Fettresorptionsstörung, so dass die vermehrt im Darmlumen vorliegenden Fettsäuren mit Kalzium sog. Kalkseifen bilden. Als Folge ist zuwenig Kalzium im Darmlumen frei verfügbar, das die ionisierten Oxalate bindet. Es folgt eine gesteigerte Oxalatresorption mit nachfolgender Hyperoxalurie.
  - Triglyzeride durch mittelkettige Fettsäuren ersetzen
    Triglyzeride werden im Vergleich zu mittelkettigen Fettsäuren einfacher resorbiert, da keine Lipolyse erforderlich ist und die Aufnahme gallensäureunabhängig erfolgt. Die „bessere Verdauung" der Fettsäuren führt somit dazu, dass weniger Kalziumionen durch die Fettsäuren gebunden werden, die dann wiederum für die enterale Oxalatbindung zur Verfügung stehen.
  - Vermehrte orale Kalziumzufuhr
    Wenn durch den Kalziumbelastungstest (s. Befund 16) eine absorptive Hyperkalzurie ausgeschlossen ist, kann vermehrt Kalzium zur Oxalatbindung zugeführt werden und entsprechend des Rückganges der Hyperoxalurie dosiert werden (z. B. kalziumreiche Mineralwässer wie Contrex [468 mg Kalzium/l]).
  - Kalium-Natrium-Zitrat
    Pak (1988) empfiehlt bei Rezidivsteinbildnern mit einer Hyperoxalurie, unabhängig von der Zitratausscheidung, die Gabe von Lösungsvermittlern (Inhibitoren) in Form von Zitronensäure (Oxalyt C, Uralyt U) und Magnesium.
  - Cholestyramin
    Bei einer chologenen Diarrhö kann Cholestyramin (Quantalan) einerseits die Diarrhö günstig beeinflussen und andererseits die Hyperoxalurie reduzieren (Hautmann et al. 1986).
  - Aluminiumhaltige Antazida
    Da Cholestyramin geschmacklich unangenehm ist, kann alternativ eine Bindung mittels aluminiumhaltiger Antazida versucht werden.
  - Diäthylamino-(DEAE-)Zellulose
    DEAE-Zellulose bindet praktisch nebenwirkungsfrei Oxalate. Es

wird mit 3-mal 5 g/Tag dosiert. Langzeitergebnisse fehlen jedoch (Hautmann et al. 1986).

- **Ziel: Medikamentöse Senkung einer Hyperurikosurie**
  Es ist bekannt, dass eine erhöhte Harnsäureausscheidung zur Bildung einer Steinmatrix für eine Kalzium-Oxalat-Steine führt. Deshalb ist die Senkung einer Hyperurikosurie mittels *Allopurinol* (300 bis max. 600 mg/Tag) eine etablierte Therapievariante bei Kalzium-Oxalat-Steinen. *Ziel ist eine Urinausscheidung der Harnsäure unter 3 mmol (500 mg/24 h).*

- **Ziel: Substitution von Lösungsvermittlern**
  Wichtige Lösungsvermittler (Inhibitoren) sind Zitrat und evtl. Magnesium. Die Ausscheidung von Zitrat im Urin sollte über 3 mmol (576 mg/24 h) liegen, für Magnesium gilt eine Ausscheidung über 3 mmol (73 mg/24 h) als Richtwert.
  - Zitrat
    Bezüglich des Wirkprinzips ist heute allgemein die Wirksamkeit des Zitrats als Kristallisationsinhibitor anerkannt. Prinzipiell steigt im alkalischen Urin (s. oben) die Zitratausscheidung und damit die Löslichkeit von Kalziumoxalat. Zitrat bildet hierbei stabile Kalzium-Zitrat-Komplexe, so dass eine Ausfällung von Kalziumoxalat unterbleibt.
    - Indikationen: Bei Rezidivsteinpatienten mit einer Hypozitraturie, Hyperkalzurie und Hyperoxalurie.
    - Dosierung: Kalium-Natrium-Zitrat (Oxalyt C, Uralyt U) als Granulat zwischen 9–12 g/Tag. Die Einstellung erfolgt individuell mittels Indikatorpapier je nach Urin-pH (Optimum: 6,8–7,0).
  - Magnesium
    Das lithogene Potenzial eines Magnesiummangels ist nicht einheitlich anerkannt. Die Ergebnisse bei einer Substitutionstherapie sind widersprüchlich. Trotzdem wird empfohlen, dass bei einer Hypomagnesiurie eine Magnesiumsubstitution (z. B. Biomagnesin) erfolgen soll.

Harnsäurestein

- **Ziel: Harnalkalisierung**
  Anzustreben ist ein Urin-pH *im Bereich von 6,8–7.* Dieser dient sowohl zur Steinauflösung als auch zur Rezidivprophylaxe. Ein Wert über pH 7 birgt die Gefahr einer Phosphatsteinbildung. Eine rein nutritive Harnalkalisierung ist schwierig zu erreichen (z.B. durch vegetarische Ernährung), sollte aber die medikamentöse Therapie unterstützen (s. Tabelle 17.4).

- **Ziel: Harnsäuresenkung**
  Es sollten maximal 300 mg Purine/Tag aufgenommen werden. Der Harnsäurespiegel sollte maximal 5,5 mg% im Serum betragen.
  - Nutritive Harnsäuresenkung
    Wichtige „Purinträger" sollten eingeschränkt bzw. vermieden werden:
    - kein Bier,
    - kein Überkonsum von Bohnenkaffee und Schwarztee,
    - maximal 150 g Fleisch,
    - keine Innereien (Herz, Niere, Leber, Hirn),
    - keine Heringe, Sardellen, Sardinen,
    - keine Hülsenfrüchte, Pilze,
    - keine Hummer, Krabben.
  - Medikamentöse Harnsäuresenkung
    Lässt sich der Harnsäurewert mittels nutritiver und allgemeiner Maßnahmen (s. oben) nicht regulieren, muss eine medikamentöse Therapie erfolgen. Ein häufig angegebener Grenzwert zur medikamentösen Therapie ist *5,5 mg% im Serum.* Mittel der Wahl ist das Urikostatikum Allopurinol, das in einer Dosierung von *300* bis maximal 600 mg/Tag gegeben wird. Eine urikosurische Therapie (z.B. Benzbromaron) ist wegen der Gefahr einer Uratnephropathie bzw. Urolithiasis kontraindiziert. Bei der Grenzwerterhebung muss beachtet werden, dass einige geläufige *Medikamente den Harnsäurewert im Serum beeinflussen* (s. Befund 16, Tabelle 16.1).

Infektstein

Infektsteine sind Harnsteine, die durch einen Infekt mit ureasebildenden Bakterien (Proteus 100%, Pseudomonas 30% ureasebildend) entstanden sind. Häufig findet man bei den Patienten funktionelle Harnabflussstörungen.

- **Grundvoraussetzungen der Rezidivprophylaxe**
  - komplette Steinfreiheit, -entfernung,
  - Infektfreiheit,
  - Beseitigung einer Harnstauung,
  - Ausschluss einer renal-tubulären Azidose.
- **Ziel: Harnansäuerung**

  Zur Litholyse, z.B. unmittelbar nach einer Steinentfernung während der Eliminierung bzw. Auflösung von Residualkonkrementen, sollte ein Urin-pH von unter 6 angestrebt werden. In der Phase der Rezidivprophylaxe reicht ein Urin-pH von 6–6,5.
  - Nutritive Harnansäuerung
    - keine alkalisierenden Getränke bzw. Nahrungsmittel (s. Harnsäurestein),
    - säuernde Mineralwässer zur allgemeinen Harndilution sollten mehr als 400 mg Sulfat und weniger als 350 mg Bikarbonat/l enthalten (z.B. Rheinfels Quelle, Extaler Mineralquell),
    - rein vegetarische Kostformen sollten vermieden werden. Eine mäßige Zufuhr von Fleisch- und Fischprodukten und Bohnenkaffee ist wegen ihrer harnsäuernden Wirkung wünschenswert.
  - Medikamentöse Harnansäuerung

    Da eine nutritive Harnansäuerung fast nie ausreicht, müssen ggf. säuernde Medikamente verabreicht werden. Als ansäuernde Medikamente sind HCl- oder Ammoniumchloridpräparate im Handel (z.B. Ammonchlor, Mixtura solvens, Azidol-Pepsin, Extin). Eine milde physiologische Säuerung wird durch L-Methionin (Acimethin) erreicht. Meist ist zur effektiven Harnansäuerung jedoch eine relativ hohe Dosis erforderlich. Der Patient muss die Dosierung mittels Indikatorpapier selbst einstellen.
- **Ziel: Phosphatresorptionshemmung**

  Eine enterale Resorptionshemmung der Phosphate mit Aluminiumpräparaten ist nur sinnvoll, wenn eine echte Hyperphosphaturie trotz einer vermehrten Diurese besteht. Als Resorptionshemmer stehen z.B. Aludrox, Alugel oder Gelusil zur Verfügung. Als Ziel sollte eine Phosphatausscheidung *unter 35 mmol (1084 mg/24 h)* angestrebt werden.

Zystinstein

Zystinsteine sind nur für 1–2% aller Harnsteine verantwortlich. Ursache ist eine angeborene Störung, die zur exzessiven Ausscheidung von schwer löslichem Zystin führt. Mehrere therapeutische Ansatzmöglichkeiten stehen zur Verfügung. Diätetisch wird eine ausgewogene Mischkost empfohlen, ohne dass dies aber der wichtigste Metaphylaxefaktor ist.

- **Basistherapie: Maximale Harndilution + Harnalkalisierung**
  Die Flüssigkeitszufuhr sollte am besten aus alkalisierenden Flüssigkeiten bestehen (s. unten) und mindestens 3,5–4 l/Tag betragen. Eine darüber hinausgehende Dilution wäre wünschenswert, ist jedoch häufig aus subjektiven oder objektiv-medizinischen Gründen (z.B. Herzinsuffizienz) nicht realisierbar. Die Kontrolle des spezifischen Uringewichts sollte täglich erfolgen und unter 1,012 liegen. Wichtig ist die Vermeidung nächtlicher Konzentrationsspitzen. Deshalb sollten auch vor dem Zubettgehen und in der Nacht jeweils 500 ml Flüssigkeit zugeführt werden. Mitunter ist die abendliche Gabe von Diuretika hilfreich.
  Da die Löslichkeit von Zystin oberhalb pH 7,5 steil zunimmt, sollte eine Alkalisierung im pH-Bereich von 7,5–8 permanent angestrebt werden (s. Tabelle 17.4). Die Patienten sollten täglich pH-Wert-Kontrollen durchführen.
  Cave: Gefahr der Infektsteinbildung.

- **Ziel: Medikamentöse „Zystininhibition"**
  Optimal ist eine Senkung der Ausscheidung von Zystin im Urin unter 100 mg/Tag.
  - Medikament der 1. Wahl: Vitamin C
    Durch Verabreichung von 3–5 g Ascorbinsäure in Form von Brausetabletten à 1000 mg wird Zystin in das besser lösliche Zystein

umgewandelt. Gute Behandlungsergebnisse können insbesondere bei einer primär geringen Steinbildungsrate und nur gering über der Sättigungsgrenze liegender Zystinkonzentration (Zystinausscheidung bis 840 mg/Tag) erwartet werden. Als Nebenwirkung kann es dosisabhängig zu Gastritiden kommen.

Cave: Bei quantitativen Zystinbestimmungen wird das durch die Ascorbinsäure reduzierte Zystein mitgemessen, so dass keine verlässlichen Daten zu erwarten sind. Aussagekräftigster Erfolgsparameter ist dann der klinische Verlauf.

- Medikament der 2. Wahl: α-MPG
  Bei einer Zystinauscheidung >840 mg/Tag oder unbefriedigendem Verlauf, sollte zusätzlich zu Ascorbinsäure Alpha-Mercaptopropionylglyzin (α-MPG) gegeben werden. α-MPG wirkt mittels einer Disulfidaustauschreaktion mit Umwandlung des Zystins in eine leichter lösliche Form. α-MPG (Captimer, Thiola) sollte einschleichend mit 800–1000 mg/Tag, verteilt auf 4 Einzeldosen, gegeben werden. Entsprechend der Zystinausscheidung kann die Dosis bis auf 2 g/24 h gesteigert werden. Nachteilig ist eine Wirkminderung der Substanz mit der Zeit.
  Nebenwirkungen: in bis zu 20% Geschmacksstörungen, Dermatosen, Gastritiden, nephrotisches Syndrom. Die Nebenwirkungen sind jedoch im Vergleich zum früheren Standardmedikament D-Penicillamin deutlich geringer.
- Experimentelle Therapieoption: Captopril
  Bei α-MPG-Unverträglichkeit kann Captopril (Dosierung: 3-mal 50 mg/Tag) eine Alternative darstellen. In einer amerikanischen Studie konnte durch die Hinzunahme von α-MPG oder Captopril zur Basistherapie (Harndilution und Alkalisierung) die Steinbildungsrate pro Jahr um 55–65% gesenkt werden (Chow 1996). Die Kombination der Basistherapie mit Captopril und α-MPG ergab keine signifikanten Vorteile gegenüber der Kombination der Basistherapie mit lediglich einem der Medikamente.

Cave: Captopril muss einschleichend dosiert werden (Blutdruckabfälle); Initialdosis: 2-mal 6,25 mg p.o., Maximaldosis: 150 mg/Tag. Nebenwirkungen: Schwindel, Kopfschmerzen, Müdigkeit, gelegentlich erektile Dysfunktion.

- Medikament der 3. Wahl: D-Penicillamin
  Auch D-Penicillamin ist ein Sulfhydrilpräparat wie -MPG, hat jedoch eine deutlich höhere Nebenwirkungsrate (50%). Deshalb wird es heute nur noch als ultima ratio eingesetzt. Es werden Dosierungen von 0,02 g/kg Körpergewicht bis zu täglichen Maximaldosen von 1–3 g angegeben.

Literatur

Chow et al. (1996). J Urol 156: 1576
Hautmann R et al. (1986) Harnsteinfibel. Dtsch Ärzte-Verlag, Köln
Hesse A et al. (1991). Urologe [BI] 31: 135–139
Hesse A, Joost J (1992). Ratgeber für Harnsteinpatienten, 2. Aufl. Trias, Stuttgart
Hill MJ (1985). Br J Surg 72 (Suppl): S37
Leitlinien der DGU zur Metaphylaxe des Harnsteinleidens Urologe A 6/96: 588–593
McCormack M et al. (1991). J Urol 146: 1475
Pak CYC (1988). J Urol 140: 461
Siener R et al. (1998). Dt Ärztebl 95: B 1706–1712

HARNINKONTINENZ

BEFUNDE 18–22

BEFUND 18 Harninkontinenz – Welche Diagnostik?

D. Schultz-Lampel und S. Roth

Allgemeine Einordnung

Die Harninkontinenz ist bei älteren Menschen häufiger als andere chronische, aktivitätseinschränkende Leiden wie Herzkrankheiten, Arthritis, Rheuma oder Hypertonie. Aufgrund der Verschiebung der Altersstruktur in der Bevölkerung ist mit einer weiteren Zunahme zu rechnen. Es werden 5 verschiedene Formen der Inkontinenz mit einer gestörten Reservoirfunktion der Blase unterschieden (s. unten). Je nach Störung werden unterschiedliche Therapien angewendet.

Differentialdiagnostik

- **Stressinkontinenz**
  Bedingt durch einen insuffizienten Verschlussmechanismus des Blasenausgangs kommt es bei einer Erhöhung des Blasendrucks (z.B. Husten) zum Urinverlust. 3 Schweregrade:
  - Grad I: Urinverlust beim Husten, Pressen oder schweren Heben.
  - Grad II: Urinverlust beim Gehen, Aufstehen oder Bewegung.
  - Grad III: Urinverlust im Liegen.
    Hauptursache ist eine muskuläre und ligamentäre Insuffizienz mit nachfolgendem Blasendeszensus. Bei einer Erhöhung des intraabdominellen Drucks findet beim Blasendeszensus keine passive Druckübertragung auf die proximale Harnröhre statt (Abb. 18.1). Dies erklärt unter anderem den therapeutischen Erfolg von Suspensionsplastiken (s. unten), die die ursprüngliche Blasenposition wiederherstellen.

- **Drang- oder Urge-Inkontinenz**
  Diese Inkontinenz ist durch nicht kontrollierbare Detrusorkontraktionen charakterisiert. Neben einer idiopathischen Genese muss eine sekundäre Genese infolge eines lokalen Reizzustandes durch Entzündungen, Fremdkörper oder Tumoren abgegrenzt werden. Man unterscheidet 2 Formen:

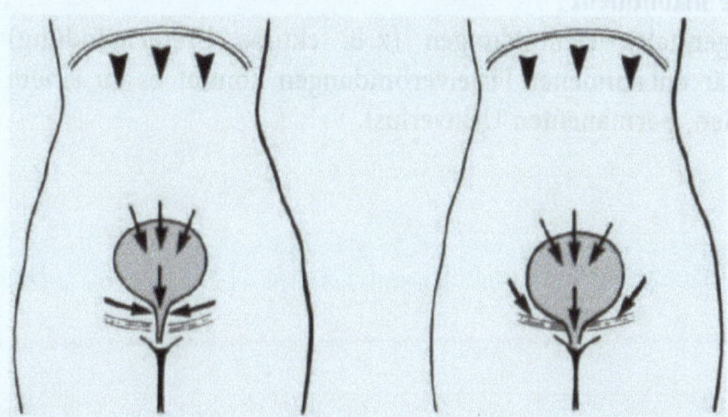

Abb. 18.1. Kontinenzmechanismus der passiven Druckübertragung auf die proximale Urethra (1) bei intraabdomineller Druckerhöhung (nach Enhörning). Im Falle eines Blasendeszensus fehlt die Wirkung des Außendruckes auf die Urethra (2), so dass der Eigendruck der Urethra und des Sphinkters ungenügend wird und ein Urinverlust eintritt

- Sensorische Dranginkontinenz
  Plötzliches, nicht unterdrückbares Dranggefühl aufgrund verstärkter, afferenter Impulse von den Dehnungsrezeptoren der Blasenwand.
- Motorische Dranginkontinenz
  Bei der motorischen Dranginkontinenz kommt es zu plötzlichen, vorher nicht wahrnehmbaren, unwillkürlichen Detrusorkontraktionen. Urodynamisch ist diese Dranginkontinenz als Detrusorhyperaktivität charakterisiert, die in der Füllungsphase der Blase auftritt. Ist die Detrusorhyperaktivität neurogener Genese, spricht man von einer Detrusorhyperreflexie.

- **Neurogene (Reflex-)Inkontinenz**
  Hier ist die Inkontinenz durch eine neurogene Grunderkrankung bedingt.

- **Überlaufinkontinenz**
  Die Überfüllung der Blase mit ständigem oder intermittierendem Harnträufeln kommt in der Regel durch einen erhöhten infravesikalen Widerstand zustande. Häufige Ursachen sind ein Prostataadenom oder eine Harnröhrenstriktur. Die Überlaufinkontinenz kann sowohl mechanisch als auch funktionell, neurogen und nichtneurogen bedingt sein.

- **Extraurethrale Inkontinenz**
  Infolge kongenitaler Fehlbildungen (z.B. ektope Uretermündung) oder sekundär entstandener Fistelverbindungen kommt es zu einem extraurethralen, permanenten Urinverlust.

Diagnostik

Basisdiagnostik

- **Allgemein**
  In ca. 60–70% ist das klinische Bild eindeutig. In ca. 30% liegen jedoch auch Kombinationsformen der Inkontinenz vor bzw. muss die anamnestische Diagnose nach der Urodynamik korrigiert werden.
  Unter Belastung (z.B. Husten) kommt es zu Urinverlusten simultan mit dem intraabdominellen Druckanstieg (Stressinkontinenz). Im Gegensatz dazu kommt es bei einer Dranginkontinenz, provoziert durch den Hustenstoß, zu einer verspäteten reflektorischen Detrusorkontraktion, die sich als ein 6–7 s nach der Hustenprovokation auftretender Urinverlust zeigen kann.
  - Urodynamische Diagnostik
    Lässt sich aus Anamnese und klinischer Untersuchung allein keine eindeutige Diagnose stellen, muss vor der operativen Therapie und bei jeder Rezidivharninkontinenz eine urodynamische Untersuchung erfolgen (s. unten).

- **Anamnese**
  - Miktionsverhalten
    Drangsymptomatik als Hinweis für eine Urgeinkontinenz? Pollakisurie ohne Drang als Kompensationsverhalten zur Vermeidung einer Stressinkontinenz?
  - Vorangegangene Beckenoperationen
    Bei einer Beckenoperation kann die Nervenversorgung der Blase geschädigt werden. In 20–68% nach einer abdominosakralen Rektumamputation und in 16–80% nach einer radikalen Hysterektomie treten neurogene Entleerungsstörungen auf (Yalla et al. 1984).
  - Systemische Erkrankungen
    - Diabetes mellitus, z.B. neurogene Blasenentleerungsstörung,
    - Herzinsuffizienz, z.B. nächtliche Polyurie,

  - neurologische Erkrankungen, z.B. multiple Sklerose, Morbus Parkinson, Bandscheibenläsionen,
  - Schlaganfall, z.B. neurogen enthemmte Blase (s. Befund 22).
- Medikamenteneinnahme
  Häufig verabreichte, die Kontinenz beeinflussende Medikamente sind Antihypertensiva, Asthmamittel und Psychopharmaka (s. Anhang, Übersicht A 1).
- Miktionsprotokoll
  Zur Dokumentation des Urinverlusts, der Miktionsfrequenz und der Zahl der Vorlagen sollte mindestens für 3–4 Tage ein Miktionsprotokoll geführt werden.
- Inkontinenzfragebögen
  Diese Fragebögen haben einen „Stress- und Urgescore" und stellen eine einfache und gute Orientierungshilfe bei der Unterscheidung zwischen einer Stress- und Dranginkontinenz dar. Fehlt ein urodynamischer Messplatz, stellt der Fragebogen eine wichtige Hilfe dar und rechtfertigt einen konservativen Therapieversuch bei dem Verdacht auf eine Urgeinkontinenz. Allerdings sind Fehldiagnosen in ca. 30% möglich.
  Am bekanntesten ist der Fragebogen nach Gaudenz et al. (1976), der über die Firma Fresenius, Bad Homburg, zu beziehen ist.

- **Körperliche Untersuchung**
  - Neurologischer Status
    Tonusprüfung des M. sphincter ani,
    willkürliche Kontraktion des Beckenbodens möglich?
    Sensibilitätsprüfung der sakralen Hautsegmente im sog. Reithosenbereich.
  - Provokationstest
    Der Provokationstest wird von einigen Urologen als DER entscheidende diagnostische Nachweis einer operativ heilbaren Harninkontinenz, der Stressinkontinenz, betrachtet.
    Praxis: In Steinschnittlage wird nach einer Blasenfüllung über einen Einmalkatheter die Patientin aufgefordert, zu husten. Bei der klassischen Stressinkontinenz kommt es drucksynchron zum sofortigen Urinverlust. Ein Urinverlust 6–7 s nach dem Hustenstoß mit oder ohne imperativen Harndrang weist auf eine Dranginkontinenz hin, d.h. der Hustenstoß induziert nachgeschaltete unwillkürliche Detrusorkontraktionen.

Kommt es in Steinschnittlage nicht zum Urinabgang, sollte der Untersuchungstisch in eine 45°-Position oder eine senkrechte Position gebracht werden. Laut Stamey kommt es bei ca. 80% der Patientinnen mit einer operativ heilbaren Stressinkontinenz zum provozierten Urinabgang im Liegen.

- Blasenelevations- oder Bonney-Test (Abb. 18.2)
  Er erhärtet die Verdachtsdiagnose einer Stressinkontinenz und gibt therapeutische Hinweise.
  Praxis: Kommt es beim Provokationstest zu einem drucksynchronen Urinabgang, wird der Blasenhals von Vagina aus mit 2 Fingern oder 2 Bougie-à-Boule-Stäbchen angehoben und man lässt die Patientin erneut husten (s. Abb. 18.2). Wird durch die Elevation der Urinverlust aufgehoben, spricht dies für eine Insuffizienz des Beckenbodens und der symphysär fixierten Urethrastrukturen

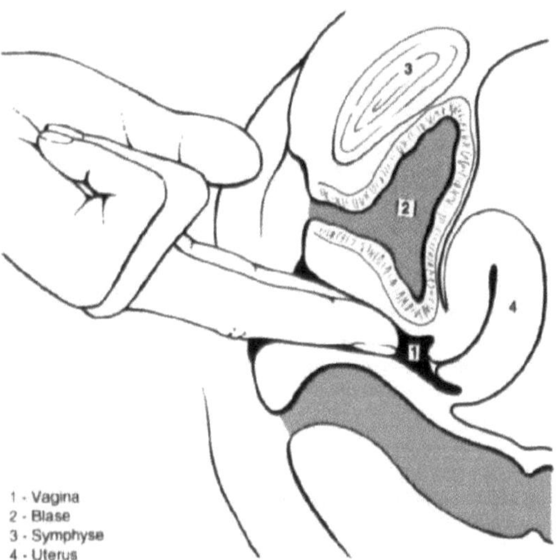

Abb. 18.2. Elevations- oder Bonney-Test. Zeigt sich beim Husten (Provokationstest) ein drucksynchroner Urinabgang, wird der Blasenhals von vaginal aus mit 2 Fingern angehoben. Wird durch die Anhebung der Urinverlust bei neuerlichem Husten aufgehoben, spricht dies für eine Insuffizienz des Beckenbodens und/oder der symphysär fixierten Urethrastrukturen und für den potentiellen Erfolg einer operativen Suspension. *1* Vagina, *2* Blase, *3* Symphyse, *4* Uterus

und für den potentiellen Erfolg einer operativen Suspension (s. unten Suspensionsplastiken).

Cave: Bei der Elevation darf die Urethra nicht gegen die Symphyse gepresst werden (falsch-positiver Test).

– Q-Tip-Test

  Zum Nachweis einer Urethrahypermobilität im Sinne einer insuffizienten Blasenhalsfixation wird in den USA z. T. der „Q-Tip-Test" propagiert (Van Arsdalen 1986). Hierbei wird ein mit Gleitmittel benetztes Wattestäbchen auf halber Länge in der Urethra positioniert. Beim Pressen kommt es bei einer insuffizienten Fixation zu deutlichen Schwingungsbewegungen des freien Endes.

– Pad-Test

  Er erlaubt durch Wiegen der Vorlagen vor und nach Beendigung der Beobachtungsdauer eine Quantifizierung der Inkontinenz. Der Test ermöglicht zudem eine Behandlungs- bzw. Erfolgskontrolle für den Patienten.

  Praxis: Von der International Continence Society wird ein 1-h-Test mit standardisiertem Ablauf vorgeschlagen: *0–15 min:* 600 ml einer natriumfreien Flüssigkeit trinken, *bis 40 min:* Patientin soll sitzen, *40–60 min: körperliche Belastung.* 5 min gehen mit Treppenstufen, 5-mal aus dem Sitzen aufstehen, 5-mal kräftig husten, 5-mal kleinere Gegenstände vom Boden aufheben, 1 min die Hände unter fließendem Wasser waschen.

  Andere Untersucher führen den Pad-Test über 24 h durch, da er deutlich sensitiver sein sol. Beispielsweise werden die Übungsanweisungen des 1-h-Teste nur von 22% der Patienten genau ausgeführt (Griffiths et al. 1991).

- **Uroflowmetrie**

  Sie kann lediglich Hinweise auf die Detrusorleistung, Koordinationsstörungen (Dyssynergie) und infravesikale Obstruktionen geben. Als Differenzierungsmethode der unterschiedlichen Formen der Inkontinenz ist sie ungeeignet.

- **Karyopyknotischer Index**

  Zum Nachweis eines Östrogenmangels als Ursache einer postmenopausale Drangsymptomatik kann eine Abstrichuntersuchung der Urethra erfolgen (s. Abb. 28.9).

In der Abstrichuntersuchung der Urethra zeigt sich bei einem Östrogenmangel evtl. ein typisches Zellbild (s. Befund 28).

- **Urinuntersuchung**
  In jedem Fall muss ein Infektausschluss erfolgen. Bei fehlender Symptomatik sind ein Urinsediment oder Teststreifen ausreichend. Eine Dranginkontinenz mit schmerzhafter Detrusorkontraktion sollte auch *urinzytologisch* zum Ausschluss eines *Carcinoma in situ* untersucht werden.

- **Sonografie**
  Eine Restharnbestimmung nach ungestörter Miktion gehört zur Basisdiagnostik jeder Harninkontinenz. Die Perineal- und Introitussonografie können zur Beurteilung der topografischen Harnröhren- und Blasenverhältnisse durchgeführt werden.

- **Urethrozystoskopie**
  Jede Inkontinenz sollte zystoskopisch untersucht werden. Neben dem Ausschluss eines Fremdkörpers, Tumors oder einer interstitiellen Zystitis ist die Bestimmung der Blasenkapazität wichtig.
  Der urethrovesikale Übergang sollte hinsichtlich seiner Beweglichkeit und die Urethra bezüglich Veränderungen des Neigungswinkels mit und ohne Pressen inspiziert werden. Eine Urethrakalibrierung sollte zum Ausschluss einer Stenose erfolgen.

- **Miktionszysturethrogramm (MZU)/laterales Zystogramm**
  Eine radiologische Darstellung des unteren Harntrakts wird von den meisten Urologen präoperativ für erforderlich erachtet. Es informiert über die Beziehungen zwischen Urethra und Blasenhals, die Öffnung der Urethra unter Miktion (s. unten, Detrusorhyperaktivität) sowie über das Vorliegen einer Zystozele, eines Refluxes oder einer Urethrastriktur. *Wichtig ist die Untersuchung im streng lateralen Strahlengang.* Häufig erfolgt eine röntgenologische Klassifizierung nach Green (Abb. 18.3).
  - Laterales Zystogramm mit Urethramarkierung?
    Zur exakten Winkelmessung sind Aufnahmen mit einem Katheter oder die Urethra markierenden Silberkettchen notwendig. Die Winkelmessung wird in der Urologie jedoch nur selten angewendet, da sie aufwendig und ohne entscheidenden Informationsgewinn ist.

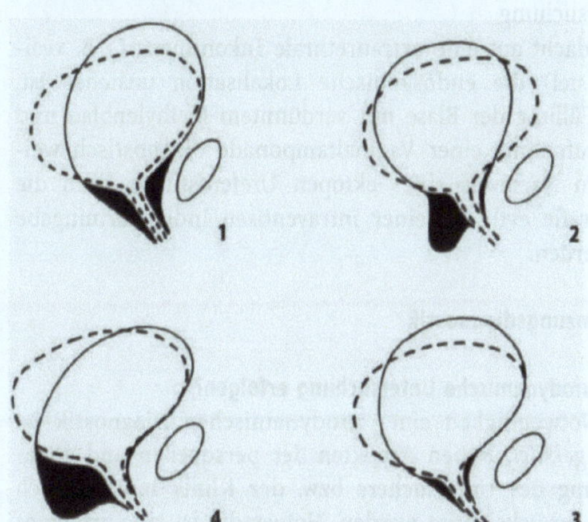

Abb. 18.3. Typische Röntgenbilder der Blase bei Harninkontinenz. Ein laterales Zystogramm erlaubt die Unterscheidung verschiedener Deszensusarten (*1* vertikal, *3* rotatorisch), einer Zystozele (*2*) und einer hypotonen Urethra (*4*). Die gestrichelte Konfiguration entspricht dem jeweiligen Normalbefund

– MZU zum Nachweis einer Detrusorhyperaktivität
  Der bei einer Blasenhalsinsuffizienz mit zunehmender Blasenfüllung auftretende Influx von Harn in die proximale Urethra kann eine willkürlich nicht unterdrückbare Detrusorkontraktion auslösen. Dies erklärt das Phänomen, dass einige Frauen über eine Stress- und Dranginkontinenz klagen (sog. gemischte Harninkontinenz). Nach Wiederherstellung eines „kompetenten" Blasenhalses verschwindet dann die präoperativ nachweisbare Drangkomponente (Madersbacher 1986).
  Dieses Phänomen ist alleine mit einer Blasendruckmessung (Zystomanometrie) nicht erfassbar, da die morphologische Ursache des offenen Blasenhalses nicht erkennbar wird. Die operative Behandlungsmöglichkeit im Gegensatz zur reinen Urgeinkontinenz unterstreicht die Notwendigkeit des MZU in diesen Fällen. Optimal wäre die Durchführung einer kombinierten videourodynamischen Untersuchung.

- Farbstoffuntersuchung
  Wenn bei Verdacht auf eine extraurethrale Inkontinenz (z. B. vesikovaginale Fistel) die endoskopische Lokalisation unsicher ist, können eine Füllung der Blase mit verdünntem Methylenblau und die Farbstoffaufnahme einer Vaginaltamponade diagnostisch weiterhelfen. Zum Nachweis eines ektopen Ureterostiums kann die Ureteropyelografie evtl. mit einer intravenösen Indigokarmingabe kombiniert werden.

Urodynamische Ergänzungsdiagnostik

- **Wann muss eine urodynamische Untersuchung erfolgen?**
  Die Frage der Notwendigkeit einer urodynamischen Diagnostik ist *nicht einheitlich geklärt.* Neben Aspekten der personellen und apparativen Ausstattung des Untersuchers bzw. der Klinik müssen auch die Kostenfragen berücksichtigt werden. Notwendig ist eine urodynamische Abklärung:
  - *vor der operativen Therapie einer Stressinkontinenz* (ergeben sich trotz primärer Hinweise auf eine Stressinkontinenz zusätzlich Verdachtsmomente einer Dranginkontinenz, sollte *immer* eine urodynamische Untersuchung erfolgen, da anderenfalls die Operation eine Dranginkontinenz verschlimmern kann).
  - *Bei jeder Rezidivharninkontinenz* (in ca. 50% liegt ein echtes Rezidiv einer Stressinkontinenz vor, in 20% eine gemischte Stress- und Dranginkontinenz, in 20% eine reine Dranginkontinenz und in 10% eine andere, meist neurogene Ursache (Madersbacher 1986). Eine Unterscheidung gelingt nur durch urodynamische Untersuchungen).
  - Verdacht auf *neurogene Blasenentleerungsstörung.*
  - Bei widersprüchlichen Befunden.

- **Blasendruckmessung**
  Informationen der Druckmessung:
  - Tonus der Harnblase,
  - Sensibilität der Harnblase (wann erster Harndrang?),
  - Funktion des Detrusors (unwillkürliche Kontraktionen?).

    Das Prinzip beruht auf einer Registrierung des intravesikalen Drucks unter kontinuierlicher Füllung der Blase (50–100 ml/min). Druckschwankungen von mehr als 15 cm Wassersäule werden als ungehemmte Detrusorkontraktionen bezeichnet. Parallel zum Blasendruck muss mittels einer rektalen Drucksonde der Intraabdominaldruck gemessen werden. Durch Subtraktion des Intraabdominaldrucks vom Blasendruck kann der Detrusordruck ermittelt werden. *Praktischer Hinweis:* Der Nachweis von unwillkürlichen Detrusorkontraktionen gelingt mehr als doppelt so häufig, wenn die Druckmessung nicht im Liegen, sondern im Sitzen ausgeführt wird und durch Provokationstests wie z. B. Husten ergänzt wird.

- **Neurogene Entleerungsstörung und Carbacholtest**

  Zeigt sich das Bild einer Detrusorhypoaktivität, muss der Verdacht auf eine neurogene Blasenentleerungsstörung geäußert werden, die sich primär als Überlaufinkontinenz manifestieren kann. Ausgehend von der durch Lapides bewiesenen Tatsache, dass denervierte Organe auf Neurotransmitter besonders sensibel reagieren, wird die Blase mit 150 ml gefüllt und ein intravesikaler Ausgangsdruck gemessen. Kommt es nach subkutaner Gabe von 0,25 mg Carbachol (Doryl) innerhalb der darauffolgenden 20 min zu einer intravesikalen Druckzunahme von mehr als 20 cm Wassersäule, gilt der Test als positiv und beweist eine Blasendenervierung (Hypersensitivitätstest, Lapides-Test).

- **Urethradruckprofil (UDP)**

  Mittels Mikrotiptransducer und Membrankatheter können Messwerte der funktionellen Urethralänge, des Urethraverschlussdruckes und der Druckübertragung auf die Urethra unter körperlicher Belastung ermittelt werden. In Kombination mit der Blasendruckmessung ist eine Einschätzung der Sphinkterfunktion der Urethra möglich.
  Da der apparative Aufwand erheblich und die Auswertung der Kurven kompliziert ist, kommt die Bestimmung des Urethraprofils nur in Einzelfällen wie beispielsweise bei Rezidivinkontinenzen, Sphinkterdefekten oder einer Sphinkterplastik zur Anwendung. Bei der Wahl des operativen Verfahrens kann das UDP entscheidend weiterhelfen.

- **Leakpoint-Pressure**

  Die präoperative Messung des Valsalva-Leakpoint-Pressures (VLPP) (McGuire et al. 1996) dient ebenso der Differenzierung des operativen Vorgehens. Ein VLPP <65 cm H_2O spricht eher für eine intrinsische Sphinkterinsuffizienz, ein VLPP >100 cm H_2O für eine hypermobile Urethra.

Literatur

Arsdalen KN van (1986). In: Resnick MI et al. (eds) Decision making in urology. Decker, S. 156ff
Gaudenz R et al. (1979). Geburtshilfe Frauenheilkd 39: 784
Griffiths DJ et al. (1991). Br J Urol 67: 467
Madersbacher H (1986). Urologe [A] 25: 271
Mc Guire EJ et al. (1996). Urol Clin NA 23: 253–262
Yalla SV et al. (1984). J Urol 132: 503

BEFUND 19 Stressinkontinenz der Frau – Welche Therapie?

D. SCHULTZ-LAMPEL und S. ROTH

Konservative Behandlung

- **Gewichtsreduktion**
  Bei übergewichtigen Patientinnen ist eine Gewichtsabnahme sinnvoll, da sie zur Entlastung des Beckenbodens beiträgt.

- **Beckenbodengymnastik**
  Leichte Formen der Stressinkontinenz können durch Übungen (Abb. 19.1) zur Stärkung der Kontraktionskraft der quergestreiften Beckenbodenmuskulatur erfolgreich behandelt werden (Fantl et al. 1991; Bourcier et al. 1990).
  – Regelmäßige Übungsbehandlung
  Eine regelmäßige Übungsbehandlung ist Voraussetzung. Übungsanleitungen sind im Fachbuchhandel erhältlich.

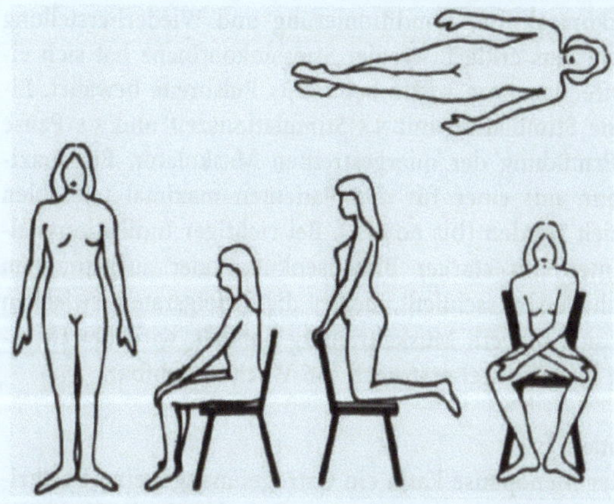

Abb. 19.1. Beckenbodentraining. Beim Beckenbodentraining erfolgt durch entsprechende Kontraktionsübungen der Beckenbodenmuskulatur in verschiedenen Positionen eine allmähliche Rehabilitation. Das Beckenbodentraining ist nur bei leichten Formen der Inkontinenz und bei regelmäßiger Durchführung wirksam

- Hilfsmittel
  Als Hilfsmittel zur Beckenbodengymnastik werden auch tamponförmige Vaginalkegel von unterschiedlicher Größe und unterschiedlichem Gewicht empfohlen. Sie haben bei leichteren Graden der Inkontinenz und regelmäßiger Anwendung eine über 50%ige Erfolgsquote (Peattie et al. 1988). In Deutschland werden diese Vaginalkegel unter der Bezeichnung Femcon über den Fachhandel vertrieben.

- **Elektrostimulation des Beckenbodens**
  Die Elektrostimulation wird seit über 20 Jahren klinisch eingesetzt. Als Elektroden werden Oberflächenelektroden oder Nadelelektroden am Beckenboden, Clipelektroden an Penis oder Clitoris und vaginale oder anale Stöpselelektroden (Plugelektroden) verwendet.
  Durch die Stimulation wird eine direkte Kontraktion der Beckenbodenmuskulatur ausgelöst, woraus einerseits eine elektrisch-induzierte passive Beckenbodengymnastik resultiert, andererseits dem Patienten ein fehlendes Gefühl für die Beckenbodenkontraktion bewusst gemacht und damit das konventionelle Beckenbodentraining wirkungsvoll unterstützt wird. Der Langzeiteffekt wird durch eine Verbesserung der urethralen Verschlussfunktion infolge Reedukation, verbesserter Reflexkontraktion, Konditionierung und Wiederherstellung des Beckenbodentonus erklärt. Bei der Stressinkontinenz hat sich eine Stimulationsfrequenz von 50 Hz bei 210 μs Pulsbreite bewährt. Eine unterbrochene Stimulation mit 5 s Stimulationszeit und 5 s Pause vermeidet die Ermüdung der quergestreiften Muskulatur. Ein maximaler Effekt kann mit einer für den Patienten maximal tolerablen Stromstärke erzielt werden (bis 60 mA). Bei richtiger Indikationsstellung, die Patienten mit starker Blasensenkung oder ausgeprägtem Schließmuskelschaden ausschließt, liegen die Erfolgsraten zwischen 50–80%. Da es sich um ein Muskeltraining handelt, wird der therapeutische Effekt in der Regel erst nach 5–6 Wochen sichtbar.

- **Östrogensubstitution**
  Bei Frauen in der Menopause kann ein Östrogenmangel eine Urethritis atrophicans mit nachfolgendem Tonusverlust der Urethra verursachen. Zudem sind die Östrogene für eine vermehrte Füllung der submukösen Venenplexus verantwortlich, die zusätzlich zum Muskeltonus den Verschlussdruck der Urethra erhöhen und die Sensibilität

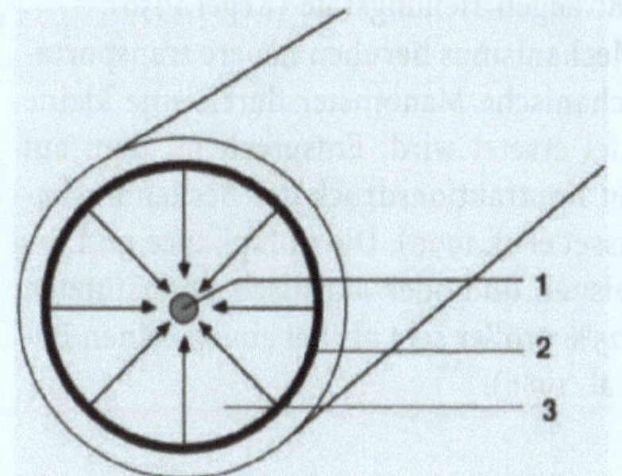

Abb. 19.2. Urethrale Kontinenzmechanismen. Das Urethralumen (1) wird durch den zirkulär-muskulären Eigentonus (2) und Schleimhautfaktoren wie die submukösen Venenplexus (3) verschlossen

der α-Rezeptoren steigern (Abb. 19.2). Diagnostisch ist der karyopyknotische Index wegweisend (s. Befunde 18, 28).

Obwohl ein kurativer Effekt der Östrogene bei Harninkontinenz nicht bewiesen ist, ist eine Östrogensubstitution bei Blasenstörungen indiziert, da sich vor allem die Reizsymptomatik und rezidivierende Harnwegsinfekte in bis zu 70% bessern.

Die Substitution kann oral mit 4 mg Estradiol/Tag oder besser lokal vaginal in Form von Vaginalsuppositorien und/oder in Kombination mit den blasenhalssteigernden Alphaadrenergika gegeben werden (s. medikamentöse Therapie). Bezüglich der Frage des Karzinomrisikos infolge der Östrogengabe s. Befund 28.

- **Vaginalpessare**

In seltenen Fällen, insbesondere bei Patientinnen mit einem erhöhten operativen oder anästhesiologischen Risiko, kann durch Anheben des Beckenbodens mit einem Intravaginalpessar der Harnröhrenverschlussdruck im Bereich der funktionellen Harnröhre erhöht werden. Aufgrund lokaler Irritationen ist die Therapie als Dauerlösung nur in Ausnahmefällen geeignet.

- **Biofeedbacktherapie**

Bereits in den 50er Jahren wurden von Kegel Biofeedbackmethoden erfolgreich angewendet. Er konstruierte ein sog. Perineometer mit einem intravaginal auffüllbaren Schlauch, der mit einem Manometer verbunden war und somit die Kontraktion der Beckenbodenmuskulatur messbar und gleichzeitig sichtbar machte. Einstündige Übungsbehandlungen pro Tag führten zu einer 80%igen Heilungsrate (Kegel 1956). Auf dem prinzipiell gleichen Mechanismus beruhen neuere transportable Geräte, bei denen das mechanische Manometer durch eine kleine batteriebetriebene Anzeigentafel ersetzt wird. Entsprechend dem auf den Vaginaltubus einwirkenden Kontraktionsdruck der Beckenmuskulatur wird dieser angezeigt (Susset et al. 1990). Die Compliance und Erfolgsquote sollen bei diesen visuell und/oder akustisch unterstützten Biofeedbackmethoden um ca. 25% größer sein als bei einem reinen Beckenbodentraining (Burgio et al. 1986).

- **Medikamentöse Therapie**
  - Ausschaltung medikamentöser Nebenwirkungen
    In Kenntnis der im tabellarischen Anhang (Übersicht A 1) angegebenen Medikamente, die eine Inkontinenz auslösen oder verstärken können, sollte eine Umstellung der Medikamente versucht werden.
  - Alphaadrenerge Substanzen
    Ziel ist eine Retonisierung der glatten Urethramuskulatur. Insbesondere in Kombination mit einer Östrogensubstitution kann die Anwendung von alphaadrenergen Substanzen (Alphasympathomimetika) eine deutliche Verbesserung der Harninkontinenz bewirken (Hilton et al. 1990):
    Midodrin (Gutron) 2-mal 1 Tbl. (2,5 mg)/Tag,
    Synephrin (Sympatol) 3-mal 20–30 Trpf. (10%)/Tag.

- **Symptomatische Maßnahmen**
  Hierzu zählen bei inoperablen Patienten Inkontinenzhilfen wie z.B. Vorlagen, Katheter und Urinale (s. Befund 22).

Operative Behandlung

Die konservativen Therapiemaßnahmen reichen bei einer Harninkontinenz 2. und 3. Grades meistens nicht aus. Es stehen eine Vielzahl von Operationsverfahren zur Verfügung, deren Erfolg mit über 90% hoch ist, aber entscheidend von der richtigen Indikationsstellung abhängt. Da die Erfolgsraten mit zunehmender Zahl der Voroperationen abnehmen, sollten Operationen mit hoher Kontinenzrate immer als Primäreingriff durchgeführt werden.

- **Vaginale Raffung von Blasenhals und Urethralwand**

Bei diesem als „vordere Kolporrhaphie" bezeichneten Verfahren werden Harnröhre und Blase in ihre normale anatomische Lage gebracht, indem die auseinandergewichenen Anteile der Fascia pubovaginalis wieder unter der Harnröhre vereinigt werden. Dadurch wird auch der Winkel zwischen Harnröhre und Blasenboden wiederhergestellt. Sie eignet sich daher zur Korrektur eines gleichzeitig bestehenden Deszensus der vorderen Scheidenwand, ist jedoch keine Inkontinenzoperation im engeren Sinne.

- **Suspensionstechniken**

Das gleiche Ziel kann durch eine Suspension erreicht werden, wobei zwischen endoskopischen (Nadelsuspension n. Stamey-Pereyra oder Raz) und suprapubisch-abdominellen Verfahren (Marshall-Marchetti, Burch) unterschieden wird:

- Urethrovesikale Fixation (Marshall-Marchetti-Krantz).
- Urethrovaginale Fixation (Burch).
- Endoskopische Blasenhalssuspension (Stamey-Pereyra, Raz).
  Die Kolposuspension nach Burch gilt derzeit als Therapie der Wahl bei hypermobiler Urethra. Da bei Nadelsuspensionen die Langzeitergebnisse einheitlich schlecht sind (18–47% Kontinenz) sollte die Indikation kritisch gestellt werden (z. B. multimorbide Patienten).

- **Schlingenoperationen**

Auf kombiniert abdominovaginalem Wege werden Urethra und Blasenhals durch eine dorsal der Urethra verlaufende Schlinge suspendiert und suprapubisch fixiert. Als Schlingen werden alloplastische Kunststoffbänder (Zoedler), Streifen aus lyophilisierter Dura oder Faszienstreifen von der vorderen Bauchwand verwendet. Die Indikation besteht bei höhergradiger Stressinkontinenz oder Rezidivinkontinenz.

- **Unterpolsterung der Urethra (Injektionstherapie)**

Bei diesem Verfahren werden endoskopisch zirkulär am Blasenhals submuköse Teflon- oder Kollagenpolster injiziert. Ein Vorteil des Verfahrens ist, dass die Injektion ggf. in Lokalanästhesie erfolgen kann. Sie ist jedoch nur zur Therapie leichter Inkontinenzformen geeignet.

- **Künstliche Sphinkterprothese**
  Als ultima ratio kann die Kontinenz durch die Implantation einer alloplastischen Sphinkterprothese (Scott) wiederhergestellt werden.

Literatur

Bourcier A et al. (1990). Int Urogynec 1: 31
Burgio K et al. (1986). Am J Obst Gynec 154: 58
Fall M (1984). J Urol 131: 664
Fantl JA et al. (1991). JAMA 265: 609
Hilton P et al. (1990). Int Urogynecol J 1: 80
Kegel AM (1956). J Int Coll Surg 25: 487
Peattie AB et al. (1988). Br J Obstet Gynecol 95: 1049
Petri E et al. (1995). In: Fischl FH, Huber J Effekte der Hormonsubstitution im Urogenitaltrakt. Krause & Pacherweg, S 169–174
Schultz-Lampel D (1998). Urologe A 37: 428–430
Susset JG et al. (1990). J Urol 143: 1205

BEFUND 20 Therapie der Drang- oder neurogenen Harninkontinenz

D. Schultz-Lampel und S. Roth

Die neurogene Harninkontinenz ist Folge einer definierten Störung im Bereich der Nervenversorgung der Blase. Davon unterscheidet man die häufig idiopathische Dranginkontinenz.

Drang- oder Urgeinkontinenz

Eine Kausalbehandlung ist möglich, wenn eine sekundäre Genese wie beispielsweise Infekte, irritierende Fremdkörper oder Tumoren nachweisbar sind. Bei einer gemischten Stress-Urge(=Drang)-Inkontinenz sollte auf das Phänomen des offenen Blasenhalses geachtet werden (s. Befund 18, MZU-Diagnostik). Die Therapieversuche bei einer Dranginkontinenz neurologischer Genese sind eine Domäne der medikamentösen Therapie.

Konservative Behandlungen

- **Medikamentöse Therapieansätze**
  Eine Vielzahl von Medikamenten kann die unwillkürlichen Detrusorkontraktionen beeinflussen (Tabelle 20.1).
  - Anticholinergika
    Medikamente der 1. Wahl sind derzeit Anticholinergika. Die derzeit am häufigsten angewandten Substanzen sind Oxybutynin (Dridase), Propiverin (Mictonorm) und Trospiumchlorid (Spasmolyt, Spasmex). Die Medikamente sind äquieffektiv (Erfolgsraten 60–70%), sie unterscheiden sich jedoch hinsichtlich ihrer Verträglichkeit. Während bei Oxybutinin bei Erwachsenen Nebenwirkungen (Mundtrockenheit, Augeninnendruckerhöhung) in bis zu 80% auftreten, liegen sie bei Propiverin und Trospiumchlorid bei 10–20%. Das „blasenselektive" Anticholinergikum Tolterodine (Detrusitol) ist seit 1998 im Handel und zeichnet sich mit einer vergleichbaren Erfolgsrate bei niedriger Nebenwirkungsrate aus.

Tabelle 20.1. Medikamente zur Behandlung einer Drang-(Urge-)Inkontinenz

Anticholinergika	
B-Butylscopolamin (Buscopan)	3- bis 5-mal 1–2 Drg.
Imipramin (Tofranil 25 mg) (Antidepressivum)	3-mal 1 Tbl.
Oxybutynin (Dridase)	3-mal 1 Tbl. (à 5 mg)
Propiverin (Mictonorm)	3-mal 15 mg p.o.
Trospiumchlorid (Spasmex)	3-mal 20 mg p.o.
Tolterodine (Detrusitol)	2-mal 2 mg p.o.
Direkt muskelwirksame Relaxanzien	
Flavoxat (Spasuret)	3- bis 4-mal 1–2 Drg.
Polysynaptische Inhibitoren	
Methantheliniumbromid (Vagantin)	4-mal 1–2 Drg.
Emepronium (Uro-Ripirin)	3- bis 4-mal 1 Tbl.
Trospiumchlorid (Spasmex)	1- bis 3-mal 1–2 Tbl.
Beta-Sympathomimetika	
Terbutalin (Bricanyl)	2- bis 3-mal 1–2 Tbl.
Clenbuterol (Spiropent)	2-mal 1–2 Tbl.
Sonstige Medikamente	
Nifedipin (Adalat)	2- bis 3-mal 1 Kps.
Indometacin (Amuno)	2- bis 3-mal 1 Kps.

- Imipramin

  Das trizyklische Antidepressivum Imipramin (Tofranil) hat anticholinerge Nebenwirkungen, die therapeutisch genutzt werden können. Dies ist insbesondere bei geriatrischen Patienten von Interesse (s. Befund 22). Die übliche Anfangsdosierung liegt bei 25 mg abends. Da bis zum Erreichen einer wirksamen Konzentration einige Wochen vergehen können, sollte die Dosis nur wöchentlich auf max. 150 mg/Tag erhöht werden. Falls das Medikament abgesetzt wird, muss dies ausschleichend erfolgen, da es andernfalls zu schweren Entzugserscheinungen kommen kann.

- **Blasentraining**

  Die bei der Stressinkontinenz wirksamen Maßnahmen des Blasentrainings (s. Befund 19) haben auch bei der Dranginkontinenz eine unterstützende Wirkung, wobei es jedoch zu keiner Änderung der urodynamischen Parameter kommt (McClish et al. 1991).

- Verlängerung der Miktionsintervalle
  Durch ein Blasentraining mit Miktionsprotokollen kann es zu einer sukzessiven Verlängerung der Miktionsintervalle kommen.
- Beckenbodentraining
  Ziel des Beckenbodentrainings ist es, die unwillkürlichen Detrusorkontraktionen durch Gegenreize zu unterbinden. Eingesetzt werden z. B. Muskelkontraktionstechniken mit Übungen nach Kegel (s. Befund 19).
- Biofeedbacktraining
  Bestehen ein erhöhter Tonus und eine Hyperreaktivität der Beckenbodenmuskulatur, kann ein Entspannungstraining unter akustischer EMG-Kontrolle erfolgen (s. Befund 6).

- **Selektive, reversible Sakralnervenblockade**
  Bei Patienten mit einer unklaren (idiopathischen) Detrusorhyperreflexie kann die Injektion eines Lokalanästhetikums im Segment S 3 zu anhaltenden Symptomverbesserungen führen. Durch eine auch urodynamisch nachweisbare Aufhebung der Detrusorhyperreflexie kommt es zu einer erheblichen und häufig anhaltenden Zunahme der Blasenkapazität (Alloussi et al. 1984).

- **Vaginale Elektrostimulation**
  Nach dem nachgewiesen wurde, dass es bei der ursprünglich zur Therapie der Stressinkontinenz eingesetzten vaginalen Elektrostimulation zusätzlich zu einer Besserung der Drangsymptomatik kam, wurde die Elektrostimulation zunehmend bei der Dranginkontinenz eingesetzt. Die hemmende Wirkung auf den Detrusor wurde durch eine Aktivierung von Afferenzen im N. pudendus über 3 Wirkmechanismen erklärt:
  - Erregung des N. hypogastricus bei geringer Blasenfüllung,
  - direkte Hemmung des N. pelvicus im Sakralmark bei voller Blase,
  - supraspinale Hemmung des Detrusorreflexes.
  - Praxis
    Eine optimale Entspannung des Detrusormuskels (Detrusorrelaxation) lässt sich mit Stimulationsfrequenzen von 3–6 Hz erreichen. Da diese niedrigen Frequenzen jedoch häufig als unangenehm bis schmerzhaft empfunden werden, wird in der Regel kontinuierlich mit einer Frequenz von 10 Hz stimuliert. Der Behandlungserfolg tritt oft schon nach den ersten 1–3 Behandlungen auf, meist je-

doch innnerhalb der ersten 2–3 Wochen. Bei regelmäßiger Stimulation von 2-mal 20 min/Tag werden nach 3–6 Monaten Erfolgsraten bis zu 90% erzielt. Nach beendeter Stimulation konnte in 45% der Fälle ein anhaltender Erfolg über 6 Monate, in 30% sogar über mehrere Jahre beobachtet werden (Schultz-Lampel 1998 a).

Invasive Behandlungen

- **Subtrigonale Phenolinjektionen**
  Die Injektion von Phenol führt zu einer irreversiblen Proteindenaturierung und wird mitunter bei therapieresistenten Tumorschmerzen zur Nervenausschaltung eingesetzt. Die subtrigonale Injektion in den perivesikalen Nervenplexus im Sinne einer Detrusordenervierung wurde von einigen Autoren als erfolgversprechende Therapie der Urgeinkontinenz propagiert. Jüngere Resultate zeigen jedoch, dass es sich um eine *fragwürdige und potentiell gefährliche Methode* handelt, die keinesfalls als Routinetherapeutikum angewendet werden darf (Chapple et al. 1991).

- **Sakrale Elektrostimulation (Neuromodulation)**
  In den 70er Jahren wurde von Tanagho u. Schmidt die extradurale Elektrostimulation der Sakralnerven im Canalis sacralis entwickelt. Heute ist sie eine Alternative bei der Therapie der motorischen Dranginkontinenz, wenn diese auf medikamentöse Behandlung nicht angesprochen hat. Es werden uni- oder bilateral an die Sakralnerven S 3 Elektroden implantiert und mit einem Impulsgeber verbunden. Der Wirkmechanismus ist eine reflektorische Hemmung des Detrusormuskels. Vor der chirurgischen Implantation wird in einer 3- bis 5-tägigen perkutanen Teststimulation der therapeutische Effekt getestet. Die Erfolgsraten der Teststimulation liegen zwischen 38 und 90%. Nach Implantation können im Langzeitverlauf von über 5 Jahren Erfolgsraten zwischen 46 und 88% erwartet werden (Schultz-Lampel 1998 b).

- **Operative Verfahren**
  - Fremdkörperentfernung/Tumorbehandlung
    Im Falle irritierender Fremdkörper oder Tumoren kann deren Entfernung eine Kausaltherapie darstellen.

- Blasenhalssuspension
  Der bei einer Blasenhalsinsuffizienz mit zunehmender Blasenfüllung auftretende Influx von Harn in die proximale Urethra kann eine willkürlich nicht unterdrückbare Detrusorkontraktion im Sinne einer Dranginkontinenz auslösen. Dies tritt beispielsweise bei Patientinnen mit einer kombinierten Stress- und Dranginkontinenz auf (sog. gemischte Harninkontinenz). Diagnostisch wegweisend ist das MZU (s. Befund 18). Nach Wiederherstellung eines funktionstüchtigen (geschlossenen) Blasenhalses kann die präoperativ nachweisbare Drangkomponente verschwinden.
- Blasenaugmentation
  Als ultima ratio kann bei Patienten mit einer geringen Blasenkapazität und/oder einer Detrusorhyperaktivität eine Blasenaugmentation mit Darmsegmenten erfolgen. Kontraindikationen bestehen relativ selten, es kann jedoch postoperativ zu Entleerungsstörungen kommen, so dass die Patienten manuell und intellektuell zu einem intermittierenden Selbstkatheterismus fähig und bereit sein müssen.

Therapie der neurogenen „Reflexinkontinenz"

Bei der neurogenen Inkontinenz kommt es je nach Lokalisation der neurogenen Schädigung zu 2 unterschiedlichen klinischen Erscheinungsbildern, deren Therapie sich unterscheidet (s. auch Befund 21).

- Supranukleäre Läsion
  Bei der supranukleären Läsion liegt die Schädigung oberhalb des Miktionszentrums (S 2–4), so dass eine Hyperaktivität des Detrusors mit einer Reflex- bzw. motorischen Urgeinkontinenz resultiert („aktive" Inkontinenz). Liegt die Läsion oberhalb des pontinen Miktionszentrums, ist die Miktion synerg. Bei Läsionen unterhalb der Pons (z.B. Querschnittslähmung) ist die Miktion dyssynerg.
- Infranukleäre Läsion
  Bei einer infranukleären Läsion sind das sakrale Miktionszentrum oder die peripheren Nerven zerstört, so dass eine Hypo- bis Inaktivität des Detrusors resultiert (atone Harnblase). Es kommt somit zu einer Blasenentleerungsstörung und evtl. „passiven" Stress- oder Überlaufinkontinenz.

Konservative Behandlungen

- **Medikamentöse Therapie**
  Diese wird insbesondere bei Reflexblasen (supranukleäre Läsion) angewendet, wobei zur Inaktivierung des Detrusors grundsätzlich die gleichen Medikamente wie zur Behandlung der Drang-(Urge-)Inkontinenz eingesetzt werden (s. Tabelle 20.1). Es kann versucht werden, hyperaktive Reflexblasen soweit zu sedieren, dass sie dann mittels intermittierendem Selbstkatheterismus entleert werden können. Problematisch sind die erforderlichen sehr hohen und damit nebenwirkungsreichen Dosierungen. Aus diesem Grund können die Medikamente häufig nur zur Überbrückung, z.B. bis zu einer operativen Korrektur, gegeben werden.

- **Intermittierender Selbstkatheterismus**
  Bei einer infranukleären Läsion mit einer hypo- oder inaktiven Blase und nachfolgender Überlaufinkontinenz sollte, wenn immer möglich, ein intermittierender Selbstkatheterismus angestrebt werden. Das Infektionsrisiko ist gering und passende Sets werden über den Fachhandel vertrieben. Ableitungen mittels suprapubischer oder transurethraler Katheter führen nahezu immer zu erheblichen entzündlichen Veränderungen der Blasenschleimhaut und rezidivierenden Infekten.

- **Blasentraining**
  Bei Patienten mit einer hypoaktiven Blase bei einer infranukleären Läsion kann durch den *Crédé-Handgriff* (suprapubischer, manueller Druck) ein Ausdrücken der Blase versucht werden. Die Druckausübung muss vorsichtig erfolgen, da die Gefahr besteht, dass es infolge einer zu hohen Druckerzeugung zu einem Reflux in die oberen Harnwege kommt.

- **Externe Inkontinenzhilfen**
  Trotz aller oben genannten Maßnahmen sind Inkontinenzhilfen von unverändert großer Bedeutung. Häufig werden Kondomurinale verwendet, wobei selbstklebende Kondome leichter zu handhaben sind.
  Bei Frauen stehen *Windelvorlagen* im Vordergrund, die inzwischen auch mit ansäuernden, antibakteriellen Substanzen geliefert werden. Fraglich ist, ob sich neue, *selbstklebende, externe Harnableitungen* bei der Frau bewähren werden (s. Befund 22).

Operative Behandlungen

- **Blasenhalsinzision**

  Bei einer durch eine Detrusor-Sphinkter-Dysynergie bedingten Entleerungsstörung kann je nach Intensität der Spastik eine gezielte Inzision des Sphinkter externus urethrae zur Absenkung des Widerstandes in der hinteren Urethra und dadurch zur Normalisierung der Detrusoraktivität führen. Mittels urodynamischer Methoden ist intraoperativ eine genaue Lokalisation der spastischen Region möglich.

- **Vorderwurzelstimulation nach Brindley**

  Bei einer Querschnittslähmung mit konsekutiver Reflexblase kann die physiologische Sammelfunktion der Blase durch eine Durchtrennung der sensiblen Hinterwurzeln S 2–S 5 wiederhergestellt werden. Infolge der Durchtrennung wird die Reflexblase behoben. Die Blasenentleerung erfolgt durch eine Stimulation der motorischen Vorderwurzeln S 2–S 5, wobei die an den Vorderwurzeln angelegten Elektroden mit subkutan implantierten und extern aktivierbaren Empfängern verbunden sind. Der Patient löst dann die Blasenentleerung selbständig aus.

Literatur

Alloussi S et al. (1984). Urologe [A] 23: 39
Chapple CR et al. (1991). Br J Urol 68: 483
McClish CK et al. (1991). Obstet Gynecol 77: 281
Schultz-Lampel D (1998 a). Urologe A 37: 428–430
Schultz-Lampel D (1998 b). Akt Urol 29: 354–360
Sökeland J et al. (1989). Dtsch Ärztebl 86: B–242
Thüroff JW et al. (1991). J Urol 145: 813

BEFUND 21 Blasenentleerungsstörung ohne infravesikale Obstruktion

D. SCHULTZ-LAMPEL und S. ROTH

Allgemeine Einordnung

Primär kommen bei einer Blasenentleerungsstörung mit klinisch, radiologisch und/oder sonografisch nachgewiesener Harnretention immer infravesikale Obstruktionen (z.B. Urethrastriktur, Prostataadenom) in Frage. Sind diese nicht nachweisbar, ergibt sich ein vielfältiges und mitunter diagnostisch problematisches Spektrum von Differentialdiagnosen.

Differentialdiagnose

Neurogene Ursachen metabolisch-toxischer Genese

- **Diabetes mellitus**
  Blasenentleerungsstörungen treten bei ca. 10% aller Diabetespatienten auf. Bei unklarer Genese einer Blasenentleerungsstörung sollte ein Diabetes durch entsprechende Tests (z.B. BZTP, HbA_1) ausgeschlossen werden. Die Entleerungsstörung beginnt *nie plötzlich*, sondern zeigt einen allmählichen Progress. Die Patienten haben zudem häufig *Harnwegsinfekte*. Neurologischen fallen typischen nächtliche Parästhesien, eine Reflexabschwächung und Verminderung der Vibrationsempfindung (z.B. Stimmgabelversuch) sowie meist eine allgemein *herabgesetzte Nervenleitgeschwindigkeit* auf.

- **Urämie**
  Ein urämische Neuropathie tritt bei ca. 60% aller Hämodialysepatienten auf.

- **Porphyrie**
  Die häufigsten Formen sind hepatischer Genese: die akut intermittierende Porphyrie und die Porphyria cutanea tarda. Neurologische Komplikationen aufgrund eines Markscheidenzerfalls zentraler und peripherer Nerven treten in ca. 50% aller Fälle auf. Klinisch haben die Patienten neben den neurologischen Störungen rezidivierende,

abdominell-kolikartige Schmerzen und psychische Veränderungen. Ein deutliches Hinweiszeichen ist der *nachdunkelnde Urin* (dunkle Flecken in der Unterwäsche). Diagnostik: Schwartz-Watson-Test, Ehrlich-Probe, chromatografische Bestimmung von Porphobilinogen und Aminolaevulinsäure im Urin.

- **Perniziöse Anämie**
  Die Ursachen des *Vitamin B_{12}-Mangels* reichen vom fehlenden intrinsic factor aufgrund einer Magenresektion bis zum Malabsorptionssyndrom. Neben der typischen blassen bzw. subikterischen Hautfarbe kommt es zu einer Störung der Erythro-, Leuko- und Thrombozytopoese und seltener zur funikulären Spinalerkrankung (empfindlichstes Frühsymptom ist die *gestörte Tiefensensibilität:* Stimmgabelversuch). Die neurologischen Störungen können allerdings auch ohne eine gleichzeitige Anämie auftreten. Diagnostik: z.B. Blutbild mit großen, hyperchromen Erythrozyten, Vitamin B_{12} im Serum erniedrigt, Schilling-Test.

- **Sichelzellanämie**
  Diese meist bei Schwarzen vorkommende Erkrankung kann durch Sichelzellthrombenbildung zu einer Nervenläsion führen.

- **Alkoholtoxische Lebererkrankungen**
  Ursache ist eine direkte Schädigung der Nerven.

Neurogene Ursachen infektiöser Genese

- **Neurotrope Viren und Bakterien**
  Zu den Viren, die eine Blasenentleerungsstörung bedingen können, zählen das Varizella-Zoster-Virus als Auslöser eines *Herpes zoster.* Obwohl die Durchseuchung in der Bevölkerung sehr hoch ist, kommt es nur selten zu einer Blasenbeteiligung. Diagnostisch wegweisend sind die bläschenartigen Effloreszenzen. Differentialdiagnostisch muss auch an die Möglichkeit einer *Lyme-Borreliose* gedacht werden. Die neurologischen Funktionsstörungen können als Frühsymptom selektiv im Bereich der vesikalen Nerven auftreten. Die Diagnose wird serologisch gesichert.

- **Polyneuroradikulitis**
  Bei der entzündlichen Polyneuroradikulitis Guillain-Barré kann es durch einen Befall der Sakralnerven zu einem Harnverhalt kommen. Es bestehen in aller Regel weitere, meist an den distalen Extremitäten dominierende Lähmungserscheinungen.

- **Tabes dorsalis (Syphilis)**
  Die Tabes (Rückenmarksschwindsucht) tritt nur bei 2–3% der Lueskranken auf und bedingt einen entzündlich-degenerativen Befall der Hinterwurzeln und der Hinterstränge des Rückenmarks. Meist liegen weitere hinweisende neurologische Symptome vor, ein Verdacht kann durch entsprechende serologische Untersuchungen ausgeschlossen werden (s. Befund 32).

Neurologische Grunderkrankungen

- **Multiple Sklerose (MS)**
  Bei der MS (Encephalomyelitis disseminata) kommt es zu unterschiedlichen neurologischen Ausfällen. Während im fortgeschrittenen Stadium 90% der Patienten eine Blasenentleerungsstörung aufweisen, ist sie als *primäres Symptom nur in ca. 2–5% der Fälle* vorhanden (ca. 60% zeigen eine Detrusorhyperreflexie, ca. 40% eine Detrusorareflexie). Allerdings sind selbst bei der klinisch asymptomatischen MS in mehr als der Hälfte der Fälle objektivierbare urodynamische Zeichen nachweisbar. Diese bestehen in pathologischen kortikal evozierten Potenzialen und/oder sakralen Reflexveränderungen (Bemelmans et al. 1991).

- **Morbus Parkinson**
  Bei dieser Erkrankung des extrapyramidalen Systems mit der klassischen Symptomtrias von Tremor, Rigor und Akinese kommt es *primär zu* einer *Detrusorhyperreflexie*. Die Patienten beklagen demzufolge initial einen *imperativen Harndrang*. Im Rahmen der medikamentösen Behandlung der Grunderkrankung (L-Dopa) kann es bedingt durch die anticholinergen und sympathomimetischen Nebeneffekte von L-Dopa im Falle einer infravesikalen Obstruktion (z.B. Prostataadenom) bei älteren Patienten dann zur sekundär medikamentös-induzierten Blasenentleerungsstörung kommen (s. auch Anhang, Übersicht A 2).

- **Shy-Drager-Syndrom**
  Charakterisiert ist diese Erkrankung durch einen Nervenzellschwund im Nucleus dorsalis des N. vagus, so dass es zu einer Störung der vegetativen Funktionen kommt. Häufigste Primärsymptome der Erkrankung sind Orthostaseprobleme aufgrund einer fehlenden kardialen Gegenregulation (Frequenzzunahme), einer schleichenden Abnahme der Thermoregulation (Schwitzen), der Potenz und der Miktionskontrolle.

Neurologische Ausfälle bei Rückenmarksverletzungen

- **Traumatischer Querschnitt**
  Bei einer *supranukleären Läsion* oberhalb des Miktionszentrums S 2–4 entleert sich die Blase reflektorisch über das sakrale Miktionszentrum (sog. Reflexblase). Da die traumatischen Querschnittsläsionen unterhalb des pontinen Miktionszentrums liegen, fehlt die Koordination der simultanen Sphinkterrelaxation während der Miktion und es kommt zu einer Detrusor-Sphinkter-Dyssynergie.
  Demgegenüber wird bei *infranukleären Läsionen* das in der Lendenwirbelsäule gelegene sakrale Miktionszentrum oder die peripheren Fasern des N. pelvicus geschädigt. In diesen Fällen ist die Blase schlaff bzw. aton, so dass Entleerungsstörungen resultieren. Je nach Lokalisation der Schädigung ergeben sich differierende Therapieansätze (s. unten).

- **Angeborene Rückenmarksverletzungen**
  Bei allen Formen der Myelodysplasie (Myelomenigozele, Sakralagenesie, Spina bifida occulta) finden sich eher gemischte neurologische Ausfälle, die von der Höhenlokalisation der Myelodysplasie abhängen.

- **Erworbene, nichttraumatische Rückenmarksverletzungen**
  Entleerungsstörungen können durch einen *Tumor*, eine *Gefäßerkrankung*, einen *Diskusprolaps* oder eine direkte Schädigung der Nn. pelvici infolge einer *Spondylolisthesis* (Wirbelgleiten) hervorgerufen werden. Zu den häufigsten Tumoren der Cauda equina zählen die Ependymome und Neurofibrome. Sie können eine isolierte neurogene Blasenentleerungsstörung bedingen.

Neurogene Störungen durch periphere Nervenläsionen

- **Tumoren des kleinen Beckens**
  Sämtliche benigne und maligne Tumoren des Beckens können im Falle einer Schädigung des N. pelvicus zu Blasenentleerungsstörungen führen.

- **Iatrogen-postoperative Läsionen**
  Epidural- bzw. Spinalanästhesien verursachen mitunter eine temporäre Entleerungsstörung. Bei der *Wertheim-Meigs-Radikaloperation* schwanken die Angaben bezüglich postoperativer Entleerungsstörung zwischen 7 und 80%, bei der *abdominosakralen Rektumamputation* zwischen 10 und 60%. Dabei ist eine mittels direkter Nervenläsionen ausgelöste, urodynamisch nachweisbare komplette Detrusorareflexie seltener als eine mechanisch bedingte Entleerungsstörung infolge einer Positionsänderung der Blase. Das Risiko von Miktionsbeschwerden nach einer *abdominellen Hysterektomie* ist minimal (Griffith-Jones 1991).

Nichtneurogene Störungen

- **Pharmakologische Neuropathie**
  Die chronische Anwendung von *Psychopharmaka* bzw. Schlaf- und Beruhigungsmitteln kann zu einer chronischen Blasenschwächung führen. Auch *Antihistaminika, Antihypertensiva, Akinetika* und *Narkotika* zeigen unterschiedliche pharmakologische Angriffspunkte an ganglionären Schaltstellen (s. Anhang, Übersicht A 2). Die Ursache einer möglichen Harnretention bei oraler Cannabiseinnahme (Burton 1979) ist nicht bekannt.

- **Habituell-psychogene Ursachen**
  Eine sog. „idiopathische Harnretention" tritt meist im Zusammenhang mit *psychischen und physischen Stresssituationen* auf. Häufig ist die Blasenentleerungsstörung auch Zielorgan einer *Konversionsneurose* als Ausdruck eines nicht bewältigten Sexualkonfliktes (Larson 1963). Bei Kindern wird die ätiologisch nicht erklärbare Harnretention auch als *„lazy bladder"* oder *„Megazystitissyndrom"* bezeichnet. Als Ursachen werden Ängstlichkeit, Ärger, Frustration und ein anerzogen falsches Miktionsverhalten (z. B. Miktionsdisziplin in der Schu-

le) diskutiert. Neben der Anamnese ist der fehlende Nachweis pathologischer urodynamischer Befunde wegweisend.

- **Reflektorische Ursachen**
  Hierunter fallen alle *schmerzbedingt* (z. B. Kolik) und postoperativ auftretenden Entleerungsstörungen. Selten ist eine pathologische Polyurie z. B. in Form eines *Diabetes insipidus* auslösend, bei der hohe Blasenfüllungsvolumina zu einer mechanischen Überdehnung des Detrusors mit einer sensorischen Adaptation führen (Thon et al. 1985).

Diagnostik

Die urologische Abklärung umfasst das *gesamte diagnostische Spektrum* inklusive der Urethrozystoskopie, bildgebender Verfahren und der Urodynamik.

Von besonderer Bedeutung sind:

- **Anamnese**
  Neben dem Miktions- und Sexualverhalten und den sozialen Hintergründen muss auch eine sorgfältige *Medikamentenanamnese* (s. Anhang, Übersicht A 2) erhoben werden.

- **Laboruntersuchungen**
  In Anbetracht der oben aufgeführten Differentialdiagnosen sind folgende Untersuchungen angezeigt:
  - Urinstatus: Infektausschluss,
  - Blutbild: z. B. perniziöse Anämie,
  - Blutzucker: z. B. Diabetes mellitus,
  - Leberstatus: z. B. alkoholtoxische Genese,
  - Nierenretentionswerte: z. B. urämisch-toxische Genese,
  - Spezialuntersuchungen: Luesserologie, Lyme-Borreliose-Serologie, T 3 und T 4 (Hypothyreose?).

- **Neurologische Diagnostik**
  Die neurologische Diagnostik umfasst den Reflexstatus, Liquoruntersuchungen, eine Myelografie und bildgebende Untersuchungen des Schädels und des Spinalkanals. Gegebenenfalls sind Funktionsuntersuchungen in Form visuell und akustisch evozierter Potenziale und Reflexlatenzzeitmessungen erforderlich.

Urologische Therapie (s. auch Befund 20)

Kausale Therapie

Eine kausale Therapie ist nur in *Einzelfällen* wie beispielsweise bei komprimierenden Prozessen bzw. Tumoren des Rückenmarks, bei einem Medikamentenabusus, einem Vitamin B_{12}-Mangel und Verhaltensstörungen möglich. Eine *Verbesserung der Stoffwechsellage* bei einer metabolisch-toxischen Genese wie dem Diabetes mellitus kann aufgrund der langfristig entstandenen Nervenläsionen auch den weiteren *Progress meist nicht verhindern.*

Medikamentöse Therapieansätze

Die medikamentöse Beeinflussung neurogener Blasenentleerungsstörungen hat den Nachteil, dass *keine selektiv an der Blasenmuskulatur wirksamen Medikamente* existieren, so dass z. T subjektiv sehr unangenehme *Nebenwirkungen* für den Patienten resultieren. Eine Auswahl der zur Verfügung stehenden Medikamente zur Therapie von Blasenentleerungsstörungen gibt Abb. 21.1. Aus Einzelbeobachtungen liegen Hinweise vor, dass sich eine diabetogen bedingte Detrusorhypoaktivität mit Entleerungsstörungen mit 20–40 mg Metoclopramid (z.B. Paspertin)/Tag verbessern lassen (Venable 1988).

Blasentraining und manuelle Blasenkompression

- **Perkussion von Triggerpunkten**

  Durch eine suprapubische Perkussion der Bauchdecke kann prinzipiell eine Kontraktion des Detrusors versucht werden. Diese Methode ist *nicht bei Patienten* geeignet, die eine mangelhafte oder gesteigerte Reflexerregbarkeit des Detrusors aufweisen. Bei *Detrusorhyperreflexie,* kann dadurch ein erhöhter intravesikaler Druck provoziert werden, der mittel- bis langfristig zu Schäden am oberen und unteren Harntrakt führt (Refluxnephropathie, Blasenwandverdickung mit intramuraler Harnleiterobstruktion, neurogene Divertikelblase).

- **Credé-Handgriff**

  Das manuelle Ausdrücken der Blase durch eine suprapubische Kompression ist nur bei *fehlender Detrusorkontraktion* und *geringem Blasenauslasswiderstand* sinnvoll. Andernfalls kann die Methode durch eine intravesikale Druckerhöhung zu einer Stauung der oberen Harnwege bzw. zu einem Reflux führen.

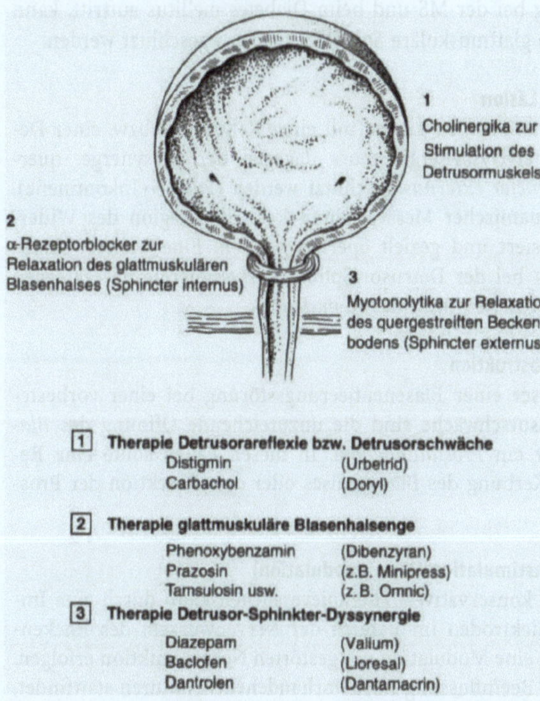

Abb. 21.1. Medikamentöse Therapie von Blasenentleerungsstörungen

- **Biofeedbacktraining**

  Da neurogene Blasenentleerungsstörungen häufig mit einer fehlenden Koordination der Beckenbodenmuskulatur (Dyssynergie) einhergehen, ist das Erlernen einer Relaxation des Beckenbodens sinnvoll. Dies kann sehr gut mittels akustisch verstärkter Elektromyogramme während der Miktion erlernt werden (s. Befund 6).

Operative Senkung des Blasenauslasswiderstandes

- **Infranukleäre Läsion**

  Die operative Herabsetzung des Blasenauslasswiderstandes erfolgt im Bereich der hinteren Harnröhre. Bei einer *infranukleären Läsion*, wie sie z.B. häufig bei der MS und beim Diabetes mellitus auftritt, kann der betroffene glattmuskuläre *Sphincter internus* geschlitzt werden.

- **Supranukleäre Läsion**
  Bei einer *supranukleären Läsion* mit einer Reflexblase bzw. einer Detrusor-Sphinkter-Dyssynergie muss dagegen der dyssynerge, quergestreifte *Sphincter externus* geschlitzt werden (Folge → Inkontinenz). Mittels urodynamischer Messverfahren kann die Region des Widerstandes lokalisiert und gezielt operiert werden. Eine weitere Therapiemöglichkeit bei der Detrusor-Sphinkter-Dyssynergie des externen Sphinkters ist die *Neurolyse des N. pudendus.*

- **Infravesikale Obstruktion**
  Weitere Auslöser einer Blasenentleerungsstörung bei einer vorbestehenden Detrusorschwäche sind die unzureichende Öffnung des *Blasenhalses* oder ein *Prostataadenom.* In diesen Fällen sollte eine Resektion bzw. Kerbung des Blasenhalses oder eine Resektion der Prostata erfolgen.

Elektrische Blasenstimulation (Neuromodulation)
Nach erfolglosen konservativen Therapieversuchen kann durch eine Implantation von Elektroden im Bereich der Nervenwurzeln des Rückenmarks prinzipiell eine Modulation der gestörten Nervenfunktion erfolgen. Da lediglich eine Beeinflussung noch vorhandener Strukturen stattfindet, ist die *Voraussetzung* das Vorliegen einer spastischen Blase, d.h. die Blase muss noch innerviert sein und einen *funktionierenden Detrusormuskel* aufweisen. Hierzu zählen primär Patienten/innen mit einer Dranginkontinenz und einer Detrusorhyperreflexie. Aber auch bei chronischer Harnretention kann bei 33–86% der Patienten eine Miktion ausgelöst werden. Wirkmechanismus ist die Auslösung einer Detrusorkontraktion nach Unterbrechung der Stimulation im Sinne eines Rebound-Phänomens.

Instrumentelle Harnableitung

- **Intermittierender Einmalkatheterismus**
  Wenn immer möglich, sollte ein intermittierender Einmalkatheterismus erfolgen, da er die *niedrigste Infektionsrate* und die geringsten Irritationen der Blasenschleimhaut hervorruft. Der *Selbstkatheterismus ist* eine erprobte und sichere, wenn auch von der Patientenmoti-

vation- und -motorik abhängige Methode. Wichtig ist die Verwendung von Kathetern mit einer weichen, biegsamen Spitze in einer gut zu handhabenden Verpackung.

- Praktischer Hinweis

  Für Frauen ist der Selbstkatheterismus schwieriger durchzuführen als für Männer. Ein elegantes optisches Hilfsmittel ist ein auf die angewinkelten Beine aufzulegender Halter mit integriertem, höhenverstellbarem Spiegel (Abb. 21.2).

- **Suprapubische Harnableitung**

Obwohl diese Ableitung gegenüber den transurethralen Kathetern deutliche Vorteile besitzt (z.B. keine postinstrumentelle Urethritis, seltener Epidymitis; keine Urethrastriktur), kommt es auch hierbei zu *Infektionen* und *Irritationen* der Blasenschleimhaut. Ein wichtiges Verträglichkeitskriterium ist die Inkrustrationsneigung. Silikon- und Elastomerkatheter sind hierbei PVC-analogen Kathetern überlegen. Die Katheterbefestigung sollte heute nicht mehr mittels einer Annaht bzw. Fixationsplatten erfolgen, da *ballongeblockte, selbsthaltende Katheter* zur Verfügung stehen (s. auch Befund 22).

Eine wichtige Problematik bei langjähriger Katheterableitung besteht im Risiko der Entwicklung von Plattenepithelkarzinomen und einer Schrumpfblase.

- Praktischer Hinweis

  Durch einen Verlust der Blockflüssigkeit durch die porös gewordene Ballonwandung kommt es bei längeren Liegezeiten mitunter zur akzidentellen *Katheterdislokation.* Dies lässt sich durch eine

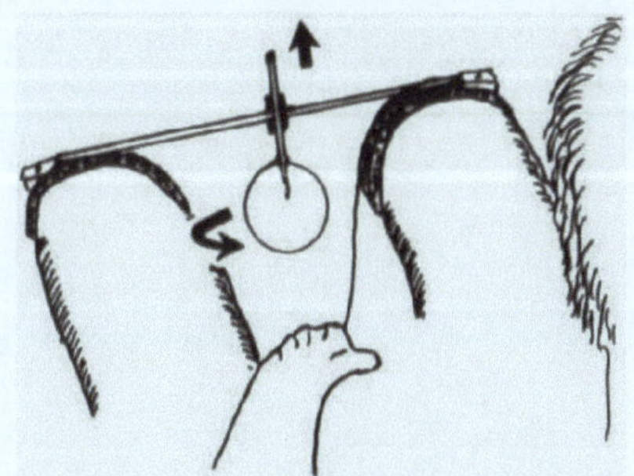

Abb. 21.2. Ein optisches Hilfsmittel zum Selbstkatheterismus bei bewegungseingeschränkten Frauen ist ein auf die angewinkelten Beine aufzulegender Halter mit Spiegel. (Aus Hunt 1990, zu bestellen bei: Cumbria Orthopaedic Ltd., Unit 25, Chaucer Industrial Park, Watery Lane, Kemsing, Sevenoaks TN 15 GPL, England: „Deavin Hunt Catheterisation Device“, 25 Pfund)

Zugabe von *Glyzerin* in die Blockflüssigkeit verhindern. Die Glyzerinmenge sollte ca. 10% des Blockvolumens betragen.

- **Transurethraler Dauerkatheter**
  Es wird heute allgemein akzeptiert, dass diese Form der Harnableitung die schlechteste ist. In einigen Fällen, wie z.B. bei verwirrten Patienten, die sich selbsttätig den Katheter herausreißen, lässt sie sich jedoch aus Gründen der Praktikabilität nicht umgehen.

Operative Harnableitung

Verfahren der *Harnumleitung in das Kolon* (z.B. funktionelle bzw. aufmontierte Rektumblase) sind bei neurologischen Blasenentleerungsstörungen *nicht möglich*, da sie einen intakten Sphincter ani voraussetzen. In Abhängigkeit von der Grunderkrankung und dem Patientenalter bzw. -zustand muss als *ultima ratio* eine supravesikale *Harnableitung* erfolgen (z.B. Ileum-Conduit, Kolon-Conduit, kontinentes suprapubisches Reservoir).

Literatur

Bemelmans BI et al. (1991). J Urol 145: 1219
Burton TA (1979). JAMA 242: 351
Griffith-Jones MD (1991). Br J Urol 67: 295
Hunt GM (1990). Br J Urol 66: 162
Larson W et al. (1963). JAMA 184: 697
Schultz-Lampel D (1998). Urologe A 37: 428–430
Thon W et al. (1985). Urologe [A] 24: 25
Venable DD (1988). JAMA 259: 3269

BEFUND 22 Geriatrische Aspekte der Harninkontinenz

D. Schultz-Lampel und S. Roth

Allgemeine Einordnung

Die im höheren Alter häufige Harninkontinenz, die einmal als „Gnadenlosigkeit der Durchlaufblase" charakterisiert wurde, ist nicht nur ein soziales, sondern auch ein volkswirtschaftliches Problem. So werden z.B. ca. 25% der täglichen Dienstzeit in einem Altersheim von der Inkontinenzversorgung in Anspruch genommen. Die Urinableitung mittels *Kathetern* lässt sich zwar oft nicht umgehen, sollte aber *prinzipiell am Ende* und *nicht am Anfang* der therapeutischen Bemühungen stehen.

- **Überlaufinkontinenz**
  Sie tritt in der Regel bei Männern infolge eines Prostataadenoms oder -karzinoms, seltener aufgrund einer Urethrastriktur auf. Es stehen mehrere minimal-invasive Techniken zur Beseitigung der Obstruktion durch ein Prostataadenom als Alternativen zur Katheterableitung zur Verfügung (s. unten). Sie sind insbesondere bei operativen Risikopatienten geeignet.

- **Kardiale Nykturie**
  Die nächtliche Mehrdurchblutung der Niere mit vermehrter Urinausscheidung ist ein häufiges Symptom der kardialen Insuffizienz. Bei einer grenzwertigen Kontinenz und evtl. in Kombination mit einer Schlafmedikation kann die kardiale Nykturie eine Inkontinenz auslösen.

- **„Zerebral" neurogene Blase**
  Typisch für ältere Patienten ist die Entwicklung einer ungehemmten neurogenen Blase vom Typ der motorischen Dranginkontinenz (instabile Blase). Ursache ist eine ausgefallene oder ungenügende zentrale Hemmung der Blase, z.B. aufgrund zerebrovaskulärer Erkrankungen oder eines Morbus Alzheimer. Die Patienten verspüren bei einem bestimmten Füllungsdruck der Blase einen starken, imperativen Harndrang, der schnell als ableitungspflichtige Inkontinenz missgedeutet werden kann. Unangepasste Umgebungsfaktoren (s. unten) spielen eine bedeutende Rolle.

- **Unangepasste Umgebungsfaktoren**
  Entsprechend der Zeit zwischen dem Auftreten des Harndranges und dem Moment, ab dem der Urin nicht mehr gehalten werden kann, können mehrere Umgebungsfaktoren zur Entwicklung der Inkontinenz entscheidend beitragen:
  - lange Wegstrecke zur Toilette,
  - bewegungseingeschränkter Patient,
  - unangepasste Kleidung,
  - kein freier Toilettenzugang (z.B. Bettgitter).

- **Medikamentöse Inkontinenz**
  Bestimmte Medikamente (z.B. β- und α-Rezeptorenblocker [s. Anhang, Übersicht A 1]) können über eine Interaktion mit den Rezeptoren der Blase oder des Blasenausganges eine Inkontinenz provozieren. Wichtig ist, dass keine abendliche Diuretikagabe erfolgt.

- **Glukosuriebedingte Harninkontinenz**
  Bei Patienten mit einem Diabetes mellitus und deutlicher Glukosurie kann es vermutlich infolge der osmotisch bedingten Mehrausscheidung zu einer Nykturie mit Inkontinenz kommen. Sie lässt sich durch die Einstellung des Diabetes mellitus beseitigen.

- **Östrogendefizit**
  Bei einer geringgradigen Harninkontinenz kann die durch einen Östrogenmangel bedingte Urethritis atrophicans infolge eines verminderten urethralen Verschlussdruckes mitauslösender Faktor einer Inkontinenz sein (s. Befund 19).

Urologische Diagnostik

Obwohl sich die diagnostischen Maßnahmen nicht von denjenigen der nichtgeriatrischen Harninkontinenz unterscheiden, müssen diese aus praktischen Überlegungen dem Allgemeinzustand des Patienten angepasst werden. Wichtig, da mit therapeutischen Konsequenzen verbunden, ist die Durchführung eines *Minimalprogrammes:*

- **Miktionsanamnese**
  Sie gibt wichtige Aufschlüsse hinsichtlich einer Drangkomponente bzw. eines imperativen Harndranges und wird von vielen als entscheidender Gradmesser eines medikamentösen Therapieversuchs angesehen (s. unten).

- **Urindiagnostik**
  Sie ist zum Infektausschluss erforderlich.

- **Rektale Untersuchung**
  Sie ist bei Männern zur Diagnose einer Überlaufinkontinenz infolge eines Prostataadenoms oder -karzinoms wegweisend.

- **Provokationstest (Elevationstest)**
  Diese Untersuchung mit vaginaler Elevation des Blasenhalses (Bonney-Test oder Elevationstest, s. Befund 18) erlaubt eine Einschätzung, ob bei Inoperabilität evtl. die Anlage eines intravaginalen Pessars oder Inkontinenzrings als Palliativmaßnahme hilfreich sein kann.

- **Sonografie/transrektaler Ultraschall**
  In jedem Fall sollte der sonografische Ausschluss einer restharnbedingten Überlaufinkontinenz oder von Blasensteinen erfolgen.

- **Ergänzungsdiagnostik**
  Ob weitere diagnostische Verfahren (z. B. Zystoskopie, Urodynamik) erforderlich sind, muss individuell entschieden werden. Jede erweiterte Diagnostik sollte sich nach den therapeutischen Konsequenzen richten. Beim Verdacht auf die häufige „zerebral" neurogene Harninkontinenz (s. oben) ist ein medikamentöser Behandlungsversuch (s. unten) auch unabhängig von der Ergänzungsdiagnostik möglich.

Urologische Therapie

- **Toilettentraining**
  Bei der ungehemmten neurogenen Blase vom Typ der motorischen Dranginkontinenz (instabile Blase), stellt das Toilettentraining eine effektive konservative Therapiemaßnahme dar. Voraussetzung ist eine

entsprechende Kooperationsbereitschaft und Motivation der Patienten und Betreuer.

- Praxis
  - *Aufklärung* der betreuenden Personen,
  - *Umgebungsanpassung* (z.B. Bettflasche, Toilettenstuhl in der Nähe),
  - *angepasste Kleidung* (leicht und schnell zu öffnen),
  - *Miktionstraining.* Anfangs 2-stündliche Miktion, dann allmählich Steigerung (Armbanduhrwecker),
  - *Abendliche Reduktion der Trinkmenge.*
  - *Diuretika* (soweit möglich) nicht abends.

- **Physikalische Maßnahmen**

  Ein Training der Beckenbodenmuskulatur ist grundsätzlich sinnvoll, jedoch hängt der Erfolg von der Kooperationsfähigkeit der Patienten ab. Die Erfolgsquoten des Beckenbodentrainings schwanken zwischen 30 und 90% (N. N. 1989), wobei sich die Erfolgsangabe meist auf jüngere Patientinnen bezieht.

- **Medikamentöse Therapie**

  Grundsätzlich gelten die gleichen medikamentösen Grundsätze wie im Rahmen der Therapie der Dranginkontinenz (s. Befund 20) aufgeführt. Aufgrund des überwiegenden Anteils instabiler, mangelhaft inhibierter Blasen kommen primär Anticholinergika (z.B. Dridase) zur Anwendung. Allerdings muss verstärkt auf Kontraindikationen (z.B. Glaukom, subvesikale Obstruktion) geachtet werden und ggf. eine Dosisreduktion erfolgen. Diese können mit Beta-Sympathomimetika (z.B. Bricanyl, Berotec), die die Miktionsreizschwelle anheben, kombiniert werden. Liegt bei den älteren Patienten gleichzeitig eine depressive Verstimmungslage vor, ist die Gabe des anticholinerg wirkenden Imipramins (Tofranil) zu diskutieren.

  Bei Verdacht auf eine Stressinkontinenz kann die Gabe von Östrogenen und Alphasympathomimetika (z.B. Gutron, Sympatol) versucht werden (s. Befund 19).

- **Inkontinenzhilfen**
  - Windeln mit Zitratpuffer

    Diese Vorlagen (z.B. Certina) reduzieren die Lebensbedingungen ansonsten in alkalischem Milieu lebender Mikroorganismen und schützen dadurch die Haut und vermindern die Geruchsintensität.
  - Externe Urethrakompression bei Männern

    Da die Langzeitanwendung von Penisklemmen aufgrund von Durchblutungsstörungen und Sensibilitätsstörungen nicht möglich ist, werden von der Industrie externe Inkontinenzhilfen angeboten. Sie beruhen auf dem Prinzip der lokalisierten Urethrakompression (Abb. 22.1), sind aber höchstens bei einer geringgradigen Harninkontinenz wirksam. Zuverlässige Erfahrungen an größeren Patientenkollektiven fehlen.

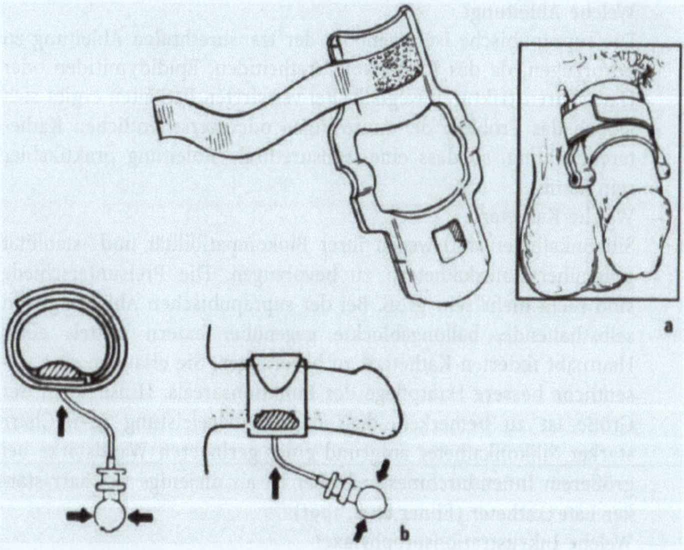

Abb. 22.1 a, b. Als Hilfen für eine geringgradige Harninkontinenz bei Männern werden systeme angeboten, die auf dem Prinzip der lokalen Urethrakompression beruhen. Bei dem System „C3-Kontinenzbändchen“ erfolgt die Kompression mittels eines Polsters, bei dem Penoring mittels eines pumpenaktivierten Ballons

- Externe Harnableitung bei Frauen
  Dem Prinzip von aufklebbaren Stomabeuteln vergleichbar sind relativ neue, externe Harnableitungssysteme, bei dem ein Auffangbeutel mittels einer ovalären Klebefläche in der Genitalregion fixiert wird. Der pflegerische Aufwand bei der Anlage ist relativ groß, Erfahrungen an größeren Patientenkollektiven fehlen.

- **Kondomurinale**
  Es steht heute eine Vielzahl selbstklebender, rückflusssicherer Kondomurinale zur Verfügung, die in einen Beinbeutel abgeleitet werden. Bei nichtzirkumzidierten Patienten ist es jedoch häufig schwierig, die Klebefläche wasserdicht aufzubringen. Zudem ist bei Patienten, die sich nicht selbst versorgen können, der pflegerische Aufwand sehr hoch.

- **Katheterableitung**
  - Welche Ableitung?
    Die suprapubische ist gegenüber der transurethralen Ableitung zu bevorzugen, da das Risiko von Urethritiden, Epididymitiden oder Harnröhrenstrikturen wegfällt. Bei verwirrten Patienten ergibt sich jedoch das Problem der mutwilligen oder versehentlichen Katheterentfernung, so dass eine transurethrale Ableitung praktikabler sein kann.
  - Welche Katheter?
    Silikonkatheter sind wegen ihrer Biokompatibilität und -stabilität gegenüber Latexkathetern zu bevorzugen. Die Preisunterschiede sind nicht mehr sehr groß. Bei der suprapubischen Ableitung sind selbsthaltende, ballongeblockte gegenüber extern mittels einer Hautnaht fixierten Kathetern zu bevorzugen. Sie erlauben eine wesentliche bessere Hautpflege des Punktionsareals. Hinsichtlich der Größe ist zu bemerken, dass die Drainageleistung 12–14 Charr starker Silikonkatheter aufgrund einer geringeren Wandstärke bei größerem Innendurchmesser besser ist als diejenige 16 Charr starker Latexkatheter (Ebner et al. 1991).
  - Welche Inkrustrationsprophylaxe?
    - *Silikon*materialien weisen eine geringere Inkrustrationsneigung als Latexmaterialien auf.
    - *Gesteigerte Diurese:* Eine Zufuhr von mindestens 1500–2000 ml/24 h wird empfohlen, da es katheterbedingt immer zu einer erhöhten Mukusproduktion kommt.

- *Harnansäuerung:* Eine effektive Inkrustrationsprophylaxe stellt die Harnansäuerung (pH unter 6,8) dar. Eine entsprechende Ernährungsumstellung (s. Befund 17) ist jedoch meistens nicht ausreichend. Eine orale Begleitmedikation (z. B. Mixtura solvens) ist theoretisch möglich, jedoch sind meistens so hohe Dosen notwendig, dass sie unrealistisch erscheint. Eine Zitronensäure-Spüllösung (Suby G) hat sich zwar als sehr effektiv erwiesen (Hesse et al. 1989), ist jedoch in Deutschland noch nicht zugelassen und teuer, so dass ein häufigerer Katheterwechsel preiswerter ist.
- *Antiseptische Katheter-, Blasenspülungen:* Ihre Notwendigkeit wird kontrovers diskutiert. Viele halten die ein- bis zweimal pro Woche durchgeführte Spülung mit antiseptischen, antibiotikafreien Lösungen zur mechanischen Reinigung des intraluminalen Kathetersystems für sinnvoll.
- *Antibiotika:* Sie sollen nur bei klinisch relevanten Infektionen eingesetzt werden. Die kosmetische Korrektur einer obligaten polymikrobiellen Bakteriurie ist obsolet.

– Schrumpfblasenprophylaxe
Wegen der Schrumpfblasengefahr sollte eine kontinuierliche Harnableitung möglichst vermieden werden. Bei noch mobilen Patienten lässt sich mit der erhaltenen Reservoirfunktion der Blase das aufwendige Problem der Beutelfixation umgehen. Eine patientengerechte Hilfe diesbezüglich ist ein spezielles, rezeptierbares *Katheterventil*, das wie die herkömmlichen Stöpsel das Katheterende verschließt, aber gleichzeitig über eine Spange mittels Daumendruck geöffnet werden kann. Nach Loslassen der Spange schließt das Ventil automatisch und ermöglicht somit einen einfachen Einhandgebrauch.

– Richtiger Katheterblock
Ein insbesondere bei suprapubischen Ableitungen wichtiges Detail ist ein potentieller Flüssigkeitsverlust des Ballonblocks, so dass es zur Katheterdislokation und dem Verlust des Punktionskanals kommt. Eine effektive Hilfe stellt der Zusatz von *10% Glyzerin* zur Ballonflüssigkeit dar, das eine Abdichtung poröser Lecks bewirkt. *Als Blockflüssigkeit sollte Aqua destillata* verwendet werden, da Kochsalzlösungen das Risiko einer Auskristallisation mit Lumenverlegung und einem nicht mehr entblockbaren Ballonkatheter bedingen können (s. Befund 48).

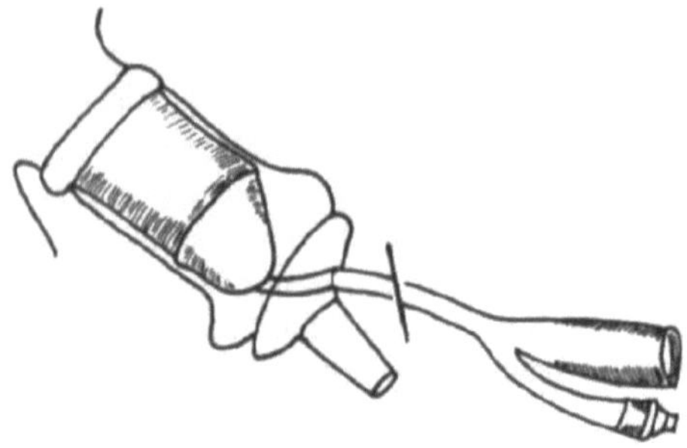

Abb. 22.2. Kondomhilfe bei Katheterleakage. Als ultima ratio bei einem nicht beherrschbaren Urinleck wurde von Suija eine zusätzliche Kondomummantelung des Penis vorgeschlagen, wobei die Kondomperforation zur Ausleitung des Katheters bei 12 Uhr oberhalb des Anschlussstückes des Kondoms erfolgen muss

- Problem Blasenkrämpfe
  Mitunter kommt es zu anhaltenden Blasenkrämpfen. Sie sind unangenehm und verursachen mitunter ein Urinleck (Leckage), da der Urin am Katheter vorbei gepresst wird. Folgende Maßnahmen sind möglich:
  Katheterwechsel: potentielle Okklusion des Drainagelumens,
  Volumenreduktion des Ballonblockes: verminderte Blasenhalsirritation,
  Kathetergröße verringern: größere Durchmesser verstärken das Problem der Blasenkrämpfe und des Urinlecks (Kennedy et al. 1983),
  Spasmolyse (z.B. Buscopan, Dridase),
  Kondomummantelung mit Ableitung des Dauerkatheters bei 12 Uhr (Abb. 22.2).

- **Stellenwert operative Therapie**
  Wenn irgend möglich, sollte eine operative Therapie der Ursachen der Harninkontinenz erfolgen. Insbesondere bei der Stressinkontinenz der Frau können wenig belastende Suspensionsoperationen angewendet werden (s. Befund 19).

Literatur

Ebner A et al. (1991). Aktuel Urol 22: 15
Hesse A et al. (1989). Urol Int 44: 364
Kennedy AP et al. (1983). J Adv Nursing 8: 207
NN (1989). JAMA 261: 2685
Vicente J et al. (1989). J Urol 142: 1504

HARNWEGSINFEKTE UND ENTZÜNDUNGEN

BEFUNDE 23–27

BEFUND 23 Rezidivierende Zystitis der Frau – Was tun?

Allgemeine Einordnung

Definitionsgemäß spricht man von rezidivierenden Zystitiden, wenn sie mindestens 2-mal in 6 Monaten oder 3-mal pro Jahr auftreten. In 95% aller Fälle handelt es sich um echte Rezidive, in 5% liegt ein persistierender Infekt vor. Zirka 25% aller Frauen mit einer erstmalig aufgetretenen Zystitis erleiden in den nachfolgenden 18 Monaten ein Rezidiv. *Ätiologisch* sind immunologisch-biologische Abwehrdefekte (bakterielle Virulenzfaktoren wie z.B. Bakterienadhärenz) führend. Das komplexe Zusammenwirken dieser Abwehrdefekte ist z.Z. noch unverstanden.

Urologische Differentialdiagnose

- **Infektsteine**
  Sie stellen die häufigste Ursache persistierender Infekte dar und sind meist renal lokalisiert.

- **Vaginale Mykose**

- **Vesikointestinale Fisteln**
  Es handelt sich um eine seltene Ursache rezidivierender Infekte. Wegweisend ist das Symptom der Pneumaturie.
  Vesikointestinale Fisteln werden zystoskopisch nur in ca. 40% erfasst, ein sensitives Untersuchungsverfahren ist der *Bourne-Test.* Hierbei kann nach oraler Applikation von Barium (nicht Gastrografin) im Urinsediment einer 24- oder 48-h-Sammelperiode das Kontrastmittel radiologisch nachgewiesen werden (Roth et al. 1988). Eine weitere Alternative ist der Mohntest. Es werden handelsübliche Mohnkugeln oral verabreicht und das Sediment eines 24-h-Sammelurins mikroskopisch auf ausgeschiedene Mohnkugeln hin abgesucht.
  Die Computertomografie ist für die Entdeckung kleiner Fisteln als bildgebendes Verfahren am effektivsten. Extramurale Wandverdickungen und Lufteinschlüsse weisen auf eine Fistel hin.

Bei Hinweisen auf eine Fistel sollte auch eine entsprechende Darmdiagnostik (Kolon-KE, Koloskopie) erfolgen.

- **Vesikovaginale Fisteln**
  Vesikovaginale Fisteln können einfach durch einen *Farbstofftest* nachgewiesen werden. Hierbei erfolgen eine Auffüllung der Blase mit Farbstoff (z. B. Methylenblau) und die Einlage eines Tampons oder einer Kompresse in die Vagina. Besteht eine Fistel, zeigt sich der Farbstoff auf dem Vaginaltampon.

- **Urethradivertikel**
  Hinweisend kann neben rezidivierenden Infekten eine Nachlaufinkontinenz sein. Im Vordergrund der Diagnostik steht das Miktionszysturethrogramm, wobei spezielle Techniken hilfreich sein können (s. Befund 28).

- **Infizierte paraurethrale (Bartholini-)Drüsen**
  Typisch ist eine eitrige Entleerung im Meatus urethrae bei vaginaler Palpation bzw. Massage (s. Befund 28).

- **Infizierter Ureterstumpf**
  An diese Möglichkeit muss nach einer vorangegangenen Nephrektomie mit inkompletter Ureterektomie gedacht werden.

- **Infizierter Nierenkelch**
  Im Falle von Kelchdivertikeln, die sich am günstigsten im Ausscheidungsurogramm erkennen lassen, kann mittels einer supravesikalen Lokalisationsdiagnostik (s. unten) geklärt werden, ob diese ätiologisch für die rezidivierenden Infekte verantwortlich sind.

- **Blasentumoren**
  Bei zystitischen Beschwerden ohne Bakteriennachweis muss immer an ein Carcinoma in situ gedacht werden. Die Diagnostik ist aufgrund der hohen diagnostischen Treffsicherheit der Urinzytologie (>90%) einfach. Auch trigonal infiltrierende Blasentumoren können Urgesymptome bedingen. Selten können auch exophytisch wachsende Blasentumore zystitische Beschwerden verursachen.

- **Interstitielle Zystitis**
  Diagnostisch wegweisend sind die Zystoskopie in Narkose mit Hydrodistension und Biopsie. Eine effektive kausale Therapie steht noch nicht zur Verfügung (s. Befund 24).

- **Urethralsyndrom**
  Im Falle eines fehlenden Infektnachweises bei persistierenden dysurischen oder pollakisurischen Beschwerden muss an das unklare Krankheitsbild des Urethralsyndroms (s. Befund 30) gedacht werden.

Urologische Diagnostik

- **Anamnese**
  - Infekthäufigkeit?
  - korrekte Genitaltoilette?
  - situative Abhängigkeit? (z. B. postkoitales Auftreten)
  - Kontrazeptionsmethode?
  - spermizidbeschichtete Kondome können zu einem 3-fach erhöhtem Infektrisiko für die Frau führen (Fihn et al. 1996). Bei einer Kontrazeption per Diaphragma soll im Vergleich zur oralen Kontrazeption ein erhöhtes Infektrisiko bestehen (Hooton et al. 1989).

- **Körperliche Untersuchung**
  Im Rahmen der Inspektion der Genitalregion muss z. B. auf einen Pilzbefall und Condylomata acuminata geachtet werden. Es sollte ebenfalls eine vaginale Untersuchung (z. B. Fremdkörper, Divertikel) erfolgen.

- **Basisurindiagnostik**
  - Primärinfekt
    Bei jedem Primärinfekt mit der typischen klinischen Symptomatik reicht eine Teststreifen- bzw. Sedimentdiagnostik. Die antibiotische Therapie kann ohne weitere Kultur- oder Resistenzbestimmung erfolgen.

- Rezidivinfekt
  Hingegen erfordern rezidivierende Infekte (Definition s. oben) in jedem Fall vor der Therapie eine Urinkultur mit Resistenzbestimmung. Es muss beachtet werden, dass
  - auch geringere Keimzahlen als 10^5 Keime/ml pathologisch sein können nach einer antibiotischen Anbehandlung und bei gesteigerter Diurese bzw. Pollakisurie (wegen der zu kurzen Verweilzeit des Urins in der Blase);
  - eine sterile Materialgewinnung erfolgt. Bei Männern reicht ein korrekter Mittelstrahlurin, bei Frauen sollte immer ein Katheter- oder Blasenpunktionsurin gewonnen werden;
  - die Materialverarbeitung korrekt stattfindet. Optimal ist die direkte Applikation auf Nährböden, andernfalls kann der Urin maximal 3–4 h bei 4 °C im Kühlschrank aufbewahrt werden.

- **Ergänzende Urindiagnostik**

Diese ist bei widersprüchlichen Ergebnissen, d.h. einem negativen Kulturbefund trotz klinischer Symptomatik indiziert.

- Sedimentanalyse
  Sie ermöglicht die Beurteilung bzw. den Ausschluss eines Pilzinfektes, von Trichomonaden und von Pilzen (Pilze wachsen in der Regel nicht auf den üblichen Nährböden). Zudem können eine Kristallurie bzw. eine Leukozyturie miterfasst werden.
- Urinzytologie
  Sie erlaubt den sicheren und einfachen Ausschluss eines Carcinoma in situ.
- Hemmstofftest
  Hemmstofftests gestatten den Nachweis, ob eine Antibiotikaeinnahme erfolgte, z.B. bei einer insuffizienten antibiotischen Eigenbehandlung (Abb. 23.1a,b).

- **Karyopyknotischer Index**

Insbesondere bei Frauen in der Menopause muss die Möglichkeit eines lokalen Östrogenmangels im Sinne einer senilen Urethritis berücksichtigt werden. Es soll ein Zusammenhang zwischen einer erhöhten Infektanfälligkeit und einem Östrogenmangel bestehen, so dass evtl. entsprechende Substitutionstherapien versucht werden können (s. Befund 28).

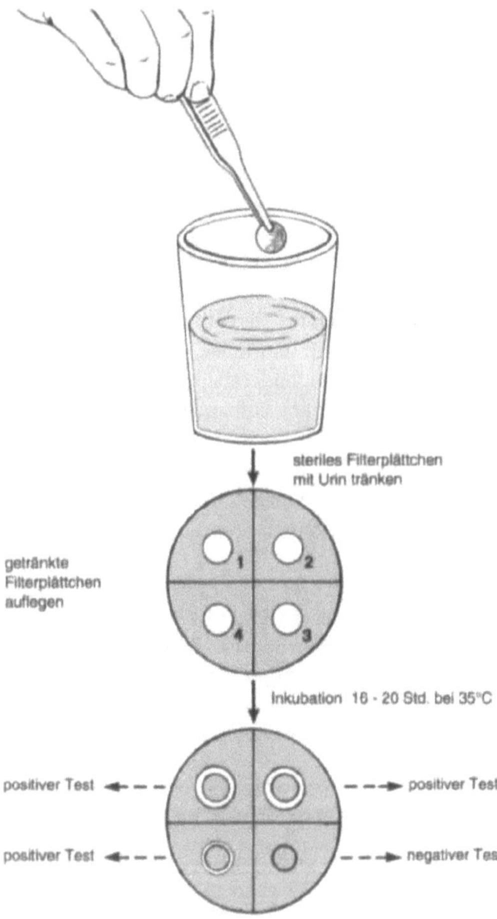

Abb. 23.1. a Prinzip des Hemmstofftests. Der Test beruht auf dem Prinzip der renalen Elimination von Antibiotika. Durch Wachstumshemmung eines hochempfindlichen Testkeims können Antibiotika im Urin nachgewiesen werden. Hierbei wird ein steriles Filterplättchen, das mit dem Testurin getränkt ist, auf ein entsprechendes Nährmedium (verdünnte Sporensuspension) aufgelegt. Nach einer 16- bis 20-stündigen Inkubation wird festgestellt, ob eine Wachstumshemmung stattgefunden hat. In diesem Fall ist der Test positiv, d.h. es sind Chemotherapeutika im Urin. (Mod. nach Werk 1989)

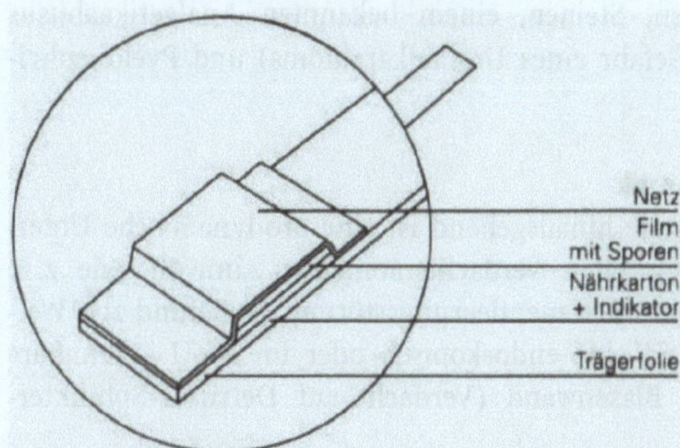

Abb. 23.1. b Alternativ können kommerzielle Teststreifen (Micur BT) eingesetzt werden, bei denen der empfindliche Keim in einer Trägermatrix eingebettet ist. Bei Vorhandensein antimikrobieller Substanzen erfolgt eine charakteristische Farbstoffbildung

- **Sonografie**
  Sie ist bei einem *unkomplizierten Erstinfekt* nicht erforderlich, bei jedem Rezidivinfekt insbesondere zur Beurteilung der Nieren und des oberen Harntraktes (z.B. Stein, Stauung) aber sinnvoll. Ebenso sollte eine sonografische Restharnbestimmung durchgeführt werden.

- **Bougie-à-boule/Urethrozystoskopie/vaginale Einstellung**
  Sie ist bei einem *unkomplizierten Erstinfekt nicht* erforderlich. Bei Rezidivinfekten sollten z.B. Urethrastenosen, Urethraldivertikel, Zystozelen, Fremdkörper und Ureterozelen endoskopisch abgeklärt werden.

- **Miktionszysturethrogramm (MZU)**
  Bei *rezidivierenden Infekten* sollten ein Reflux, Divertikel oder eine Fistel ausgeschlossen werden.

Merke: MZU erst nach erfolgreicher Infektbehandlung, da es andernfalls zu einer falsch-positiven Refluxdiagnose kommen kann.

- **Ausscheidungsurogramm (AUG)**
  Aufgrund der hohen Aussagekraft der Sonografie und potentieller Kontrastmittelnebenwirkungen ist ein AUG *nur bei „High-risk-Patienten" indiziert,* d.h. bei Patienten mit einer persistierenden Hämatu-

rie, Abflussstörungen, Steinen, einem bekannten Analgetikaabusus (Papillennekrosen, Gefahr eines Urothelkarzinoms) und Pyelonephritiden.

- **Urodynamische Diagnostik**
  Über die Uroflowmetrie hinausgehend ist eine urodynamische Untersuchung nur bei speziellen Verdachtsmomenten sinnvoll, wie z.B. dem Verdacht auf eine Blasenentleerungsstörung (s. Befund 21). Weitere Indikationen sind eine endoskopisch oder im MZU erkennbare Trabekulierung der Blasenwand (Verdacht auf Detrusor-Sphinkter-Dyssynergie).

- **Supravesikal-renale Lokalisationsdiagnostik**
  Sie ist in wenigen *Einzelfällen* für die Indikationsstellung zur operativen Therapie hilfreich wie beispielsweise bei Patientinnen mit rezidivierenden Infekten und pathologischen Nierenbefunden (z.B. Kelchdivertikel). Die Lokalisationsdiagnostik ermöglicht eine Klärung des Zusammenhangs zwischen der Nierenpathologie und den Infekten.
  - Blasenauswaschtest nach Fairley
    Die Blase wird mit sterilem Wasser keimfrei gespült und anschließend der durch die Blase eliminierte Urin in mehreren 10-min-Portionen aufgefangen und untersucht.
  - Ureterentest nach Stamey
    Hierbei erfolgen die Keimfreispülung der Blase und anschließend die separate Untersuchung der per Ureterenkatheter gewonnenen Urinfraktionen beider Nieren.

Urologische Therapie

- **Antibiogrammgerechte Therapie**
  Die Therapiedauer sollte ausreichend lang gewählt werden (z.B. 5 Tage).

- **Gesteigerte Diurese**
  Zur rein mechanischen Keimelimination sollten mindestens 1,5 l Urin/Tag ausgeschieden werden.

Cave: Limitierte Trinkmenge bei Patienten mit Herzinsuffizienz.

- **Korrekte Genitaltoilette**

  Sinnvoll ist die Verwendung „pH-neutraler" Seifen. Zudem sollte eine Reinigung der Genitalregion vom Introitus vaginae in Richtung Anus zur Vermeidung einer Keiminokulation erfolgen. Entsprechende Informationsblätter werden von vielen Firmen zur Verfügung gestellt.

- **Vorgehen bei postkoitalem Infektauftritt**

  Im Sinne eines Stufenprogramms können in diesen Fällen mehrere Möglichkeiten angewendet werden
  - Aufklärung
    Beim Geschlechtsverkehr kann es aufgrund der engen Nachbarschaft mit der Urethra zu einer lokalen Traumatisierung der Urethra kommen, die infektbegünstigend wirken kann.
  - Miktionelle Keimelimination
    Die Patientinnen sollten durch eine prä- und postkoitale Miktion die Keimelimination fördern.
  - Wechsel der Kontrazeptionsmethode
    Da die Verwendung von Diaphragmen ein erhöhtes Infektrisiko bedingen soll (Hooton et al. 1989), sollte an die Möglichkeit des Wechsels der Kontrazeptionsmethode gedacht werden.
  - Postkoitale Antibiotikaprophyluxe
    Durch eine postkoitale antibiotische Einmaldosis (z.B. CoTrimoxazol mit 40 mg TMP und 200 mg SMX) kann eine effektive Infektprophylaxe durchgeführt werden (Stapleton et al. 1990).

- **Immunstimulation**

  Hierbei soll eine orale oder parenterale Stimulation immunkompetenter Zellen durch die Applikation inaktivierter uropathogener Keime (z.B. Urovaxom) erfolgen. Hinsichtlich der Effektivität dieser Maßnahme besteht allerdings noch keine Einigkeit.

- **Harnansäuerung**

  Einzelne Zentren wenden mit Erfolg eine medikamentöse Harnansäuerung (z.B. Acimethin) insbesondere bei infektgefährdeten Patienten mit einem intermittierenden Einmalkatheterismus an. Es ist nicht bekannt, ob entsprechende Maßnahmen in der breiten Anwendung effektiv sind.

- **Antibiotische Rezidivprophylaxe**
  Es sollten möglichst nur Antibiotika mit *geringer gastrointestinaler Wirkung* verwendet werden, da es andernfalls zu einem Selektionsdruck auf die Darmflora kommt und die Gefahr einer enteralen Reinfektion mit resistenten Darmkeimen erhöht wird. Wichtig ist zudem, dass immer eine *abendliche Medikation* erfolgt, um eine hohe und anhaltende Wirkstoffkonzentration im Harntrakt zu erzielen.
  - Primäre Wirkstoffe zur Langzeitprophylaxe
    Trimethoprim-Sulfmethoxazol (Co-Trimoxazol, TMP + SMX). Die Substanz ist wegen der hohen Urinkonzentration, einer guten Vaginalwandpenetration und der langsamen Elimination ideal. Empfohlene Dosierung: TMP 40 mg/Tag - SMX 200 mg/Tag oder 1–2 mg/kg/Tag (abends).
    Nitrofurantoin. Die Substanz erzielt die höchste Urinkonzentration, darf jedoch bei einer begleitenden Pyelonephritis nicht angewendet werden, da keine Gewebepenetration erfolgt. Empfohlene Dosierung: 50 mg/Tag (abends).
  - Wirkstoffe der 2. Wahl zur Langzeitprophylaxe
    Cephalexin (250 mg/Tag), Cinoxacin (500 mg/Tag), Trimethoprim als Monosubstanz bei Sulfonamidallergie. Ampillicin sollte nicht gegeben werden, da es intestinal schlecht resorbiert wird und häufig allergische Exantheme hervorruft.
  - Langzeitprophylaxe - Wie lange?
    Möglichkeit 1: Dauereinnahme über 6 Monate, dann absetzen und bei erneutem Rezidiv wiederum über 6 Monate Therapie.
    Möglichkeit 2: Bei geeigneten Patientinnen kann eine diskontinuierliche Eigentherapie erfolgen. Die Patientin hat hierbei die Medikamente und Nährböden zu Hause und beimpft bei einem Symptomauftritt selbsttätig die Nährböden und nimmt anschließend die Antibiotika. Die Nährböden werden dann schnellstmöglich zum Bebrüten weitergeleitet. Dieses Vorgehen ist insbesondere für kooperative Patientinnen mit dem Wunsch nach einer aktiven Therapiebeteiligung geeignet.
    Möglichkeit 3: Postkoitale Antibiotikaprophylaxe (s. oben).

- **Intravesikale Antibiose**
  Bei rezidivierender oder persistierender bakterieller Zystitis ist die intravesikale Applikation von Antibiotika eine Option ohne systemische Nebenwirkungen für Patienten mit Problemkeimen, die auf orale

Antibiotika nicht ansprechen.
Beispiel: 24 mg Gentamycin auf 100 ml; 3-mal tgl. Instillation für 3 Tage; danach ggf. 1-mal wöchentlich (George et al. 1997).

Literatur

Fihn et al. (1997). Am J Epidemiol 144: 512
George et al. (1997). J Urol 157: A 1656
Hooton T et al. (1989). Arch Intern Med 149: 1932
Roth S et al. (1988). Urologe [A] 27: 142
Roth S (1991). In: Rathert P, Roth S Urinzytologie. Springer, Berlin Heidelberg New York
Stapleton A et al. (1990). JAMA 264: 703
Werk R (1989). Bakteriologie der Urogenitalinfektion. Thieme, Stuttgart

BEFUND 24 Interstitielle Zystitis – Diagnose und Therapieversuche

Allgemeine Einordnung

Nichtinfektiöse, persistierende Blasenschmerzen können viele Ursachen haben (s. Differentialdiagnostik). Dauern die Beschwerden von Pollakisurie, Nykturie und pelvinen oder urethralen Schmerzen über Monate an, muss der Verdacht auf eine interstitielle Zystitis geäußert werden. In mehr als 90% aller Fälle sind *Frauen* betroffen, meist zwischen dem 30. und 50. Lebensjahr. Der Krankheitsbeginn ist häufig plötzlich. Die *Ätiologie* ist trotz Hinweisen auf ein autoimmunologisches Geschehen unbekannt.

Die Vielzahl der Therapieversuche zeigt, dass bislang noch *keine zuverlässige Therapie* gefunden wurde. Da als ultima ratio letztlich nur der Versuch einer supratrigonalen Blasensubstitution mit allerdings ebenfalls unsicheren Erfolgsaussichten oder die Zystektomie mit Urinab- oder -umleitung bleibt, sollten alle konservativen Therapieversuche unternommen werden.

Differentialdiagnose

Infektiöse Zystitiden

- **Rezidivierende häufige Keime (s. Befund 23)**

- **Trichomonaden, Mykosen**
  Wichtig ist der nur im Nativ- bzw. Sedimenturin mögliche Ausschluss einer Trichomonadeninfektion bzw. einer Mykose (s. Befunde 4 und 26).

- **Bilharziose**
  Von den parasitären Erkrankungen zeigt am häufigsten die Bilharziose einen Blasenbefall. Im akuten Stadium ist eine hyperämische und ödematöse Schleimhaut mit eingelagerten Ei-Tuberkeln erkennbar. Im chronischen Stadium ist die Kapazität der Blase vermindert und die Schleimhaut abgeblasst. Eventuell sind verkalkte Tuberkel in der teilweise atrophischen Schleimhaut sichtbar. Die diagnostische Sicherung

erfolgt primär serologisch mittels Immunfluoreszenz- und Komplementbindungsreaktionen, der Urinzytologie (*terminale Urinfraktion* zur Ausnutzung des maximalen „Quetscheffektes“ der Muskulatur) und einer Biopsie. Eine *tuberkulöse Zystitis* (Diagnose s. Befund 27) ist selten.

- **Neurogene Blasenentleerungsstörungen/Reizblase**

- **Blasenkarzinom**
Im Unterschied zu soliden oder papillären Blasenkarzinomen lässt sich das *Carcinoma in situ* endoskopisch nicht oder nur unsicher nachweisen. Deshalb muss *zwingend* neben der *Biopsie* eine *Urinzytologie* durchgeführt werden. Da das Carcinoma in situ immer entdifferenziert ist, beträgt die zytologische Treffsicherheit über 90%. (Sub-)trigonal infiltrierende Blasentumoren können ebenfalls typischerweise zu ausgeprägter Pollakisurie mit Dysurie und Urgesymptomatik führen.

- **Sonstige Blasenveränderungen**
  - Cystitis cystica
  Die Cystitis cystica zeigt eine primär im Trigonumbereich lokalisierte bläschenartige Urothelveränderung. Sie ist Ausdruck einer Reaktion auf vorangegangene Infekte und in aller Regel *nicht schmerzhaft.*
  - Reaktive Zystitiden
  Eine reaktive Zystitis kann nach Radiatio als eine *Strahlenzystitis* oder nach Chemotherapie (insbesondere mit Zyklophosphamid, s. Befund 55) als *Zytostatikazystitis* auftreten.
  - Leukoplakie
  Eine seltene Veränderung ist die Leukoplakie mit hellen, landkarten- und schollenartigen Auflagerungen des Urothels. Diese Plattenepithelmetaplasie ist keine Entzündung, sondern eine adaptative Reaktion auf chronische Noxen. Sie wird vom klinischen Aspekt weniger als eine Entzündung, sondern eher als ein Tumor fehlgedeutet.
  - Malakoplakie
  Bei der sehr seltenen Malakoplakie zeigen sich multiple, bis zu 1 cm große, teilweise erhabene, rötliche Veränderungen des Urothels. Die Ursache ist unbekannt, histologisch sind die sog. Michaelis-Gutmann-Körper (mineralhaltige Einschlusskörperchen im Zytoplasma der Histiozyten) charakteristisch.

- Strahlenblase
  Nach Strahlentherapie des kleinen Beckens – z.B. bei Zervixkarzinomen – kann es nach unterschiedlicher – häufig jedoch mehrjähriger – Latenz zur Ausbildung einer sog. Strahlenblase kommen. Klinisch stehen Pollakis- und Dysurie, Dranginkontinenz und auch Makrohämaturie im Vordergrund. Diese Symptome sind durch die chronische Zystitis mit Gefäßrarefizierung und vermindertem Regenerationspotenzial und die damit verbundene Schrumpfblasenbildung bedingt.

- **Urethraerkrankungen**
  Hierzu zählen neben Urethradivertikeln, infizierten paraurethrale Drüsen, thrombosierten Urethralvenen und chemischen Irritationen auch die senile Urethritis der Frau aufgrund eines Östrogenmangels (s. Befund 28).

- **Extravesikale Erkrankungen**
  In seltenen Fällen können diese eine urologische Symptomatik imitieren. In Analogie zu den unklaren Dammbeschwerden des Mannes (z. B. *Prostatodynie*) gelten auch für die Frau weitgehend die gleichen Differentialdiagnosen (s. Befund 29). Raritäten sind Blasenbeteiligungen bei systemischen Erkrankungen wie *Lymphomen*, den *Kollagenosen* und *neurologischen Erkrankungen*. Letztere führen fast immer zu schmerzlosen Blasenentleerungsstörungen (s. Befund 21).

Urologische Diagnostik

Die Diagnose der interstitiellen Zystitis ist trotz histologischer Kriterien letztlich symptomgestützt bzw. eine Ausschlussdiagnose (Hanno 1990). Ein Workshop über die interstitielle Zystitis in Bethesda, USA, stellte 1987 eine Liste mit Ein- und Ausschlusskriterien klinischer Manifestationen auf (Tabelle 24.1). Entsprechend einer Anschlusskonferenz 1988 wurde festgelegt, dass eine interstitiellen Zystitis vorliegt, wenn 90% der in Tabelle 24.1 genannten Kriterien erfüllt sind.

Tabelle 24.1. Diagnosekriterien der interstitiellen Zystitis. Entsprechend einer Konsensuskonferenz müssen für die Diagnose einer interstitiellen Zystitis folgende Ein- bzw. Ausschlusskriterien erfüllt sein. Wichtig ist, dass bei diesen Kriterien (noch) kein histologisches Kriterium aufgeführt ist. (Nach Hanno et al. 1990)

Geforderte Kriterien	• Blasenschmerzen oder Urindrang • Zystoskopie. Petechiale Blutungen (sog. glomerulations) oder Hunner-Ulzera. Die petechialen Blutungen treten bei einer Blasendehnung (in Narkose) auf 80–100 cm Wassersäule über 1–2 min auf, wobei die Dehnung bis zu 2-mal wiederholt werden kann. Die Blutungen müssen diffus sein (mindestens in 3 Quadranten der Blase) und es müssen mindestens 10 Blutungsquellen/Quadrant vorhanden sein. Kontaktblutungen durch das Zystoskop müssen ausgeschlossen werden
Ausschlusskriterien. Jedes der nachfolgend genannten Kriterien schließt das Vorliegen einer interstitiellen Zystitis aus	• Blasenkapazität von mehr als 350 ml bei Zystoskopie ohne Narkose • Fehlender Harndrang bei gefüllter Blase (100 ml Luft oder 150 ml Wasser) bei einer Füllgeschwindigkeit von 30–100 ml/min • Auftreten unwillkürlicher Blasenkontraktionen bei Blasendruckmessung mit unter 2) genannten Bedingungen • Symptome bestehen seit weniger als 9 Monaten • Fehlende Nykturie • Symptomverbesserung durch Antibiotika, Antiseptika, Anticholinergika und Spasmolytika • Weniger als 8-malige Miktion am Tage • Diagnose einer bakteriellen Zystitis oder Prostatitis in den zurückliegenden 3 Monaten • Blasensteine oder distale Uretersteine • Aktiver Herpes genitalis • Karzinom im Bereich der weiblichen Genitalorgane (Uterus, Zervix, Vagina, Urethra) • Urethradivertikel • Jede Form der medikamentösen oder chemischen Zystitis • Tuberkulöse oder radiogene Zystitis • Maligne oder benigne Blasentumoren • Vaginitis • Erkrankungsalter unter 18 Jahren

- **Anamnese**
  Neben der *Charakteristik der Miktionsbeschwerden* (Beginn, Dauer und Art) müssen insbesondere vorangegangene *Bestrahlungen* und *Medikamenteneinnahmen* erfragt werden.

- **Urindiagnostik**
  Neben dem obligatorischen *Infektausschluss* einschließlich der Sedimentanalyse (Trichomonaden, Pilze) ist die *Urinzytologie* unerlässlich. Sie stellt selbst gegenüber der Biopsie die sensitivere Methode zum Ausschluss eines Carcinoma in situ dar.

- **Serologie**
  Bei 50–94% der Patienten findet man *antinukleäre Antikörper*. Eine ausreichende diagnostische Beweiskraft hat deren positiver oder negativer Befund allerdings nicht.

- **Röntgendiagnostik**
  Mit Ausnahme abzuklärender Begleiterkrankungen (z.B. eines Abflusshindernisses) sind radiologische Untersuchungen für die Diagnose der interstitiellen Zystitis *ohne entscheidenden Informationsgewinn*. Sinnvoll erscheint allerdings ein MZU zum Ausschluss z.B. eines Urethradivertikels (s. Befund 28).
  Früheren Untersuchungen zufolge soll eine *Kompression der lateralen Austrittsnerven des 5. Lumbalwirbels* (kernspintomografisch diagnostiziert) ein sowohl zystoskopisch als auch histologisch der interstitiellen Zystitis entsprechendes Bild hervorrufen (Gillespie 1991). Diese Daten konnten bislang nicht reproduziert werden.

- **Urodynamische Untersuchung**
  Insbesondere wenn die klassischen Primärzeichen der interstitiellen Zystitis wie Hunner-Ulzera und petechiale Blutungen (s. u.) fehlen, ist der urodynamische *Ausschluss* einer isolierten neurologischen Störung mit *Detrusorhyperreflexie* notwendig, da diese mit Aussicht auf Erfolg medikamentös therapiert werden kann (s. Befund 20).

- **Kalium-Chlorid-Test**
  Neueren Untersuchungen von Parsons zufolge (1994) soll die Instillation von 0,4%iger Kaliumchloridlösung diagnostisch wegweisend sein. Während Instillation von Wasser keine Blasenschmerzen ver-

ursacht, kommt es nach Gabe von Kaliumchloridlösung (0,4%) bei 70% aller Patienten mit einer interstitiellen Zystitis zu Schmerzen, aber nur bei 4,5% von gesunden Kontrollpersonen. Dieses Phänomen wird als Ausdruck der gestörten Membranpermeabilität bei IZ-Patienten gewertet. Der Test ist jedoch noch nicht allgemein anerkannt.

- **Urethrozystoskopie**
  Die Zystoskopie ist *diagnostisch entscheidend*. Hierdurch lassen sich die Kardinalsymptome der interstitiellen Zystitis feststellen. Wegen der Schmerzhaftigkeit bei der diagnostisch erforderlichen Blasendehnung (s. u.) sollte die Zystoskopie in Vollnarkose erfolgen. Wegweisende Befunde sind:
  - Hunner-Ulzera
    Diese klassischen, umschriebenen Ulzera sind in weniger als 10% aller Fälle vorhanden. Sie entstehen wahrscheinlich als Folge von Vernarbungen rupturierter Mukosa.
  - Petechiale Blutungen
    Diese Blutungen, auch als „mucosal cracking" bezeichnet, treten als Folge der Blasenfüllung auf. Die diagnostische Provokation ist jedoch *nur ausreichend, wenn* die Blasendehnung mit einem Füllungsdruck von mindestens 80–100 cm Wassersäule und mindestens über 1 min erfolgt. Entsprechend den in Tabelle 24.1 aufgeführten Kriterien müssen die Anzahl und Blasenverteilung der petechialen Blutungen bestimmten Kriterien genügen.

- **Biopsie und Histologie**
  Charakteristisch, wenn auch *diagnostisch nicht beweisend*, ist eine Panzystitis, d.h. eine entzündliche Infiltration aller Wandschichten der Harnblase. Sie geht mit dem Fortschreiten der Erkrankung mit einer Sklerosierung und damit einer Zerstörung der glatten Muskulatur einher. Zum Nachweis einer Panzystitis sollte die Biopsie nicht zu oberflächlich (um auch den Detrusor zu erfassen) und nicht im Trigonum erfolgen. Der Nachweis von *Mastzellen* ist häufig, kann aber auch bei anderen urologischen Erkrankungen auftreten. Relativ charakteristisch ist der Nachweis der Mastzellen im Detrusorgewebe, jedoch *nicht* krankheitsbeweisend (nicht pathognomonisch).
  Wenngleich die Histologie somit kein Mittel zur diagnostischen Sicherung darstellt, so ist sie doch zur Ausschlussdiagnostik (z.B. eines

Carcinoma in situ) klinisch sinnvoll. Letztlich *ausschlaggebend* ist jedoch die *klinische Symptomatik* (s. Tabelle 24.1).

„Therapieversuche" (Tabelle 24.2)

Die Vielzahl der Therapieversuche verdeutlicht, dass letztlich mit Ausnahme radikaler operativer Maßnahmen *keine sicher effektive Therapie* existiert. In der Mehrzahl aller Fälle werden unterschiedlich lange Remissionsraten, jedoch keine definitive Heilung erzielt. Neben einer deutlichen *Plazebowirkung* muss ebenfalls die in ca. 10% stattfindende *Spontanremission* bei der Effiktivitätsbeurteilung der Therapien berücksichtigt werden (Hanno 1987).

Bezüglich der aufgelisteten Therapieansätze trifft in hohem Maße sicherlich eine Einschätzung von Heberden zu, der sagte: „new medicine and new methods of cure always work miracles for a while". Von den

Tabelle 24.2. Therapie-Algorithmus der interstitiellen Zystitis. (Nach Pontari et al. 1997)

1) Therapieversuch Blasendistension	
2) Bei milden persistierenden Symptomen	
A) Miktionsprotokoll	
B) Verhaltenstherapie	
C) Diätetische Maßnahmen	
D) Patientenspezifische Stressreduktion	
3) Bei signifikanten persistierenden Symptomen	
A) Oraler Therapieversuch	1. Amitriptylin (Dos. s. Text) 2. Hydroxyzin (Dos. s. Text) 3. Pentosanpolysulfat (Dos. s. Text)
B) Intravesikaler Therapieversuch	1. Kombinationstherapie 1-mal wöchentl. über 6 Wochen 50 ml DMSO + 10000 I. E. Heparin + 10 mg Triamcinolon 2. Chlorpactin-0,4%-Instillation
4) Falls Beschwerden trotzdem persistieren	
A) weitere orale Therapieversuche	1. Nifedipin (Dos. s. Text) 2. L-Arginin (Dos. s. Text)
B) Transkutane Nervenstimulation	
C) Als ultima ratio operative Therapie	

aufgeführten Therapievorschlägen bietet nach allgemeiner Übereinkunft die *hydrostatische Blasendistension* mit ca. 30% die größten, wenn auch zeitlich begrenzten, Erfolge.

Diätetische Therapieansätze

Ob diätetische Faktoren bei der Entstehung bzw. Therapie von IC-Patienten eine Rolle spielen, ist unbekannt. Eine Untersuchung von Bade (1997) hatte gezeigt, dass IC-Patienten deutlich weniger Kaffee konsumierten, was auf Koffein als irritativen Auslöser hinweist. Bestimmte Patienten spüren eine Verbesserung, wenn sie Zitrusfrüchte, Alkohol, Schokolade und Gewürze vermeiden. Die Patienten sollten im Selbstversuch diese Nahrungsbestandteile jeweils über 1 Woche weglassen und protokollieren, ob ihre Beschwerden (Miktionsfrequenz, Schmerzmittelverbrauch) besser werden.

Medikamentöse Therapieansätze

Vereinzelt wurden positive Ergebnisse durch die orale Gabe von *Immunsuppressiva*, Antiphlogistika (z.B. Indometacin, Ibuprofen, Diclofenac, Azetylsaliylsäure) und *Spasmolytika* angegeben. Kontrollierte Studienergebnisse liegen jedoch nicht vor. Zudem erfolgte häufig eine gleichzeitige Blasendilatation, so dass eine eindeutige Zuordnung zum auslösenden Mechanismus der Symptomerleichterung problematisch erscheint.

- **Kortisonderivate (oral)**
  Obwohl früher mit Erfolg an kleineren Patientenkollektiven eingesetzt, wird die Kortisongabe heute nicht mehr propagiert (Hanno 1987). Ursache sind die meist erforderlichen hohen Dosen, die entsprechend dem chronischen Erkrankungscharakter auf Dauer gefährliche Nebenwirkungen haben.

- **Psychopharmaka**
  Das Antidepressivum Amitriptylin bewirkt eine Blockierung der histaminergen Rezeptoren. Positive Ergebnisse wurden mit einer abendlichen Dosierung von 25 mg in der 1. Woche, 50 mg in der 2. Woche und einer anschließenden Erhaltungsdosis von 75 mg erzielt (Hanno 1987). Obwohl es sich um keine plazebokontrollierte Studie handelt, sprachen 28 von 43 Patienten mit deutlichem Erfolg an (Hanno 1994).

- **Antihistaminika (oral)**
  Mehrere Wirkstoffe wurden „erfolgreich" eingesetzt. Die größte Patientenanzahl wurde von Theoharides (1997) publiziert. Er untersuchte Hydroxyzin (z.B. Atarax) bei 140 Patienten. Die Dosierung betrug initial 25 mg zur Nacht und wurde (bei tolerabler Sedation als Nebenwirkung) über 2 Wochen auf 50 mg zur Nacht und 25 mg morgens gesteigert. Die Patienten berichteten eine durchschnittliche Symptomverbesserung von 40%. Allerdings war auch diese Studie nicht plazebokontrolliert.
  In einer weiteren Untersuchung wurde der H2-Blocker Cimetidin (z.B. Tagamed) angewendet (2-mal 300 mg/Tag) und führte bei 6 von 9 Patienten zu einer Befundbesserung (Seshadri 1994).

- **Kalziumantagonisten (oral)**
  Neuere Untersuchungen mit Nifedipin ergaben bei einer serum- und blutdruckkontrollierten individuellen Dosierung bei 10 Patienten eine deutliche Beschwerdebesserung (Fleischmann 1991). Die Dosierung betrug 30–60 mg Nifedipin als Einmaldosis in Retardform. Plazebokontrollierte Studien fehlen.

- **Pentosanpolysulfat PPS (oral, SP 54)**
  Der Wirkstoff wird seit vielen Jahren als Fibrinolytikum z.B. zur Behandlung von Durchblutungsstörungen eingesetzt. Grundlage der Anwendung bei interstitiellen Zystitiden war neben einer Hemmung entzündlicher Prozesse die deutliche Affinität der Pentosanpolysulfate zur Oberflächenmembran der Blasenmukosa. Sie sollen dort durch Interaktion eine Schutzwirkung ausüben.
  Die *Ergebnisse* sind *uneinheitlich.* Gute Erfolge im Vergleich zu einer Plazebogruppe wurden in einer Dosierung 3-mal 100 mg bzw. 2-mal 200 mg erzielt, wobei es nach Absetzen des Medikamentes bei 80% der Patienten innerhalb der folgenden 8–12 Wochen zu einem Rezidiv kam (Parson 1987; Fritjofsson 1987). Patienten ohne Ulzera sprachen signifikant besser auf die Therapie an als Patienten mit Ulzera. In einer weiteren plazebokontrollierten Studie mit einer Dosierung von 2-mal 200 mg/Tag zeigte sich dahingegen mit Ausnahme einer Zunahme der Blasenkapazität kein signifikanter Unterschied (Holm-Bentzen 1987). Parsons (1993) fand in einer weiteren plazebokontrollierten Studie einen Erfolg bei 32% der Patienten mit dem Medikament, aber nur bei 16% der Patienten mit Plazebo. Wichtig erscheint

der Hinweis, dass der *Erfolg* eines Therapieversuches *nach 12–16 Wochen abschätzbar* sein sollte.

- **L-Arginin-Gabe**
  Die Aminosäure ist ein Substrat der NO-Synthase. Letztere wurde im Urin von Patienten mit IC in deutlich verringerter Menge gefunden. Da L-Arginin diese NO-Synthase „positiv" beeinflusst, wurden 10 Patienten mit 1,5 g (1500 mg) L-Arginin täglich (3-mal 500 mg) über 6 Monate behandelt (Smith 1997). In dieser Pilotserie kam es zu einer deutlichen Verringerung der subjektiven Beschwerdesymptomatik. Insbesondere wegen der wissenschaftlich nachvollziehbaren Interaktion erscheint dieser Therapieansatz vielversprechend.

- **Heparin (subkutan)**
  Heparin stabilisiert die Membranen der Mastzellen und hemmt die Fibrinproduktion im Rahmen der entzündlichen Veränderungen. Die subkutane Verabreichung von Heparin ergab in einer plazebokontrollierten Studie in 30% eine Beschwerdebesserung. Allerdings war der Effekt nicht größer als derjenige der Plazebogruppe. Die Dosierung betrug 3-mal 5000 I. E. an den Tagen 1 und 2, 2-mal 5000 I. E. vom 3.–7. Tag und 1-mal 5000 I. E. vom 8.–14. Tag (Holm-Bentzen 1988). Wegen der möglichen Nebenwirkungen (Antikoagulation, Osteoporose) wird vor der langfristigen Anwendung dieser Therapiemodalität gewarnt.

Nervenstimulation und epidurale Injektionen

- **Transkutane Nervenstimulation (TENS)**
  Hierbei erfolgt durch den Patienten selbstständig eine elektrische Stimulation der suprapubischen Hautzonen. Die Elektroden werden im Abstand von 10–15 cm suprapubisch mittels eines Pflasters oder einer elastischen Binde fixiert und dann durch einen Verstärker bei 50 Hz mit biphasischen Impulsen bei einer Impulsdauer von 0,2 ms bis an die subjektive Schmerzgrenze stimuliert. Die Behandlung sollte 2-mal täglich über mindestens 15 min (bis maximal 2 h) erfolgen. Ein limitierender Faktor ist die erforderliche Patientenmotivation und -kooperation. In einer Serie mit 60 Patienten wurde bei 26% der Patienten mit einer nichtulzerösen und bei 54% der Patienten mit einer ulzerösen Form der IC ein deutlicher Therapieerfolg erzielt (Fall 1994).

- **Akupunktur**
  Chang (1988) beschrieb bei 22 von 26 Patienten durch Akupunktur einer Besserung, während Geirsson (1993) sowohl per Akupunktur als auch die transkutane Stimulation nur einen geringen Effekt fand.

- **Epidurale Injektionen**
  In einzelnen Fällen wurden bei Patienten, die überwiegend über Schmerzsensationen und weniger über eine ausgeprägte Pollakisurie klagten, Erfolge durch eine Injektion von Kortikosteroiden und/oder Lokalanästhetika in den kaudalen epiduralen Raum erzielt (Hanno 1988). Irwin (1993) beschrieb lediglich einen über durchschnittlich 14 Tage anhaltenden Effekt.

Hydrostatische Blasendehnung

Warum die hydrostatischen Blasendehnung (mucosal cracking) in ca. 30% aller Fälle eine unterschiedlich lange Beschwerdeminderung bewirkt, ist nicht geklärt. Es wird die Zerstörung von Axonen in der Blasenwand aufgrund der Detrusorischämie diskutiert. Die zeitliche Begrenzung des Therapieeffektes wird durch die nachfolgende axonale Regeneration erklärt.

- Praxis:
  In Vollnarkose oder Epiduralanästhesie wird die Blase mit einem Druck von 80 cm Wassesäule über mindestens 5–10 min gedehnt (Abb. 24.1). Die Dehnung sollte zur Erkennung potentieller Blasenrupturen unter Durchleuchtung und mit verdünntem Kontrastmittel erfolgen. Wegen des zeitlich begrenzten Effekts sind meist Wiederholungsbehandlungen notwendig. Teilweise wurde an kleineren Patientenkollektiven die Blasendehnung mit einer adjuvanten, intravesikalen Gabe von Heparin, Pentosanpolysulfat oder DMSO (s. u.) kombiniert.

Intravesikale Instillationen

- **DMSO-Instillationen**
  Dieser Therapie wird neben der Blasendilatation die größte therapeutische Wirksamkeit zugeschrieben. DMSO (Dimethylsulfoxid) gehört zu den Antiphlogistika und ist als Chemikalie, nicht jedoch als Pharmakon über den Handel erhältlich. Die Herstellung einer Instilla-

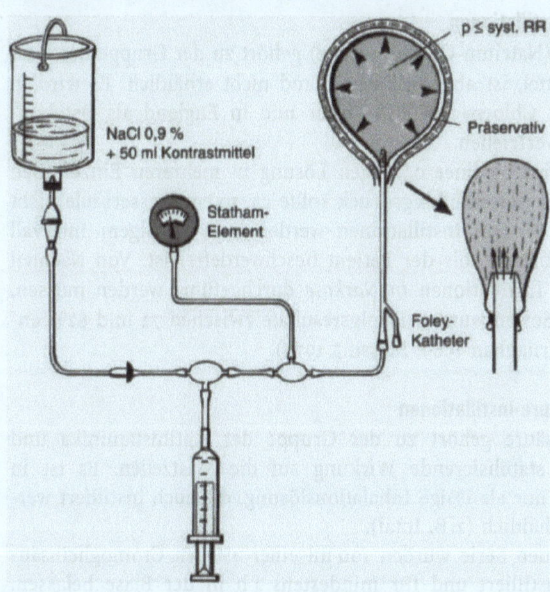

Abb. 24.1. Hydrostatische Ballondilatation der Blase. Um einen kontrollierten Druck auf die Blasenwand auszuüben, ist es am zweckmäßigsten, das distale Katheterende mit einem Präservativ zu armieren. Hierzu kann ein spezielles Kondom-Zysto-Urethroskop (z. B. Fa. Olympus) verwendet werden. Der Druck sollte unterhalb des systolischen Blutdruckes des Patienten liegen (ca. 80 cm Wassersäule, s. auch Befund 55), die Dehnungsdauer muss mindestens 5–10 min betragen. Eventuell kann eine Druckkontrolle mit einem eingeschalteten Statham-Element erfolgen. Wichtig ist die Verwendung eines verdünnten Kontrastmittels, um eventuelle Paravasate bzw. Rupturen zu erkennen. (Mod. nach Beer)

tionslösung ist einfach, eine offizielle Zulassung zur Instillation liegt allerdings nicht vor.

Es werden 50 ml einer 50%igen DMSO-Lösung nach vorangegangener Blasenentleerung instilliert und möglichst für 15–30 min in der Blase belassen. Die Instillationen erfolgen alle 2 Wochen, bedürfen keiner Narkose und werden bis zur Symptomfreiheit fortgeführt (Parkin 1997). Perez-Marrero et al. (1988) verglichen DMSO mit Kochsalzinstillationen und zeigten für DMSO eine 93%ige objektive und 53%ige subjektive Verbesserung, während dies für die mit Kochsalz behandelten Patienten nur 35 bzw. 18% betrug.

- **Chlorpactin-Instillationen**

Chlorpactin (Natrium-Oxychlorosene) gehört zu der Gruppe der Desinfektionsmittel, ist aber in Deutschland nicht erhältlich. Es wird in den USA als Chlorpactin-XCB-Pulver und in England als Ostobon-42%-Pulver vertrieben.

Insgesamt wird 1 l einer 0,4%igen Lösung in mehreren Einzelgaben instilliert. Der Blasenfüllungsdruck sollte ca. 10 cm Wassersäule nicht übersteigen. Weitere Instillationen werden in 4-wöchigem Intervall solange verabreicht, bis der Patient beschwerdefrei ist. Von Nachteil ist, dass die Instillationen *in Narkose* durchgeführt werden müssen. In früheren Serien wurden Erfolgsresultate zwischen 72 und 82% angegeben (Murnaghan 1969; Messing 1978).

- **Cromoglicinsäure-Instillationen**

Cromoglicinsäure gehört zu der Gruppe der Antihistaminika und besitzt eine stabilisierende Wirkung auf die Mastzellen. Es ist in Deutschland nur als 1%ige Inhalationslösung, die auch instilliert werden kann, erhältlich (z. B. Intal).

In einer kleinen Serie wurden 100 ml einer 4%igen Cromoglicinsäure-Lösung instilliert und für mindestens 1 h in der Blase belassen. Die Instillationen erfolgten an 12 aufeinanderfolgenden Tagen. Bei 6 von 9 Patienten kam es zu einer Verbesserung der Symptomatik (Edwards 1986).

- **Silbernitratinstillationen**

Silbernitrat wurde früher häufig angewendet. Es wurden unterschiedliche Protokolle mit hochverdünnten Lösungen angewendet. Entweder erfolgte die konstante Gabe einer 1:1000 bis 1:2000 verdünnten Lösung, wobei die Instillationsmenge jeweils 30–60 ml beträgt und für 2–3 min in der Blase belassen wurde. In anderen Protokollen erfolgte eine absteigende Verdünnung, wobei folgende Konzentrationen gebraucht wurden: am 1. Tag 1:5000, dann 1:2500, 1:1000, 1:750, 1:500, 1:400, 1:200, 1:100. Die Erfolgsquoten mehrerer Serien schwanken zwischen 50 und 93% (Hanno 1987).

Wichtig ist, dass vor der Instillation ein Reflux ausgeschlossen wird und das wegen der Gefahr eines Extravasats keine Blasenbiopsie vorausgegangen ist.

- **Pentosanpolysulfat (PPS) (intravesikal, SP 54)**
  In einer doppelblinden plazebokontrollierten Studie (Bade 1997) wurden 20 Patienten behandelt. Pentosanpolysulfat wurde in einer Dosierung von 300 mg in 50 ml 0,9%iger NaCl 2-mal/Woche über 3 Monate gegeben. Obwohl eine statistisch signifikante Besserung beschrieben wurde, betraf diese nur die urodynamische Kapazität, nicht die subjektiven Drang- und Frequenzbeschwerden.

- **Intravesikale Hyaluronsäure**
  Neuere Therapieversuche wurden mit Hyaluronsäure (Morales 1997) unternommen. 25 Patienten, die auf andere Therapien erfolglos reagiert hatten, erhielten 40 mg Hyaluronsäure (z. B. Hyalart-Spritzampulle à 2 ml mit 20 mg HS) 1-mal wöchentlich über 4 Wochen und dann monatlich. Nach 12 Wochen zeigten 71% der Patienten eine deutliche Befundbesserung. Das Medikament wird als fertige Instillation (Cystistat) von einer dänischen Firma vertrieben.

- **Intravesikale BCG-Instillationen**
  Aufgrund eines Therapieirrtums, bei der ein Patient, der angeblich ein Carcinoma in situ, tatsächlich jedoch eine interstitielle Zystitis hatte und eine deutliche Beschwerdebesserung zeigte, wurde diese Therapieoption in einer doppelblinden plazebokontrollierten Studie bei 30 Patienten evaluiert (Peters 1997). Die mit BCG behandelten Patienten erhielten 1-mal wöchentlich 50 mg BCG über 6 Wochen und wurden anschließend 6 Monate nachkontrolliert. Obwohl sich ein statistisch signifikanter Behandlungsunterschied mit 60% Erfolg bei den BCG-Patienten (9 von 15) und nur von 27% (4 von 15) bei den plazebobehandelten Patienten ergab, sind die klinischen Daten weitaus kritischer zu werten. Während der 6-wöchigen Behandlungsphase wurde eine Zunahme der irritativen Symptomatik beschrieben, die erst anschließend zu einer Besserung gegenüber dem Ausgangsbefund führte.
  Diese Therapieoption sollte sehr kritisch gesehen werden, da eine unverstandene Krankheit mit einer in seiner Wirkung unverstandenen Substanz, die potentiell schwere Nebenwirkungen haben kann, behandelt wird.

- **Kombinationsbehandlungen**
  Die kombinierte Instillation einer *50%igen DMSO-Lösung und 10 000 I. E. Heparin* im Abstand von jeweils 1 Woche führte bei 4 von 10 Patien-

ten zu einer kompletten und bei 3 weiteren Patienten zu einer deutlichen Verbesserung der Symptomatik. Kontrollierte Studienergebnisse fehlen (Perez-Marrero 1988). Bei Zystitiden unterschiedlicher Genese (Strahlenzystitis, hämorrhagische Zystitis, Zytostatikazystitis, interstitielle Zystitis [n=4] wurde über eine *Symptomverbesserung nach Instillationen einer Procain-Urbason-Actihaemyl-Kombination* berichtet. Hierbei wurden 10 ml Actihaemyl, 40 mg Urbason und 5 ml Procain instilliert und für 1 h in der Blase belassen. Die Behandlung erfolgte täglich über mindestens 15 Tage (Wagenknecht 1976).

Endoskopische Maßnahmen

- **Endoskopische Resektion oder Koagulation**
  Wenn lokale Ulzera nachweisbar sind (insgesamt jedoch nur bei ca. 10% aller Patienten), können diese reseziert bzw. koaguliert werden. In einer Serie führte dies bei allen 30 Patienten zu einer Schmerzreduktion und bei 21 Patienten zu einer Abnahme des Miktionsdranges (Fall 1985). Bei einem kleinen Kollektiv von 5 Patienten erfolgte eine *Laserkoagulation* der Ulzera. In 4 Fällen führte dies zu einer über Monate anhaltenden Remission (Shanberg 1985). Ob der Therapieeffekt von der lokalen Behandlung oder der endoskopischen Dehnung herrührte, ist nicht geklärt.

- **Endoskopische intravesikale Infiltrationen**
  Durch intra- und periulzeröse *Kortisoninfiltrationen* (40–80 mg) wurde bei 15 von 17 Patienten eine über 14 Monate anhaltende Remission erzielt (Royce 1988). Bei 73 Patienten mit einer Schrumpfblase (nicht nur interstitielle Zystitiden) konnte bei 60 Patienten nach 1- bis 2-maliger intramuraler *Orgotein-Injektion* eine dauerhafte Verbesserung der Schmerzen und der Blasenkapazität erzielt werden (Ströker 1986). Hierbei wurden 16 mg Orgotein, gelöst in 20 ml NaCl, in mehreren 2-ml-Portionen an willkürlich gewählten Stellen submukös mittels einer flexiblen Nadel in die Blasenschleimhaut injiziert. Bei einigen Patienten mussten im 4-wöchigen Intervall Zweit- und Drittinjektionen vorgenommen werden. Die Injektion muss unter sorgfältiger Beobachtung erfolgen, da Orgotein anaphylaktische Reaktionen provozieren kann.

Radikaloperative Maßnahmen

Bei ca. 10% aller Patienten führen sämtliche Therapiemaßnahmen zu keinem Erfolg und aufgrund der Beschwerdeintensität wird eine radikaloperative Therapie notwendig. Da fast ausschließlich Frauen betroffen sind, erfolgt bei der Blasensubstitution eine *subtotale Blasenresektion* unter Belassung des Trigonums mit anschließender Augmentation aus Darmsegmenten. Als ultima ratio besteht andernfalls nur die Möglichkeit der *supravesikalen Harnableitung* oder einer Harnumleitung in das Kolon (*funktionelle bzw. augmentierte Rektumblase*). Die Ergebnisse der subtotalen Blasenresektion mit anschließender Augmentation sind widersprüchlich. Die Erfolgsquoten schwanken zwischen 25 und 100%. Als *Voraussetzungen* für eine *erfolgversprechende Teilresektion* mit anschließender Augmentation werden diskutiert:

- **Normales Trigonum**
  In einer Serie von 25 Patienten hatten 12 Patienten ein bioptisch unauffälliges Trigonum, so dass die Blasenteilresektion mit anschließender Augmentation erfolgte. Bei 10 dieser Patienten waren die Langzeitergebnisse befriedigend (Nurse 1991).

- **Präoperative Blasenkapazität**
  Es hat sich in 2 Patientenserien gezeigt, dass bei einer präoperativ großen Blasenkapazität (größer 350 ml) die Erfolgsaussichten deutliche schlechter sind als bei kleinkapazitären Blasen (Webster 1989; Nielsen 1990). Bei der Indikationsstellung ist es wichtig zu bedenken, dass die Blasenaugmentation nicht mit einem intermittierenden Selbstkatheterismus kombiniert werden kann, da dieser schmerzhaft ist.

Neurochirurgische Operationen

Ziel dieser Maßnahmen ist die Denervierung der Blase. Es wurden die sakrale Rhizotomie, die Chordotomie, die Resektion des Plexus hypogastricus und die perivesikale Denervation (komplette Zystolyse) versucht. Schlussfolgerungen hinsichtlich der Effektivität sind nicht möglich.

Die Ergebnisse von Gillespie (1991) mit einer Kompression des lateralen Nervenaustritts auf Höhe des 5. Lendenwirbels als Ursache der interstitiellen Zystitis wurden bislang nicht reproduziert.

Literatur

Bade JJ et al. (1997). Br J Urol 79: 168
Bade JJ et al. (1997) Europ J Urol 32: 179
Chang PL (1988). J Urol 140: 563
Edwards L et al. (1986). Br J Urol 58: 95
Fall M (1994). Urol Clin North Am 21: 131
Fleischmann JD et al. (1991). J Urol 146: 1235
Fritjofsson A et al. (1987). J Urol 138: 508
Geirsson G et al. (1993). Scand J Urol Nephrol 27: 67
Gillenwater JY et al. (1988). J Urol 140: 203
Gillespie L et al. (1991). Br J Urol 68: 361
Hanno PH et al. (1987). Urology 29: 22
Hanno PM (1994). Urol Clin North Am 21: 89
Hanno PM et al. (1990). J Urol 143: 278
Holm-Bentzen M et al. (1987). J Urol 138: 503
Holm-Bentzen M et al. (1988). J Urol 139: 277 A
Irwin PP et al. (1993). Br J Urol 71: 413
Messing EM et al. (1978). Urology 12: 381
Morales A et al. (1997). Urology 49 (Suppl 5 A): 111
Murnaghan GF et al. (1969). Br J Urol 42: 744
Nielsen KK et al. (1990). J Urol 144: 255
Nurse D et al. (1991). Br J Urol 68: 153
Parkin J et al. (1997). Urology 49 (Suppl 5 A): 105
Parson CL et al. (1987). J Urol 138 : 513
Parson CL et al. (1993). J Urol 150: 845
Parson CL et al. (1994). Neurourol Urodyn 13: 515
Perez-Marrero R et al. (1988). J Urol 140: 36
Peters K et al. (1997). J Urol 157: 2090
Pontari et al. (1997). Urology 49 (Suppl 5 A): 114
Royce RK (1988). J Urol 139: 347 A
Seshadri P et al. (1994). 44: 614
Shanberg AM (1985). J Urol 134: 885
Smith SD et al. (1997). J Urol 158: 703 1997
Ströker W (1986). Urologe A 25: 209
Theoharides TC (1997). Urology 49 (Suppl 5 A): 108
Wagenknecht LV (1976). Urologe B 16: 64
Webster GD et al. (1989). J Urol 141: 287
Wein et al. (1990) Interstitial cystitis. In: Hanno PM et al. Interstitial cystitis. Springer, London, pp 3–15

BEFUND 25 Urethritis des Mannes

Allgemeine Einordnung

Die Urethritis des Mannes ist *häufig* und zeigt im Unterschied zur Urethritis der Frau fast immer eine eindeutige klinische Symptomatik (Dysurie, Ausfluss). Klinisch können diejenigen Genitalerkrankungen abgegrenzt werden, bei denen primär ulzerierende Genitalläsionen (s. Befund 32) auftreten. Wichtig ist die konsequente Diagnostik und Behandlung einschließlich des *Partners,* insbesondere auch im Hinblick auf evtl. nachfolgende Fertilitätsprobleme der meist jungen Patienten/innen. Die Mikroskopie ist trotz letztlich verifizierender kultureller oder serologischer Tests einfach und wichtig.

Urologische Differentialdiagnose

- **Häufig**
  - Gonorrhö,
  - Chlamydia trachomatis,
  - Herpes simplex virus.
- **Selten**
  - Ureaplasma urealyticum,
  - Trichomonaden,
  - Mykose (Hefe-Urethritis),
  - allergische Urethritis (z. B. Arzneimittel),
  - Morbus Reiter (Urethritis, Konjunktivitis, Arthritis),
  - sonstige Urethraerkrankungen (Striktur-Divertikel-Karzinom),
  - Prostatitis (s. Befunde 30 u. 31)
  - vegetatives Urogenitalsyndrom (s. Befunde 29 u. 31)
  - traumatische Urethritis,
  - Fremdkörper, thermische und chemische Noxen, sog. postgonorrhoischer Katarrh nach Alkoholabusus, eisgekühlte Getränke und Unterkühlung der Beckenorgane).

Urologische Diagnostik

Anamnese und körperliche Untersuchung

- **Anamnese**
  - letzter Geschlechtsverkehr? (Inkubationszeit),
  - Medikamenteneinnahme? (z. B. allergische Genese),
  - vorangegangene Infektionen? (Urethritis häufig bei Herpes genitalis),
  - Fieber (disseminierte Erkrankung?),
  - Auslandsaufenthalt? (s. unten, Therapie und Resistenz).

- **Körperliche Untersuchung**
  - Genitalinspektion (Ausfluss?, Balanitis?, Phimose?, Genitalgeschwüre? (s. Befund 32),
  - Lymphknotenstatus Leiste (z. B. Ulcus molle, Syphilis, Peniskarzinom, Fußverletzung).

Materialentnahme

Bezüglich der Urethritis ist die separate Diagnostik von Urethra und Blase wichtig. Mehrere Möglichkeiten existieren:

- **Diagnostik bei urethralem Ausfluss**
  Falls ein Ausfluss vorhanden ist, sollte dieser entsprechend aufgearbeitet werden. Gegebenenfalls muss eine Provokation durch eine meatuswärts gerichtete Urethramassage (sog. „milking") erfolgen.

- **Abstrichdiagnostik (direkte Materialentnahme)**
  Bei fehlendem Ausfluss wird nach einem ausreichend langen miktionsfreien Intervall (mindestens 3 h) mit einem Watteträger oder einer Platinöse 2–3 cm proximal des Meatus Material entnommen. Zur Chlamydiendiagnostik ist eine kräftige Rotation des Watteträgers zur Gewinnung oberflächlicher Epithelien wichtig, da Chlamydien nur intrazellulär wachsen. Meist sind jedoch nichtinvasive Untersuchungen der initialen Urinportion (erste, urethrale Probe der 3-Gläser-Probe, s. Befund 31) zum Chlamydiennachweis ausreichend (s. unten). Das Material wird entweder orientierend mikroskopisch insbesondere zum Gonorrhöausschluss aufgearbeitet (auf Objektträger ausrollen, s. unten) und/oder in einem speziellen Transportmedium zum kulturellen Nachweis in ein mikrobiologisches Labor geschickt.

- **Urinuntersuchung der Urethrafraktion**
  - Orientierende Teststreifendiagnostik
    Entscheidungskriterium ist das Vorhandensein von Leukozyten. Die ersten 10–20 ml des Miktionsvolumens werden getrennt vom vesikalen Urin ausgetestet (*Cave:* ausreichend langes miktionsfreies Intervall von mindestens 3 h beachten). Bei einer ausschließlich *urethralen Leukozyturie* gilt dies als relativ *sicherer Beweis einer Urethritis.*
  - Orientierende Sedimentuntersuchung
    Hierbei muss die initiale Urethrafraktion untersucht werden. Eine Urethritis besteht, wenn in der Urethrafraktion mehr als 15–20 Leukozyten/Gesichtsfeld bei einer 400-fachen Vergrößerung (40er Objektiv; 10er Okular) vorhanden sind.

Mikroskopische Diagnostik

Hierzu werden die initiale, d.h. die urethrale Urinportion zentrifugiert und das Sediment auf einen Objektträger aufgetragen. Im Falle einer instrumentellen Materialentnahme wird der Watteträger auf dem Objektträger kleinflächig (ca. 2×2 cm) ausgerollt. Der Watteträger kann anschließend zur kulturellen Weiterverarbeitung wieder ins Transportmedium eingetaucht werden.

- **Gonorrhö**
  - Schnelldiagnostik
    Es kann *Methylenblau* oder eine Sedimentfärbung (z.B. MD-KOVA-Farbstoff) benutzt werden. Der Watteträgerausstrich bzw. das flächig verteilte oder durch Schräghalten des Objektträgers verlaufene Sediment wird kurz über einer Flamme (Bunsenbrenner, Feuerzeug) fixiert, dann 15–20 s mit einer 1%igen Methylenblaulösung überschichtet, mit Wasser abgespült, und kann dann nach der Trocknung mikroskopisch untersucht werden.
    Bei einer Gonorrhö erkennt man intra- und extrazellulär, meist typisch paarweise gelagerte Kokken (Abb. 25.1). Charakteristisch ist die Aggregation zu kleinen Kolonien im Zytoplasma von segmentierten Leukozyten.
  - Schnelltest-Farbnachweis
    Durch eine Cytochrom-Oxidase-Farbreaktion (GO-Slide) können die Gonokokken im Urethralsekret nachgewiesen werden.

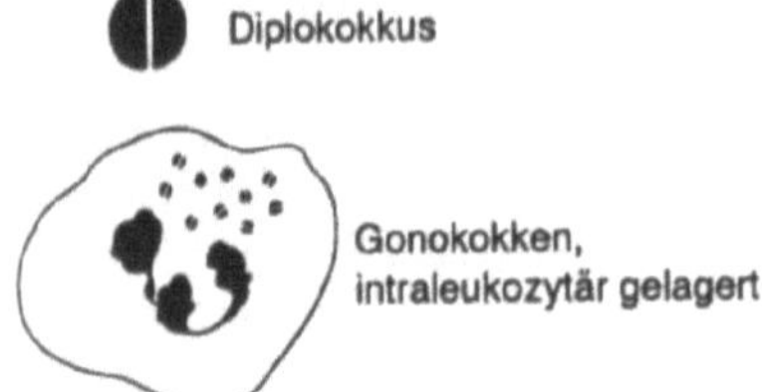

Abb. 25.1. Mikroskopisches Bild der Gonorrhö. Die paarweise zusammenliegenden, „semmelförmigen" Kokken der Gonorrhö kommen intra- und extrazellulär vor. Besonders charakteristisch ist die Aggregation zu kleinen Kolonien innerhalb von Leukozyten

- Klassische Gramfärbung
  Die Gramfärbung hat eine 98%ige Sicherheit bzgl. der Gonorrhödiagnostik (Korting 1987). Technischer Ablauf:
  Materialapplikation auf Objektträger,
  Antrocknung (z. B. Bunsenbrennerflamme, Feuerzeug),
  Kristallviolettfärbung (1 min beschichten),
  mit H_2O abspülen,
  Fixierung (Lugollösung über 1 min),
  Entfärben von nicht gebundenem Farbstoff (Lösung: 3 Teile Propanol, 1 Teil Azeton),
  mit H_2O abspülen,
  Gegenfärbung (1 min mit Sarafin),
  mit H_2O abspülen und trocknen (z. B. per Fön).
  Grampositive Zellen stellen sich *blauviolett* dar, *gramnegative* Zellen (GO) sind rot.

- **Chlamydien**
  Ein direkter Nachweis ist nur immunologisch möglich, da die Chlamydien rein intrazellulär wachsen. Wegen des Arbeitsaufwandes, der erheblichen Kosten und dem nur selten erforderlichen spezifischen Nachweis wird in aller Regel eine Ausschlussdiagnostik praktiziert (Shafer et al. 1989).

- **Ausschluss Leukozyturie**
  Typisch für eine Urethritis ist eine Leukozyturie der initial-urethralen Urinfraktion, wobei diese entweder mittels Teststreifen oder einer Sedimentanalyse nachgewiesen werden kann *(Cave:* 3-stündiges miktionsfreies Intervall beachten).

- **Ausschluss Genitalgeschwüre**

  Genitalgeschwüre müssen als Hinweis auf eine sonstige venerische Genese der Urethrabeschwerden ausgeschlossen werden (s. Befund 32).

- **Ausschluss einer Gonorrhö**

  Der mikroskopische Gonorrhöausschluss mittels einer Gramfärbung ist prinzipiell ausreichend.

- **Immunologische Chlamydiendiagnostik**

  In Einzelfällen kann ein immunologischer Nachweis mit der Mikroskopie geführt werden. Diese kann am Abstrichmaterial oder mit der urethralen Urinfraktion erfolgen. Die Sicherheit der immunologischen Tests entspricht den aufwendigen Kulturverfahren. Ein Probenversand ist grundsätzlich möglich und muss mit dem konsultierten Labor abgesprochen werden. Als immunologische Testverfahren stehen zur Verfügung: 1) fluoreszenzmarkierte, monoklonale Antikörper (z.B. Mikro-Trak, Merck; Imagen Chlamydia Test, Röhm-Pharma) oder 2) polyklonale Antikörper mittels eines Immunassays (z.B. Chlamydiazyme-Test, Abbott; IDEIA-Chlamydia Test, Röhm-Pharma).

- **Trichomonaden und Pilze**

  Hierbei wird das Urinsediment bzw. der Urethraabstrich im Hellfeld am besten mit einer Methylenblaufärbung oder Sedimentfarbstoff (z.B. MD-Kova) oder mit Phasenkontrast untersucht. Für die ovalen *Trichomonaden* (Abb. 25.2) sind die Bewegung und der Geißelschlag typisch. *Pilze* bilden charakteristische Verbände als verzweigte Strukturen mit Pilzfäden (sog. Hyphen, Abb. 25.3). Die einzelnen Aussprossungen, die Sporen, sind im Vergleich zu Erythrozyten kleiner, oval und dickwandig.

Kulturelle und serologische Diagnostik

- **Kulturelle Nachweisverfahren**

  Obligat sind spezielle Transportmedien. Diese sollten nach Rücksprache mit dem konsultierten mikrobiologischen Labor vorrätig gehalten werden. Bei mikroskopischem Gonorrhöverdacht wird eine kulturelle Sicherung trotz hoher Sicherheit der mikroskopischen und serologischen Diagnostik als wichtig erachtet. Im Verdachtsfalle auf eine dis-

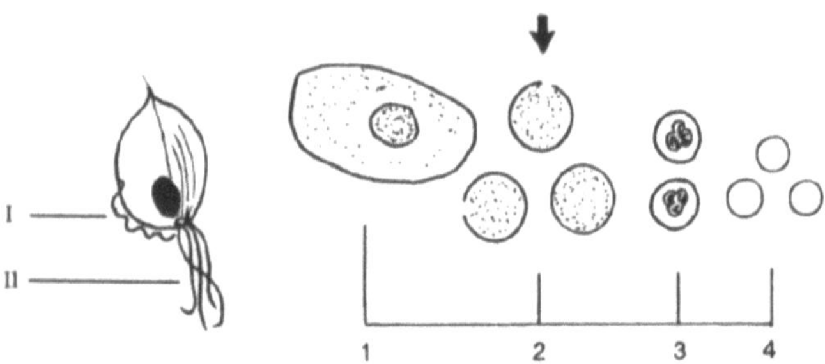

Abb. 25.2. Mikroskopisches Bild der Trichomonaden. Das dargestellte Bild einer Trichomonade mit einer undulierenden Membran (*I*) und beweglichen Geißeln (*II*) ist nur selten so klassisch zu erkennen. In aller Regel findet man kreisrunde Gebilde, die größer als Leukozyten (*3*) und Erythrozyten (*4*) und kleiner als Epithelien (*1*) sind und deren Membran an einer Stelle unterbrochen ist (s. *Pfeil* bei *2*). Diese Konturunterbrechung entspricht dem Geißelansatz

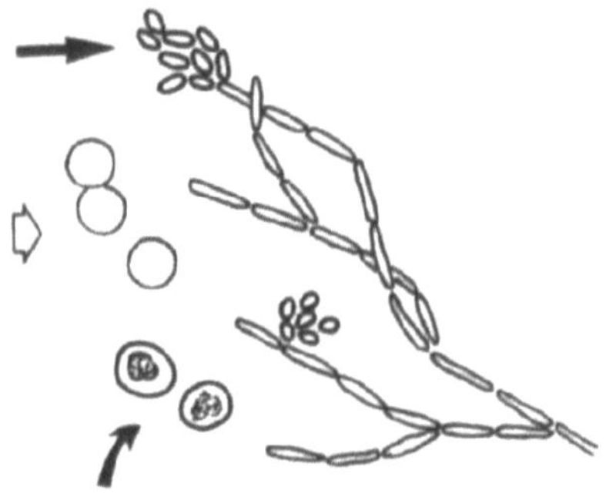

Abb. 25.3. Mikroskopisches Bild eines Pilzinfektes. Bei einem Pilzinfekt findet man charakteristisch verzweigte Strukturen mit septierten Pilzfäden. Endständig finden sich typische Aussprossungen, die sog. Sporen (*gerader Pfeil*). Sie sind kleiner als Erythrozyten (*Hohlpfeil*) und oval geformt (*gebogener Pfeil* = segmentierte Leukozyten)

semierte Erkrankung (Fieber, Arthritis, papulös-hämorrhagische Hautläsionen) sollten Kulturen der Hautläsionen und mehrere Blutkulturen angelegt werden. Es stehen heute Selektivnährböden (Genezline) zur Verfügung.

Bei *Chlamydien* ist ein Kulturnachweis schwierig und in der Regel nicht notwendig.

- **Serologische Diagnostik**
  - Gonorrhö

    Die gebräuchlichen Enzym-Immuno-Assays mit enzymgekoppelten polyklonalen Antikörpern (z. B. Gonozyme-Test, Abbott) zeigen eine hohe Übereinstimmung mit Kulturverfahren. Bei einer *unkomplizierten Genitalgonorrhö* ist ein serologischer Nachweis jedoch *nicht erforderlich,* ein eindeutiges Grampräparat ist ausreichend sicher. Notwendig ist sie zum Nachweis einer postgonorrhoischen Urethritis bei bereits abgeklungenen Urethrasymptomen oder dem Verdacht auf eine disseminierte Erkrankung (z. B. Arthritis gonorrhoica).
  - Chlamydien

    Die erhältlichen Assays haben aufgrund von Kreuzreaktionen z. B. nach einer durchgemachten chlamydienbedingten Ornithose eine *eingeschränkte Spezifität* und somit nur eine begrenzte Bedeutung (Korting et al. 1987). Die Serodiagnostik ist *kein Routinediagnostikum.*

- **Bildgebende Diagnostik**

  Sie ist nie im akuten Infektstadium erforderlich, es sei denn, es bestehen extraurethrale Beschwerden. Bei rezidivierenden Beschwerden oder widersprüchlichen Befunden müssen endoskopisch und/oder radiologisch Fremdkörper, Urethradivertikel, eine Syringozele oder eine Urethrastriktur ausgeschlossen werden.

Urologische Therapie

Allgemeine Maßnahmen

- **Sexuelle Abstinenz (oder kondomgeschützter Verkehr),**
- **Partnerbehandlung,**
- **Meldepflicht beachten (ohne Namensnennung),**
- **ausreichende Diurese.**

Therapie der Gonorrhö

Das Vorkommen penizillinresistenter Stämme beträgt in der BRD 2 bis maximal 5%, so dass nach wie vor eine Behandlung mit Penizillin G möglich ist (Gründer et al. 1991). Die früher viel verwendete Einmalgabe von Depo-Penizillin G und gleichzeitiger oraler Gabe von 1 g Probenecid zur verzögerten Penizillinelimination ist nicht mehr möglich, da Probenecid (Benemid) in Deutschland nicht mehr im Handel ist. In den neuen Richtlinien der Deutschen Gesellschaft zur Bekämpfung der Geschlechtskrankheiten von 1992 (GBGK) wird das Penizillin nicht mehr aufgeführt und nur noch die Einzeitbehandlung mit Spectinomycin, Thiamphenicol bzw. Ceftriaxon empfohlen (Tabelle 25.1).

- **Keine orale Penizillintherapie**
  Eine orale Penizillintherapie wird nach dem Wegfall von Probenecid nicht mehr empfohlen, da eine sehr hohe Dosierung notwendig ist, wodurch es zu Magen-Darm-Störungen kommt. Zudem bestehen nicht abschätzbare Complianceprobleme (Gründer et al. 1991).

- **Anschlussbehandlung**
  Da in 30–50% eine Doppelinfektion mit Chlamydien oder Ureaplasma urealyticum vorliegt, wird häufig eine anschließende einwöchige Anschlussbehandlung vorgeschlagen (Center for Disease Control, USA, 1989). Es werden Tetracyclin, Doxycyclin oder Erythromycin empfohlen (s. Tabelle 25.1).

Tabelle 25.1. Therapie der Gonorrhö. (Nach GBGK 1992)

Intramuskuläre Injektionsbehandlung	
Spectinomycin (Stanilo)	2 g einmalig oder
Ceftriaxon (Rocephin)	0,25 g einmalig
Perorale Behandlung	
Cefixim (Cephoral)	400 mg einmalig oder
Ciprofloxacin (Ciprobay)	500 mg einmalig oder
Enoxacin (Gyramid)	400 mg einmalig oder
Ofloxacin (Tarivid)	400 mg einmalig
Anschlusstherapie	
4-mal 500 mg Tetracyclin oral/Tag über 1 Woche	
2-mal 100 mg Doxycyclin oral/Tag über 1 Woche	
4-mal 500 mg Erythromycin/Tag über 1 Woche	

Tabelle 25.2. Therapie der disseminierten Gonorrhö

Cephalosporine	1–2 g Ceftriaxon (Rocephin) 1-mal/Tag und andere Cephalosporine der 3. Generation über mindestens 7 Tage
Erythromycin	(z. B. Monomycin) 4-mal 500 mg/Tag oral über 7 Tage
Chinolone	(Dosierung s. Tabelle 25.1) oral über 7 Tage

Tabelle 25.3. Therapie der nichtgonorrhoischen Urethritis

Chlamydieninfektion	4-mal 500 mg Tetracyclin HCl oral/Tag über 7 Tage oder 2-mal 100 mg Doxycyclin oral/Tag über 7 Tage, ab dem 2. Tag 1-mal 100 mg/Tag oder 4-mal 500 mg Erythromycin/Tag über 7 Tage
Trichomonadeninfektion	2-mal 250 mg Metronidazol oral/Tag über mindestens 6 Tage

Während einige diese Anschlussbehandlung grundsätzlich durchführen, machen sie andere vom Vorhandensein postgonorrhoischer Urethritiden abhängig. In jedem Fall ist auch eine Partnerbehandlung erforderlich. Versagen die genannten Medikamente, können als ultima ratio Gyrasehemmer eingesetzt werden.

- **Chronische und disseminierte Gonorrhö**
  Chronische oder disseminierte Gonorrhöerkrankungen müssen hochdosiert behandelt werden. Eine stationäre Therapie (Tabelle 25.2) wird empfohlen.

Nichtgonorrhoische Urethritis (NGU)

Die Behandlung von Chlamydien- und Ureaplasma-urealyticum-Infektionen entspricht den Behandlungen der Anschlussbehandlung der Gonorrhö. Es kommen Tetracyclin, Doxycyclin oder Erythromycin zur Anwendung (Tabelle 25.3), eine Partnerbehandlung ist obligat und bei Therapieversagern können Gyrasehemmer eingesetzt werden. Trichomonaden werden mit Metronidazol behandelt (s. Tabelle 25.3).

Literatur

GBGK, Gesellschaft zur Bekämpfung der Geschlechtskrankheiten e. V. (1992) Richtlinien 1992 zur Diagnostik und Therapie von sexuell übertragbaren Krankheiten

Gründer K et al. (1991). Dtsch Ärztebl 88: C-2466

Korting HC (1987) Urologe [A] 26: 237

Korting HC et al. (1987). Urologe [A] 26: 256

Shafer M et al. (1989). JAMA 262: 2652

BEFUND 26 Urogenitalmykose – Was tun?

Allgemeine Einordnung

Die echte Urogenitalmykose ist im Unterschied zur asymptomatischen Fungurie selten. Letztere kommt meist bei chronisch Kranken, hospitalisierten oder mit einem Dauer- bzw. Nephrostomiekatheter versorgten Patienten vor. *Prädisponierende Faktoren* eines aszendierenden Infektionsweges sind der Diabetes mellitus, eine langandauernde antibiotische Therapie und instrumentelle Manipulationen des Harntraktes (z.B. Dauerkatheter). Die Gefahr einer hämatogenen Aussaat besteht insbesondere bei Patienten mit einer Granulozytopenie oder als Folge einer immunsuppressiven Therapie.

Urologische Diagnostik

- **Inspektion/Klinik**
  Bei Verdacht auf eine systemische, generalisierte Mykose muss aufgrund der unsicheren serologischen und kulturellen Diagnostik nach einer Organbeteiligung gesucht werden:
  - Haut: Nagelbettbefall, Intertrigo, eitrige Fisteln,
  - Vagina: Ausfluss,
  - Lunge: Hämoptoe, Dyspnoe,
  - Darm: Übelkeit, Anorexie, Diarrhö, Mundsoor.
- **Urindiagnostik**
  - Mikroskopischer Nachweis
    Pilze sind einfach zu erkennen. Dies ist sowohl mit der Phasenkontrastmikroskopie als auch herkömmlichen Schnellfärbungen (z.B. Testsimplets, Methylenblau, Sedimentfarbstoff MD-Kova) im Hellfeldmikroskop möglich. Bedingt durch eine rasche Teilung treten sie häufig in charakteristischen Verbänden als verzweigte Strukturen mit *septierten Pilzfäden*, sog. Hyphen, auf (Abb. 26.1). Die einzelnen Aussprossungen, die sog. *Sporen*, sind im Vergleich zu Erythrozyten kleiner, oval geformt und relativ dickwandig (s. Abb. 26.1).

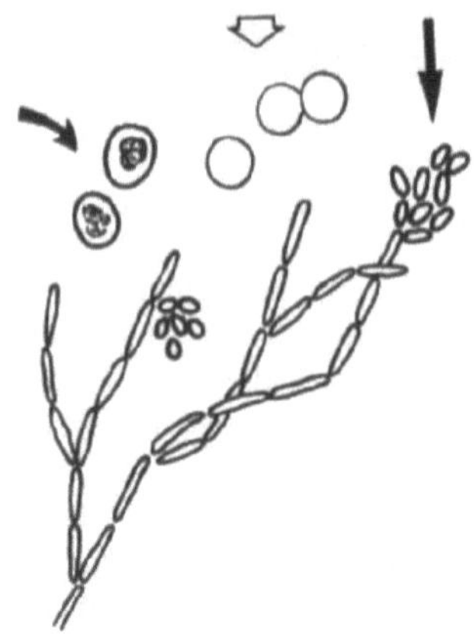

Abb. 26.1. Mikroskopische Identifikation einer Mykose. Bei einem Pilzinfekt findet man charakteristisch verzweigte Gebilde als septierte Pilzfäden. Typisch sind zudem endständige Aussprossungen, die sog. Sporen (*gerader Pfeil*). Sie sind im Unterschied zu Erythrozyten (*Hohlpfeil*) kleiner, oval und dickwandig. Zum Größenvergleich sind zudem segmentkernige Leukozyten (*gebogener Pfeil*) dargestellt, die für einen echten Pilzinfekt im Unterschied zur iatrogenen Kontamination durch eine falsche Entnahmetechnik obligat sind

- **Kultureller Nachweis**
  Hierfür sollten mehrere Morgenurinkulturen aufgrund der morgens vorhandenen hohen Keimkonzentrationen angelegt werden. Theoretisch können Hefepilze (z.B. Kandida-Arten) auch auf den herkömmlichen Eintauchnährböden anwachsen, in der Regel müssen jedoch Spezialkulturen (z.B. Kimmig- oder Sabouroud-Agar) verwendet werden.

- **Serumdiagnostik**
  Blutuntersuchungen haben nur beim Verdacht auf eine generalisierte, systemische Mykose Bedeutung. Als *unspezifische* Parameter können eine Leukozytose, BSG-Erhöhung, Anämie und die Nierenfunktionswerte abgefragt werden.
  Spezifische *serologische Methoden* stehen mit der Immunelektrophorese und Komplementbindungsreaktionen zur Verfügung, sind jedoch insgesamt *unzuverlässig*. Gleiches gilt für Blutkulturen, deren Ergebnis weder im positiven noch im negativen Sinne von entscheidender klinischer Bedeutung ist. Wegweisend ist letztlich die klinische Diagnose (Lipsky 1989).

- **Bildgebende Verfahren**
Selten kommt es zur Ausbildung sog. Pilzbälle, die eine Verlegung des Hohlsystems mit nachfolgender, sonografisch erkennbarer Stauung bedingen können. Im Ausscheidungsurogramm erscheinen sie als Füllungsdefekte.

Urologische Therapie

Allgemeine Maßnahmen

- **Optimale Einstellung eines Diabetes mellitus,**
- **Antibiotika wenn möglich absetzen,**
- **Wechsel des Nephrostomie- bzw. Dauerkatheters,**
- **vermehrte Diurese,**
- **Antipilzdiät:** diese basiert auf 2 Prinzipien. Durch eine radikale Einschränkung von Zuckern und einigen Kohlehydraten wird die Vermehrung der Pilze im Verdauungstrakt reduziert. Durch eine reichliche Zufuhr von Pflanzenfasern in Form von Gemüsen und Salaten werden die Zwischenräume der Darmzotten mechanisch ausgeräumt und die Pilze dadurch für oral eingenommene, nichtresorbierbare Antimykotika erreichbar gemacht (Rieth 1989).

Symptomlose Fungurie

Diese wird meist als Zufallsbefund bei Dauerkatheterträgern diagnostiziert. Aufgrund der Symptomfreiheit erfolgte *keine medikamentöse Therapie.* Außer Kontrolluntersuchungen ist die Durchführung allgemeiner Maßnahmen wie z.B. ein Katheterwechsel und eine ausreichende Diurese (s. oben) wichtig.

Symptomatische Harnwegsmykose

Die effektivste Maßnahme ist eine Spülung des Hohlsystems über einen Katheter mit Fungiziden, da diese nicht resorbiert werden und es zu keinen systemischen Nebenwirkungen kommt. Dies erfolgt nach dem Wechsel des transurethralen- oder Nephrostomiekatheters.

- **Miconazol (Daktar)**
  - *Dosis:* 50 mg (5 ml einer 20-ml-Ampulle) in 4 l 0,9%-NaCl lösen und andauernde oder intermittierende Spülung mit 1–2 l/Tag über 5–7 Tage (Wise et al. 1987).
  - *Vorteile:* Die Lösung ist im Vergleich zu Amphotericin preiswerter, einfacher herstellbar und unempfindlich gegenüber Temperatur- und Lichteinwirkung.

- **Amphotericin B (Ampho-Moronal)**
  - *Dosis:* 50 mg in 1000 ml Aqua dest. (keine Dextrose oder NaCl-Lsg!). Andauernde oder intermittierende Spülung mit 1-mal 1/Tag über 5–7 Tage (Lipsky 1989).

Cave: Spüllösung durch Aluminiumfolie vor Lichteinwirkung schützen. Lösung täglich neu ansetzen.

- **Mykotische Urethritis**
  - Im Falle des isolierten Befalls der Urethra werden 25 mg Amphotericin B in 7,5 ml Aqua dest. gelöst und für 6 Tage lokal instilliert (Vahlensieck 1987).

Mykotischer Harnwegsinfekt bei Katheterträgern

Bei chronischen Katheterträgern (Nephrostomie, Blasenkatheter) führt ein „watchful waiting“ nach alleinigem Katheterwechsel in 70% der Fälle zur Infektpersistenz. Durch orale antimykotischer Therapie oder eine regelmäßige antimykotische Spülbehandlung kann der Infekt hingegen bei 92 bzw. 94% eliminiert werden (Muncan 1995).

- **Antimykotische Spülbehandlung**
  - Die Harnblase bzw. das Nierenhohlsystem werden an 7 aufeinanderfolgenden Tagen mit Amphotericin-B-Lösung (50 mg/l) gespült. Alternativ kann auch 2-mal tgl. mit Fluconazol (z. B. Daktar-R-Lösung: 1 ml=20 mg) für je 15 min behandelt werden (Simsek 1995).

Systemische Mykose

- **Amphotericin B (Ampho-Moronal)**
  - Die Behandlung mit Amphotericin gilt trotz der gravierenden Nebenwirkungen derzeit noch als Goldstandard (Dismukes 1988).

Dosis: Intravenöse Gabe von 0,1–1,0 mg/kg/Tag in 4 Einzelgaben. Es sollten anfangs täglich oder alle 2 Tage kleine Einzeldosen (0,1 mg/kg) gegeben werden, die allmählich gesteigert werden. Alternierende NaCl-Infusionen steigern die Verträglichkeit erheblich. Eine Gesamtdosis von 4 g in 6 Wochen sollte wegen der Gefahr irreversibler Nierenschäden nicht überschritten werden.
- *Nebenwirkungen:* Nephrotoxizität, Leberfunktionsstörungen, Fieber, Schüttelfrost sowie Kopf-, Muskel- oder Gelenkschmerzen.

- **Flucytosin (Ancotil)**
  - *Dosis:* 50–150 mg/kg/Tag (intravenös oder oral). Es sollten ebenfalls 4 Einzelgaben in 6 stündigem Abstand erfolgen. Eine Kombination mit Amphotericin B ist möglich.
  - *Nebenwirkungen:* Leberfunktionsstörungen, Knochenmarksschädigung und zentralnervöse Nebenwirkungen sind möglich. Resistenzentwicklung in bis zu 30% der Fälle ist bekannt.

- **Weitere Antimykotika**
  - Neben Miconazol (Dakar) und Ketoconazol (Nizoral) steht als neueste Entwicklung Flaconazol (Diflucan) zur Verfügung.

Literatur

Dismukes WE (1988). Ann Intern Med 109: 177
Lipsky EA (1989). JAMA 262: 692
Muncan et al. (1995). J Urol 153: 422 A, 773
Rieth H (1989). Anti-Pilz-Diät, 3. Aufl. Nota-med, Melsungen
Simsek et al. (1995). Br J Urol 75: 75
Vahlensieck W jr (1987) Urologe [B] 27: 151
Wise GJ et al. (1987). J Urol 138: 1413

BEFUND 27 Hydronephrose und renale Verkalkungen – Urogenitaltuberkulose?

Allgemeine Einordnung

Obwohl die Tuberkulose seit Jahren rückläufig ist, muss auch in Zukunft bei unklaren Erkrankungen oder entsprechenden wegweisenden Befunden (Tabelle 27.1) konsequent der Ausschluss einer Urogenital-Tbc erfolgen. Sie ist eine der häufigsten extrapulmonalen Tuberkuloseformen. Probleme bereitet weniger die mit effektiven Tuberkulostatika durchführbare Therapie, sondern vielmehr die Bewertung bzw. die Auswahl der diagnostischen Möglichkeiten.

Diagnostik

Die diagnostischen Grundpfeiler der Urogenital-Tbc sind der kutane Tuberkulintest, die bakteriologische Sicherung, die radiologische Diagnos-

Tabelle 27.1. Leitsymptome der Urogenital-Tbc

Nieren-Tbc	• Flankenschmerz infolge Stauungsniere (ca. 33%) • Infektpersistenz trotz Antibiose (ca. 25%) • Mikrohämaturie (ca. 15%) • Sterile Leukozyturie (ca. 15%) • Zufällig entdeckte stumme Niere (z. B. Hypertoniediagnostik)
Blasen-Tbc	• Pollakisurie, Dysurie, sterile Leukozyturie, Mikrohämaturie
Nebenhoden und Prostata-Tbc	• Rezidivierende Epididymitiden • Prostatitis, Prostataverkalkungen
Typische Röntgenbefunde	• Ureterstenose als Folge der sekundären Fibrosierung • Renale Kelchveränderungen als Folge der sekundären Fibrosierung • Aufgefiedertes Kelchsystem • Verkalkungen und Kavernen (selten)

tik (Thorax, AUG) und bei suspekten Blasenveränderungen die Endoskopie mit Probenentnahme (PE).

Kutaner Tuberkulintest (Tine-Test, Mendel-Mantoux-Test, Freka-Test)

- **Positive Hautreaktion**
  Eine Rötung und Schwellung an der Applikationsstelle besagt nur, dass der Körper mit Tuberkelbakterien infiziert ist. Es muss sich jedoch um keine manifeste Erkrankung handeln, d.h. man kann nicht zwischen einer aktiven und einer früher abgelaufenen, jetzt inaktiven Tbc unterscheiden. *Trotzdem gilt, dass bei einem aktiven Herd meist eine starke Hautreaktion erfolgt.*

- **Negative Hautreaktion**
  Hierbei ist der Organismus mit *großer Wahrscheinlichkeit nicht infiziert,* wobei die Sicherheit mit der Dosis des applizierten Tuberkulins steigt. Ausnahmen sind:
  - präallergische Phase während der Tbc-Inkubationszeit (6 Wochen),
  - anerge Phase mit Zusammenbruch des Immunsystems nach schweren Infektionen oder konsumierenden Erkrankungen (z.B. AIDS),
  - bei biologisch ausgeheilter Tbc,
  - bei Niereninsuffizienz und unter Dialyse.

- **Tuberkulintest bei Kindern bis 12 Jahren**
  Die *Perkutanprobe nach Moro* kann mit einer verstärkten Tuberkulinsalbe S erfolgen. Hierbei wird die Salbe flächig auf die Brust (5×5 cm) aufgetragen. Sie wird als eine der zuverlässigsten Testmethoden eingeschätzt. Alternativ existiert der sog. Freka-Test als perkutane Pflasterprobe.

Cave: Bei beiden Tests muss das Pflaster nach 24 h entfernt werden und erst nach weiteren 48–72 h kann eine Beurteilung erfolgen. Bei einem negativen Ausfall muss bei begründetem klinischen Verdacht zum sicheren Ausschluss einer Tbc ein Tine-Stempeltest oder ein Intrakutantest (s. unten) mit 100 TE (Tuberkulineinheiten) erfolgen.

- **Tuberkulintests bei Erwachsenen**
  - Tine-Stempeltest (PPD-Tine-Test mit 10 TE gereinigten Tuberkulins) oder
  - Intrakutantest nach Mendel-Mantoux mit 10 TE Ausgangsdosis. Meist findet sich bei Tbc-Infizierten im Tine-Test bereits eine positive Reaktion. Ist trotz klinischem Verdacht der Test negativ und eine bakteriologische Sicherung nicht möglich, muss ein sicherer Ausschluss einer Tbc mit dem Intrakutantest nach Mendel-Mantoux erfolgen. Dieser Test ist der exakteste aller Tbc-Tests. Aufsteigend wird bis zur Höchstdosis (1000 TE) getestet. Eine negative Testreaktion bei dieser Antigenhöchstdosis widerlegt den Tbc-Verdacht.
  - Testauswertung
    Kein Test darf vor dem 3. Tag beurteilt werden, um unspezifische Reizreaktionen von spezifisch-allergischen Reaktionen unterscheiden zu können.

Mikrobiologische Tbc-Diagnostik
Die Diagnose einer Tbc erfordert einen kulturellen Erregernachweis!

- **Mikroskopie**
  Bei Uro-Tbc ist der mikroskopische Versuch eines Erregernachweises im Urin *wenig hilfreich,* da häufig noch andere, saprophytäre Mykobakterien im Urin enthalten sind und keine sichere Differenzierung möglich ist.

- **Kulturnachweis**
  Dieser stellt das *entscheidende Diagnostikum* dar. Bedingt durch das langsame Wachstum der Tuberkelbakterien kann mit einem negativen Ergebnis frühestens nach 8 Wochen gerechnet werden. Ein positiver kultureller Befund liegt meist innerhalb von 2 Wochen vor.

Cave: Während der Materialentnahme keine Tetrazykline oder Sulfonamide verabreichen, da sie auf Tuberkelbakterien bakteriostatisch wirken und das Kulturresultat verfälschen.

- **Bactec-Test**
  Dieser Test ist radiometrisch und weist die Tuberkuloseerreger über eine spezifische Stoffwechselleistung nach. Das Ergebnis liegt nach ca. 10–20 Tagen vor.

- **PCR (Polymerase-Kettenreaktion) auf TBC-DNS**
  Dieses Verfahren ist nicht offiziell zugelassen. Nachgewiesen wird die DNA des TBC-Erregers. Das Verfahren ist prinzipiell hochsensitiv und -spezifisch. Das Ergebnis steht binnen Stunden nach Testansatz zur Verfügung. Je nach Qualität des Labors gibt es jedoch eine gewisse Anzahl falsch-negativer bzw. falsch-positiver Befunde. Auch aufgrund der noch hohen Kosten sollte die Methode z.Z. nur in ausgewählten Fällen Anwendung finden (Vollenhoven et al. 1996).

- **Bedeutung des Tierversuchs**
  Er ist nur sehr *selten* erforderlich. Als Indikationen gelten ein keimarmes Untersuchungsgut, da der Tierversuch die empfindlichste Nachweisgrenze besitzt, und ein persistierender klinischer Verdacht trotz mehrfach negativer Kultur.

- **Welches Material?**
  Optimal ist keimangereicherter (durch die nächtliche Sammelphase) *Morgenurin,* wobei mindestens 3 bis maximal 6 Proben ausgewertet werden. Das Material muss an verschiedenen Tagen gewonnen werden, da die Erregerausscheidung erheblichen Schwankungen unterliegt. Auch *Operationsgewebe* sollte bei einem ungeklärten bzw. suspekten Befund kulturell untersucht werden.

Radiologische und endoskopische Diagnostik

Standardmethode zur Erkennung tuberkulöser Nierenveränderungen ist die *Ausscheidungsurografie* (AUG). Typische Veränderungen sind in Tabelle 27.1 aufgeführt. Wichtig ist, dass die häufig genannten Zeichen der Parenchymverkalkungen und Aussparungen durch Kavernen zwar typisch, aber im Vergleich zu den anderen Hohlsystemveränderungen (Kelchhalsabbruch und -strikturen, Nierenkelchverklumpung) selten sind.

Endoskopische Eingriffe sind nur bei der Blasentuberkulose von Bedeutung. Bei unspezifischen Veränderungen gibt erst die histologische Untersuchung der Biopsie den entscheidenden Hinweis auf die tuberkulöse Genese.

Urologische Therapie

Obwohl eine Vielzahl von Tuberkulostatika zur Verfügung stehen, reicht der Einsatz von 5 Basismedikamenten für eine effektive Behandlung aus. Während bis Mitte der 70er Jahre eine 24-monatige Behandlungsdauer für notwendig gehalten wurde, sprechen aktuelle Daten dafür, dass die Behandlungsdauer auf 2–7 Monate verkürzt werden kann (Tabelle 27.2).

Medikamentöse Behandlung

- **Mehrphasenbehandlung**
  Bei einer floriden Urogenital-Tbc erfolgt anfangs eine Intensivbehandlung mit 3–4 Medikamenten täglich über 2 Monate (s. Tabelle 27.2). Bei anfänglich positivem Urinnachweis kann die *Negativierung der Kulturen* (sog. Urinkonversion) *als Zeitlimit der Intensivbehandlung* gewählt werden. In der anschließenden *Stabilisierungsphase* werden 2–3 Medikamente 2- bis 3-mal wöchentlich verabreicht, wobei die Dauer von der Ausdehnung des Prozesses abhängt.

Tabelle 27.2. Verschiedene Protokolle mit antituberkulösen Erstrangmitteln

Kurzzeitchemotherapie nach Gow et al. 1984	
Primäre Intensivphase (täglich über 2 Monate)	Pyrazinamid (PZA) 25 mg/kg Rifampicin (RMP) 450 mg Isoniazid (INH) 300 mg Ggf. Streptomycin (SM) 1 g/Tag bei ausgeprägtem Befall
Sekundäre Stabilisierungsphase (3-mal/Woche über 2 Monate)	Rifampicin (RMP) 900 mg Isoniazid (INH) 600 mg
Kurzzeitchemotherapie nach Weinberg et al. 1988	
Primäre Intensivphase (täglich über 2 Monate)	Rifampicin (RMP) 600 mg Isoniazid (INH) 300 mg Ggf. Ethambutol (EMB) 15 mg/kg zusätzlich, wenn der Patient aus einer Gegend mit hoher Chemoresistenz kommt
Sekundäre Stabilisierungsphase (2-mal/Woche über 7 Monate)	Rifampizin (RMP) 600 mg Isoniazid (INH) 600 mg

Tabelle 27.3. Kontraindikationen bzw. Nebenwirkungen der Tuberkulostatika

Rifampizin (RMP)	Lebererkrankungen, cholestatische Hepatitis
Isoniazid (INH)	Lebererkrankungen, Hepatitis, Polyneuropathie
Pyrazinamid (PZA)	Niereninsuffizienz, Gicht, Hepatitis
Streptomycin (SM)	Niereninsuffizienz, Innenohrschädigung
Ethambutol (EMB)	Niereninsuffizienz, Sehschaden

- **Einmaldosierung**
  Alle Medikamente müssen als *tägliche* Einmaldosis eingenommen werden (Matthiesen et al. 1991).

- **Niereninsuffizienz**
  Im Falle einer Niereninsuffizienz müssen Ethambutol (EMB), Streptomycin (SM) und Pyrazinamid (PZA) dosisreduziert werden, da sie renal eliminiert werden. Dies gilt nicht für das hepatogen metabolisierte Isoniazid (INH) und Rifampicin (RMP). Die Nebenwirkungen sind in Tabelle 27.3 aufgeführt.

- **Kontrolluntersuchungen**
  Entsprechend dem Nebenwirkungsspektrum der Tuberkulostatika sollten Untersuchungen beim Augen- und Ohrenarzt und regelmäßige Laborkontrollen erfolgen.

Operative Behandlung

Oberstes Prinzip der operativen Behandlung ist die *Organerhaltung*. Eine Nephrektomie ist nur in schweren Fällen bei einer nachgewiesenen Funktionslosigkeit indiziert (Brühl et al. 1989). Als günstiger Zeitpunkt eines operativen Eingriffes wird das Stadium der stabilen Urinkonversion (fehlender Tuberkelnachweis im Urin, s. oben) angesehen, die frühestens 5–6 Wochen nach der antituberkulösen Therapie erreicht wird (Flechner et al. 1980). Bei funktionellen Veränderungen (z. B. Ureterstenose) kommen *rekonstruktive Operationsverfahren* zum Einsatz.

Literatur

Brühl P et al. (1989). Öff Gesundh-Wes 51: 749
Flechner SM et al. (1980). J Urol 123: 822
Gow JG et al. (1984). Br J Urol 56: 449
Matthiessen W et al. (1991). Aktuel Urol 22: 135
Van Vollenhoven P et al. (1996). Urol Research 24: 107–111
Weinberg A et al. (1988). Urology 31: 95

GENITALE

BEFUNDE 28–33

BEFUND 28 Urethrabeschwerden der Frau

Allgemeine Einordnung

Das Symptom der weiblichen Urethrabeschwerden schließt alle infektiösen Erkrankungen ein, wie sie im Rahmen der männlichen Urethritis besprochen sind (s. Befund 25). Meist steht die gynäkologische Symptomatik, z. B. mit Adnexitiden und einem Fluor vaginalis, im Vordergrund.

Der Urologe ist allerdings häufig mit einer Symptomatik konfrontiert, deren Spektrum vom isolierten Urethraschmerz bis zur Dysurie, Pollakisurie und Dyspareunie reichen kann.

Urologische Differentialdiagnose

- **Urethritis/sexuell übertragbare Erkrankungen**
  Meist dominiert die gynäkologische Symptomatik (Diagnostik s. Befund 25). Mitunter findet sich neben der klinischen Symptomatik lediglich eine sterile Leukozyturie ohne Bakteriurie (s. Befund 4) bzw. Erregernachweis. Viele Autoren rechtfertigen dann unter der Annahme einer Chlamydieninfektion eine Kurzzeitchemotherapie mit Doxycyclin (200 mg am 1. Tag und 100 mg/Tag im Anschluss).

- **Urethralprolaps, benigne Urethralpolypen**
  Ursache des Schleimhautprolapses ist ein Östrogenmangel, der eine geringere Gewebselastizität/-stabilität bedingt. Die Patientinnen sind meist in der Menopause.

- **Urethralkarunkel**
  Es handelt sich um eine proliferierende Entzündung der periurethralen Drüsen.

- **Thrombosierte Urethralvene**
  Typisch ist eine livide Protrusion bei plötzlichem Schmerzereignis. Eine symptomatische Therapie ist in aller Regel ausreichend.

- **Exogene Noxen (chemische Irritation)**
  Hauptverantwortlich sind Seifen, Deodoranzien, Badezusätze und Spermizide. Anamnestisch sollte jedoch ebenfalls eine mechanische Irritation in Form eines Urethraltraumas durch sexuelle Reizung beachtet werden.

- **Senile Urethritis**
  Die gemeinsame Embryologie von Urethra und Vagina erklärt die zyklischen bzw. trophischen Veränderungen im Urogenitalgewebe. Die resultierende Urethritis atrophicans tritt isoliert oder im Zusammenhang mit anderen klimakterischen Symptomen auf. Diagnostisch kann der karyopyknotische Index bestimmt werden (Abb. 28.1).

- **Urethradivertikel**
  Leitsymptom sind neben rezidivierenden Infekten mitunter der Schmerz und eine „Nachlaufinkontinenz".

- **Projizierter, extragenitaler Schmerz**
  Als Ursachen gelten prinzipiell die gleichen Erkrankungen, wie sie im Rahmen der Prostatodynie besprochen sind (s. Befund 29).

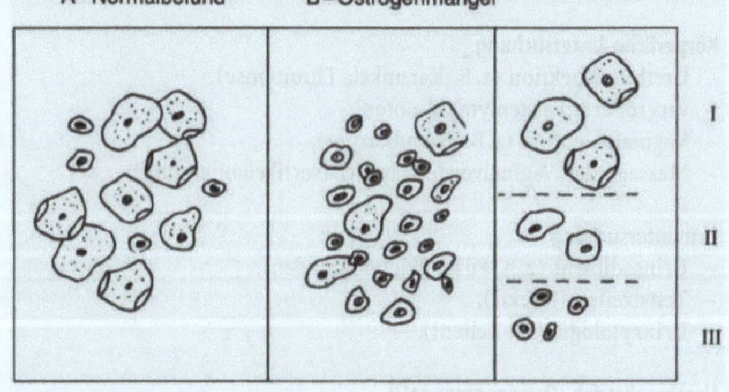

Abb. 28.1. Östrogenmangel und karyopyknotischer Index. Im Falle eines manifesten Östrogenmangels (*B*) finden sich im Urethraabstrich überwiegend kleine Basal- bzw. Parabasalzellen (*III*) und Intermediärzellen (*II*), wohingegen bei einer ausreichenden Östrogenisierung (*A*) die großzelligen Superfizialzellen (*I*) überwiegen

- **Urethralsyndrom/Reizblase**
  Synonym wird auch von der Urethratrigonitis, weiblichen Prostatitis oder Neuralgia vesicae bzw. im angelsächsischen Schrifttum der „irritable bladder" gesprochen. Es handelt sich um eine Ausschlussdiagnose ohne nachweisbaren organpathologischen Befund. Die Patientinnen sind meist im mittleren Lebensalter und haben neurotische Störungen (Depressionen, Hysterien, Phobien). Auslösend ist häufig ein aus psychischen oder physischen Gründen unbefriedigender Sexualverkehr.

- **Urethralkarzinom**
  Es ist sehr selten.

Urologische Diagnostik

- **Anamnese**
  Wichtig ist die Feststellung einer situativen Abhängigkeit:
  - Zusammenhang mit der Menopause (senile Urethritis?),
  - Auftritt nach dem Sexualverkehr (Pessar, Spermizide, digitales Urethraltrauma?),
  - Genitalhygiene (chemische Irritation?),
  - vorangegangene Operationen?

- **Körperliche Untersuchung**
  - Urethrainspektion (z. B. Karunkel, Thrombose),
  - vergrößerte Leistenlymphknoten?,
  - Vaginalpalpation (z. B. Fremdkörper),
  - Massage der Vaginalvorderwand (Divertikelentleerung?).

- **Urinuntersuchung**
  - Urinsediment (z. B. Pilze, Trichomonaden),
  - Teststreifen (Infekt?),
  - Urinzytologie (Tu-Zellen?).

- **Urethraabstrich (Östrogenmangel?)**
  Bei einem Östrogenmangel zeigt sich ein typisches Zellbild mit überwiegend kleineren Intermediär- und Parabasalzellen, wohingegen bei einer ausreichenden Östrogenisierung die größeren Superfizialzellen überwiegen (s. Abb. 28.1).

- Praxis

  Die Materialentnahme erfolgt mit einem Watteträger. Nach der intraurethralen Rotation wird das Material auf einem Objektträger ausgerollt. Anschließend wird entweder eine alkoholische Fixierung (z.B. Merckofix-Spray) mit späterer Weiterfärbung (z.B. Zytocolor) oder eine Schnellfärbung mit Methylenblau durchgeführt.

- **Miktionszysturethrogramm (MZU)**

Das MZU ist für die Darstellung der Urethra entscheidend. Eine mögliche Alternative zur herkömmlichen Durchführung kann die *Okklusionstechnik nach Borski* (Borski et al. 1965) sein.

- Praxis

  Hierbei erfolgt zunächst eine Massage der Vaginalvorderwand in Steinschnittlage zur Entleerung eines eventuellen Divertikels.

  Anschließend wird die Blase mit einer Kombinationslösung gefüllt: 5 cm^3 Indigocarmin oder Methylenblau + 60 cm^3 Kontrastmittel + 100 cm^3 Aqua dest.

  Nach Aufrechtstellung des Untersuchungstisches wird dann unmittelbar vor Miktionsbeginn von der Patientin mit dem Finger für ca. 2 s der Meatus urethrae okkludiert, so dass es zum urethralen Überdruck kommt.

  Nach der Blasenentleerung erfolgt zuerst eine Röntgenübersicht zur Darstellung eines eventuellen, paraurethral-divertikulären Kontrastmitteldepots.

  Anschließend wird eine Urethrozystokopie mit Massage der Vaginalvorderwand durchgeführt. Da die Instillationslösung auch Farbstoff enthält, kann bei dem manuell stimulierten Farbstoffaustritt die sonst kaum erkennbare Divertikelöffnung besser lokalisiert werden.

- **Doppelballonkatheteruntersuchung**

Alternativ wird zur gezielten Darstellung eines fraglichen Divertikels eine Doppelballonkatheteruntersuchung (Abb. 28.2) mit einer Okklusion des Blasenhalses und des Meatus urethrae empfohlen. Nachteilig ist jedoch nicht nur die fragliche Verfügbarkeit des Spezialkatheters, sondern aufgrund der variablen Urethralänge auch eine mitunter problematische Abdichtung der Urethra.

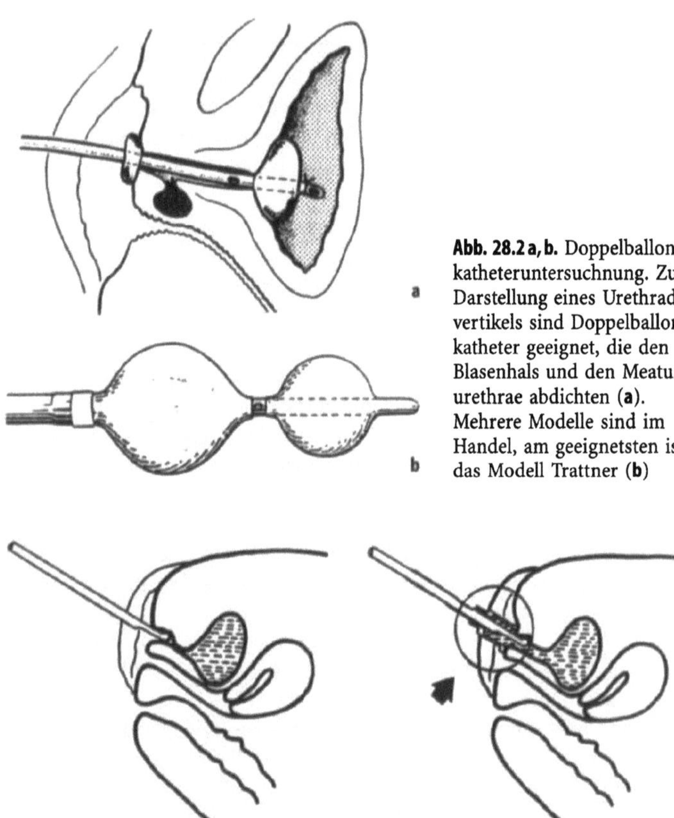

Abb. 28.2 a, b. Doppelballonkatheteruntersuchung. Zur Darstellung eines Urethradivertikels sind Doppelballonkatheter geeignet, die den Blasenhals und den Meatus urethrae abdichten (**a**). Mehrere Modelle sind im Handel, am geeignetsten ist das Modell Trattner (**b**)

Abb. 28.3. Distale Urethroskopie bei der Frau. Der Harnröhrenadapter nach Nickell (Fa. Storz, s. *Pfeil*) ermöglicht eine endoskopische Beurteilung der distalen Urethra in einem wassergefüllten Hohlraum. (Nach Nickell 1979)

- **Urethrozystoskopie**

Bei fraglichen Urethralbeschwerden ist die Blasenspiegelung zum sicheren Ausschluss eines Fremdkörpers oder Tumors obligat. Ein sinnvolles Hilfsmittel zur endoskopischen Diagnose der vorderen Urethra stellt der *Nickell-Trichter* (Abb. 28.3) dar, der auf jedes handelsübliche Zystoskop aufgestülpt werden kann. Der den Meatus urethrae abdichtende Trichter (Fa. Storz) ermöglicht durch den Zustrom von Flüssigkeit vor der weiblichen Harnröhre die Bildung eines wassergefüllten Raumes, so dass auch eine endoskopische Untersuchung der distalen Urethra möglich wird.

Urologische Therapie

Konservativ

- Infektsanierung
- Noxenelimination (z.B. Deodoranzien, s. oben)
- **Urethradilalation**
  Lässt sich keine eindeutige Ursache der Beschwerden feststellen, kann ein minimal-invasiver Therapieversuch mittels konischer Dittel-Stifte mit aufsteigendem Kaliber bis maximal 36 Charr erfolgen. Es werden erfolgversprechende Resultate berichtet, und die Behandlung kann ein- oder mehrmalig angewendet werden (Petri u. Marberger 1983). Das Ziel soll nicht die Schaffung eines größeren Harnröhrenlumens, sondern die Besserung der physikalischen Strömungseigenschaften im distalen Urethraabschnitt und eine verbesserte Elimination pathogener Keime sein.
- **Östrogenbehandlung**
  Therapeutisch ist wie bei der Harninkontinenz die Applikation einer östrogenhaltigen Creme oder von Vaginalovula (z.B. Ovestin, Oeklop) aufgrund einer guten lokalen Wirksamkeit möglich. Im Falle einer systemischen Substitution ist nach neuesten Richtlinien (Lauritzen 1991) zur gleichzeitigen Osteoporoseprophylaxe eine Östrogen-Gestagen-Kombinationstherapie sinnvoll (z.B. Progylut, Trisequens). Hierbei werden über 10–12 Tage Östrogen und anschließend über 10 Tage eine Östrogen-Gestagen-Dosis gegeben. Obwohl das Risiko von Endometrium- bzw. Mammakarzinomen gering scheint, sollte diese Therapie *in Abstimmung mit dem Gynäkologen* erfolgen.

Operativ

- **Tumorchirurgie**
  Bei einem Urethrakarzinom muss die radikale Zysturethrektomie erfolgen. Die Möglichkeiten der Harnab- oder -umleitung sind vom Tumorstadium und Patientenalter abhängig.

- **Exzision bzw. Abtragung**
  Urethrakarunkel, -polypen oder -divertikel sollten operativ saniert werden. Bei infizierten paraurethralen Drüsen erfolgt die keilförmige Exzision des erkrankten Urethralgewebes (anschließend ggf. plastische Rekonstruktion mit gestieltem Lappen der Vaginalvorderwand), bei einem Divertikel die transvaginale Abtragung oder das technisch einfachere und komplikationsärmere Verfahren nach Spence.

- **Sonstige Operationsverfahren**
  Die wichtigsten Methoden sind die Operation nach Rieser und die Urethrolyse nach Richardson. Bezüglich beider Verfahren liegen relativ wenig Erfahrungswerte vor.
  - Operation nach Rieser
    Es handelt sich um eine Elektrokoagulation der paraurethralen Drüsen. Technisch wird die distale Urethra mittels Haltefäden oder einer Meatotomie „aufgespannt". Dorsal zeigen sich dann mindestens 4, meist mehr als 6 Ausführungsgänge der paraurethralen Drüsen. Nach Sondierung mit einer dünnen Koagulationssonde erfolgen die Koagulation der ca. 2 cm langen Drüsengänge und eine Eröffnung des Drüsenganges auf gesamter Länge in das Urethralumen (Rieser 1968; Lewis et al. 1973; Karam et al. 1990).
  - Urethrolyse nach Richardson
    Ausgehend von der Theorie eines paraurethral-fibrösen, irritativen Gewebes wird eine vaginale Inzision mit Exzision des paraurethralen Gewebes durchgeführt. In mehreren Arbeiten wurde das Verfahren als hilfreich bewertet (Richardson 1969; Smith et al. 1981).

Literatur

Borski AA et al. (1965). J Urol 93: 60
Karam G et al. (1990). Ann Urol 24: 367
Lauritzen C (1991) Dtsch Ärztebl 88: C-2470
Lewis EL et al. (1973). J Urol 110: 544
Nickell A (1979). Urologe [B] 19: 18
Petri E, Marberger H (1983). In: Petri E (Hrsg) Gynäkologische Urologie. Thieme, Stuttgart
Richardson FH (1969). Surg Clin North Am 49: 1201
Rieser C (1968). JAMA 204: 378
Smith PJB et al. (1981). Br J Urol 53: 634

BEFUND 29 Diffuse perineale Schmerzen – Differentialdiagnostik

Allgemeine Einordnung

Ein häufiges Problem der urologischen Praxis ist der unklare, diffuse perineal-urogenitale Schmerz, dem primär kein eindeutiges organpathologisches Korrelat zugeordnet werden kann. Häufige *Leitsymptome* sind sämtliche Varianten der Miktionsstörungen; perineal-genitale Dys- und/oder Parästhesien und genitale Funktionsstörungen wie z.B. Ejakulationsstörungen.

Die trotz eines sorgfältigen Ausschlusses klassischer urologischer Ursachen (z.B. Epididymitis, Hodentumor) häufig unklare Genese dieses Symptomkomplexes spiegelt sich u. a. in der *vielfältigen Terminologie* wider: Prostatodynie, Prostatose, Beckenbodenmyalgie, vegetatives Urogenitalsyndrom. Folgende Differentialdiagnosen sollten abgeklärt werden.

Differentialdiagnostik

Vesikale Genese

- **Carcinoma in situ**
  Diagnose: Urinzytologie, Zystoskopie mit Biopsie
- **Blasenhalssklerose mit Restharn, Divertikeln und Infekt**
  Diagnose: Sonografie Blase, MZU, Zystoskopie, Urinanalyse.

Subvesikale Genese

- **Akute und chronische Prostatitis, Prostatodynie**
  s. Befund 31
- **Prostatakarzinom/benigne Prostatahyperplasie**
  Diagnose: Palpation, PSA, Biopsie, transrektaler Ultraschall
- **Samenblasenveränderungen**
  Diagnose: transrektale Sonografie, CT (s. Befund 14).

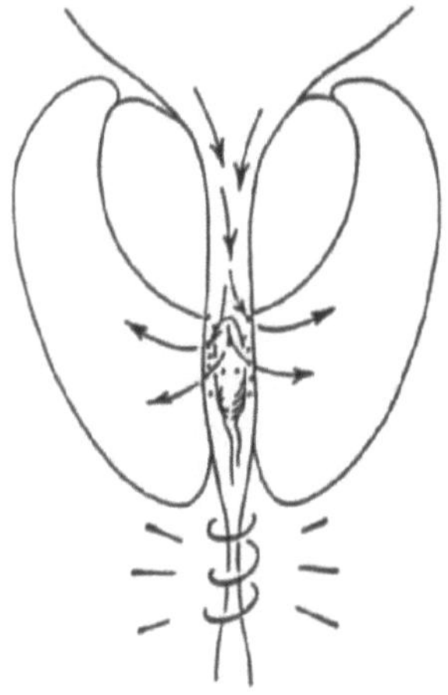

Abb. 29.1. Intraprostatischer Influx bei Dyssynergie (nach Hellström). Infolge einer Detrusor-Sphinkter-Dyssynergie kann es zu einem urethralen Überdruck mit nachfolgendem intraprostatischen Urinflux kommen. Dieser Mechanismus wird als ein wesentlicher Faktor für die Genese der chronischen und/oder nichtbakteriellen Prostatitis verantwortlich gemacht. (Aus Kirby et al. 1982)

- **Detrusor-Sphinkter-Dyssynergie mit prostatischem Influx (Abb. 29.1)**
  Diagnose: Anamnese, Uroflowmetrie mit Beckenboden-EMG, MZU

- **Urethraveränderungen (Divertikel, Stenose)**
  Diagnose: retrogrades Urethrogramm, MZU, Zystoskopie.

Intraskrotale Genese

- **Hodentumor**
  Diagnose: Palpation, Sonografie (5 MHz), Tumormarker AFP und β-HCG

- **Benigne Tumoren Nebenhoden, Tunica albuginea**
  Diagnose: Palpation, Sonografie

- **Torsion des Hoden oder seiner Anhangsgebilde (z. B. Hydatide)**
  Diagnose: Anamnese, Klinik, Sonografie, Dopplersonografie, Hodenszintigrafie (s. Befund 52)

- **Kongestion Nebenhoden nach sexueller Karenz**
  Diagnose: Ausschlussdiagnose, Ejakulation (=Therapie).

Postoperativer Narbenschmerz

- **Nervenkompression N. ilioinguinalis**
  Diagnose: Skrotalschmerz, Leistenoperation? diagnostische Lokalanästhesie

- **Nervenläsion nach Epididymektomie, Hydrozelenoperation**
  Diagnose: diagnostische Lokalanästhesie

Posttraumatische Genese

- **Sekundär indurierte Hämatozele**
  Diagnose: Palpation, Sonografie

- **Nervenkompression durch Hämatom**
  Diagnose: Anamnese, Sonografie, CT

- **„Kleider-Kompartment-Syndrom"**
  Diagnose: zu enge Hosen, Ausschlussdiagnose

Iatrogene Nervenkompression

- **N.-pudendus-int.-Kompression im Alcock-Kanal (Abb. 29.2)**
  Diagnose: häufig nach Fahrradtour, typischer Schmerz im Sitzen, diagnostische Lokalanästhesie, Latenzmessung N. pudendus (Labat 1990).

- **Läsion des N. pudendus durch Druck bei Extension**
  Diagnose: Anamnestische Oberschenkelhalsfraktur mit Extensionstisch, meist spontane Regression nach einigen Wochen

- **Kompartmentsyndrom Ramus femoralis des N. genitofemoralis**
  Diagnose: Dys- bzw. Parästhesien der Oberschenkelinnenseite, Einklemmung unter dem Leistenband, diagnostische Lokalanästhesie.

Kokzygodynie

In 60% ist die Kokzygodynie Folge eines Infektes der Nachbarorgane (z. B. Analfissuren), in 40% Folge eines Traumas wie z. B. Sturz oder zu langes Sitzen („television bottom"). Typischer Schmerz im Sitzen mit Verstärkung beim Aufstehen und nächtlicher Symptomfreiheit (Illoz 1989).

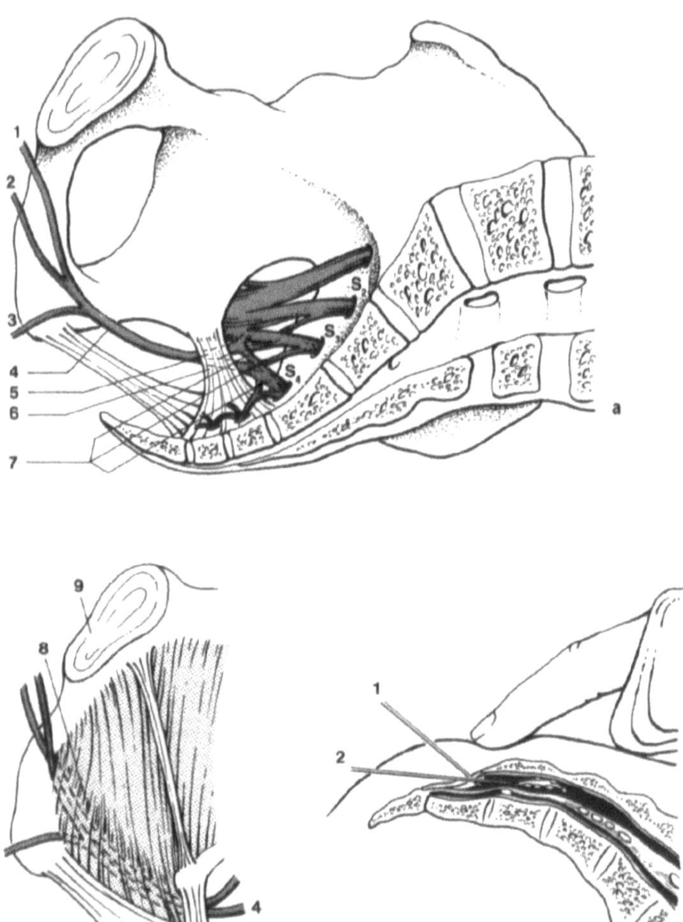
1
2
3
4
5
6
7
S2
S3
S4
C
a
9
8
4
b
1
2
c

Diagnose: laterodorsales Schmerzmaximum bei rektaler Palpation, Druckschmerz bei Palpation im lumbosakralen Ubergang.

Os-pubis-Syndrom

- **Postinfektiös, z.B. nach Blasenoperation**
  Diagnose: Anamnese, Röntgenübersicht (Osteolysen?), Knochenszintigrafie
- **Rheumatische Genese, z.B. ankylosierende Spondylarthritis**
  Diagnose: Rheumaserologie, Röntgenübersicht
- **Reaktiv-degenerative Pubitis (Fußballer; Fechter, Karatekämpfer)**
  Diagnose: Anamnese, Röntgenübersicht mit typischen Zeichen eines mehr als 10 mm weiten Symphysenspalts und/oder Randunregelmäßigkeiten und/oder einer mehr als 2 mm betragenden Oberkantendifferenz (Harris 1980), Knochenszintigrafie (Buck et al. 1982).

Insertionstendinitis

- **M. rectus abdominis (Symphyse) nach Überlastung**
  Diagnose: lokaler Schmerz bei Muskelkontraktion gegen aktiven Widerstand
- **Adduktoren am Os pubis nach Überlastung**
  Diagnose: lokaler Schmerz bei Muskelkontraktion gegen aktiven Widerstand

Abb. 29.2 a–c. Kompression des N. pudendus. Bei diesem von Amarenco et al. (1987) erstmals beschriebenem Syndrom kommt es zu einer Kompression des N. pudendus im sog. Alcock-Kanal. **a** Anatomischer Verlauf des N. pudendus: er entspringt auf Höhe von S 2–S 3 und bildet zunächst den Plexus pudendus (*7*). Er verläuft dann meist hinter der Spina ischiadica (*5*), dem Ansatzpunkt des Lig. sacrospinale (*6*). Ab dem damit vollzogenen Eintritt in das kleine Becken verzweigt sich der N. pudendus internus (*4*) in mehrere Äste Richtung Anus (*3*), das Perineum (*2*) und das Genitale (*1*). Eine Kompression kann an der Umlenkung an der Spina ischiadica (*5*) oder im sog. Alcock-Kanal (**b**) erfolgen. **b** Im kleinen Becken verläuft der N. pudendus internus (*4*) lateropostal in der Fossa ischiorectalis im sog. Alcock-Kanal (*8*) nach ventral zur Symphyse (*9*). Dieser Kanal wird aus der Aponeurose des M. obturatorius internus gebildet. **c** Außer einer direkten, transglutealen Leitungsanästhesie (Schmidt 1989), die schwierig ist, kann eine einfache Sakralblockade (*2*) zu therapeutischen und/oder diagnostischen Zwecken erfolgen. Alternativ kann weiterhin eine temporäre Periduralanästhesie mit einem angeblich über 50%igen Dauererfolg durchgeführt werden

Vertebragene Genese

- **Bandscheibenprolaps**
  Selten kommt es bei einem Bandscheibenprolaps zu einem ausschließlich inguinal und/oder skrotal projezierten Schmerz. Meist liegt dann auch ein typischer paravertebraler Druckschmerz oder eine radikuläre Symptomatik vor

- **Lumbosakrale perineurale Menigealzysten**
  In einer Untersuchung von 17 Patienten mit chronischem Perinealschmerz fanden sich in 13 Fällen perineurale, meningeale Zysten im Os sacrum (van de Kelft 1991). 9 von 10 operierten Patienten waren nach der neurochirurgischen Exstirpation beschwerdefrei. Diagnostisch war die Kernspintomografie effektiver als die Computertomografie und ist wegen der Nichtinvasivität der lumbalen Myelografie vorzuziehen.

Anorektaler Symptomkomplex

- Hämorrhoiden, Analfissuren, Proktitiden, Kryptitiden, Divertikulitis
  Diagnose: Inspektion, Palpation. Rektoskopie

Dermatologische Genese

- **Mykosen, Follikulitiden, Fisteln, Abszesse**
  Diagnose: Inspektion

- **Perineales Hygrom reaktiver Genese am Tuber ischiadicum**
  Ursache ist ein exzessives Drucktrauma wie z.B. nach langen Radfahrten (Vuong et al. 1987). Es bilden sich mukoide Sekrete im traumatisierten Bindegewebe. Therapeutisch kommen neben einer präventiven Sitzflächenadaptation die lokale Exzision oder eine Infiltration mit Kortikosteroiden und/oder Hyaluronidase in Betracht.

Psychogene Genese

- Ausschlussdiagnose

Cave: *Münchhausen-Syndrom:* Es handelt sich um Patienten, die Symptome vortäuschen, um medizinische Eingriffe diagnostischer und therapeutischer Art zu provozieren. Meist sind dies Patienten, die ein psychisches Kindheitstrauma oder Extremsituationen erlebt haben, mit denen sie aus eigener Kraft nicht fertig werden und Aggression in Autoaggression umwandeln.

Therapie

Kausal

- **Operativ**
  Z.B. bei Blasenhalssklerose, Nervenkompression, lumbosakraler Meningealzyste

- **Medikamentös**
  Z.B. bei Insertionstendinitiden (Lidocain, Kortisol), α-Blocker bei Prostatodynie (s. Befund 31).

- **Schonung**
  Z.B. bei Belastungspubitis, Insertionstendinitiden

- **Psychotherapie**

Symptomatisch

- **Medikamentös**
  Z.B. Anxiolytika, Antiphlogistika, Analgetika, lokale Infiltrationen (Lidocain, Kortisol)

- **Neurostimulation**
  Diese als „Neuroprosthesis" bezeichnete Methode besteht in einer elektrischen Stimulation der S-3-Wurzeln durch einen implantierten Stimulator. Die Methode ist insbesondere bei Patienten erfolgreich, die pelvin-muskuläre Kontraktionen zeigen (Schmidt 1988).

- **Physikalische Maßnahmen**
  - Extensionstisch, Krankengymnastik (z.B. vertebragene Genese),
  - transkutane Nervenstimulation (TNS),
  - Massagen, Balneotherapie, Kurzwellentherapie.

Literatur

Amarenco G et al. (1987). Presse Med Int Paris 16: 339
Buck AC et al. (1982). Br J Urol 54: 741
Harris NN (1979). Medisport 2: 279

Illoz G (1989). Pathologie rhumatismale a expression genito-perineale. In: Arvis G (ed) Andrologie II. Maloine, Paris, p 1221
Kelft E van de et al. (1991). Neurosurgery 29: 223
Kirby RS et al. (1982). Br J Urol 54: 729
Labat JJ et al. (1990). J Urol (Paris) 96: 239
Oberpenning F et al. (1995). J Urol: 151(2): 423–425
Schmidt RA (1988). J Urol 139 [277 A]: 458
Schmidt RA (1989). J Urol 142: 1528
Vuong PN et al. (1987). Sem Hop (Paris) 63: 3015

BEFUND 30 Fieberhafter Perinealschmerz – Akute Prostatitis?

Allgemeine Einordnung

Die klinische *Symptomatik* der akuten Prostatitis ist so typisch, dass ihre Diagnose selten Probleme bereitet. Plötzliches Fieber, perineale Schmerzen und irritativ-dysurische und/oder obstruktive Miktionsbeschwerden sind *eindeutige Leitsymprome.* Demzufolge ergibt sich im klinischen Alltag auch eine relativ klare diagnostische und therapeutische Abtrennung gegenüber den chronischen Verlaufsformen der Prostatitis (s. Befund 31). Ätiologisch müssen viele Faktoren bedacht werden (Abb. 30.1):

- **Urethrale Faktoren**
  Aszendierende Urethritis, Urethrastenose (Adenom, Striktur) mit überdruckbedingtem kanalikulärem Urinflux oder Urethramanipulationen.

- **Hämatagene Streuherde**
  Angina, Zahnherde, eine Tonsillitis und Sinusitis, lokale Entzündungen als lymphogene Streuung wie z. B. ausgehend von einer Peridivertikulitis.

Differentialdiagnose

- **Prostataabszess**
  Typisch ist eine palpable *Fluktuation* bei der rektalen Untersuchung. Die diagnostische Sicherung sollte mittels vorsichtiger transrektaler Sonografie erfolgen.

- **Granulomatöse Prostatitis**
  Es handelt sich um eine *seltene,* unspezifische Form der chronischen Prostatitis, bei der im Initialstadium eine leicht fiebrige Entzündung bestehen kann. Palpatorisch zeigt sich jedoch meist nur eine geringe Schmerzhaftigkeit. Auffällig ist die granulomatös bedingte *mangelnde Abgrenzbarkeit gegenüber einem Prostatakarzinom* bei der Palpation,

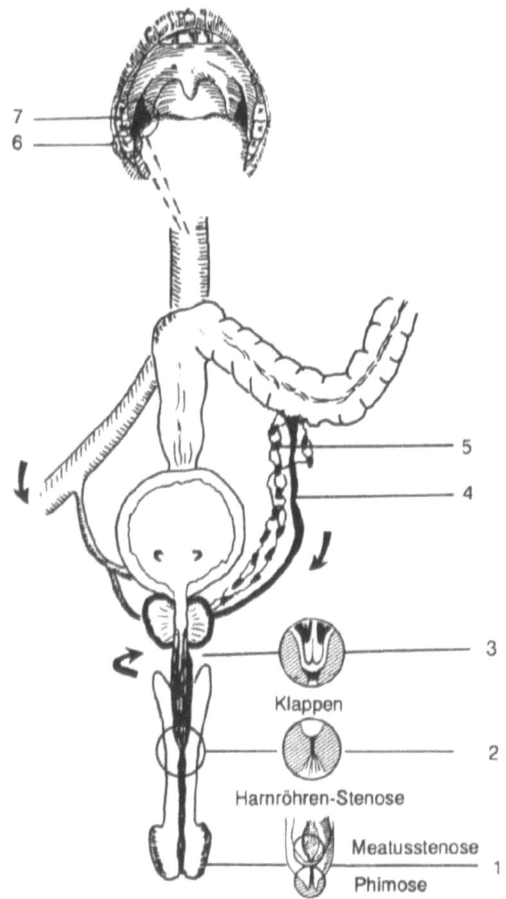

Abb. 30.1. Mögliche Ursachen der Prostatitis. Zu einer *infravesikalen Obstruktion* mit einem überdruckbedingtem, kanalikulärem Urinflux können eine Phimose bzw. Meatusstenose (1), eine Urethrastriktur (2), eine Harnröhrenklappe (3), eine Detrusor-Sphinkter-Dyssynergie und urethrale Manipulationen führen. *Lokoregionäre Streuherde* wie eine Peridivertikulitis können durch eine direkte Fistelbildung (4) oder lymphogen (5) fortgeleitet werden. Als hämatogen streuende, *extragenitale Keimreservoire* kommen z. B. Zahnerkrankungen (6) und Tonsillitiden (7) in Betracht

so dass eine Biopsie notwendig wird. Differentialdiagnostisch muss auch an eine granulombildende tuberkulöse Prostatitis gedacht werden.

- **Anorektaler Symptomenkomplex**
  Hierzu zählen alle im Enddarmbereich lokalisierten Beschwerden wie z.B. Hämorrhoiden, Analfissuren und eine Divertikulitis bzw. Peridivertikulitis. Letztere ist die häufigste Kolonerkrankung über 50-Jähriger. Sie ist jedoch meistens im Sigma lokalisiert und verursacht eher einen schmerzhaften Tastbefund im linken Unterbauch. Zudem ist die Prostatapalpation nicht schmerzhaft.

- **Urethritis/Zystitis**
  In seltenen Fällen überwiegt bei diesen Erkrankungen der perineale Schmerz. Die Differenzierung gelingt klinisch unter anderem aufgrund des negativen rektalen Palpationsbefundes.

- **Sonstige Erkrankungen im kleinen Becken**
  Siehe Befund 29 (meist jedoch ohne Fieber).

Urologische Diagnostik

- **Typische Symptomatik**
  Der akute Beginn, das Fieber, die Dysurie bzw. der imperative Harndrang und die perinealen Schmerzen sind wegweisende Leitsymptome.

- **Anamnese**
  Wichtige Informationen sind:
  - Gab es bereits frühere Krankheitsepisoden?,
  - bestanden seit längerem Miktionsstörungen mit Harnstrahlabschwächung im Sinne einer Urethrastenose?,
  - wurden instrumentelle Manipulationen der Urethra durchgeführt?,
  - gibt es Hinweise auf ein extragenitales Keimreservoir (Zahn- und/oder Halsschmerzen)?

- **Rektale Palpation**
  Typisch sind ein erhöhter *Analsphinktertonus* sowie eine *vergrößerte* und *druckschmerzhafte* Prostata. Im Unterschied zum Abszess besteht keine Fluktuation.

- **Keine 3-Gläser-Probe**
  Im Unterschied zur chronischen Prostatitis sollte wegen der *Bakteriämiegefahr* und Schmerzhaftigkeit keine 3-Gläser-Probe (s. Befund 31) mit Prostatamassage durchgeführt werden. Die Keimanzüchtung im Mittelstrahlurin stimmt fast immer mit dem pathogenen Prostatakeim überein.

- **Laborbefunde**
  Die akute Prostatitis verursacht eine Leukozytose mit Neutrophilie sowie eine beschleunigte Blutsenkungsgeschwindigkeit (BSG). Das prostataspezifische Antigen (PSA) ist bei mehr als 50% der Patienten erhöht.

- **Urinanalyse**
  Fast immer bestehen Infektzeichen mit einer Bakteriurie, Hämaturie und Leukozyturie. Die Keimanzüchtung im Mittelstrahlurin muss *vor Therapiebeginn* erfolgen. Entsprechend dem Antibiogramm wird die eingeleitete Akuttherapie (s. unten) ggf. modifiziert.
  Wie bei jedem Infekt sollte auch eine *mikroskopische Sedimentbeurteilung* erfolgen, um auf Nährböden nicht nachweisbare Erreger auszuschließen (Trichomonaden, Pilze, Gonokokken, s. Befund 25).

- **Prostatasonografie**
  Die vorsichtige transrektale Prostatasonografie ist neben der digitalen Palpation und den Laborbefunden das Diagnostikum der Wahl. Eine transvesikale Bildgebung der Prostata ist wegen der meist reaktiv entleerten Blase häufig nicht möglich.

Ergänzende Diagnostik zur Ursachenfindung
Jede weitere Diagnostik zur Ursachenfindung als Rezidivprophylaxe (s. Befund 31) sollte *nie im Akutstadium* durchgeführt werden, da die damit verbundenen urethralen Manipulationen zu einer Verschlimmerung des Befundes führen können.

Ausnahmen sind anamnestisch bekannte Erkrankungen wie beispielsweise ein Morbus Crohn oder eine Divertikulitis, die eine weitergehende Darmdiagnostik erfordern, um ggf. operative Maßnahmen ergreifen zu können (z.B. Peridivertikulitis bzw. Perikolitis mit erforderlicher Darmresektion).

Urologische Therapie

Antibiotische Therapie

- **Primär Kultur anlegen**
  Vor Einleitung der Antibiotikatherapie muss Urin für eine Kultur gewonnen werden.

- **Antibiotika der 1. Wahl**
  Wegen der speziellen Pharmakokinetik bzw. -dynamik in der Prostata wird allgemein Co-Trimoxazol empfohlen. Die Dosierung beträgt 160 mg TMP und 800 mg SMZ 2-mal/Tag. Bei Zeichen der Sepsis bevorzugen jedoch zahlreiche Autoren eine intravenöse Kombinationsantibiose (s. u.). Ein Wechsel muss erfolgen, wenn der klinische Erfolg ausbleibt oder im Antibiogramm Resistenzen aufgedeckt werden.

- **Alternativpräparate**
  Ampicillin (3-mal 2 g/Tag) in Kombination mit *Gentamycin* (3–5 mg/kg/Tag) verteilt auf 3 Einzeldosen. Die 1. Woche sollte eine intravenöse Therapie erfolgen, die dann bei guter Ansprechrate auf eine orale Medikation umgestellt werden kann. Weitere Antibiotika, über die positive Erfahrungen vorliegen, sind *Nitrofurantoin,* das eine gute Diffusion in die prostatischen Acini aufweist, *Tetrazykline, Cephalosporine* der 2. und 3. Generation und *Gyrasehemmer.* Letztere wurden insbesondere bei rezidivierenden chronischen Prostatitiden (s. Befund 31) mit Erfolg eingesetzt.

- **Dauer**
  Einheitliche Empfehlungen existieren nicht. Das Problem ist die Gefahr der Entwicklung einer chronischen Prostatitis. Deshalb *darf keinesfalls zu kurz behandelt werden.* Es werden unterschiedliche Behandlungen empfohlen:
  - mindestens 30 Tage,
  - Antibiotika bis zur objektivierbaren Normalisierung.
    Als Gradmesser gilt hierbei die Leukozytenvermehrung im Prostatasekret (s. 3-Gläser-Probe, Befund 31). Als pathologischer Grenzwert werden mehr als 10 Leukozyten/Gesichtsfeld bei einer 400-fachen Vergrößerung (10er Okular, 40er Objektiv) angenommen.

Adjuvante Maßnahmen

- Antiphlogistika (Phenylbutazon, Indomethacin),
- Analgetika/Spasmoanalgetika (als Suppositorien),
- mildes Laxans zur Verringerung des Defäkationsschmerzes,
- warme Sitzbäder,
- Bettruhe,
- sexuelle Abstinenz.
- Bei Restharn, Harnverhalt oder bekannter subvesikaler Obstruktion sollte ein suprapubischer Katheter mit Ablaufbeutel angelegt werden.

Cave: Keine urethralen Manipulationen. Ein transurethraler Katheter ist kontraindiziert. Die weitere Diagnostik des unteren Harntrakts und kausale Therapie einer subvesikalen Obstruktion erfolgt i.d.R. nach Ausheilung der akuten Prostatitis.

Kausale Therapie

- Operation bei urethralem Überdruck, z.B. Stenose, Phimose, extragenitale Herdsanierung (Zähne, Tonsillen),
- Partnerbehandlung bei entsprechendem Erreger (z.B. Trichomonaden, Gonokokken).

BEFUND 31 Anhaltende Perinealschmerzen – Chronische Prostatitis?

Allgemeine Einordnung

Die klinische Symptomatik der chronischen Prostatitis ist vielfältig und umfasst sämtliche Varianten genitaler und perinealer Symptome bzw. Missempfindungen. Fast immer sind die Beschwerden jedoch im Dammbereich lokalisiert.

Seit den Untersuchungen von Drach, Meares und Stamey Ende der 70er Jahre wurde die Unterscheidung der Prostatitis in 4 Erscheinungsformen allgemein akzeptiert (Abb. 31.1). Eine echte *bakterielle Prostatitis* (akut oder chronisch) mit kulturellem und leukozytärem Infektnachweis im Prostataexprimat liegt jedoch nur in ca. 10% aller Fälle vor. Den Großteil der chronischen Prostatiden machen hingegen *nichtbakterielle*

	1	2	3
akute bakterielle Prostatitis	↯	↯	↯
chron.-bakterielle Prostatitis	∅	↯	↯
nicht-bakterielle Prostatitis	∅	↯	∅
Prostatodynie	∅	∅	∅

Abb. 31.1. Klassifikation der Prostatitis. Durch die rektale Prostatapalpation (*1*), die Bestimmung der Leukozytenmenge im Prostataexprimat mit einem Grenzwert von 10 Leukozyten/Gesichtsfeld bei einer 400-fachen Vergrößerung (*2*) und dem Kulturbefund des Prostataexprimates (*3*) lassen sich die verschiedenen Prostatitisformen differenzieren. Wichtig ist, dass bei der bakteriologischen Untersuchung des Prostataexprimates bereits 10^3 Keime/ml als pathologisch gewertet werden. (Nach Drach 1978)

Prostatitiden (mit Leukozyten im Exprimat; ca. 60%) und die sog. *Prostatodynien (ohne Leukozyten im Exprimat;* ca. 30%) aus. Diese letztgenannten Gruppen unterscheiden sich lediglich durch den Nachweis von Leukozyten im Exprimat. Neuerdings wird vorgeschlagen, die chronische, nichtbakterielle Prostatitis und die Prostatodynie in einer Gruppe zusammenzufassen (Weidner 1999).

Da der *akuten bakteriellen Prostatitis* aufgrund ihrer *eindeutigen Symptomatik* mit Fieber und schmerzhaftem Palpationsbefund und der sich daraus ergebenden zwangsläufigen Therapie eine Sonderstellung zukommt, ist ihre separate Betrachtung sinnvoll (s. Befund 30).

Urologische Differentialdiagnose

- **Prostatodynie/vegetatives Urogenitalsyndrom**

- **Prostatakarzinom**
  In allen Zweifelsfällen muss eine bioptische Sicherung erfolgen. Die *Biopsie* dient jedoch *nur* dem *Karzinomausschluss.* Der *Entzündungsbefund* ist *wenig spezifisch,* und die Biopsie bringt hinsichtlich der Unterscheidung zwischen den verschiedenen Formen der chronischen Prostatitis keinen Gewinn (Meares 1986). (Siehe Befund Prostatakarzinom).

- **Granulomatöse Prostatitis**
  Diese unspezifische Form der chronischen Prostatitis ist selten und palpatorisch von einem Prostatakarzinom schwer zu unterscheiden, so dass meist eine bioptische Sicherung notwendig wird (s. Befund 30).

- **Tuberkulöse Prostatitis**
  Sie ist eine seltene Erscheinungsform der Urogenital-Tbc. Diagnostisch ist neben der kutanen Tuberkulintestung insbesondere die mehrfache kulturelle Morgenurinuntersuchung entscheidend (s. Befund 27).

- **Anorektaler Symptomkomplex**
  Hierzu zählen alle im Enddarmbereich lokalisierten Beschwerden wie z. B. Hämorrhoiden, Analfissuren oder eine Divertikulitis bzw. Peridivertikulitis.

- **Urethritis/Zystitis**
  In seltenen Fällen überwiegt bei diesen Erkrankungen der perineale Schmerz. Die Differenzierung gelingt aufgrund des negativen rektalen Palpationsbefundes bei Nachweis eines Harnwegsinfektes.

Urologische Diagnostik

Primärdiagnostik

- **Anamnese**
  Wichtig ist insbesondere die Feststellung von Partnerschaft oder Potenzproblemen, die im Falle einer unauffälligen 3-Gläser-Probe auf eine nichtorganische Genese hinweisen können.

- **Inspektion**
  Es müssen kongenitale Anomalien und Obstruktionen (z.B. Phimose) ausgeschlossen werden.

- **3-Gläser-Probe und rektale Palpation**
  Die 3-Gläser-Probe (Abb. 31.2) stellt *das entscheidende Diagnostikum* der chronischen Prostatitis dar. Nur sie macht eine Abgrenzung der chronisch-bakteriellen von einer nichtbakteriellen Prostatitis bzw. einer Prostatodynie möglich (s. Abb. 31.1). Palpatorisch besteht im Unterschied zur akuten Prostatitis bei den chronischen und nichtbakteriellen Formen keine Schmerzhaftigkeit (s. Abb. 31.1). Eine palpatorische Unterscheidung der bakteriellen von der nichtbakteriellen Prostatitis bzw. der Prostatodynie ist nicht möglich.
  - Praxis
    1. Glas: 10 ml Initialurin (Miktionsbeginn als Urethraprobe).
    2. Glas: Blasenurin, wobei die Blasenentleerung unvollständig sein sollte. Diese Urinfraktion ist für das vesikal/supravesikale Hohlsystem repräsentativ und ermöglicht den Ausschluss eines Harnwegsinfektes. *Rektale Prostatamassage.* Sie erfolgt anschließend und im Falle eines am Meatus austretenden Exprimates sollte dieses mikroskopisch und kulturell aufgearbeitet werden. Tritt kein Exprimat aus, entspricht die nachfolgende Urinfraktion (3. Glas) dem „ausgespülten" Exprimat.
    3. Glas: Abschließende, vollständige Blasenentleerung, die ebenfalls mikroskopisch und kulturell aufgearbeitet wird. Im Falle eines di-

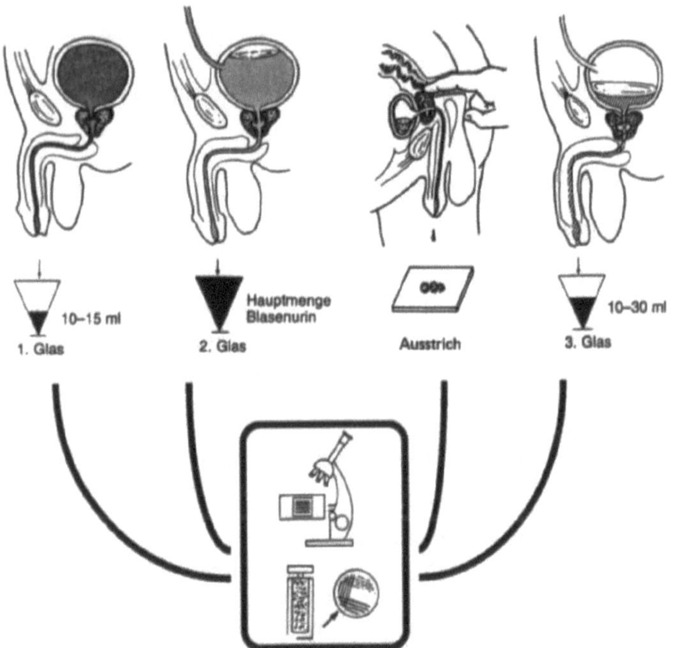

Abb. 31.2. 3-Gläser-Probe. Die separate mikroskopische und kulturelle Diagnostik der Urethrafraktion (1. Glas), der Blasenfraktion (2. Glas), des evtl. erhältlichen direkten Prostataexprimates nach erfolgter Massage und/oder einer terminalen Urinfraktion (3. Glas) gestattet die Zuordnung zu den in Abb. 31.1 aufgelisteten Prostatitisformen

rekt erhältlichen Prostataexprimates verzichten einige Untersucher auf die Analyse des 3. Glases (Stamey).

- Materialanalyse
  Jede Fraktion sollte sowohl *mikroskopisch als auch kulturell* untersucht werden. Die mikroskopische Analyse, die am besten mit Sedimentfarbstoff (z. B. MD-Kova) oder Methylenblau erfolgt, ist wegen der Leukozytenquantifizierung und dem Ausschluss einer Trichomonaden-, Pilz- und/oder Gonokokkeninfektion notwendig (s. Befund 25). Für die mikroskopische Analyse des evtl. gewonnen Prostataexprimats wird der Sekrettropfen mit einem Tropfen steriler physiologischer Kochsalzlösung und ein wenig Farbstofflösung

vermischt, auf den Objektträger aufgebracht und dann mit einem Deckglas abgedeckt. Zum *Trichomonadenausschluss* muss die Analyse innerhalb von *10 min* erfolgen, da die taumelnden Bewegungen der Erreger nur kurze Zeit sichtbar sind.

Die kulturelle Austestung erfolgt auf Nährböden. Für die bakterielle Prostatitis gelten allerdings *erniedrigte Grenzwerte*, d.h. eine Keimbesiedelung von 10^3/ml gilt sowohl für das Prostataexprimat als auch für die 3. Urinfraktion als pathologisch.

- Auswertung

  10 oder mehr Leukozyten/Gesichtsfeld bei einer 400-fachen Vergrößerung (10er Okular und 40er Objektiv) werden als pathologischer Grenzwert angesehen (Meares 1986).

3. Urinfraktion (vgl. Abb. 31.1, 2):
- *10 oder mehr Leukozyten und positive Kultur:* bakterielle Prostatitis (akut oder chronisch),
- *10 oder mehr Leukozyten und negative Kultur: nichtbakterielle Prostatitis,*
- *weniger als 10 Leukozyten und negative Kultur:* Prostatodynie.

- **Ejakulatkultur**

  Zum sicheren Ausschluss einer seltenen, isolierten Vesikulitis kann eine Ejakulatkultur im Falle einer negativen 3. Gläserprobe durchgeführt werden. Auch hier gilt eine Keimbesiedlung mit 100 Bakterien/ml als pathologisch. Bezüglich der Notwendigkeit dieser Untersuchung besteht keine Einigkeit.

- **Serologie**

  Im Unterschied zur akuten bakteriellen Prostatitis sind bei den chronischen Verlaufsformen *keine charakteristischen Änderungen* feststellbar. In Zweifelsfällen sollte aber der serologische Ausschluss einer Gonokokken- bzw. Syphilisinfektion erfolgen (s. Befund 32).

- **Prostatabiopsie**

  Die Prostatabiopsie dient *ausschließlich dem Ausschluss eines Karzinoms* bei einem suspekten Palpationsbefund. Der Informationswert der Biopsie zur Unterscheidung der verschiedenen Prostatitisformen ist unspezifisch bzw. gering und somit nur selten indiziert (Meares 1986).

Ergänzende Diagnostik zur Ursachenfindung

- **Uroflowmetrie**
  Der Uroflow gibt wertvolle Hinweise bzgl. des Vorliegens einer subvesikalen Obstruktion, sei es durch mechanische (Prostataadenom, Urethrastriktur) oder funktionelle Engen (Sphinkter-Detrusor-Dyssynergie).

- **Retrograde Urethrografie**
  Im Rahmen der ätiologischen Klärung ist die Urethrografie zur Darstellung infravesikaler Obstruktionen, Urethradivertikeln oder Taschen nach einer vorangegangenen Prostataresektion wichtig. Die Untersuchung sollte möglichst *nie im akuten Krankheitsstadium* erfolgen, sondern immer der Infekttherapie nachgeschaltet werden.
  - Praxis der retrograden Urethrografie
    Patientenlagerung. Optimal ist eine 30°-Links-Seitenlagerung. Das rechte Bein wird gestreckt und das linke in Knie und Hüfte angewinkelt. Hierdurch lassen sich Überlagerungen insbesondere der bulbomembranösen und der bulbären Urethra vermeiden.
    Allgemeine Technik. Das Kontrastmittel soll nicht forciert injiziert werden, da Schmerzen, Paravasate und reflektorische Spasmen der hinteren Harnröhre provoziert werden können. Zur Darstellung bzw. Offenhaltung der hinteren Harnröhre benötigt man aufgrund des hohen paraurethralen Druckes ein hochvisköses, zähflüssiges Kontrastmittel. Dieses erhält man durch Beimengung eines Gleitgels zum Kontrastmittel im Verhältnis 1:3 (Madersbacher 1985).
    Injektionstechniken. 1) Injektion mit einem *auf die Spritze adaptierbaren Konus,* der direkt auf den Meatus urethrae aufgesetzt wird. Damit der Penis nicht nach hinten ausweicht, sollte er auf dem abgewinkelten Oberschenkel pflasterfixiert werden. Ein erhöhter Strahlenschutz kann durch einen schwebenden Bleischirm erzielt werden (Madersbacher 1985). Alternativ gibt es kommerziell erhältliche *Einmalbestecke,* bei denen die Glans penis mit langstieligen Softklemmen gehalten und das Kontrastmittel durch einen zentralen, ausreichend langen Konus appliziert wird. 2) Bei der *retrograden Infusionsurethrografie* wird ein 12- bzw. 14-Charr-Ballonkatheter mit ca. 2 ml in der Fossa navicularis geblockt, am Oberschenkel unter leich-

tem Zug fixiert und anschließend das Kontrastmittel infundiert. Die Höhendifferenz zwischen Infusionsflasche und Patient (70–100 cm) gewährleistet eine konstante retrograde Urethrafüllung.

- **Prostatasonografie**
  Wichtig ist der Ausschluss von Prostatasteinen, lokalen Kavitäten, Samenblasenzysten und perivesikalen Anomalien. Durch die transrektale Sonografie lassen sich diese Strukturen am besten abgrenzen. Zur leichteren Orientierung sollte die Untersuchung bei etwa halbgefüllter Harnblase durchgeführt werden.

- **Röntgenübersicht**
  Mitunter finden sich hierbei infekterhaltende Prostataverkalkungen, soweit diese nicht bereits in der Sonografie oder vorangegangenen Röntgenuntersuchungen erkennbar sind.

- **Extragenitale Herdsuche**
  Anamnestisch bzw. konsiliarisch müssen Streuherde (Sinusitis, Tonsillitis, Zahnabszess) ausgeschlossen werden.

- **Fakultative Zusatzdiagnostik**
  In Abhängigkeit von den Vorbefunden muss bzgl. einer weitergehenden endoskopischen und/oder urodynamischen Diagnostik, z.B. bei einer fraglichen Dyssynergie, entschieden werden.

Therapie der chronisch-bakteriellen Prostatitis

Antibiotische Therapie

- **Antibiotika der 1. Wahl**
  Als Antibiotikum der 1. Wahl gilt unverändert Co-Trimoxazol. Es wird in einer Dosierung von 160 mg TMP und 800 mg SMZ 2-mal/Tag über 12 Wochen empfohlen (Schaeffer 1990). Die Effektivität beträgt zwischen 30 und 40%. Waren vorangegangene Antibiotikazyklen erfolglos, so sollten Gyrasehemmer (s. 2. Wahl) eingesetzt werden.

- **Antibiotika der 2. Wahl**
  Neuere Arbeiten haben die Effektivität der Gyrasehemmer gezeigt. Ciprofloxacin hat in einer Dosierung von 2-mal 500 mg/Tag über

4 Wochen auch in der Verlaufsbeobachtung nach 2,5 Jahren eine Erfolgsquote von 62% (Weidner et al. 1991). Gleiche Resultate wurden mit Norfloxacin (2-mal 400 mg/Tag über 4 Wochen) erzielt (Schaeffer 1990). Im Falle einer gleichzeitigen Chlamydien- oder Ureaplasmeninfektion sollte zudem Doxcyclin über eine Woche gegeben werden.

- **α-Blocker + Antibiose**
  In mehreren Studien ergaben sich Anhaltspunkte für eine bessere Ansprechrate und geringere Rezidivrate unter einer Kombinationstherapie von α-Blockern mit Antibiotika. Diese wird daher von mehreren Autoren empfohlen (Weidner 1999; Barbalias 1998).

Adjuvante Maßnahmen

- **Nichtsteroidale Antiphlogistika**
  Wegen der angeblich besseren lokoregionären Wirksamkeit wird die Verabreichung von Suppositorien empfohlen. Als Wirkstoffe werden meist Indomethacin und Phenylbutazon verwendet, oral kommt Ibuprofen zur Anwendung.

- **Sonstige Medikamente**
  Gesicherte Erfahrungen liegen nicht vor. Je nach individueller Präferenz werden Analgetika, Anticholinergika und Muskelrelaxantien eingesetzt.

- **Physikalische Maßnahmen**
  Hierzu zählen die *Balneotherapie* mit warmen Sitzbädern, die *Vermeidung* einer anhaltenden *Immobilisation* (z. B. sitzende Tätigkeit) und von perinealen *Traumata* (z. B. Fahrradsattel).

- **Diätetische Maßnahmen**
  Um einen eventuellen Defäkationsschmerz auszuschalten, kann eine *Stuhlregulation* mit milden Laxantien sinnvoll sein. Die Effektivität der immer wieder geäußerten Empfehlung, scharfe *Gewürze* und *Alkohol zu* meiden, ist unbekannt.

Invasive Maßnahmen

- **Rektale Prostatamassage**
  Die Effektivität dieses schmerzhaften Vorgehens ist fraglich. Wird sie trotzdem durchgeführt, muss dies unter antibiotischem Schutz und wegen der Schmerzhaftigkeit mit einer Kurznarkose erfolgen.

- **Interne Prostatamassage**

  Bezüglich des von Murnaghan (1980) als „overstretch of the prostate" bezeichneten Verfahrens der transurethralen Prostatamassage fehlen ebenfalls zuverlässige Erfolgsdaten. Die Spitze eines gebogenen Bougies wird transurethral zur Prostata geführt und anschließend axial unter Fixation im Penisbereich rotiert. Die Massage soll kräftig und ausreichend erfolgen, das ausfließende Prostatasekret ist bakteriologisch aufzuarbeiten. Die Massage muss in Vollnarkose und unter antibiotischem Schutz erfolgen.

- **Transurethrale Prostataresektion**

  Diese Maßnahme kommt nur als ultima ratio nach Versagen der oben genannten Therapieformen in Betracht, da unabhängig von den *unsicheren Erfolgsaussichten* bei jungen Patienten die Folgewirkung der *retrograden Ejakulation* bedacht werden muss. Am ehesten profitieren Patienten mit Infektsteinen von dem Verfahren. Die Erfolgsaussichten sind unsicher, da die infizierten Zonen meist im äußersten Randbereich der Prostata angesiedelt und bei der Resektion nur schwer zu erfassen sind. Die Erfolgsquote liegt bei maximal 33% (Meares 1980).

- **Kausaltherapie**

  Im Falle einer infraprostatischen Obstruktion (z.B. Urethrastenose) muss diese beseitigt werden. Gleiches gilt für evtl. nachweisbare Streuherde (Zahnabszess, Sinusitis, Tonsillitis).

Therapie der chronischen nichtbakteriellen Prostatitis und Prostatodynie

Diese beiden Entitäten werden heute von einigen Autoren in einer Gruppe zusammengefasst. Die Unterscheidung besteht lediglich im Nachweis von mehr oder weniger als 10 Leukozyten/Gesichtsfeld im Prostataexprimat.

- **Medikamentöse Maßnahmen – α-Blocker**

  In einer randomisierten, plazebokontrollierten Untersuchung zur Prostatodynie (Osborn 1981) wurde bereits 1981 in 50% eine deutliche Beschwerdeminderung durch den *α-Rezeptorenblocker (Phenoxybenzamin)* bzw. *Muskelrelaxanzien* (Baclofen) erzielt. Die Besserung der Beschwerden durch α-Rezeptorenblocker wurde auch von anderen Arbeitsgruppen bestätigt (Bitker et al. 1988). Neuerdings werden daher sog. „uroselektive" α-Blocker von einigen Autoren als Therapie der 1. Wahl vorgeschlagen (Barbalias 1998), wobei teilweise eine Mindesttherapiedauer von 8 Monaten gefordert wird.

- **Antibiotische Therapie**
  Trotz des fehlenden Bakteriennachweises wird häufig auch bei diesen Patienten eine antibiotische Therapie versucht. Es werden dieselben Wirkstoffe wie bei der chronischen Prostatitis eingesetzt (s. oben). Um auch eine eventuelle Infektion mit Chlamydien und Ureaplasmen zu behandeln, kann Doxycyclin gegeben werden.

- **Adjuvante Maßnahmen**
  Auch die adjuvanten Maßnahmen entsprechen denjenigen der chronisch-bakteriellen Prostatitis, wobei die medikamentös-*antiphlogistische* Therapie (z.B. Indomethacin, Phenylbutazon, Ibuprofen) nicht langfristig durchgeführt werden sollte. Vereinzelt wurden, allerdings ohne Bestätigung durch kontrollierte Studien, positive Therapieeffekte mit *sulfonierten Polyanionen* (Pentosanpolysulfat SP 54) berichtet (Wedren et al. 1987). Ausgehend von der Hypothese einer Sekretstauung in den prostatischen Tubuli beschrieb McKenzie (1986) eine *Östrogentherapie* in einer Dosierung von 0,1 mg/Tag über 3 Monate. Es handelt sich jedoch ebenfalls um Einzelerfahrungen. Bestehen irritative Miktionsbeschwerden, so können diese symptomatisch mit *Oxybutynin* (3-mal 5 mg/Tag) behandelt werden (Schaeffer 1990).

- **Psychologische Beratung**
  Wichtig ist ein ausführliches Gespräch mit dem Patienten. Zur Erleichterung des Umganges mit dem Krankheitsbild können Therapieformen wie z.B. das autogene Training angeboten bzw. empfohlen werden.

Therapie der Prostatodynie

Die Prostatodynie ist eine Ausschlussdiagnose und sämtliche Therapieversuche richten sich nach dem Ergebnis der Differentialdiagnostik (s. Befund 29).

- **Symptomatische Maßnahmen**
  - psychologische Beratung,
  - autogenes Training,
  - warme Sitzbäder,
  - Hyperthermie,
  - transkutane Nervenstimulation,
  - Entspannungsübungen Beckenboden.

Literatur

Barbalias GA et al. (1998). J Urol 159: 883–887

Bitker MO et al. (1988). Ann d'Urol 22: 373

Drach GW et al. (1978). J Urol 120: 266

Madersbacher H (1985). Urologe [B] 25: 191

McKenzie AR (1986). Urology 27: 574

Meares EM (1980). J Urol 123: 141

Meares EM Jr (1986). In: Walsh P et al. (eds) Campbell's Urology, 5th ed. Saunders, Philadelphia, pp 868 ff

Murnaghan GF (1980). In: Kaufmann JJ (ed) Current urologic therapy. Saunders, Philadelphia, pp 285 ff

Osborn DE et al. (1981). Br J Urol 53: 621

Schaeffer AJ (1990). Urology 36: 13

Schaeffer AJ et al. (1990). J Urol 144: 690

Wedren H et al. (1987). Scand J Urol Nephrol 21: 81

Weidner W et al. (1991). J Urol 146: 350

Weidner W et al. (1999). Urologe A, in press

BEFUND 32 Ulzerationen und tumoröse Läsionen des Penis (Peniskarzinom s. Befund 40)

Allgemeine Einordnung

In aller Regel ermöglicht bereits die primäre Inspektion eine Unterscheidung zwischen *bläschenartigen* Affektionen, die meist durch das Herpes-simplex-Virus ausgelöst werden, *exophytisch-papillären* Condylomata acuminata infolge einer Infektion mit humanen Papillomaviren und *ulzerierenden* Genitalaffektionen. Letztere sind entweder Folge einer venerischen Erkrankung oder eines Peniskarzinoms. Da bei venerischen Infektionen häufig eine schnelle Entscheidung zur Therapieeinleitung notwendig ist, sollten trotz letztlich entscheidender serologischer und kultureller Diagnostika akut und einfach verfügbare Entscheidungshilfen wie die Mikroskopie berücksichtigt werden.

Urologische Differentialdiagnosen

- **Infektionen**
  - Herpes-simplex-Infektionen (häufig),
  - Condylomata acuminata (häufig),
  - syphilitisches Ulkus,
  - Lymphogranuloma inguinale,
  - Granuloma venerum Donovaniosis,
  - Ulcus molle (weicher Schanker).

- **Benigne Tumoren**
  - Penishorn (Cornu cutaneum penis),
  - Fibrome, Myome, Lipome, Angiome,
  - Naevi,
  - Penisvenenthrombose,
  - Epidermiszysten.

- **Präkanzerosen**
  - Leukoplakie,
  - Balanitis xerotica obliterans,

- Condyloma acuminatum giganticum (Buschke-Löwenstein),
- Morbus Bowen (Carcinoma in situ),
- Erythroplasie Queyrat (Carcinoma in situ),
- Morbus Paget (Carcinoma in situ).

- **Maligne Tumoren**
  - Plattenepithelkarzinome (>95%),
  - Melanome,
  - Sarkome,
  - Basalzellkarzinome.

Urologische Diagnostik

Bläschenartige Genitalläsion – Herpes

Auslöser des Herpos genitalis ist das Herpes-simplex-Virus, das häufig rezidiviert und multiple, meist klare Bläschen mit erythematösem Grund ausbildet. Häufig bestehen gleichzeitig systemische Symptome wie Lymphknotenschwellung, Fieber und Kopfschmerz.

- **Mikroskopische Diagnostik**

  Mit einem Skalpell wird der Boden eines eröffneten Bläschens abgekratzt und das Material auf einen Objektträger aufgebracht. Es folgt entweder eine alkoholische Fixierung mittels eines Fixationssprays oder Alkoholtauchbads zum Versand oder für eine spätere Färbung (z.B. Zytocolor) oder es kann für die Sofortdiagnostik eine Schnellfärbung z.B. mit Methylenblau erfolgen. Typischerweise zeigen sich mehrkernige Riesenzellen mit vakuolisierter Degeneration und von einem hellen Hof umgebene, intranukleäre Einschlusskörperchen. Prinzipiell kann auch eine aufwendigere, direkte Immunfluoreszenz mit monoklonalen Antikörpern durchgeführt werden.

- **Serologie**

  Eine Primärinfektion ist mittels eines Titeranstiegs in der Komplementbindungsreaktion bzw. im Neutralisationstest beweisend. Diese Sicherung ist jedoch selten erforderlich.

Exophytisch-papilläre Genitaltumoren – Condylomata

Diese werden synonym auch als Feig- oder Genitalwarzen bezeichnet. Erreger ist das humane Papillomvirus (HPV). Wichtig ist, dass die Condylomata nicht nur exophytisch, sondern auch flach wachsen (sog. „subklinische Läsionen“, Abb. 32.1).

- **Diagnostik**

  Ein Hilfsmittel zur Darstellung der sonst kaum erkennbaren flachen, subklinischen Läsionen ist die *Essigsäuremarkierung:* Eine mit 5%iger Essigsäure getränkte Mullkompresse wird für ca. 5 min um den distalen Penis bei retrahiertem Präputium gewickelt. Die subklinischen Läsionen färben sich weiß (acetowhite lesions). Die Spezifität des Tests beträgt allerdings nur ca. 50%, da sich auch andere atypische Hautareale verfärben können.

  Problem Urethrareservoir: In jedem Fall sollte eine gründliche Inspektion des Meatus urethrae erfolgen, ggf. mittels eines HNO-Spekulums zum Aufspreizen des Meatus. Ob eine Urethroskopie durchgeführt werden soll, ist unklar, da einerseits urethrale Condylomata übersehen werden könnten, andererseits jedoch das Risiko einer vesikalen Virusverschleppung besteht. Viele führen zur Verhinderung einer Virusverschleppung lediglich eine distale Urethroskopie unter mecha-

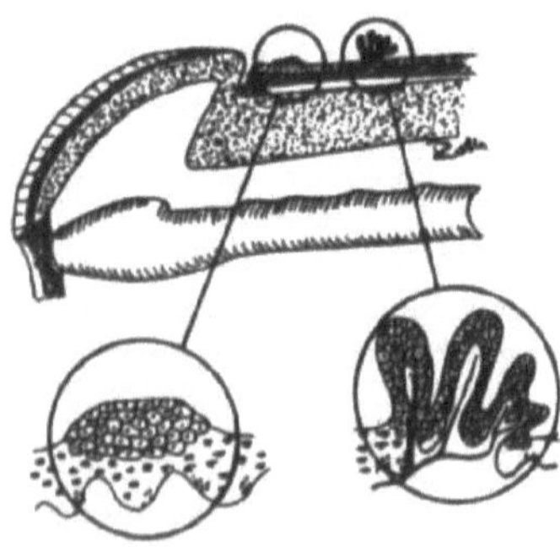

Abb. 32.1. Humane Papillomviren. Die humanen Papillomviren (HPV) induzieren außer den bekannten, exophytisch wachsenden und leicht zu erkennenden Condylomata acuminata häufig auch flache Läsionen, die sog. „flat condylomata“ oder subklinischen Läsionen. Sie können mit potentiell onkogenen Subtypen vergesellschaftet sein. Diese aufgrund ihrer minimalen Niveauprominenz schwierig diagnostizierbaren Läsionen können mit Hilfe des unspezifischen „Essigsäuretests“ als weiße Flecken, sog. „acetowhite lesions“, sichtbar gemacht werden

nischer Kompression der bulbären Harnröhre durch. Diese sollte aber in jedem Fall erst nach der Entfernung externer, meatusnaher Condylomata erfolgen.

Ulzerierende Genitalläsionen – Präkanzerosen oder Geschlechtskrankheit?

- **Leukoplakien**
  Primär flache, weißliche Hautveränderung im Bereich der Glans penis und des Präputiums, die später meist eine zunehmende Infiltration mit Prominenz und warzenartiger Oberfläche entwickeln können. Diese verrukösen Leukoplakien bilden nach einer unbestimmten Latenz fast immer ein spinozelluläres Karzinom aus.

- **Buschke-Löwenstein-Tumor**
  Diese synonym als Condyloma acaminatum giganticum bzw. Riesenkondylome bezeichneten Tumoren sind klinisch bösartig erscheinende Varianten der Condylomata acuminata, die lokal destruierend wachsen und gelegentlich maligne entarten.

- **Morbus Bowen**
  Es handelt sich um ein intraepidermales Stachelzellkarzinom mit intakter Basalmembran ohne Tumorinvasion, so dass von einem *Carcinoma in situ* gesprochen wird. Es tritt an der Penisschafthaut auf. Klinisch zeigt sich eine unregelmäßig begrenzte, wenig infiltrierte und schuppige Läsion, die der Psoriasis ähnelt. Löst man die Schuppenkruste, bildet sich darunter eine nässende Fläche. Erfolgt keine Behandlung, kann es nach Jahren zum Durchbruch der Basalmembran mit Tumorinvasion kommen (Bowen-Karzinom).

- **Erythroplasie Queyrat**
  Es handelt sich definitionsgemäß ebenfalls um ein Carcinoma in situ und tritt im Bereich der Glans penis oder des Präputiums auf. Die Läsion wird auch als sog. „Schleimhaut-Bowen" bezeichnet und manifestiert sich als samtrote, isolierte, mitunter schmerzhafte Läsion mit einer glatten Oberfläche.

- **Morbus Paget**
  Dieses epidermotrope Karzinom, das am häufigsten im Bereich der Brustwarze auftritt, ist nur sehr selten genital lokalisiert. Die Läsionen sind scharf umschrieben, schuppig und rot bis bräunlich-livide

verfärbt. Es handelt sich definitionsgemäß ebenfalls um ein *Carcinoma in situ.*

- **Peniskarzinom (s. Befund 40)**
Grundsätzlich muss in Zweifelsfällen eine bioptische Sicherung erfolgen (Technik s. Abb. 32.4a,b)

- **Syphilis (Lues)**
Die durch Treponema pallidum ausgelösten oberflächlichen Erosionen zeigen sich als *schmerzloses* Ulcus durum mit einem derben Randwall. Es ist im Unterschied zum Ulcus molle *palpatorisch hart* und schmerzlos. Es bestehen zudem obligat indolente Leistenlymphknotenschwellungen.
  - Mikroskopie bei Syphilisverdacht
  Wichtig ist die Untersuchung *unblutiger*, seröser Flüssigkeit. Die meisten Spirochäten finden sich im *Randbereich* des Ulkus. Entweder wird die nässende Läsion betupft, bis klare Sekrettropfen austreten, oder etwas Schorf abgehoben und gewartet, bis seröse Flüssigkeit erscheint. Zur Materialverflüssigung darf nie Aqua destillata, sondern immer nur physiologische Kochsalzlösung verwendet werden, da andernfalls die Treponemen durch die Quellung ihre charakteristische Form verlieren.
  Anstelle der immer angegebenen Dunkelfeldmikroskopie zur Akutdiagnostik, die eine aufwendige Justierung des Mikroskops erfordert, erscheint die Technik mit *Chinatusche*, die in den 20er- und 30er Jahren sehr populär war, einfacher. Hierzu wird die seröse Flüssigkeit im Verhältnis 1:1 mit der Tusche vermischt und die Mischung mit einem Deckglas abgedeckt. In der Ölmikroskopie erkennt man den schwarzen Hintergrund mit weißen, da lichtdurchlässigen Bakterien. Die typische Abknickbewegung der Spirochäten ist in Abb. 32.2 sichtbar, es besteht jedoch die Gefahr der Verwechslung mit apathogenen Spirochäten. Deshalb ist eine *serologische Sicherung* immer notwendig. Bei trockenen Sekundärveränderungen ist ein mikroskopischer Nachweis nicht mehr möglich.
  - Serologie bei Syphilisverdacht
  Mit mehreren Seroreaktionen kann heute zwischen einer *frischen*, behandlungsbedürftigen und einer *ausgeheilten* Syphilis (sog. „Seronarbe“) unterschieden werden.

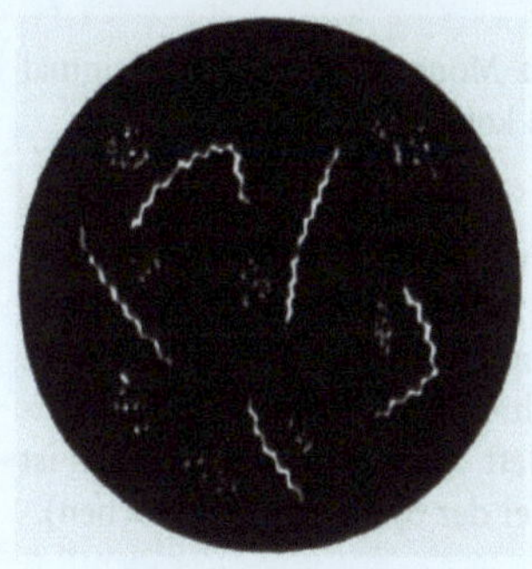

Abb. 32.2. Syphilis-Schnelldiagnostik. Durch Mischung der serösen Flüssigkeit der Primärläsion im Verhältnis 1:1 mit Chinatusche zeichnen sich auf dem lichtundurchlässigen Hintergrund die Syphilis-Spirochäten mit ihrer typischen Abknickbewegung ab

- Suchtests

  RPRC-Test (Rapid-Plasma-Reagin-Card-Test): Hierbei wird unverdünntes Patientenserum auf einer Testkarte mit kohlegebundenem Cardiolipin vermischt. Bei einer positiven Reaktion ist nach 10 min eine Präzipitation mit bloßem Auge abzulesen. Dieser Schnelltest muss durch eine treponemenspezifische Suchreaktion (s. unten) ergänzt werden. Der Test kann aufgrund einer früher durchgemachten Syphilis positiv ausfallen.

  TPHA-Test: Er ist am Ende der 3-wöchigen Inkubationszeit bereits positiv und in hohem Maße sensitiv und spezifisch. Trotzdem wird gefordert, ihn durch eine treponemenspezifische Reaktion zu bestätigen. Der Test kann aufgrund einer früher durchgemachten Syphilis positiv ausfallen.

- Bestätigungstest

  FTA-ABS-Test: Es werden hierbei treponemenspezifische Antikörper der IgG-Klasse nachgewiesen. Der Test kann aufgrund einer früher durchgemachten Syphilis falsch-positiv ausfallen.

- Test zur Behandlungsbedürftigkeit

  Die Beurteilung der Behandlungsbedürftigkeit erfolgt durch den VDRL-Test (Venereal-Disease-Research-Laboratory-Test). Dessen Titer steigen ab der 5. Woche an und fallen wenige Monate nach Ausheilung wieder ab. In Zweifelsfällen ist die Entscheidung zur Therapie vom 19 S-IgM-FTA-ABS-Test abhängig zu machen. Dieser kann jedoch trotz korrekter Therapie noch bis zu 2 Jahren reaktiv erhöht bleiben.

- Kontrollen nach Syphilisinfektion
  Jeder Patient sollte nach 3, 6 und 12 Monaten und jährlich einmal über 5 Jahre mittels des VDRL-Tests kontrolliert werden.

- **Ulcus molle (weicher Schanker)**
  Typisch ist das „Zeichen des doppelten Randes" mit einem äußeren, hellroten Entzündungsrand und einem inneren, schmal-gelblichen Nekrosestreifen. In 50% besteht eine einseitig-regionale, schmerzhafte Lymphadenitis. Im Unterschied zur Syphilis ist die Konsistenz des Ulcus molle weich und zudem nicht schmerzhaft. Auch die Inkubationszeit ist mit 3–14 Tagen wesentlich kürzer als bei der Syphilis (ca. 3 Wochen).
  - Mikroskopie
    Der Erreger Haemophilius ducreyi ist ein zartes gramnegatives Stäbchenbakterium mit abgerundeten Enden mit Neigung zur *Kettenbildung (Fischzugform,* Abb. 32.3). Um diese im Ausstrichpräparat zu erkennen, darf der Watteträger nur in einer Richtung ausgerollt werden. Es kann eine Schnellfärbung mit Methylenblau erfolgen. Zur Darstellung der Gramnegativität muss eine Gramfärbung (s. Befund 25) erfolgen.

- **Lymphogranuloma inguinale (klimatischer Bubo)**
  Diese auch als „vierte Geschlechtskrankheit" bezeichnete, terminologisch häufig mit dem Granuloma venereum verwechselte Erkrankung

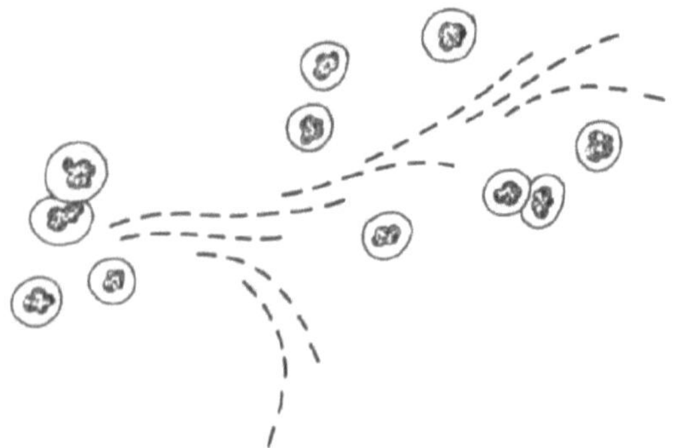

Abb. 32.3. Schnelldiagnostik der Ulcus molle. Der Erreger des weichen Schankers (Ulcus molle) ist Streptobacillus Ducreyi. Er bildet unter Beachtung der richtigen Materialapplikation auf den Objektträger (s. Text) eine fischzugähnliche Anordnung aus

ist in Mitteleuropa selten. Der Erreger ist ein sog. „großer Virus" der Chlamydiengruppe (Chlamydozoen), dessen mikroskopischer und kultureller Nachweis schwierig, unsicher und nur in Speziallaboratorien möglich ist. Diagnostisch entscheidend ist die typische Symptomatologie und die Serologie. Klinisch wird die kleine Primärläsion meist übersehen oder fehleingeschätzt. Nach 1–4 Wochen kommt es dann beim Mann zur charakteristischen, meist einseitigen *Lymphknotenschwellung (Bubo) der Leiste.* Diese ist groß, entzündlich mit der Haut verbacken und fistelt häufig.

- Serologie

  Ein Titeranstieg des Lymphogranuloma-Komplement-Bindungs-Tests auf das 4-fache ist gemeinsam mit der Klinik hochverdächtig.

- **Granuloma venereum „donovaniosis"**

  Sie wird als „fünfte Geschlechtskrankheit" bezeichnet und kommt hauptsächlich in den Tropen und den Südstaaten der USA vor. Der Erreger ist das Donovan-Bakterium. Anfangs zeigen sich kleine, schmerzlose Ulzerationen, die meist progredient zu großen Ulzera konfluieren. Die Abgrenzung zum Peniskarzinom gelingt meist nur histologisch.

  - Mikroskopie

    Am besten werden zerquetschte Gewebspartikel der Ulzerationen untersucht. Man erkennt in den gefärbten Präparaten (z. B. Schnellfärbung, Giemsafärbung) kokkenartige, von einer Kapsel umgebene Elemente, die meist haufenförmig im Zytoplasma von großen Makrophagen lagern. Die Kokken sind gramnegativ.

Therapie

Allgemeine Maßnahmen

- sexuelle Abstinenz (oder kondomgeschützter Verkehr),
- Partnerbehandlung,
- lokale Wundreinigung bei Genitalgeschwüren,
- Meldepflicht ohne Namensnennung (Syphilis, Gonorrhö, Ulcus molle, Lymphogranuloma inguinale).

Spezifische Therapie

- **Herpes-simplex-Infektion**
  - *Perorale Behandlung:* Aciclovir – 5-mal 200 mg/7 Tage,
  - *Intravenöse Behandlung:* Aciclovir – 3-mal 5 mg/kg KG/7 Tage.

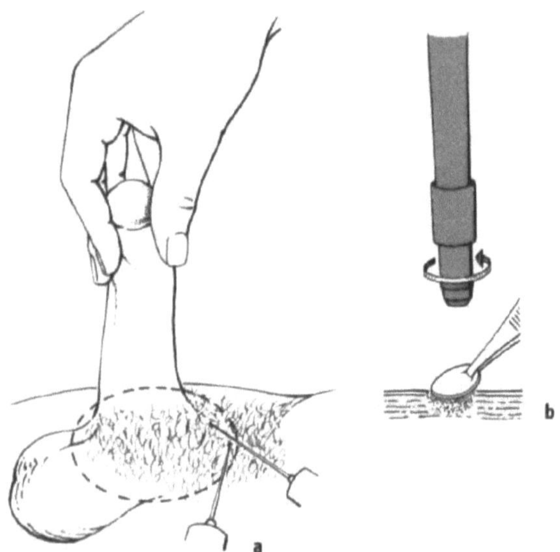

Abb. 32.4. a Penisblock-Lokalanästhesie. Zur diagnostischen Sicherung suspekter Penisveränderungen ist eine Biopsie obligat. Neben der unsicheren lokalen Schleimhautanästhesie mittels Sprays oder Salben wird häufig ein sog. Penisblock angewendet. Hierbei werden an der Penisbasis zirkulär subkutan ca. 10–20 ml Lidocain 1% ohne Vasokonstriktorenzusatz injiziert. **b** Hautbiopsie mit Einmalstanzen. Bei diesem dermatologischen Verfahren wird nach vorheriger Lokalanästhesie eine kommerziell erhältliche Einmalstanze mit einem variablen Durchmesse (3–7 mm) unter kreisender Bewegung in die Haut eingetrieben. Der hierdurch markierte Bezirk wird anschließend lateral mit einer Pinzette gefasst und an der Basis scharf abgetrennt. Zur Blutstillung reichen meist lokal komprimierende Kompressen

- **Condylomata acuminata**
  - Allgemein
    Partnerbehandlung, sexuelle Abstinenz oder Kondomschutz, tägliches Wechseln der Unterwäsche, Therapie lokal begünstigender Milienfaktoren (Phimose, Fistel, Mykose).
  - Ablative Therapie
    Exzision, Kryotherapie, Elektrokauterisation oder Laserbehandlung in Lokalanästhesie (sog. Penisblock, Abb. 32.4a). Alternativ können lokal ätzende bzw. antimitotische Substanzen wie Podophyllin verwandt werden.

Cave: Der Patient muss darüber aufgeklärt werden, dass nach 2 h eine gründliche Reinigung der Auftragsstelle mit Wasser erfolgen muss, da andernfalls tiefe Koagulationsnekrosen resultieren können.

- Imiquimod (Aldara)

  Imiquimod ist ein sog. „biologic response modifier". In Form einer 5%igen Creme ist die Substanz z.Z. zur Therapie genitaler und perianaler *externer* Condylomata acuminata zugelassen. Eine komplette Rückbildung der Läsionen wurde in einer plazebokontrollierten multizentrischen Studie bei 70% aller Frauen und bei ca. 35% der Männer erreicht. Die Behandlungsdauer bis zur kompletten Abheilung liegt im Regelfall 8–10 Wochen. Die Rezidivrate beträgt 13–19%. Die Anwendung ist als Primärtherapie oder als adjuvante Therapie nach ablativer Behandlung möglich. Im letzteren Fall sollte die Wundheilung jedoch abgewartet werden.

  Nebenwirkungen. Die häufigsten Nebenwirkungen sind Brennen, Juckreiz oder Schmerzen an der Auftragungsstelle bedingt durch die Induktion einer lokalen Entzündungsreaktion (Erythem, Erosion, Schuppung und Ödem). Diese Entzündungsreaktionen sollen mit der Heilungstendenz korrelieren und sich größtenteils unter laufender Therapie nach ca. 2 Wochen zurückbilden (Edwards et al. 1998). Systemische Nebenwirkungen sind nicht beschrieben.

  Praxis. Die Creme wird 3-mal wöchentlich vor dem Schlafengehen auf die Condylomata aufgetragen und über 6–10 h belassen. Danach wird sie mit einer milden Seife abgewaschen. Die Behandlung wird bis zur vollständigen Rückbildung der Läsionen durchgeführt, maximal jedoch für 16 Wochen.

- Adjuvante Interferontherapie

  Die Interferontherapie soll einen entscheidenden therapeutischen Gewinn hinsichtlich der hohen Rezidivrate darstellen. Meist wird Interferon-alpha angewendet. Die empfohlenen Dosierungen schwanken, häufig werden 1–1,5 Mio. Interferon-α I. E. s.c. einmal/Tag über eine Woche beginnend ab dem 1. postoperativen Tag verabreicht. Nach einem therapiefreien Intervall von jeweils 4 Wochen können ggf. weitere Zyklen durchgeführt werden. Cave: grippeähnliche Begleitsymptome mit 3-mal 500 mg Paracetamol behandeln, nicht mit Azetylsalizylsäure, da diese die Interferonwirkung aufhebt.

Bei kleinen Arealen werden neuerdings auch Interferongele lokal aufgetragen, kontrollierte Studien hinsichtlich der Erfolgsquote der Gele stehen jedoch noch aus.
Eine internationale, plazebokontrollierte Multicenterstudie mit systemischer Interferongabe bei 172 Patienten erbrachte entgegen allen bisherigen Resultaten an kleineren Kollektiven allerdings keinen therapeutischen Gewinn (Condylomata Study Group, 1991).

- **Ulcus molle**
  - Perorale Behandlung (nach GBGK 1992): Erythromycin 4-mal 500 mg, 7 Tage, oder Trimethoprim-Sulfamethoxazol 2-mal (160 mg/800 mg), 7 Tage.
  - Intramuskuläre Injektionsbehandlung (nach GBGK 1992): Ceftriaxon 0,25 g einmalig

- **Syphilis**
  - Standardtherapie
    Penicillin G oder Clemizol-Penicillin G: 1 Mio. I. E. i.m./Tag über 10–14 Tage (bei Spätsyphilis 21 Tage) oder
    Benzathin-Penicillin G (z.B. Tardocillin 1200): 2,4 Mio. I. E. i.m. am 1. und 7. Behandlungstag (bei Spätsyphilis zusätzlich am 14. Tag).
  - Bei fraglicher Penizillinallergie
    Erythromycinstearat: 4-mal 500 mg/Tag oral über 15 Tage (bei Spätsyphilis 30 Tage).
  - Doxycyclin: 1. Tag 200 mg, danach 100 mg/Tag oral über 14 Tage (bei Spätsyphilis 21 Tage).

- **Lymphogranuloma inguinale**
  Perorale Behandlung (nach GBGK 1992): Doxycyclin 2-mal 100 mg, 14 Tage oder
  - Tetracyclin-HCl 4-mal 500 mg, 14 Tage

  Häufig muss eine chirurgische Fistelexstirpation erfolgen.

- **Granuloma „donovaniosis" (venereum)**
  - Perorale Behandlung (nach GBGK 1992):
    - Trimethoprim-Sulfamethoxazol 2-mal (80 mg/400 mg)/Tag, 14 Tage,

- Doxycyclin 2-mal 100 mg/Tag, 14 Tage, in Kombination mit Strepto-mycin 1 g i.m. einmal/Tag über 14 Tage,
- Tetrazyclin-HCl 4-mal 500 mg/Tag 14 Tage, in Kombination mit Streptomycin 1 g i.m. einmal/Tag über 14 Tage.
- Die Behandlungsdauer richtet sich nach dem klinischen Verlauf. Eine Weiterbehandlung bis zur vollständigen Abheilung der Läsionen ist anzuraten. Es sollten auch die Sexualpartner untersucht werden.

Literatur

Condylomata Study Group (1991). JAMA 265 (20): 2684
Edwards L et al. (1998). Arch Dermatol 134: 25–30
GBGK, Deutsche Gesellschaft zur Bekämpfung der Geschlechtskrankheiten e.V. (1992). Richtlinien 1992 zur Diagnostik und Therapie von sexuell übertragbaren Krankheiten
McDougal WS et al. (1986). J Urol 136: 38
Roth S et al. (1991). Urologe [A] 30: 10

BEFUND 33 Hydrocele testis: Operation oder Sklerosierung?

Bei der Hydrocele testis handelt es sich um eine Ansammlung von Flüssigkeit im Cavum serosum testis, d.h. zwischen dem parietalen und dem viszeralen Blatt der Tunica vaginalis testis. Meist liegt ein unilateraler oder unilateral betonter Befund vor. Die *angeborene Hydrocele testis* entsteht durch einen *offen verbliebenen Processus vaginalis testis* und ist die häufigste Ursache von Hydrozelen im Kindesalter. Bei Erwachsenen kommen überwiegend *erworbene Hydrozelen* vor. Meist handelt es sich um sog. *„idiopathische" Hydrozelen*, deren Ursache ungeklärt ist: Es besteht ein Missverhältnis zwischen Sekretion und Resorption der Flüssigkeit im Cavum serosum testis. Nur in der Minderzahl der Fälle ist eine Ursache ermittelbar, z.B. nach einer Epidydimitis, Torsion oder in Zusammenhang mit einem Hodentumor.

Urologische Diagnostik

Zunächst erfolgt die *bimanuelle Palpation* des Skrotums und seines Inhalts. Durch große Hydrozelen kann sich der Hoden der Palpation entziehen. Die *Sonografie* des Skrotalinhalts (mit 7,5–10 MHz) ist neben der Palpation die wichtigste Untersuchung. Sie erlaubt die typische Darstellung der echofreien Hydrozelenflüssigkeit und die Darstellung des Hodens (Tumorausschluss). Die *Diaphanoskopie* ist eine einfache klinische Methode, reicht jedoch zum sicheren Tumorausschluss nicht aus. Bei offenem Processus vaginalis kann die Flüssigkeit manchmal in die Bauchhöhle ausgedrückt werden und die Eltern berichten häufig über eine abendlich vermehrte Füllung der Hydrozele. Bei Verdacht auf einen offenen Prozessus erfolgt die operative Therapie von inguinal, ansonsten über einen skrotalen Zugang.

Therapie

- **Offener Processus vaginalis testis**
  Die Therapie erfolgt operativ. Im 1. Lebensjahr sollte jedoch zunächst abgewartet werden, da es häufig noch zu einem Spontanverschluss des Prozessus kommt. Eine Operation im 1. Lebensjahr ist daher nur

bei zusätzlichem Vorliegen einer Leistenhernie erforderlich. Über eine inguinale Inzision wird der Processus vaginalis unter Versorgung eines evtl. vorhandenen Bruchsacks am inneren Leistenring ligiert. Das parietale Blatt des Processus vaginalis wird inzidiert und evtl. nach von Bergmann reseziert oder nach Winkelmann umgeschlagen, so dass die seröse Fläche evertiert ist. Der kindliche Hoden sollte im Skrotum pexiert werden (Müller 1986).

- **Erworbene Hydrozele**
  Bei Verdacht auf einen Hodentumor oder eine Leistenhernie ist selbstverständlich eine inguinale Freilegung erforderlich. Ansonsten kommen entweder Operationen über einen skrotalen Zugang oder Punktionen mit Sklerosierung in Frage.

Operative Therapie

Sehr verbreitet ist die Operation nach Lord. Die Hodenhüllen werden ohne weite Präparation gespalten, danach kulissenartig gerafft und am Hoden im Bereich des Übergangs zwischen parietalem und viszeralem Blatt wie ein „Kranz" fixiert. Die Verfahren nach von Bergmann (Resektion der Hodenhüllen) bzw. nach Winkelmann (Umschlagen der Hodenhüllen mit Evertierung der Serosa) sind etwas risikoreicher bzgl. der Gefäßversorgung des Hodens.

Punktions- und Sklerosierungstherapie

Die alleinige Punktionsbehandlung von Hydrozelen ist bei einer Rezidivrate von 86% kritisch zu bewerten (Roosen 1991). Erfolgreicher ist ein Vorgehen bei gleichzeitiger Instillation eines Sklerosierungsmittels in das Cavum serosum testis. Das Vorgehen wurde in mehreren Studien untersucht. Unabhängig vom verwendeten Sklerosans war jedoch teilweise eine 3- bis 4-malige Therapie bis zum dauerhaften Erfolg notwendig.

- Kontraindikationen bestehen bei (nach Hüter u. Roth 1996):
  - Kinderwunsch,
  - offenem Processus vaginalis testis,
  - ispilateraler Leistenhernie,
  - Hodentumorverdacht,
  - chronischer Hodeninfektion (z.B. Verdacht auf Tbc),
  - ispilateraler Epidydimitis innerhalb der letzten 6 Monate,
  - blutigem Aspirat bei der Punktion.

Tabelle 33.1. Sklerosierungstherapie der Hydrocele testis

Sklerosans	Praktische Anwendung
Polidocanol 3,0%[a] z. B. Äthoxysklerol 3,0% + 2 ml Aqua dest.	Ablassen der Hydrozele über die Venenkanüle, Sklerosans + 5 ml Lidocainlösung 2%, Instillation der 7-ml-Lösung, Entfernung der Kanüle
Tetrazyklin[a] z. B. 500 mg Doxycyclin, (z. B. Vibramycin) + 2 ml Aqua dest.	Ablassen der Hydrozele über die Venenkanüle, Sklerosans + 5 ml Lidocainlösung 2%, Instillation der 7-ml-Lösung, Entfernung der Kanüle
Natrium-Tetradecylsulfat 3%[b] (Auslandsapotheke)	Ablassen der Hydrozele über die Venenkanüle, sterile NaCl-Lösung (Hälfte der Hydrozelenmenge) + 2 ml (<150 ml Hydrozele) bzw. 4 ml (>150 ml Hydrozele) Natrium-Tetradecylsulfat 3% Lsg., Instillation der Flüssigkeit, erneutes Auspressen des Skrotums, Entfernung der Kanüle

[a] Nach Daehlin 1997,
[b] nach Fracchia 1998. Daehlin et al. (1997) verglichen Sklerosierungen mit 2 ml Polidocanol vs. 2 ml Tetrazyklinlösung. Das Tetrazyklin war zwar effektiver (rezidivfrei nach 9 Monaten: Tetrazyklingruppe 74%, Polidocanolgruppe: 41%), führte jedoch zu deutlich mehr *Schmerzen* in den ersten 3 Tagen (Schmerzen am 1. Tag: 18/22 Patienten in der Tetrazyklingruppe vs. 2/22% in der Polidocanolgruppe). Daher ist für die Autoren das Polidocanol das Mittel der 1. Wahl (Daehlin 1997). Fracchia et al. (1998) erzielten eine 61%ige Erfolgsrate unter Verwendung von Natrium-Tetradecylsulfat 3%, das aus der Varizensklerosierung bekannt ist. Die Sklerosierung wurde höchstens 2-mal durchgeführt. Die Therapie sei gut toleriert worden. In 3 Fällen kam es vorübergehend zu Fieber. 11 Hydrozelen wurden mit der 1. Sklerosierung geheilt. In 20 Fällen war eine weitere Sklerosierung innerhalb von 6 Monaten zur Heilung erforderlich. 3 Therapieversager ließen keine weitere Sklerosierung durchführen. 17 Patienten waren auch nach 2 Sklerosierungen nicht geheilt. Operieren ließen sich schließlich lediglich 4 Patienten (!)

Die Wahl des geeigneten Sklerosans ist umstritten (s. Tabelle 33.1) Geprüft wurden u. a. Tetrazykline 10%, Polidocanol 0,5–4%, Ethanolaminoleat 5%, Phenol 2,5% und Antazoline 5% und Natrium-Tetradecylsulfat 3% (Fracchia 1998; Hüter 1996).

- **Praxis**

  Die Hydrozele wird mit einer Venenverweilkanüle unter sorgfältiger Schonung der Hodens und seiner Gefäße punktiert. Nach Ablassen der Hydrozelenflüssigkeit erfolgt die Instillation des Sklerosans. Gegebenenfalls ist die zusätzliche Instillation eines Lokalanästhetikums für die Analgesie in den ersten Stunden ratsam (Tabelle 33.1). Empfehlenswert ist das Tragen eines Suspensoriums für mindestens 2 Tage.

Operation oder Sklerosierung?

Nach abgeschlossener Familienplanung ist die ambulante Sklerosierungstherapie eine mögliche und sehr kostengünstige Therapieoption ohne Narkoserisiko. Fallweise sind allerdings bis zu 4 Behandlungen erforderlich. Nach einer Sklerosierungstherapie können nicht unerhebliche Schmerzen auftreten, die für einige Tage bestehen bleiben. Der wesentliche Vorteil der operativen Therapie ist, dass Rezidive kaum auftreten. Postoperative Ödeme (10–90%) oder Hämatome (10–20%) und die Notwendigkeit einer Narkose sind die wesentlichen Nachteile einer Operation. Welches Vorgehen letztendlich zur Anwendung kommt, sollten Patient und Urologe nach individuellen Kriterien entscheiden.

Literatur

Daehlin et al. (1997). Br J Urol 80: 468
Fracchia JA (1998). J Urol 159: 864
Hüter K, Roth S (1996). Urologe B 36: 360
Müller SC (1986). Hydrocele. In: Hohenfellner et al. Kinderurologie in Klinik und Praxis. Thieme, Stuttgart, S 518
Roosen JU (1991). J Urol 168: 404

ONKOLOGIE

BEFUNDE 34–40

BEFUND 34 Renale Raumforderung – Differentialdiagnose

Allgemeine Einordnung

Seit der Einführung von Sonografie, Computertomografie und Kernspintomografie werden die meisten renalen Raumforderungen als Zufallsbefunde im Rahmen bildgebender Diagnostik entdeckt, ohne dass sie Symptome verursachen. Auch das Nierenzellkarzinom – die häufigste solide Raumforderung der Niere – ist meist ein Zufallsbefund. Die klassische Symptomtrias mit tastbarem Oberbauchtumor, Hämaturie und Flankenschmerz tritt nur noch bei einem Bruchteil der Betroffenen als wegweisender Erstbefund auf.

Die Sonografie erlaubt meist bereits eine Differenzierung zwischen zystischer bzw. solider Raumforderung. Der Sonografie kommt somit eine wichtige Weichenfunktion zu: Einfache Nierenzysten sind in der Regel benigne, hingegen entsprechen ca. 90% der soliden Raumforderungen der Niere malignen Tumoren (Wolf 1998).

Das Ausscheidungsurogramm, evtl. ergänzt durch Schichtaufnahmen, liefert nach wie vor wertvolle Informationen über Konturunregelmäßigkeiten der Niere, Verdrängung oder Füllungsdefekte des Hohlsystems. Je nach Lokalisation der Raumforderung ist u. U. eine Verlagerung der Niere erkennbar. Darüber hinaus lässt sich die Funktionstüchtigkeit der gegenseitigem Niere abschätzen.

Die invasiven angiografischen Verfahren (z. B. digitale Substraktionsangiografie, DSA) sind nur im Ausnahmefall zu Diagnosestellung oder Operationsplanung (z. B. Nierenteilresektion) erforderlich.

Diagnostische Biopsie?

Die perkutane Feinnadelbiopsie einer tumorverdächtigen Raumforderung hat nur eine eingeschränkte Aussagekraft. In entsprechenden klinischen Situationen liegt aufgrund der hohen Sensitivität und Spezifität der Bildgebung ein hochgradiger Tumorverdacht vor. Der sog. negative Vorhersagewert der Feinnadelbiopsie liegt jedoch nur bei 63–80% (Dechet 1997; Wolf 1998): Auch bei einem „negativem" Ausfall der Biopsie wird kein sicherer Tumorausschluss erreicht. Über eine Tumorzellverschleppung und Stichkanalmetastasen wurde berichtet (Wehle 1986). In diagnostischen Zweifelsfällen ist daher anstelle einer Feinnadelbiopsie eine operative Nierenfreilegung ggfs. mit Tumorexzision und Schnellschnittuntersuchung indiziert.

Mögliche Indikationen zur Biopsie anstelle einer primären operativen Freilegung bestehen in 2 Situationen:

- Bei Verdacht auf ein malignes Lymphom.
- Im Falle einer vorbestehenden malignen Grunderkrankung. In dieser Situation entsprechen multiple renale Raumforderungen in der Regel renalen Metastasen. Bei einer solitären Raumforderung kann die Biopsie ggf. eine Klärung zwischen solitärer Metastase oder renalem Zweitmalignom erbringen. Handelt es sich um eine Metastase, kann dem Patienten in der Regel eine Nephrektomie erspart werden (Wolf 1998).

Zystische Raumforderungen der Niere

Einfache Zyste

Einfache Zysten treten bei ca. 1/3 der über 50-Jährigen auf (Wolf 1998). Einfache Zysten sind glatt konturiert, meist rund, haben keine Binnenechos, eine dorsale Schallverstärkung und keine Septen. Maligne Entartungen sind sehr selten. Die sonografische Abklärung und die Verlaufskontrolle sind in der Regel ausreichend. In Zweifelsfällen ist die Computertomografie z.Z. die Methode der Wahl (CT-Kriterien für einfache Zyste: 0–20 Houndsfield-Einheiten, kein Enhancement bei KM-Gabe – *Cave:* Partialvolumeneffekt).

Komplizierte Nierenzyste

Zystische Raumforderungen mit dicker Wand, Septen, Kalzifikationen und Binnenechos können eingebluteten, infizierten oder organisierten Zysten entsprechen, aber auch malignen Tumoren (z.B. Zystenkarzinom). Häufig ist eine computertomografische Abklärung erforderlich. Eine bioptische Abklärung bei Tumorverdacht ist wegen des Risikos von Stichkanalmetastasen und des geringen diagnostischen Aussagewerts nicht indiziert (Wolf 1998). Je nach Befund sind eine sonografische und computertomografische Verlaufskontrolle oder eine operative Freilegung erforderlich. Wegen der erhöhten Wahrscheinlichkeit für ein Malignom sollte bei der von-Hippel-Lindau-Krankheit, tuberöser Sklerose und nach langjähriger Hämodialyse (Risiko für Nierenzellkarzinom 1–2%) die Abklärung besonders sorgfältig erfolgen.

Solide Raumforderungen der Niere

Etwa 90% der soliden Raumforderungen entsprechen malignen Tumoren. An benignen soliden Raumforderungen können außer Angiomyolipomen und der xanthogranulomatösen Pyelonephritis Niereninfarkte, Formanomalien und Nierenbuckel vorkommen.

Nierenzellkarzinom

Die Computertomografie ist nützlich bei der Differenzierung der Tumorstadien T1–2 und T3a–4. Gefäßdarstellende Verfahren bleiben der nierenerhaltenden Operationsplanung oder therapeutischen Embolisation vorbehalten. Zur Abklärung eines Tumorthrombus liefert die Kernspintomografie Informationen, die eine Kavografie oft überflüssig machen. Darüber hinaus ist sie zur Beurteilung eines organüberschreitenden Wachstums nützlich. Bei einer Kontrastmittelunverträglichkeit ist sie die Methode der Wahl (McClennan 1991).

Nierenbeckenkarzinom

Die Abgrenzung zum Nierenzellkarzinom gelingt meist mit Hilfe der Ausscheidungsurographiie und ggf. der retrograden Pyelographieie bzw. Pyeloskopie und der Lavagezytologie. Im Zweifelsfall ist eine intraoperative Untersuchung erforderlich, da im Falle eines Nierenbeckentumors eine Ureterektomie mit Blasenmanschette erforderlich ist (s. Befund 37).

Adenom oder Onkozytom

Die Abgrenzung eines Adenomes oder Onkozytomes von einem Nierenzellkarzinom erfolgt sowohl durch die Tumorgröße als auch durch die Tumorhistologie. Eine sichere Differenzierung allein mit bildgebenden Verfahren ist nicht möglich. Die feinnadelbioptische Punktion ergibt nicht die notwendige onkologische Sicherheit und birgt das Risiko von Stichkanalmetastasen. In der Regel muss eine histologische Klärung per Nierenfreilegung erfolgen. Eine intraoperative Schnellschnittuntersuchung zur Entscheidung für eine organerhaltende Resektion ist sinnvoll.

Metastasen

Multiple renale Raumforderungen bei bekanntem extrarenalem Primärtumor entsprechen zumeist Metastasen. Liegt nur eine solitäre Raumforderung vor, kann in Abhängigkeit von der klinischen Situation eine Feinnadelbiopsie zur Klärung gerechtfertigt sein.

Lymphome

Beim Verdacht auf ein renales Lymphom ist eine Feinnadelbiopsie gerechtfertigt, da in diesem Fall grundsätzlich eine nichtchirurgische, systemische Therapie zur Anwendung kommt.

Angiomyolipom

Bei hohem Fettanteil des Angiomyolipoms finden sich typische hypodense Bezirke in der Computertomografie (weniger als –10 Houndsfield-Einheiten). Sonografisch bietet sich das typische Bild einer hyperdensen Raumforderung. Gelingt die Diagnosestellung nicht, sollte vor allem bei Befunden über 3 cm Größe eine operative Abklärung mit Schnellschnittuntersuchung erfolgen.

Xanthogranulomatöse Pyelonephritis

Trotz eines häufig multifokalen und kleinherdigen Befalles der stets einseitig (Schubert 1984) betroffenen Niere ist aufgrund der tumorartigen Entzündungsform nicht immer die Diagnose mit bildgebenden Verfahren zu stellen, sondern u. U. erst histologisch am Nephrektomiepräparat (Ubrig 1996).

Nebennierentumor

Nebennierentumoren bereiten diagnostische Schwierigkeiten, wenn sie mit bildgebenden Verfahren nicht von der Niere abzugrenzen sind. Im Vergleich zum Nierenzellkarzinom kommen sie selten vor. Sie können zu einer Kaudalverlagerung der Niere führen. Bei einem Phäochromozytom helfen laborchemische Untersuchungen (Meta-/Normetanephrin u. Vanillinmandelsäure im 24-h-Urin; Plasmakatecholamine, s. Befund 45). Mit ^{131}I-Metajodobenzylguanidin (MIBG) ist ganzkörperszintigrafisch die Lokalisationsdiagnostik auch multipler Phäochromozytome möglich (Beierwaltes 1985).

Literatur

Beierwaltes WH (1985). J Urol 134: 105
Dechet CB (1997). J Urol 157: 326; abstract 1273
McClennan BL (1991). Cancer 67: 1199–1208
Schubert GE (1984). Niere und ableitende Harnwege. In: Remmele W (Hrsg) Pathologie. Springer, Berlin Heidelberg New York, S 53
Steinbach F (1992). Urologe [A] 31/l: W1–W10
Ubrig B (1996). Akt Urol 27: 349
Wehle MJ (1986). J Urol 136: 446
Wolf JS (1998). J Urol 159: 1120–1133

BEFUND 35 Nierenzellkarzinom

Allgemeine Einordnung

Das Nierenzellkarzinom kommt am häufigsten im 5. und 6. Lebensjahrzehnt vor. In der Regel handelt es sich um maligne entartete Epithelzellen des proximalen Tubulus. Männer sind doppelt so häufig betroffen wie Frauen. Maligne Nierentumoren machen ca. 1% aller malignen Tumoren aus. Ein bilaterales Auftreten – gleichzeitig oder metachron – kommt bei 2% aller Patienten vor. Die Ätiologie ist unklar. Zu Risikofaktoren und -gruppen s. Tabelle 35.1.

Der überwiegende Teil der heute diagnostizierten Nierentumoren sind Zufallsbefunde z. B. im Rahmen einer sonografischen oder computertomografischen Routineuntersuchung. Die klassische Symptomtrias mit Flankenschmerz, Hämaturie und palpablem Tumor spricht für einen fortgeschrittenen Tumor und besteht in weniger als 10% aller Fälle. Eine Hyperkalzämie findet sich bei ca. 10% aller Patienten (nicht nur bei ossären Filiae), ein arterieller Hypertonus bei 30%. Beim Staufer-Syndrom liegen eine Leberdysfunktion und evtl. hepatische Nekrosen vor, die nicht durch Leberfiliae bedingt sind. Kommt es nach der Tumornephrektomie zu einer Rückbildung der hepatischen Dysfunktion, ist dies als günstiges Zeichen zu werten.

Diagnostik

Eine allgemeine Früherkennungsuntersuchung ist z. Z. nicht etabliert, ist aber zumindest für Risikogruppen erwägenswert (s. Tabelle 35.1). Etwa 80% aller soliden Raumforderungen der Niere sind Nierenzellkarzinome. Aufgrund der Genauigkeit der bildgebenden Diagnostik erfolgt die Tumornephrektomie in der Regel ohne vorherige histologische Sicherung. In seltenen Zweifelsfällen ist ein intraoperativer Schnellschnitt erforderlich. Gutartige solide Läsionen wie Angiomyolipome, xanthogranulomatöse Pyelonephritis, Niereninfarkt und morphologische Anomalien (Nierenbuckel, fetale Lappung usw.) können mittels Computertomografie, Sonografie, i.v.-Urogramm und Klinik in der Regel abgegrenzt werden. In Zweifelsfällen ist jedoch grundsätzlich eine operative Nieren-

Tabelle 35.1. Risiko für ein Nierenzellkarzinom. Als weitere Risikofaktoren gelten Übergewicht, die langjährige Einnahme von Analgetika und Diuretika, Rauchen, die Exposition gegenüber Cadmium und Blei. Beim „von-Hippel-Lindau-Syndrom" (1:36000 Geburten) treten Nierenzellkarzinome gehäuft und oftmals bilateral und multifokal auf. 30% dieser Patienten versterben am Nierenzellkarzinom. Das Risiko nach einem Nierenzellkarzinom ein 2. Karzinom in der Gegenniere zu entwickeln beträgt 2%. Für die obengenannten Risikogruppen ist eine systematische Früherkennungsuntersuchung z. B. per Sonografie zu erwägen

Familienanamnese eines Nierenzellkarzinoms	bis 10%
Chronische Niereninsuffizienz (v. a. erworbene zystische Nephropathie)	1–2%
Von-Hippel-Lindau-Syndrom	45%
Tuberöse Sklerose	bis 10%
Karzinom in der kontralateralen Niere (synchron oder metachron)	2%

freilegung evtl. mit intraoperativer Schnellschnittuntersuchung erforderlich. Die diagnostische Abklärung einer sog. komplizierten Zyste (verdickte Wand, Septierung, unregelmäßige Begrenzung) ist schwierig. Hier ist abhängig vom Befund und individuellen Faktoren zu entscheiden, ob eine Überwachung mittels Bildgebung oder eine operative Freilegung indiziert sind.

Ausbreitungsdiagnostik

Das Nierenzellkarzinom neigt zum Einbruch in die Nierenvene. Ein Tumorzapfen kommt in bis zu 30% der Fälle vor. Eine sog. „symptomatische" Varikozele entsteht durch die Verlegung des venösen Einstroms der V. testicularis durch einen Tumorzapfen. Vor allem bei rechtsseitigen Tumoren kann sich der Tumorzapfen bis in die V. cava inferior und u. U. bis in den rechten Herzvorhof ausdehnen (s. Abb. 35.2). Das Nierenzellkarzinom metastasiert vor allem in die regionalen Lymphknoten, das Skelett, die Lunge, die Leber und in das ZNS (Diagnostik s. Tabelle 35.2).

Tabelle 35.2. Ausbreitungsdiagnostik beim Nierenzellkarzinom

Basisdiagnostik	• Laborscreening incl. Leberenzyme, AP, Serumkreatinin • Urinstatus, -sediment (Hämaturie?) • Sonografie Abdomen (Lymphome?, Leberfiliae?, Tumorzapfen?) • CT-Abdomen, bei Kontrastmittelallergie oder Niereninsuffizienz MRT • Röntgen-Thorax (Lungenfiliae?)
Fakultative Diagnostik	• AUG (DD zum Urothel-Ca bei Hämaturie, Funktion, Ausscheidungs- und Abflussverhältnisse der Gegenniere?) • Verdacht auf ossäre Filiae (z. B. bei Knochenschmerzen, AP ↑) → Skelettszintigramm • Tumorzapfen → ggf. MRT • Geplante Tumorenukleation oder Nierenteilresektion → Angiografie • Verdacht auf zerebrale Filiae → Schädel-CT

Prognose

Tabelle 35.3 informiert über die 5-Jahresüberlebensraten bei stadiengerechter Therapie. Bei organbegrenzten Tumoren beträgt die 5-Jahresüberlebensrate nach der Tumornephrektomie 70%. Eine Tumorgröße über 10 cm ist prognostisch ungünstig. Das Nierenzellkarzinom hat insgesamt einen schlecht vorhersagbaren Verlauf. Auch kleine Tumoren können zu einer raschen und ausgedehnten Metastasierung führen. Das Staging erfolgt nach dem TNM-System. Die *makroskopische* Ausdehnung in die Nierenvene bzw. V. cava scheint keinen unabhängigen Prognosefaktor darzustellen. Bei kompletter Kavazapfenresektion und ohne Metastasen wurden 5-Jahresüberlebensraten von 47–69% berichtet. Dagegen hat sich die *mikroskopisch* erkennbare Veneninfiltration („V1") bei organbegrenzten Tumoren ohne makroskopischen Veneneinbruch als Prognosefaktor etabliert: Das Progressrisiko bei organbegrenzten Tumoren (T1/T2, pN0, M0) beträgt bis 5% im 1. postoperativen Jahr (van Poppel 1997).

Tabelle 35.3. Tumorstadium und Prognose beim Nierenzellkarzinom. (Nach Staehler 1997)

Tumorstadium	5-Jahresüberleben [%]
T1 pNo M0	95
T2 pN0 M0	83
T3a pN0 M0	58
T4	16[a]
N+	20[b]
Tx M+	8[c]

[a] Mittl. Überleben 1,5 Jahre.
[b] Metastasengröße >5 cm: mittleres Überleben 6 Monate.
[c] 7-Jahresüberleben: 0%

Operative Therapie

Tumornephrektomie

Die Standardtherapie und einzige Therapie mit kurativem Ansatz ist die radikale Tumornephrektomie unter Einschluss des proximalen Harnleiters, des perirenalen Fetts, der Gerota-Faszie und der regionalen Lymphknoten. Jüngeren Untersuchungen zufolge ist eine Adrenalektomie nur bei Oberpoltumoren und bei suspekten Befunden (z.B. CT) der Nebenniere erforderlich.

Die onkologische Wirksamkeit einer ispilateralen Adrenalektomie ist nicht durch Studien erwiesen (Sandock 1997). Früher wurde sie obligat gefordert wegen ipsilateraler Nebennierenmetastasen und der evtl. höheren Radikalität durch die Entfernung der entsprechenden Anteile der Gerota-Faszie. Ipsilaterale Nebennierenmetastasen treten in 4% der Fälle auf, 2/3 davon bei Oberpoltumoren.

Für eine komplette regionale Lymphadenektomie ließ sich bisher ebenfalls kein onkologischer Vorteil nachweisen. Eine wirksame adjuvante Therapie existiert z.Z. nicht.

Organerhaltende Nierentumorchirurgie

Bei der organerhaltenden Operation erfolgt die Resektion des Tumors im Gesunden unter Belassung funktionstüchtiger, unbefallener Anteile der Niere (Abb. 35.1). Unbedingt sollte eine Exzisionsresektion mit Sicherheitsabstand durchgeführt werden, da die Pseudokapsel des Tumors

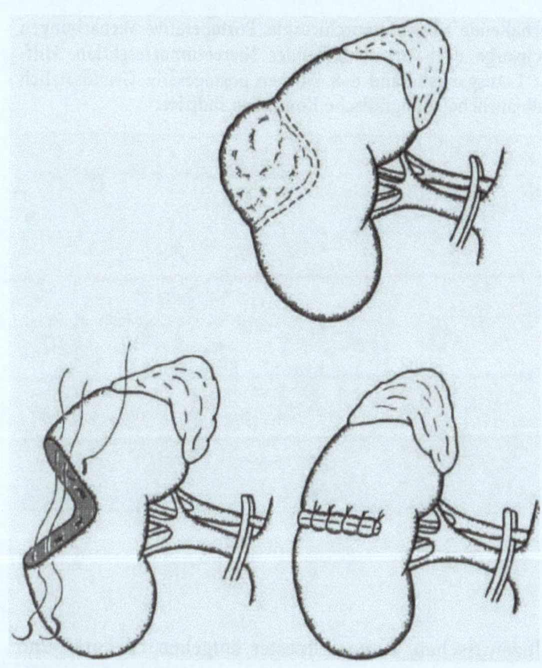

Abb. 35.1. Nierenteilresektion bzw. Tumorexzision

häufig tumorbefallen ist und bei reiner Enukleation eine R-1-Resektion droht. In der Regel ist eine Resektion in warmer Ischämie (Resektionszeit max. 30 min) oder mittels In-situ-Perfusion und lokaler Hypothermie möglich. Die Work-Bench-Chirurgie mit Autotransplantation ist auch in Zentren die seltene Ausnahme.

Lokalrezidive stellen das z.Z. wichtigste Problem dar. Insgesamt treten sie in bis zu 12% der Fälle nach organerhaltender Chirurgie auf. Die Anzahl der Spätrezidive nach Ablauf von 5 Jahren lässt sich aufgrund der unzureichenden Nachbeobachtungszeiten bisher nicht endgültig abschätzen.

Ursachen eines Rezidivs können eine inkomplette Resektion des betreffenden Tumors oder in der Restniere belassene zusätzliche Tumorzellnester sein. Diese in 16–30% der Tumornieren vorhandenen multi-

Tabelle 35.4. Organerhaltende Nierentumorchirurgie. Postoperative Vernarbungen erschweren die Nachsorge nach organerhaltender Nierentumorresektion. Hilfreich ist daher ein CT-Ausgangsbefund 6–8 Wochen postoperativ. Grundsätzlich sind unbefristete halbjährliche sonografische Kontrollen indiziert

Risiko für Lokalrezidive nach Organerhalt	Bis zu 12%
Risiko für ein späteres (metachrones) Ca in der Gegenniere	2%
Nachsorgestrategie	CT-Ausgangsbefund 6–8 Wochen postoperativ Sonografie 6-monatlich „Cleveland-Schema" (Hafez et al. 1997) zur Nachsorge nach organerhaltender Resektion. pT1: keine weiteren Maßnahmen, pT2: Rö-Thorax jährlich; CT-Abdomen alle 2 Jahre, pT3: in den ersten 2 Jahren CT-Abdomen alle 6 Monate, sonst wie pT2

fokalen bzw. multizentrischen Tumorzellnester entgehen der prä- und intraoperativen Diagnostik (Brkovic 1997; Hafez 1997). Neue Daten zeigen eine Zunahme von Satellitentumoren ab einer Tumorgröße von 2 cm (Schlichter 1998).

Bei *imperativer Indikation* kann ein Nierenteilerhalt heute in 95% der Fälle gelingen. Es werden tumorspezifische 5-Jahresüberlebensraten von 80% erzielt. Bei gesunder Gegenniere (*elektive Indikation*) bleibt die radikale Tumornephrektomie „state of the art". Für einen Organerhalt eignen sich vor allem jüngere Patienten mit kleinen, peripheren G1-/G2-Tumoren. Es werden 5-Jahresüberlebensraten von 90–100% erreicht. Ausreichende Langzeitbeobachtungen stehen in dieser Patientengruppe noch aus. Eine langjährige Überwachung der Patienten mittels CT ist erforderlich (>10 Jahre, s. Tabelle 35.4).

Risikoadaptierte Indikation zur organerhaltenden Resektion

- **„Imperative" Indikation**: bilaterale Nierenzellkarzinome; Karzinome in anatomischen oder funktionellen Einzelnieren; eingeschränkte Nierenfunktion und drohende Dialysepflicht nach Nephrektomie
- **Relative Indikation**: (künftig drohende Niereninsuffizienz); nicht einstellbarer arterieller Hypertonus; schlecht eingestellter Diabetes mellitus; Nierenarterienstenose in der gesunden Niere; von-Hippel-Lindau-Syndrom usw.
- **Elektive Indikation**: kleiner, günstig gelegener Tumor bei gesunder Gegenniere

Kavazapfen

4–10% der Patienten weisen einen Tumorzapfen in der V. cava inferior auf (Abb. 35.2 u. Tabelle 35.5). Überwiegend handelt es sich um rechtsseitige Nierentumoren wegen der kürzeren V. renalis. Nach Tumornephrektomie und kompletter Resektion des Zapfens beträgt die 5-Jahresüberlebensrate 40–50%. Vorraussetzung ist allerdings, dass keine Metastasen vorliegen. Entscheidend für die Prognose scheint nicht die Höhe des Tumorzapfens, sondern der Lymphknotenstatus zu sein. Die perioperative Mortalität liegt bei 7–17% (Staehler 1997). Daher ist eine gründliche präoperative Abklärung der OP-Fähigkeit und der Ausschluss einer Fernmetastasierung erforderlich, um eine gute Selektion geeigneter Patienten zu erreichen.

Tabelle 35.5. Stadien des V.-kava-Zapfens. (Nach Staehler 1997)

Stadium	Höhe des Cavazapfens	LK- oder Fernmetastasen
I	Mündungsbereich der Nierenvene bis 5 cm	23%
II	Unterhalb der Leberveneneinmündung	
III	Lebervenenmündung bis zum Zwerchfell	33%
IV	Rechter Vorhof	37%

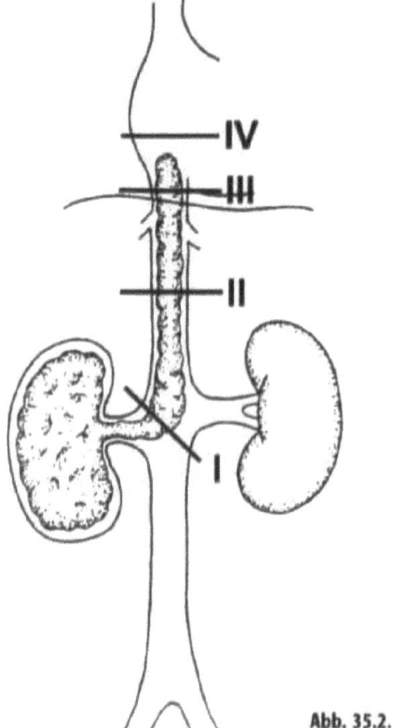

Abb. 35.2. Stadien des V.-cava-Tumorzapfens. (Nach Staehler 1997)

Spezielle Diagnostik bei Kavazapfen
- Farbduplexsonografie der V. cava inferior
- Kernspintomografie (MRT)
- Transösophageale Echokardiografie (Unterscheidung Stadium III gegen IV)

In den Stadien I und II entspricht die operativ-technische und personelle Ausstattung weitgehend der üblichen Tumornephrektomie. In den Stadien III und IV müssen jedoch eine Sternotomie und ggf. die Hinzuziehung von Abdominal- und Herz-Thorax-Chirurgen sowie eine extrakoporale Zirkulation in die OP-Planung einbezogen werden. Daher sollte mit der präoperativen Bildgebung genau zwischen Stadium II und III (MRT) bzw. III und IV (transösophageale Echokardiografie) unterschieden werden. Bei 1% aller Patienten reicht der Tumorzapfen bis in den rechten Vorhof (Stadium IV). Dieses Stadium macht eine Sternotomie mit extrakorporaler Zirkulation erforderlich. Die perioperative Mortalität beträgt 50%.

Metastasierendes Nierenzellkarzinom

50% aller Patienten entwickeln im Verlauf Metastasen. 80% aller Patienten mit Metastasen sterben innerhalb eines Jahres, die 5-Jahresüberlebensrate liegt unter 10% (Oberneder 1997). Die Patienten lassen sich sinnvoll in folgende klinische Problemgruppen unterteilen.

Problemgruppe A: Präoperativ N+ bzw. M+ bzw. T4
In diese Problemgruppe gehören Patienten mit Fern- oder Lymphknotenmetastasen bzw. inoperablem Tumor bei der Erstdiagnose. Ebenso Patienten mit resektablem Primärtumor, bei denen die Bildgebung ausgedehnte Lymphknoten- oder Fernmetastasen ergibt (bis 25% aller Patienten). Nicht selten kommen auch bei kleinen Tumoren Metastasen vor.

- **Tumornephrektomie trotz Metastasen?**
  In Gegenwart sicher vorhandener Fernmetastasen ist der onkologische Sinn einer Tumornephrektomie fraglich. Spontane Remissionen von Metastasen nach einer Tumornephrektomie wurden in Einzelfällen beschrieben, sind jedoch Raritäten und wohl nicht häufiger als Remissionen ohne Tumornephrektomie. Bei nicht ganz eindeutigen Befunden in der Bildgebung – z. B. bzgl. von Lymphknotenmetastasen oder einer lokalen Infiltration von Nachbarorganen – sollte eine Tumornephrektomie versucht werden, da diese die einzige kurative Chance bietet.

  Grundsätzlich kann eine Tumornephrektomie im Stadium N+ oder M+ aus 3 Ansätzen sinnvoll sein:
  - reine Palliation (therapierefraktäre massive Hämaturie, Anämie, Schmerzen, kreislaufbelastende intratumorale Shunts, psychologischer Druck);

- sog. „supraradikale Chirurgie“ (Entfernung des Primarius und z.B. einer solitären Metastase, 5-Jahresüberleben 25%). Nierenzellkarzinome können typischerweise solitäre Metastasen in jedem beliebigen Organ ausbilden. Jedoch nur etwa 3% aller „solitären Metastasen“ sind tatsächlich solitär. Das sollte bei diesem Therapiekonzept bedacht werden (Maldazys 1986);
- evtl. zur Reduktion der Tumorlast vor einer Immuntherapie (s. u.). Diese Indikation wird z.Z. durch Studien geprüft.

- **Tumorembolisierung**

  Die arterielle Embolisierung der Tumorniere durch einen interventionellen Radiologen ist eine Alternative bei Patienten mit therapierefraktären lokalen Symptomen durch den Nierentumor: Schmerzen, Hämaturie bzw. Anämie. Bei inoperablem Tumor oder Patienten mit kurzer Lebenserwartung (diffuse Metastasierung) kann eine gute Palliation erreicht werden.

  Ein leichtes Post-Embolisierungssyndrom tritt in 83% der Fälle auf (Temperatur >38 °C, Flankenschmerzen, RR erhöht, Kreatinin erhöht), eine schweres Syndrom (z.B. Beckenvenenthrombose, Lungenembolie, ggf. Exitus letalis) in immerhin 17%. Die Überlebenszeit wird durch die Embolisierung nicht verlängert. Fast immer kommt es innerhalb weniger Monate zum Progress (Staehler 1997).

Problemgruppe B: Post Tumornephrektomie pN+ bzw. R1/R2

Patienten nach Tumornephrektomie, deren intra- bzw. postoperativer histologischer Befund einen Befall der regionalen Lymphknoten ergab. Dazu gehören prinzipiell auch Patienten, bei denen aufgrund der Ausdehnung des Tumors keine komplette Resektion erreichbar war (R1 bzw. R2).

Für diese Patienten gibt es z.Z. keine adjuvante Therapie mit durch Studien gesicherten Erfolg (s.u.). Zur Zeit laufen mehrere Studien. Die Strahlentherapie ist in dieser Situation ebenfalls unwirksam. Sie hat allenfalls in der Palliation bei lokalen Symptomen einen Stellenwert.

Problemgruppe C: Lokalrezidiv bzw. sekundäre Metastasen im Intervall nach Tumornephrektomie

In diese Gruppe fallen Patienten, die nach einer Tumornephrektomie im Verlauf ein Lokalrezidiv oder Fernmetastasen entwickeln. Lokalrezidive haben meist eine infauste Prognose. Eine operative Therapie ist nur selten sinnvoll.

70% der Metastasen, die im Verlauf auftreten, werden innerhalb von 2 Jahren nach der Tumornephrektomie beobachtet. Für eine Metastasenresektion kommen nach dem derzeitigen Kenntnisstand vor allem solitäre Metastasen in Betracht, die nach Ablauf einer Latenzzeit von 2 Jahren auftreten.

Spezialfall: Hirnmetastasen

11% aller Patienten entwickeln Hirnmetastasen. Typisch sind quälende Symptome wie Hirndruckerscheinungen, Kopfschmerzen, Lähmungen und epileptische Anfälle. Bei entsprechendem Verdacht ist ein Schädel-CT oder MRT indiziert. Zunächst sind eine analgetische Therapie und eine Kortikoidbehandlung einzuleiten. Bei solitären Herden kommt prinzipiell eine chirurgische Resektion oder alternativ eine stereotaktische Einzelbestrahlung in Frage, jeweils gefolgt von einer Nachbestrahlung des gesamten Schädels (meist 30–60 Gy in Fraktionen zu 3 Gy). Bei multiplen Herden wird in der Regel eine Ganzschädelbestrahlung erfolgen. Trotz Behandlung der Hirnmetastasen beträgt das 1-Jahresüberleben 31%, das 3-Jahresüberleben nur 5% (Pomer 1997). Eine besonders ungünstige Prognose haben Patienten über 50 Jahre mit einer Latenzzeit von unter 1 Jahr, multifokalen Metastasen und zusätzlichen Organmetastasen. In der Regel handelt es also sich um Palliativsituationen, in denen neurologische Symptome und akute Einklemmungsgefahr zum Handeln zwingen. Für eine Operation mit kurativem Ansatz kommen am ehesten junge Patienten mit solitären Befunden, allenfalls diskreter neurologischer Symptomatik und langer Latenzzeit nach der Tumornephrektomie in Frage.

Spezialfall: Knochenfiliae mit Schmerzen oder Frakturgefährdung

Knochenmetastasen sind häufig. Eine palliative Radiatio ist sinnvoll bei Schmerzen oder Frakturgefährdung (Herddosis üblicherweise 30–40 Gy zu Fraktionen à 2 Gy). Eventuell ist bei Frakturgefahr vorab eine operative Stabilisierung sinnvoll.

Konservative Therapieformen

Die Chemo- und Hormontherapie haben sich als unwirksam erwiesen. Die Radiatio hat nur in der Palliation bei Knochen- oder Hirnmetastasen einen Stellenwert. Die Immuntherapie ist z. Z. die einzige ernsthaft diskutierte – aber nicht etablierte – Therapieform beim metastasierenden Nierenzellkarzinom. Die Schlüsselstellung nehmen Zytokine (Botenstoffe der intrazellulären Kommunikation) ein. Die z.Z. wichtigsten Substanzen sind Interferon-α und Interleukin 2 (IL 2). IFN-α und IL 2 lassen sich gentechnisch in beliebiger Menge herstellen. Eine definierte Standardtherapie existiert z.Z. nicht. Die Behandlung sollte – auch angesichts der hohen Therapiekosten – nur im Rahmen von Studien durchgeführt werden. Die Kombination aus IL 2, IFN-α und 5-Fluoro-Uracil hat z.Z. den größten Stellenwert (Atzpodien 1993; Hofmockel 1996). Es konnten objektive Ansprechraten von 20–40% (davon komplette Remissionen bis 9%) erreicht werden. IL 2 und IFN-α werden in heute gängigen Therapieschemata subkutan appliziert. Die Therapie ist bei akzeptablen Nebenwirkungen überwiegend ambulant durchführbar.

Zur Zeit fehlen ausreichende Daten, um zu entscheiden, welche Patienten von einer Immuntherapie besonders profitieren. Die Tabelle 35.6 gibt Anhaltspunkte dafür anhand der aktuellen Studienlage (s.u.).

Tabelle 35.6. Vermutliche prognostische Einflüsse auf den Erfolg einer Immuntherapie. (Vgl. Oberneder 1997)

Günstig	Ungünstig
Guter AZ (Karnofski >70%)	Gewichtsverlust >10%
Ausschließlich pulmonale Filiae	Leberfiliae
Primärtumor entfernt	Knochenmetastasen
Intervall von der Erstdiagnose bis zum Auftreten von Metastasen >1 Jahr	Extrapulmonale Metastasen
	Hb <10 g/dl
	LDH >280 U/l

Literatur

Atzpodien J (1995). World J Urol 13: 174–177
Brkovic D (1997). Urologe A 36: 103–108
Dechet CB (1997). J Urol 157: 326; abstract 1273
DGU-Leitlinien zum Nierenparenchymkarzinom (1998). Urologe A 37: 328–341
Fallick ML (1997). J Urol 158: 1691–1695
Hafez KS (1997). J Urol 157: 2067–2070
Hofmockel G (1996). J Urol 156: 18–21
Lopez Hänninen E (1996). J Urol 155: 19–25
Maldazys JD (1986). J Urol 136: 376–379

Oberneder R (1997). Urologe A 36: 130–137
Pomer S (1997). Urologe A 36: 117–125
Sandock DS (1997). Urology 49: 28–31
Schlichter A (1998). J Urol 159 [suppl]: A 641
Schott G (1988). Urol Int 43: 272–274
Schröder A (1997). Urologe A 36: 460–466
Staehler G, Pomer S (1997) Nierentumoren. Springer, Berlin Heidelberg New York
Thrasher JB (1993) Prognostic factors in renal cancer. Urol Clin N Am: 20: 247
van Poppel H (1997). J Urol 158: 45–49
Wehle MJ (1986). J Urol 136: 446
Wolf JS (1998). J Urol 159: 1120–1133

BEFUND 36 Urothelkarzinom der Harnblase

Allgemeine Einordnung

Urothelkarzinome kommen zu 90% in der Harnblase vor. Sie machen 95% aller Harnblasentumoren aus. Charakteristisch für Urothelkarzinome ist eine hohe Rezidivneigung auch nach vollständiger Resektion. Die Rezidive können prinzipiell an jeder Stelle des Urothels auftreten („panurotheliale Erkrankung"). Der Erkrankungsgipfel liegt im 6.–7. Lebensjahrzehnt. Risikofaktoren: Exposition gegenüber aromatischen Aminen (Arbeitsschutzmaßnahmen erforderlich), Zigarettenrauchen.

Für Therapie und Prognose relevant sind folgende klinische Entitäten.

- **Oberflächliches Harnblasenkarzinom (pTa, pT1, pTis)**
  70% aller Urothelkarzinome sind bei der Erstdiagnose oberflächlich (wachsen nicht in die Muskulatur ein). Metastasen sind selten. Die Therapie kann fast immer organerhaltend erfolgen (transurethrale Resektion). Abhängig von z.B. der Eindringtiefe und der histologischen Differenzierung besteht eine hohe Rezidivneigung (60%) und die Möglichkeit eines Progresses in ein muskelinfiltrierendes bzw. metastasierendes Stadium. Therapeutische Maßnahmen sind die suffiziente transurethrale Resektion, evtl. eine lokale Nachbehandlung (Instillationstherapie) zur Verringerung von Rezidiven sowie eine geeignete Nachsorgestrategie.

- **Muskelinfiltrierendes Harnblasenkarzinom lokal begrenzt (pT2)**
  Bei 30% aller Patienten ist der Tumor bereits bei Erstdiagnose in die Muskulatur vorgewachsen. Es besteht ein hohes Metastasierungsrisiko. Bei kurativem Ansatz ist eine radikale Zystektomie indiziert.

- **Lokal fortgeschrittenes Harnblasenkarzinom (pT3–T4)**
  Bei organüberschreitendem Wachstum und Metastasierung ist eine Heilung in der Regel nicht erreichbar. Die Therapieziele richten sich auf Palliation. Auch wenn heute noch schlüssige Daten fehlen, soll betont werden, dass auch das lokal fortgeschrittene Urothelkarzinom eine uneinheitliche Entität mit unterschiedlicher Prognose ist. Bei mikroskopischer Infiltration des perivesikalen Fettgewebes (T3a;

TNM-Klassifikation 1997) ist bei entsprechender Radikalität der Operation sicher die Prognose sehr viel besser als bei T4-Stadien.

Metastasierendes Harnblasenkarzinom

Patienten mit metastasierenden Harnblasenkarzinomen haben Langzeitüberlebensraten von weniger als 10%. Die Metastasierung erfolgt vornehmlich in die regionalen Lymphknoten. Fernmetastasen kommen in fernen Lymphknoten, Lunge, Leber und Knochen vor.

Symptome und Diagnostik

Allgemeine Früherkennungsuntersuchungen sind nicht etabliert (außer im Arbeitsschutz). Das Mikrohämaturiescreening ist nicht Bestandteil der offiziellen Karzinomfrüherkennung in Deutschland. Es stellt jedoch unverändert einen wichtigen Bestandteil der Frühdiagnostik von Urothelkarzinomen dar (s. Kap. Hämaturie). 80% aller Blasenkarzinome werden durch das Leitsymptom der schmerzlosen Makrohämaturie entdeckt. Irritative Miktionssymptome sind vor allem beim Carcinoma in situ (Tis) häufig. Auch die Abklärung einer Harnstauungsniere oder sonografische Zufallbefunde können zur Diagnose führen. Klinisch etablierte Tumormarker für das Urothelkarzinom existieren z. Z. nicht.

Basisdiagnostik bei Verdacht auf Urothelkarzinom

- Klinische Untersuchung
- Rektale bzw. vaginale Untersuchung
- Urinstatus und -kultur
- Sonografie der Harnorgane
- Ausscheidungsurogramm (AUG)
- Urinzytologie
- Urethrozystoskopie
- Retrogrades Ureteropyelogramm (Verdacht auf Urothel-Ca. des oberen Harntrakts, unklare Aussage im AUG, Niereninsuffizienz, KM-Allergie)

Bei der Zystoskopie kann häufig bereits aufgrund der Wuchsform zwischen differenzierten und undifferenzierten sowie oberflächlichen und muskelinfiltrierenden Stadien unterschieden werden. Außerdem werden Lokalisation, Größe und evtl. Multifokalität erkannt.

Transurethrale Blasentumorresektion (TUR-B)

Bei zystoskopisch oder sonografisch gesichertem Tumorverdacht erfolgt die fraktionierte transurethrale Resektion des Tumors. Folgende, onkologisch entscheidende Fragen müssen beantwortet werden („kalte" Biopsien reichen dazu nicht aus; Abb. 36.1):

1. histologischer Typ?,
2. histologische Differenzierung?,
3. Eindringtiefe? (T-Stadium: Tis, Ta, T1, ≥T2),
4. Tumorausläufer im Resektionsrand?

Ob durch die phododynamische Diagnostik unter Verwendung von 5-Amino-Lävulinsäure eine verbesserte Erkennung von sonst unsicht-

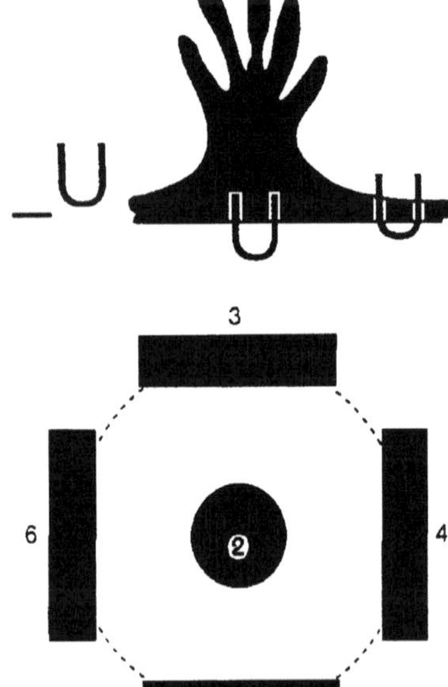

Abb. 36.1. Bei der Resektion wird zunächst der exophytische Tumoranteil abgetragen. Danach werden getrennte Biopsien aus den Tumorrändern und aus dem Tumorgrund (bis in die Muskulatur) genommen. Die Entnahme von zusätzlichen Biopsien aus den Quadranten der Blase (sog. „Mapping") und der prostatischen Harnröhre ist nur beim Verdacht auf ein Tis bzw. vor einer Zystektomie erforderlich. (Aus: Leitlinien der DGU, 1998)

baren Herden möglich ist, muss noch durch Studien nachgewiesen werden (Kriegmair 1996).

- **Bimanuelle Untersuchung**
  In gleicher Anästhesie wird die Harnblase zusätzlich bimanuell untersucht. Obwohl das Ergebnis der bimanuellen Palpation von Faktoren wie Erfahrung des Operateurs, Adipositas und Voroperationen abhängt, können ein Eindruck über die Mobilität der Blase gewonnen und Rückschlüsse auf eine Fixierung an der Beckenwand gezogen werden.

Ausbreitungsdiagnostik

Das Urothelkarzinom metastasiert lymphogen in die regionalen Lymphknoten. Fernmetastasen kommen vor allem in den Knochen, der Leber und der Lunge vor.

Oberflächliches Harnblasenkarzinom

Aufgrund der geringen Metastasenhäufigkeit ist bei pTa-Tumoren keine weitere Ausbreitungsdiagnostik erforderlich. Bei pT1-Tumoren und pTis können ein Röntgen-Thorax und eine Abdomensonografie indiziert sein. Insbesondere bei entdifferenzierten T1-Tumoren besteht ein Progressrisiko von 25–45%, so dass vor geplanter Zystektomie eine entsprechend komplettere Ausbreitungsdiagnostik erforderlich ist (Tabelle 36.1).

Tabelle 36.1. Ausbreitungsdiagnostik beim Urothelkarzinom. Bei primär palliativem Therapieziel (z. B. palliative Zystektomie bei lokal fortgeschrittenem Tumor) ist eine differenzierte Ausbreitungsdiagnostik selbstverständlich nicht erforderlich. Auch bei gut differenzierten oberflächlichen Tumoren kann aufgrund der geringen Wahrscheinlichkeit von Metastasen darauf verzichtet werden

Lokal	• Ggf. CT oder MRT Becken
Systemisch	• Röntgen-Thorax
	• Sono-Abdomen, evtl. CT-Abdomen (Leberfiliae?)
	• Knochenszintigramm
	• Laborscreening (z. B. alkalische Phosphatase)

Muskelinfiltrierendes Harnblasenkarzinom, lokal begrenzt

Die Diagnostik wird durchgeführt, um präoperativ Metastasen auszuschließen und das kurative Ziel der Zystektomie zu sichern. Zum Ausschluss von Lungenfiliae erfolgt als Screening ein Röntgen-Thorax (2 Ebenen). Bei muskelinfiltrierenden Tumoren beträgt die Inzidenz von Knochenfiliae 2–12% (Berger 1981; Davey 1985). Daher ist grundsätzlich ein Knochenszintigramm indiziert. Die Abklärung abdomineller und hepatischer Filiae erfolgt mittels Sonografie und ggf. CT. Klinisch relevante Untersuchungen zum sicheren Nachweis oder Ausschluss von pelvinen Lymphknotenmetastasen fehlen.

Lokal fortgeschrittenes Harnblasenkarzinom

Bei klinischem Verdacht auf einen lokal fortgeschrittenen Blasentumor kann die Bildgebung mittels CT oder MRT weitere Hinweise auf eine Organüberschreitung oder Metastasierung ergeben und Argumente gegen eine Zystektomie liefern. Ein Einbruch des Tumors in die Nachbarorgane kann mit einer Sensitivität und Spezifität von ca. 80% erkannt werden (Barentsz 1996). CT und MRT sind diesbezüglich gleichwertig.

Metastasierendes Harnblasenkarzinom

In diesen Fällen sollte die Diagnostik dem vorgesehenen Therapieprotokoll und den klinischen Beschwerden des Patienten angepasst werden. Unnötige Belastungen des Patienten sollten vermieden werden.

Urologische Therapie

Oberflächliches Harnblasenkarzinom (pTa, pT1, pTis)

Merke:

Klinische Hauptprobleme

1. Korrektes Tumorstaging/komplette Resektion → Nachresektion?
2. Rezidivrisiko → Instillationstherapie?
3. Sonderfall – Carcinoma in situ
4. Sonderfall – pT1 G3
5. Risikoadaptierte Tumornachsorge

Oberflächliche Harnblasenkarzinome können fast ausnahmslos organerhaltend mittels transurethraler Blasentumorresektion (TUR-B; s.

dort) behandelt werden. Eine Indikation zur Zystektomie beim oberflächlichen Harnblasenkarzinom kann sich bei Tis-, T1 G2- und G3-Tumoren (s. dort) und selten bei andernfalls unbeherrschbaren Rezidiven anderer Histologie ergeben.

- **1. Korrektes Tumorstaging → Nachresektion?**

Die Nachresektion dient der Sicherung des Tumorstadiums und ggf. der Resektion verbliebener Tumoren. Laut Literatur sollen nach der primären TUR in bis zu 40% Tumoranteile verbleiben. Die Nachresektion wird 1–6 Wochen nach der pimären Resektion durchgeführt.

Eine „obligate" Indikation zur Nachresektion ergibt sich bei:

- allen pT1-Tumoren,
- pTa G3, Tis (ggfs. nach BCG-Therapie),
- befallenem oder dysplastischen Tumorrand.

In zahlreichen Kliniken wird auch bei pTa G2-Tumoren nachreseziert.

- Praxis

  Im Bereich der alten Resektionsnarbe werden tiefe Biopsien bis in die Muskulatur gewonnen. Wurde in der Ersthistologie ein Tis gesichert oder zeigt die Urinzytologie Zellen eines G3-Karzinoms, sind Quadrantenbiopsien (Blasenmapping) unter Einschluss der prostatischen Harnröhre (bei Tis Befall in 30%) notwendig. Bei kleinen, sicher vollständig resezierten pTa G1-Tumoren ohne begleitende Dysplasien kann eine Nachresektion unterbleiben.

- **2. Rezidivrisiko → intravesikale Instillationstherapie?**

Merke:

Indikationen zur Instillationstherapie

- pTa G1/G2: ggf. bei Rezidiven (Chemotherapie)
- pT1 G1/G2: ggf. primär nach TUR-B (inravesikale Chemotherapie oder BCG)
- pT1 G3: *obligate* BCG-Therapie nach TUR-B (Ausnahme: primäre Zystektomie)
- pTis: *obligate* BCG-Therapie nach TUR-B

Instillationstherapien können die hohe Rezidivrate oberflächlicher Urothelkarzinome senken (Tabelle 36.2). Sie werden als adjuvante Therapie nach der Blasentumorresektion durchgeführt. Eine Absen-

Tabelle 36.2. Kennzeichen oberflächlicher Urothelkarzinome. (Nach Rübben u. Otto 1997)

Tumorstadium	Progress [%][a]	Metastasen [%]	Überleben [%][b]
pTa G1–G2	4	0,7	96
pT1 G1–G2	19	14	81
pT1 G3	31	22	64

[a] Nur TUR, ohne BCG-Therapie.
[b] 5-Jahresüberleben

kung des Progressrisikos ist nicht gesichert.

Ungünstige Prognosefaktoren hinsichtlich Rezidiventwicklung und Tumorprogress sind:
- eine Tumorinfiltration in das subepitheliale Bindegwebe (pT1),
- eine schlechte histologische Differenzierung (G3),
- ein begleitendes Carcinoma in situ,
- begleitende Epitheldysplasien,
- häufige und kurzfristige Rezidive,
- multilokuläre Rezidive und
- eine Tumorgröße über 5 cm.

Man unterscheidet Chemo- und Immuntherapien (s. Kasten S. 355–356). Als lokale Chemotherapeutika sind vor allem Mitomycin und Doxorubicin verbreitet. Unter den sog. Immuntherapien (BCG, Interferon-α usw.) erwies sich BCG (Bacillus Calmette Guerin) als am effektivsten. Es handelt sich um abgeschwächte Tuberkuloseerreger (Tuberkuloseimpfstämme). BCG wird aufgrund der zystitischen Symptome in der Regel schlechter vertragen als die lokalen Chemotherapien. Bei pT1- (vor allem pT1 G3-) und pTis-Tumoren ist BCG den Chemotherapeutika überlegen und unbedingt zu bevorzugen. Bei pTis-Tumoren und unter blasenerhaltender Strategie bei pT1 G3-Tumoren gehört die adjuvante BCG-Instillationstherapie obligat zum Therapiekonzept. Hingegen sind bei pTa G1/G2-Tumoren die Chemotherapeutika der BCG-Therapie etwa gleichwertig.

Intravesikale BCG-Immuntherapie

- **Prinzip:**
  Immunmodulation durch Instillation von *Bacillus* Calmette Guerin (Tuberkulose-Impfstamm)
- **Erfolgsraten:**
  bis zu 80% Rezidivfreiheit über 5 Jahre je nach Histologie
- **Nebenwirkungen**
  - Zystitis (fast alle Patienten für 1–2 Tage; Therapie: Nichtsteroidale Antirheumatika; bei schwersten Beschwerden: Abbruch, INH 300 mg p.o.)
  - granulomatöse Prostatitis (40%, Behandlung nur bei Beschwerden)
  - systemische BCG-Infektion (2%, Fieber >39,5 °C, „Organtuberkulose"; Therapie: BCG-Abbruch, tuberkulostatische Tripeltherapie (INH 300 mg, Rifampicin 600 mg, Ethambutol1 200 mg/Tag p.o. für 6 Wochen)
- **Standardtherapie:**
  Zyklus: 6 Wochen lang 1 Instillation/Woche
- **Erhaltungstherapie:**
  z. B. über 2–3 Jahre „Auffrischungszyklen". Jeder Auffrischungszyklus dauert 3 Wochen (1 Instillation/Woche). Auffrischungszyklen in den postoperativen Monaten 3, 6, 12, 18, 24, 30, 36 (Lamm 1992)
- **Cave:** vorsichtiger Einmalkatheterismus bei der Instillation, keine Instillation bei offenen Läsionen in Harnröhre oder Blase (Sepsisgefahr!); *antiseptische Gleitmittel* vermindern die BCG-Wirksamkeit (bakterielles Agens!), nur 1–2 ml verwenden
- **Therapiebeginn:**
  2–3 Wochen nach TUR-B bzw. nach Ende Makrohämaturie

Unter der Kombination von TUR-B und BCG werden 70% der Patienten mit CIS tumorfrei, bei 64% von ihnen hält der Effekt 5 Jahre an. Wurde bereits einmal eine komplette Remission mit BCG erzielt, kann ein 2. Zyklus BCG erfolgversprechend sein (Bui 1997). Für Risikopatienten (häufige kurzfristige Rezidive, G3-Tumoren) besteht die Möglichkeit einer BCG-Erhaltungstherapie über 2–3 Jahre.

Intravesikale Chemotherapie (z. B. Mitomycin)

- **Prinzip:**
  lokale antineoplastische Chemotherapie
- **Erfolgsrate:**
  6–15% Reduktion Rezidivhäufigkeit, Hauptindikation pTa G1/G2
- **Nebenwirkungen:**
  bis 40% (Mitomycin) chemische Zystitis (Therapie: Nichtsteroidale Antirheumatika), bakt. Zystitis, Palmarekzem (Mitomycin)
- **Standardtherapie:**
  Mitomycin 20 mg in 40 ml NaCl 0,9% lösen, 8 Wochen lang 1 Instillation/Woche; Behandlungsbeginn evtl. unmittelbar nach der Resektion (Bouffioux 1995)
- **Erhaltungstherapie:**
  z. B. Mitomycin über 1 Jahr 1 Instillation/Monat
- **Therapiebeginn:**
  unmittelbar nach TUR-BT möglich

Die Instillation der Medikamente in die Harnblase erfolgt über einen vorsichtigen Einmalkatheterismus. Das Indikationsgebiet stellen hauptsächlich Rezidive von pTa G1- und G2-Tumoren dar. Für undifferenzierte Tumoren sind keine Vorteile gesichert. Auf das Progressrisiko wirkt sich die Therapie nicht aus. Der Effekt hält für ca. 3 Jahre an.

Instillationstherapie nach TUR-BT

- pTa G1/G2: ggf. Instillatio bei Rezidiv (Mito/Doxo)
- pT1 G1/G2: ggf. Instillatio (Mito/Doxo/BCG)
- pT1 G3: BCG obligat (Ausnahme: primäre Zystektomie)
- pTis: BCG obligat

- **3. Sonderfall – Carcinoma in situ (Tis)**
  Beim Tis handelt es sich um ein undifferenziertes oberflächliches Karzinom, das die Basalmembran der Schleimhaut nicht durchbricht. In 90% sind neben dem Tis exophytische Tumoren vorhanden. Die Aggressivität des Tumors äußert sich in einem Progressrisiko von 40%. Klinisch wegweisende Symptome sind Pollakisurie und Dysurie. Die zystoskopische Diagnose kann schwierig sein. Es herrschen flache Läsionen und entzündlich erscheinende Veränderungen vor. In 30% ist die prostatische Harnröhre mitbeteiligt. Eine hohe diagnostische Treffsicherheit hat die *Urinzytologie* mit einer Sensitivität von über 90%. Aufgrund der Multifokalität, der schlechten endoskopischen Erkennbarkeit und der hohen Rezidivrate ist eine komplette Resektion mittels TUR meist nicht möglich. Daher kommt der Instillationstherapie eine besondere Bedeutung zu: Nach der transurethralen Resektion ist eine postoperative BCG-Instillationstherapie obligat (s. o.): Sie senkt die Rezidivhäufigkeit und möglicherweise auch die Progressrate. Die BCG-Therapie ist der intraversikalen Chemotherapie überlegen. Bei bis zu 70% der Patienten kann eine 5-jährige Vollremission erzielt werden. Bei Therapieversagen ist eine frühzeitige Zystektomie indiziert. Es ist eine engmaschige Nachsorge erforderlich (incl. AUG und Urinzytologie).

- **4. Sonderfall: pT1 G3**
  Bei pT1 G3-Tumoren beträgt die 5-Jahresüberlebensrate 64%, das Progressrisiko ca. 30%. Nach kompletter transurethraler Resektion ist eine BCG-Instillationstherapie erforderlich. Bei entsprechender Operationsfähigkeit sollte im Falle multifokaler Tumoren primär, bei kurzfristigen Rezidiven frühzeitig eine Zystektomie erfolgen.

- **5. Nachsorge des oberflächlichen Urothelkarzinoms**

Beispiel
- Urethrozystoskopie alle 3 Monate
- Urinzytologie Spontanurin alle 3 Monate
- AUG alle 12 Monate

Eine Anpassung nach dem Risikoprofil des Patienten ist erforderlich. Die meisten Rezidive treten innerhalb der ersten 2 Jahre auf. Spätrezidive auch nach über 10 Jahren sind jedoch möglich

Urothelkarzinome machen eine zeitlich unbefristete Tumornachsorge erforderlich. Grundsätzlich sind urethrozystoskopische Kontrollen in 3-monatlichen Abständen, regelmäßige Urinzytologien und Abklärungen des oberen Harntrakts (AUG) in etwa jährlichen Abständen erforderlich. Bei langfristig rezidivfreien Patienten sollte die Nachsorge je nach Risikoprofil und individuellen Gegebenheiten vom Urologen angepasst werden.

Muskelinfiltrierendes, lokal begrenztes Harnblasenkarzinom (T2a,b TNM 1997)

In diesem Stadium ist die Zielsetzung kurativ. Therapie der Wahl beim infiltrierenden Blasenkarzinom und entsprechender Operabilität ist die *radikale Zystektomie*. Bis zu 75% der organbegrenzten Tumoren (bis T2, TNM 1997) werden durch eine radikale Zystektomie geheilt (s. Übersicht und Tabelle 36.3).

Tabelle 36.3. Überleben nach radikaler Zystektomie. (Nach Rübben u. Otto 1997)

Histologie	5-Jahresüberleben [%]
pT2 pN0	64–76
pT3 pN0/pNx	20–36
pT4 pN0/pNx	6–25

Radikale Zystektomie – Ausdehnung und Technik

- Zugang: Mediane Laparatomie
- Mann: Zystoprostatovesikulektomie; Versuch der Schonung der neurovaskulären Bündel (Cave: nicht bei Verdacht auf Tumorinfiltration)
- Frau: vordere Exenteration mit Zystektomie, Hysterektomie, Ovarektomie i. d. R. beidseits, vordere Vaginalwand)
- Lymphadenektomie (iliakale LKs distal des Abgangs der Iliaka interna, obturatorische LKs und präsakrale LKs); v. a. diagnostische Zielsetzung
- Urethrektomie: Durchführung bei infiltrativem Tumorbefall der prostatischen Harnröhre (TUR), bei tumorbefallenem Absetzungsrand (Schnellschnitt), bei Befall der distalen Urethra
- Harnableitungsoperation (inkontinent oder kontinent)

Die Verfügbarkeit moderner Harnableitungsverfahren mit guter Funktionalität und Lebensqualität hat zu einer Ausweitung der Indikation der radikalen Zystektomie geführt (s. pT1 G3). Die perioperative Mortalität konnte auf 1,5% gesenkt werden. Lokalrezidive nach Zystektomie treten in ca. 7–16% aller Fälle auf.

Eine sichere präoperative Abgrenzung zwischen organbegrenzten und organüberschreitend wachsenden Tumoren ist präoperativ allerdings nicht sicher möglich. Im Stadium T2 pN0 gibt es z. Z. für eine adjuvante Therapie keine gesicherte Datengrundlage.

- **Therapieoptionen mit kurativem Ansatz bei hohem OP-Risiko**
  - „Radikale“ transurethrale Resektion
    Diese Therapie kann in Einzelfällen anstelle einer Zystektomie in Betracht kommen (z. B. fortgeschrittenes Lebensalter, stark erhöhtes OP-Risiko, kleiner Tumor). Die Therapie besteht in der transurethralen R0-(Nach-)Resektion bis ins perivesikale Fett („gewollt perforierende TUR“). Bei gut selektionierten Patienten liegen die 5-Jahresüberlebensraten bei 80%, die entsprechende Selektion stellt jedoch ein schwieriges Problem dar (Herr 1987; Solosna 1992).

- Blasenteilresektion
  Eine Problemlösung mit kurativem Ansatz kann auch eine Blasenteilresektion in Einzelfällen darstellen – z.B. bei besonderen OP-Risiken. Voraussetzungen: Tumorgröße bis 3 cm, gut abgegrenzt; Lokalisation in Seitenwand, Hinterwand oder Blasendach (mobile Anteile); Blasenhals und Ostien tumorfrei, keine Harnstauung obere Harnwege; kein begleitendes Carcinoma in situ.
- Radiatio
  Die alleinige „definitive" Radiatio ist z.Z. keine Alternative zur radikalen Zystektomie. Bei Inoperabilität oder Operationsablehnung kann sie jedoch eine Alternative darstellen. Günstigen Einfluss auf die Überlebensrate hat vor allem eine vorangehende komplette transurethrale Tumorresektion vor der Strahlentherapie. Von den nach 5 Jahren überlebenden Patienten sollen ca. 75% mit einer funktionsfähigen Blase leben, 10% haben eine Schrumpfblase und ca. 15% erhielten eine „Salvage-Zystektomie" (Goodman 1981)

Lokal fortgeschrittenes Harnblasenkarzinom (T3–T4, TNM 1997)

Auch bei präoperativ vermutetem organüberschreitendem Wachstum und guter Operabilität sollte die Heilungschance durch die Zystektomie geeigneten Patienten nicht vorenthalten werden. Eine Heilung bei organüberschreitendem Wachstum gelingt jedoch höchstens in 1/3 der Fälle (s. Tabelle 36.3). Bei organüberschreitendem Tumorwachstum (ab pT3) oder Lymphknotenbefall erhöht sich die Lokalrezidivrate auf etwa 50% (Herr 1997).

Metastasierendes Harnblasenkarzinom

Die meisten Patienten mit Metastasen versterben innerhalb von 2 Jahren. Für Patienten mit gesichertem Lymphknotenbefall nach Zystektomie (pN+) ist sich eine adjuvante MVAC- oder MVEC-Chemotherapie empfehlenswert (Stöckle 1995) (s.u.).

Adjuvante/neoadjuvante Chemotherapie

Durch jüngste Studien ergaben sich Hinweise für eine Verlängerung des progressfreien Überlebens und der Gesamtheilungsrate nach Zystektomie für Patienten mit einem lokal fortgeschrittenen (pT3/pT4) bzw. in die regionalen Lymphknoten metastasierenden Harnblasenkarzinom (pN+) mittels adjuvanter MVEC- bzw. MVAC-Chemotherapie. Üblicherweise werden 3 Zyklen MVAC/MVEC (Methotrexat, Vinblastin, Doxorubicin/Epirubicin und Cisplatin) appliziert. Aufgrund der geringen Fallzahlen und Nachbeobachtungszeiten ließ sich ein sicherer lebensverlängernder Effekt bisher jedoch nicht nachweisen (Schultz-Lampel 1999). Bei organbegrenzten muskelinvasiven Tumoren ohne Lymphknotenmetastasen ist der Stellenwert unklar. Für eine präoperative, neoadjuvante Chemotherapie gibt es z. Z. keine feste Indikation (Herr 1997).

Palliative Therapiekonzepte bei lokalen Beschwerden

Ein lokal fortgeschrittenes Blasenkarzinom kann auch bei metastasierendem Leiden oder schlechter Operabilität eine palliative Therapie erforderlich machen. Ursache sind u. a. lokale Schmerzen, dysurische Beschwerden und chronisch rezidivierende Blutungen.

- **Palliative Zystektomie**

  Trotz lokal fortgeschrittenen Tumors ist bei guter Operabilität eine Zystektomie unter palliativen Aspekten häufig indiziert. Voraussetzung ist eine gute Operabilität. Bei hohem OP-Risiko, hohem Lebensalter oder sehr begrenzter Lebenserwartung (ca. 6 Monate) ist ein Palliativkonzept ohne Zystektomie (s. u.) häufig günstiger.

- **Wiederholte palliative Resektion**

  Bei älteren Patienten mit eingeschränkter Lebenserwartung und stark erhöhtem OP-Risiko lässt sich mittels wiederholter palliativer TUR in Einzelfällen ein langjähriges Überleben erreichen. Probleme dieser Palliativstrategie sind Urgeinkontinenz wegen eingeschränkter Blasenkapazität (Schrumpfblase nach mult. TUR, Tumorwachstum), wiederkehrende Blutungen und Harnstauungsnieren. Erlebt der Patient diese z. T. quälenden Komplikationen und lassen sie sich nicht mehr durch TUR beherrschen, müssen evtl. doch eine palliative Zystektomie oder eine alleinige palliative Harnableitung ohne Zystektomie erfolgen.

- **Formalininstillationen**

  Ansonsten unbeherrschbare Makrohämaturien können durch ggf. wiederholte Formalininstillationen kontrolliert werden. 2- bis 5%iges Formalin wird unter Anaesthesie instilliert. Zuvor muss ein vesikoureteraler Reflux (Cave: Nierenversagen) ausgeschlossen sein.

- **Embolisation/Unterbindung der Aa. iliacae internae**
  Bei durch lokale Maßnahmen nicht zu beherrschenden Makrohämaturie kann auch die (superselektive) Embolisation von Ästen einer oder beider Aa. iliacae internae erfolgen.

- **Harnableitungsoperation ohne Zystektomie (z. B. Ileum-Konduit, Harnleiter-Haut-Fistel)**
  Bei unbeherrschbaren lokalen Symptomen (Blutungen, Schmerzen) stellt die „Trockenlegung" der Harnblase eine Möglichkeit dar. Beträgt die Lebenserwartung über 6 Monate, ist bei akzeptablem OP-Risiko evtl. die Anlage eines Ileum-Konduits sinnvoll. Der Urin fällt als blutungs- und infektinduzierendes Agens weg und die Miktionssymptome sistieren. Die Komplikationsquellen bleiben jedoch grundsätzlich bestehen (Pyozystis, Schmerzen usw.).

- **Harnleiterligatur + ggf. PCN + ggf. Nierenembolisation**
  Bei stark erhöhtem OP-Risiko wird dasselbe Ziel erreicht durch die Einlage einer perkutanen Nephrostomie in die funktionell stärkere Niere und gleichzeitige beidseitige Harnleiterligatur. Alternativ kann die Gegenniere vom interventionellen Radiologen embolisiert werden. Beidseitige Nephrostomien sind unkomfortabel.

Operative Harnableitung

Die radikale Zystektomie schließt immer eine Harnableitungsoperation ein. Fast ausschließlich wird die Harnableitung heute über Darmsegmente erreicht. Man unterscheidet die inkontinente Harnableitung (Auffangen des Urins durch aufklebbare Beutelsysteme) von der kontinenten (Auffangen des Urins durch einen im Körper geschaffenes Blasenersatz mit Kontinenzfunktion). Die inkontinente Harnableitung erfolgt in der Regel in Form eines Konduits (meist Ileum-Konduit). Das Reservoir der kontinenten Ersatzblase wird in aller Regel mittels ausgeschalteter ilealer bzw. ileozökaler Darmsegmente konstruiert. Der ausgeschaltete Darm wird meist antimesenteriell eröffnet („detubularisiert"), um die Konstruktion des Reservoirs zu ermöglichen und durch die Hemmung der autonomen Darmkontraktionen ein Niederdruckreservoir zu schaffen. Der Anschluss des Reservoirs erfolgt entweder an den Harnröhrenstumpf (orthotope Ersatzblase) oder an ein katheterisierbares Stoma (heterotoper Blasenersatz). Technisch neuralgische Punkte sind die ureterointestinale Implantations-

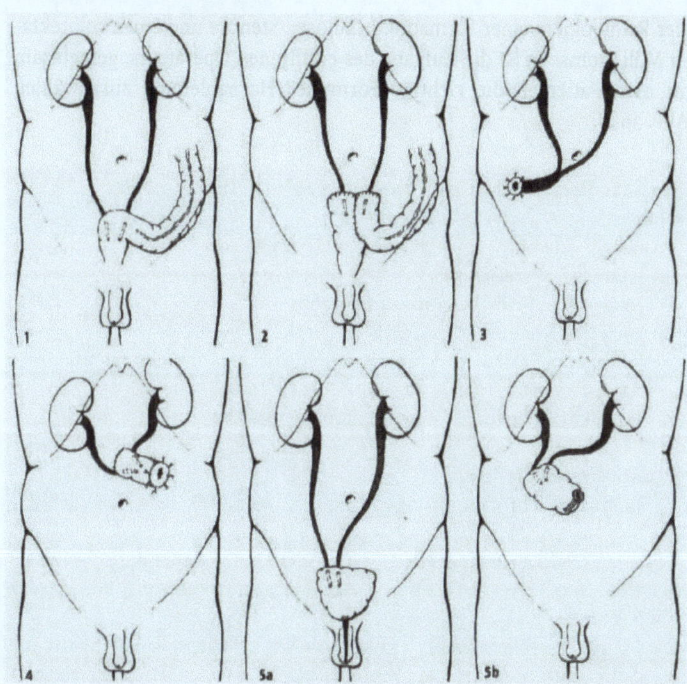

Abb. 36.2. Beispiele für Harnableitungsformen. *1* Harnleiter-Darm-Implantation, *2* Sigma-Rektum-Pouch (MAINZ-Pouch II), *3* Ileum-Konduit, *4* Transversum-Konduit, *5a* Kontinenter orthotoper Blasenersatz, *5b* Kontinenter Nabelpouch. (Nach Lampel 1998b)

stelle (Komplikation: Striktur, Reflux) und der Kontinenzmechanismus (Komplikation: Striktur, Stenose, Inkontinenz). Antirefluxive Harnleiterimplantationen bedingen eine höhere Rate an Anastomosenstrikturen und Harnstauungsnieren als nichtrefluxive Implantationstechniken (Roth 1997). Darüber hinaus sind eventuelle metabolische Konsequenzen der Harnableitung zu beachten.

Eine Sonderstellung nimmt die transrektale Harnableitung ein. In der Regel wird ein Sigma-Rektum-Pouch (MAINZ-Pouch II) angelegt. Sowohl Urin als auch Stuhlgang werden peranal ausgeschieden. Voraussetzung sind eine ausreichende anorektale Kontinenz und der Ausschluss anorektaler Pathologien, einer Sigmadivertikulose, -stenose und eines kolorektalen Malignoms. Es ist die Aufgabe des erfahrenen Operateurs, gemeinsam mit dem Patienten die richtige Form der Harnableitung auszuwählen (Abb. 36.2).

Operative Harnableitung nach radikaler Zystektomie

- **Inkontinente, „nasse" Harnableitung**
  Konduit: (Ileum/Kolon)/Harnleiter-Haut-Fistel
  - technisch einfach,
  - ausgereifte Beutelversorgungssysteme,
  - auch bei Kreatinin >2 mg/dl,
  - Spätkomplikationen: Konduit: Elongation, Abknickung, Harnleiterstenose; Harnstauungsniere; Störung des „Körperbildes";
  - Harnleiter-Hautfistel: v. a. Implantationsstenose;

- **Kontinente Harnableitung**
  - Kontraindikationen absolut: Kreatinin >2 mg/dl, Leberinsuffizienz, Morbus Crohn
  - Kontraindikationen relativ: Colitis ulcerosa, Strahlendarm, schwere abdominelle Verwachsungen, evtl. Kurzdarmsyndrom, individuelle Faktoren
  - Orthotoper Blasenersatz (Anschluss des intestinalen Reservoirs an den Harnröhrenstumpf)
    - beim Mann: Verfahren mit weiter Verbreitung und hoher Erfolgsrate,
    - bei der Frau: orthotoper Blasenersatz mit noch begrenzter Erfahrung; Probleme: Hyperkontinenz (33–83%), Harninkontinenz, onkologische Unsicherheit bzgl. Harnröhrenrezidiv,
    - Kontraindikationen für den orthotopen Blasenersatz. *Absolut:* Tumorbefall des urethralen Absetzungsrandes, Sphinkterinsuffizienz. *Relativ:* pT3b-, pT4-, pN+-Tumoren, Beckenbodeninsuffizienz, multifokales Tis;
  - Heterotoper Blasenersatz („Nabelpouch")
    z. B. kontinenter Ileozökalpouch (Anschluss des Stomas an den Bauchnabel);
  - Transrektale Harnableitung
    z. B. MAINZ-Pouch II (Sigma-Rektum-Pouch).

Nachsorge nach Zystektomie und Harnableitungsoperation
Die Nachbetreuung des Patienten umfasst die Nachsorge der Grunderkrankung (i.d.R. Urothelkarzinom) und die adäquate Nachsorge der Harnableitung (s. S. 367–368). Der Patient muss schon präoperativ umfassend über die Tumorerkrankung, die Harnableitung und die später notwendigen Nachkontrollen informiert werden. Vorteilhaft ist die Ausstattung des Patienten mit einem geeigneten Nachsorgepass, ähnlich wie es von Herzschrittmachern bekannt ist. Zur didaktischen Unterstützung der Aufklärung existieren entsprechende Patienteninformationshefte (Abb. 36.3 u. 36.4).

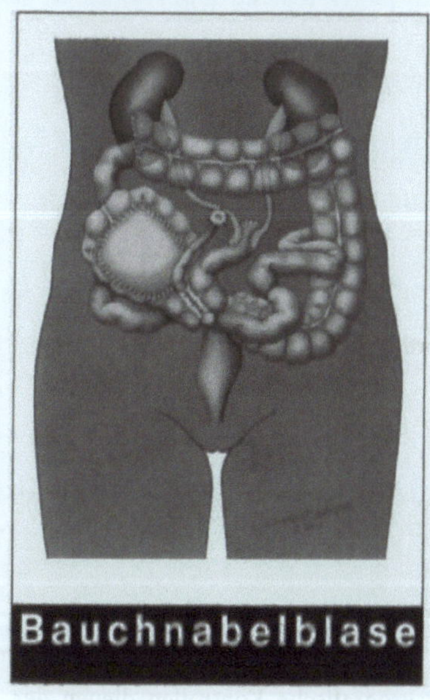

Abb. 36.3. Nachsorgepass für Patienten mit kontinentem Nabelpouch

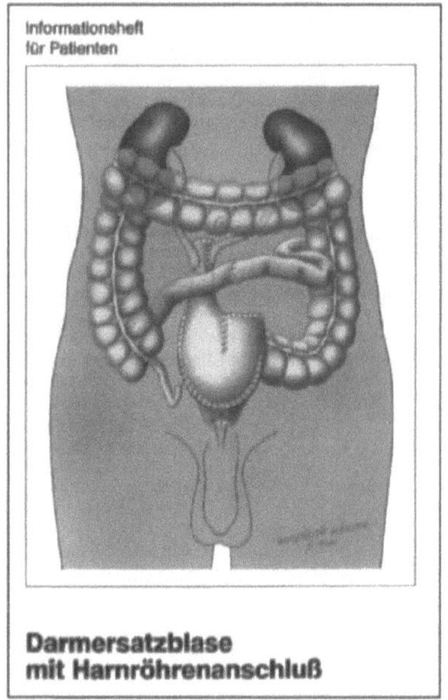

Abb. 36.4. Patientenaufklärungsheft für orthotopen Blasenersatz

Tumornachsorge nach Zystektomie

- IVP (ggf. jährlich)
- Sono Nieren
- Urinzytologie
- Urethroskopie und Spülzytologie

Regelmäßige sonografische und i.v.-urografische Kontrollen dienen der Erkennung von Tumorrezidiven im oberen Harntrakt. Darüber hinaus sollten regelmäßige urinzytologische Kontrollen durchgeführt werden. Wurde bei der Zystektomie auf eine Urethrektomie verzichtet, ist der regelmäßige Ausschluss eines Harnröhrenrezidivs mittles Spülzytologie und Urethroskopie erforderlich.

Nachsorgemaßnahmen bei kontinenter Harnableitung
(mit langstreckiger Ausschaltung von Dünndarm, z.B. orthotope Ersatzblase, katheterisierbarer Pouch)

- **Onkologische Nachsorge**
  - Abhängigkeit von Primärtumor, Alter und Psyche des Patienten *orthotope Ersatzblase mit urethralem Anschluss:* Urinzytologie, Urethroskopie, Hämaturiescreening

- **Allgemeine Nachsorge**
  - Sonografie der Nieren (Abflussstörung?)
  - Retentionswerte
  - fakultativ Ausscheidungsurogramm

- **Serumelektrolyte**
  - anfangs 2- bis 3-monatlich kontrollieren

- **Vitamin B_{12} und Folsäure**
  - *bei prophylaktischer Substitution:* 3-monatlich 1 mg Hydroxocobalamin i.m.
  - *bei Kontrollstrategie:* Vitamin-B- und Folsäureserumspiegel ab 4. postoperativen Jahr

- **Metabolische Azidose**
  - Symptome: Müdigkeit, Abgeschlagenheit (Risikofaktor Niereninsuffizienz)
  - Kontrollen: 1. postop. Jahr alle 3 Monate Blutgasanalyse (Kapillarblut)
  - Therapie
    leichte Störungen: Na^+-Bicarbonat bzw. Ca^{2+}-N-Citrat oral
    starke Störungen (pH <7,2 oder Bikarbonat <15 mmol/l); selten: i.v.-Natriumbikarbonatgabe stationär (aktueller Bedarf [in mmol] = Base exzess (BGA)×0,3×kg Körpergewicht)

- **Restharnkontrolle/Miktionshygiene**
  - Flow/Restharn, Ultraschall, *cave:* dekompensierte Megablase
  - Reservoirentleerung alle 4 h

- Übermäßige Schleimbildung: ACC-Instillationen, Preiselbeersaft oral (2-mal 250 ml/Tag)
- Striktur: z. B. OP nach Sachse

- **Steinbildung Blase/Pouch/Niere**
  - Sonografie, radiologische Kontrollen, Therapie von Pouchsteinen: z. B. Pouchlithotrypsie

- **Harnwegsinfekte**
  - asymptomatische Bakteriurie ist nicht therapiepflichtig, *cave:* Diabetiker, Immunsupprimierte
  - *Therapie der Pouchitis:* Dauerkatheter, Antibiose, forcierte Diurese, ggf. Harnansäuerung; ggf. Steinsanierung

- **Metabolische Risikofaktoren**
  - Niereninsuffizienz: *cave* metabolische Azidose
  - Leberinsuffizienz: *cave* Ammonium, hepatisches Koma

- **Diarrhö (z. B. durch Fettmalabsorption, Gallensäurewirkungen oder Wegfall der Ileozökalklappe)**
  - symptomatische Therapie (Loperamid p.o., ggf. Cholestyramin, ggf. Muco-Falk)

Besonderheiten bei kontinenter transrektalen Harnableitung (z. B. Mainz-Pouch II)

- **Serumelektrolyte**
  - anfangs monatlich, später 3-monatlich

- **Metabolische Azidose**
  - im 1. postop. Jahr: monatlich Blutgasanalyse (kapillär)
  - *cave:* ggf. prophylaktische Alkalisierung

- **Sekundäre Karzinomentstehung**
  - Bis zu 11% der Patienten entwickeln Tumoren an den ureteralen Implantationsstellen nach 10–20 Jahren Latenz
  - Ab dem 5. postoperativen Jahr jährlich Rektosigmoidoskopie

Literatur

Berger GL (1981). J Urol 125: 637–639
Bouffioux C (1995). J Urol 153: 934–941
Bui TT (1997). Urology 49: 687–691
Davey P (1985). Clin Radiol 36: 77–79
Goodman et al. (1981). Int J Radiat Oncol Biol Phys 7: 569
Herr HW (1987). J Urol 138: 1162–1163
Herr HW (1997). Urology 49: 309–311
Kriegmair M (1996). J Urol 155: 105–109
Lamm DL (1992). J Urol 147: A242 (abstr)
Lampel A (1998 a). Urologe A 37:93–101
Lampel A (1998 b). Urologe A 37:207–227
Leitlinien der DGU zur Diagnostik und Therapie des Harnblasenkarzinoms (1998). Urologe A 37: 440–455
Lutzeyer W (1982). J Urol 127: 250–252
Rathert P, Roth S (1995) Atlas der Urinzytologie. Springer, Berlin Heidelberg New York
Roth S (1993). Urologe A 32: 260–270
Roth S (1993). Operative Harnableitung: Grundlagen einer sinnvollen Nachsorge. Urologe (A) 32: 260–270
Roth S (1995). J Urol 154:1696–1699.
Roth S (1996). J Urol 155: 1200–1205
Roth S (1997). J Urol 157: 56–60
Rübben H, Otto T (1997) Harnblasenkarzinom. In: Rübben H Uro-Onkologie, 2. Aufl. Springer, Berlin Heidelberg New York, S 85–178
Schultz-Lampel D, Lampel A (1999) Current opinion in urology, 9:419–424.
Sarosdy MF (1989). J Urol 142: 719–722
Stöckle M (1995). J Urol 153 (1): 47–52
Solosna (1992). J Urol 147: 1513–1515
Ubrig B (1997). Urologe B 37: 236
Wilbert DM (1998). Akt Urol 29: 43–46

BEFUND 37 Nierenbeckenkarzinom/Harnleitertumor

Allgemeine Einordnung

In über 95% der Fälle handelt es sich um Urothelkarzinome, in 3% um Plattenepithelkarzinome. Die Therapie der Urothelkarzinome des oberen Harntrakts folgt den vom Urothelkarzinom der Harnblase bekannten Prinzipien. 50% aller Patienen mit Tumorlokalisation im oberen Harntrakt weisen einen zusätzlichen Befall der Harnblase auf. Umgekehrt entwickeln ca. 5% aller Patienten mit Harnblasentumoren im Verlauf ihrer Erkrankung einen Tumorbefall des oberen Harntrakts. 60% aller Harnleitertumoren befinden sich im distalen prävesikalen Drittel.

Therapie

Nephroureterektomie

Bei kontralateral ausreichender Nierenfunktion ist dies die Standardtherapie für Nierenbeckenkarzinome und multifokale Uretertumoren. In der Regel wird eine Blasenmanschette mit entfernt. Zu den unten genannten Therapieformen sollte bei diesen Indikationen nur in Sonderfällen (Einzelniere, Palliativsituationen) gegriffen werden.

Nierenerhaltende Therapie

Handelt es sich um einen solitären Tumor, ist evtl. eine Ureterteilresektion möglich. Im prävesikalen Ureter ist eine distale Ureterresektion mit Blasenmanschette und Sicherheitsabstand möglich. Die Ureterozystoneostomie erfolgt in der Psoas-Hitch-Technik oder mittels Boari-Lappen. Bei multifokalen Befunden oder höhergelegenen Tumoren kommt ggf. die komplette Ureterresektion mit ilealem Ureterersatz oder alternativ mit Autotransplantation der Niere ins kleine Becken und Nephrozystostomie in Frage.

Endourologische Therapie

In Einzelfällen ist mittels starrer und flexibler Ureterorenoskope auch im oberen Harntrakt eine Resektion bzw. Laserkoagulation von papillären Tumoren möglich. Ebenfalls besteht die Möglichkeit einer BCG-Instillationstherapie über eine Nephrostomie oder über eine transvesikal ausgeleitete Harnleiterschiene.

BEFUND 38 Prostatakarzinom

Allgemeine Einordnung

Über 98% der malignen Neubildungen der Prostata sind Adenokarzinome. Ab dem 50. Lebensjahr wachsen die Prävalenz und die Mortalität nahezu exponentiell an. In der BRD traten 1995 etwa 20 000 Neuerkrankungen auf. Ätiologisch bestehen ethnische und familiäre Risikofaktoren. Die Vasektomie im jugendlichen Alter (Jahre) stellt nach jüngsten Erkenntnissen kein erhöhtes Risiko dar (Kruger 1996).

Früherkennung

Ziel der Früherkennung ist es, ein lokal begrenztes Prostatakarzinom bei asymptomatischen Männern zu entdecken, die von einer kurativen Behandlung (radikale Prostatektomie) profitieren können. Nach heutiger Kenntnis sind dies Patienten mit einer karzinomunabhängigen Lebenserwartung von mehr als 10–15 Jahren (Schmid 1993). Früherkennungsuntersuchungen sind umstritten, da zahlreiche Männer *mit*, nicht aber *an* einem Prostatakarzinom versterben (Schröder 1993).

In Deutschland wird z.Z. ab dem 45. Lebensjahr einmal jährlich eine „Vorsorgeuntersuchung" empfohlen. Für die Erkennung von Prostatakarzinomen beinhaltet sie die digitale rektale Palpation der Prostata. Darüber hinaus sollte zur Erkennung eines Prostatakarzinoms der PSA-Wert bestimmt werden.

Digitale rektale Palpation

Bei karzinomverdächtigem Palpationsbefund kann in bis zu der Hälfte der Fälle durch die Biopsie ein Karzinom gesichert werden (Hammerer 1994; Schmid 1994). Etwa 25% aller Prostatakarzinome fallen ausschließlich durch einen verdächtigen Palpationsbefund auf und treten *mit normalen PSA-Werten* auf (Carter 1998). Die Sensitivität und Spezifität der rektalen Palpation ist in hohem Maße von der Erfahrung des Untersuchers abhängig. Ein großer Teil der durch Palpation aufgefallenen Prostatakarzinome ist nicht mehr auf das Organ begrenzt.

PSA

Die Bestimmung des „prostataspezifischen Antigens“ im Serum ist die Untersuchung mit dem höchsten positiven Vorhersagewert für ein Prostatakarzinom. Die Kombination der PSA-Bestimmung mit der digitalen Palpation erhöht die Anzahl der entdeckten Karzinome und die Anzahl der entdeckten organbegrenzten Karzinome.

Dies belegt eine amerikanische Reihenuntersuchung an über 6300 Männern: Es wurden 264 Patienten mit einem Prostatakarzinom entdeckt. Bei alleiniger Verwendung des PSA-Wertes (Grenzwert 4 ng/ml, Hybritech Tandem-R) wären 18% der Karzinome übersehen worden, bei alleiniger Verwendung der rektalen Untersuchung 45% (Catalona 1994).

Erhöhte PSA-Werte treten jedoch nicht nur bei Prostatakarzinomen auf (s. Übersicht).

Einflüsse auf die PSA-Konzentration im Serum

- Die intraindividuelle, physiologische Schwankungsbreite einschließlich messmethodischer Abweichungen beträgt ca. 20–30%
- Unterschiedliche Messverfahren für das PSA messen in identischen Serumproben Konzentrationsunterschiede bis um den Faktor 2

- **Erhöhte PSA-Werte**
  - bei Prostatakarzinom, benigner Prostatahyperplasie, akuter Prostatitis
  - nach Prostatainfarkt, akutem Harnverhalt
  - nach Manipulationen an der Prostata: transurethralem Katheterismus, Urethrozystoskopie, Prostatabiopsie, fraglich nach rektaler Palpation

- **Erniedrigte PSA-Werte**
  - unter Therapie mit: 5-α-Reduktasehemmern (Finasterid), GnRH-Analoga, Antiandrogenen
  - nach transurethraler oder offener Resektion einer benignen Prostatahyperplasie
  - nach Strahlentherapie unter Einschluss der Prostata in das Bestrahlungsfeld

Die Erhöhung von PSA-Werten durch die Einnahme von Medikamenten konnte bislang nicht bestätigt werden.

Sonstige Verfahren

Die Bestimmung der prostataspezifischen sauren Phosphatase erbringt gegenüber dem PSA keine Vorteile für die Diagnostik des Prostatakarzinoms (Wirth 1992). Auf ihre Bestimmung sollte verzichtet werden. Bildgebende Verfahren haben als „Früherkennungsmaßnahme" z.Z. keinen Stellenwert.

Prostatabiopsie – Wann?, Wie oft?, Wann wiederholen?

Der Verdacht auf ein Prostatakarzinom besteht in der Regel aufgrund eines erhöhten PSA-Wertes und/oder eines verdächtigen Palpationsbefundes. Der Nachweis des Karzinoms erfolgt bioptisch. Die Tumorentdeckungsrate von Prostatabiopsien liegt unter 100%. Der Erfolg von Früherkennungsmaßnahmen hängt von der Tumorentdeckungsrate der Prostatabiopsie ab. Mit welcher Verlässlichkeit ein *vorhandenes* Prostatakarzinom in der Praxis bioptisch nachgewiesen wird, hängt ab von der

- Indikationsstellung zur Prostatabiopsie (PSA-Grenzwert, Palpation),
- Wiederholung von Biopsien bei negativem Ergebnis,
- Größe und Lage des Tumors und der
- Biopsietechnik.

Wann biopsieren?

Grundsätzlich besteht die Indikation zur Biopsie, wenn die Diagnose eines Prostatakarzinoms eine therapeutische Konsequenz notwendig machen würde (Lebenserwartung, Lebensqualität). Eine Abschätzung des Karzinomrisikos in der männlichen *Normalbevölkerung* in Abhängigkeit von PSA-Wert und rektalem Tastbefund erlaubt (Abb. 38.1). **Merke:** Auch bei suspektem Tastbefund *ohne* PSA-Erhöhung ist grundsätzlich eine Biopsie indiziert. In diesem Fall liegt das Risiko für eine positive Biopsie (Prostatakarzinom) zwischen 10 und 21% (Hammerer 1994; Ellis 1994; Catalona 1994; Cooner 1990).

Im Zusammenhang mit PSA-Erhöhungen müssen unbedingt assayspezifische Grenzwerte und die übrigen in der Übersicht im Abschnitt „PSA" genannten Ursachen für PSA-Wert-Veränderungen berücksichtigt werden. Auf Grund der hohen Prävalenz des Prostatakarzinoms wird jede Maßnahme, die eine Steigerung der Biopsiehäufigkeit bedingt, zur Diagnose von mehr Prostatakarzinomen führen. Gleichzeitig ist zu er-

Tastbefund	+	PSA (ng/ml)[1]	Positiver Vorhersagewert für bioptischen Nachweis eines Prostatakarzinoms[2]
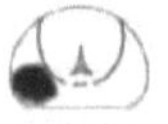 verdächtig	+	**über 4**	**49%**
		über 10	70%
		4–10	41%
		unter 4	**10%**
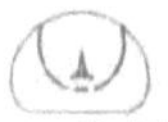 unverdächtig	+	**über 4**	**25%**
		4–10	21%
		über 10	42%

[1] Hybitech-Assay; [2] in der männlichen Normalbevölkerung

Abb. 38.1. Praxisrelevante Anhaltszahlen für das Karzinomrisiko zur Patientenberatung über eine Prostatabiopsie in der männlichen *Normalbevölkerung*. Die genannten PSA-Referenzbereiche gelten für den Hybritech-Assay. Für andere PSA-Bestimmungsverfahren muss der jeweilige assayspezifische Grenzwert verwendet werden. Wichtig ist, dass in dieser Studie auch bei verdächtigem Tastbefund und *normalem PSA* etwa 10% der Männer ein Prostatakarzinom haben, denn ca. 25% aller Prostatakarzinome treten mit einem normalen PSA-Wert auf. (Nach Catalona 1994, Catalona 1997a)

warten, dass der relative Anteil der unnötig biopsierten Männer wächst (Catalona 1997b).

- Biopsie im PSA-Graubereich von 4–10 ng/ml (Hybritech-Assay)
  Die meisten PSA-Erhöhungen liegen zwischen 4 und 10 ng/ml und gehen wiederum auf eine benigne Prostatahyperplasie und nicht auf ein Prostatakarzinom zurück. In der *Normalbevölkerung* liegt das Risiko eines Mannes über 50 Jahren mit einem PSA von 4–10 ng/ml für ein Prostatakarzinom bei etwa 30%. In der *urologischen Praxis* ist aufgrund des häufigeren Vorkommens der benignen Prostatahyperplasie ein noch höherer Anteil nichtkarzinombedingter PSA-Erhöhungen zu erwarten. Bei zahlreichen Männern ist daher ein negativer Ausfall der Prostatabiopsie zu erwarten. Um die Anzahl unnötiger Biopsien zu senken und die Karzinomspezifität der PSA-Erhöhung zu steigern, wurden verschiedene Methoden vorgeschlagen:
  - Altersabhängige PSA-Grenzwerte
    sollen bei jüngeren Männern zu einer frühzeitigeren Prostatakarzinomdiagnose führen und bei älteren Männern die Anzahl unnötiger

Biopsien verringern. Da bislang keine Studie vorliegt, in der altersabhängige PSA-Grenzwerte zur Biopsieindikation herangezogen wurden, ist nicht zu beurteilen, wie viele unnötige Biopsien bei jüngeren Männern eine solche Vorgehensweise hervorrufen würde.

- Prostatavolumenkorrigierte PSA-Werte
  Mit dem Prostatavolumen steigt die PSA-Serumkonzentration. Die pro Prostatavolumen im Serum messbare PSA-Konzentration ist bei Prostatakarzinomen höher als bei benigner Prostatahyperplasie. Bei nur mäßig erhöhtem PSA-Wert ist eine kleine Prostata daher karzinomverdächtiger als eine vergrößerte Prostata. Während mit diesem Verfahren unnötige Biopsien bei ausgeprägten Prostatahyperplasien vermieden werden können, kommt es bei seiner Verwendung aber auch zu übersehenen klinisch relevanten Prostatakarzinomen. Methodisch besteht ein Hauptproblem in der exakten Volumenbestimmung der Prostata, da diese weder rektal-palpatorisch, noch transvesikal-sonografisch exakt genug möglich ist. Auch die wohl genaueste Methode zur Prostatavolumenbestimmung, der transrektale Ultraschall, birgt Fehlermöglichkeiten (Semjonow 1994).
- Serielle PSA-Bestimmungen (Anstiegsgeschwindigkeit, Verdopplungszeit)
  Die mittlere Verdopplungszeit bei organbegrenztem Prostatakarzinom beträgt 3 (Stenman 1994) bis 4 Jahre (Schmid 1994). Ein jährlicher PSA-Anstieg um mehr als 0,75–1,0 ng/ml in langjähriger Verlaufsbeobachtung wurde als Hinweis auf ein Prostatakarzinom beschrieben (Thiel 1998). Da die intraindividuelle Variabilität des PSA-Wertes zusammen mit der Messungenauigkeit von PSA-Assays bis zu 30% betragen kann, wird die Notwendigkeit einer mehrjährigen Verlaufskontrolle deutlich. Prospektive Untersuchungen für die Erkennung von Prostatakarzinomen mit Hilfe serieller PSA-Bestimmungen in der urologischen Praxis stehen noch aus. Es muss sichergestellt sein, dass der PSA-Verlauf ohne Wechsel des PSA-Bestimmungsverfahrens ermittelt wurde. Andernfalls ist ein PSA-Anstieg evtl. nur die Folge eines Wechsels des Bestimmungsverfahrens. Dieses im Einzelfall zu erkennen, ist bei der derzeitigen Entwicklung neuer PSA-Assays, die mit häufigen Methodenwechseln in den Laboren verbunden sind, leider meist schwierig und wird um so schwieriger, je länger die einzelnen Blutentnahmen zeitlich auseinanderliegen (Semjonow 1995).

- Quotient freies PSA/Gesamt-PSA
  Es mehren sich die Hinweise, dass die Bildung des Quotienten aus freiem PSA und Gesamt-PSA eine Verbesserung der Spezifität für die Erkennung von Prostatakarzinomen ermöglicht. In Untersuchungen an hoch selektionierten Männern mit Gesamt-PSA-Werten im „Graubereich“ von 4–10 ng/ml scheint der Quotient nützlich zu sein (Stenman 1994; Woodrum 1998). Etwa 20–30% der Biopsien, die aufgrund eines absoluten PSA-Wertes im „Graubereich“ ohne das Vorliegen eines Prostatakarzinomes durchgeführt werden, könnten vermieden werden. Voraussetzung für eine sinnvolle Nutzung sind allerdings Grenzwerte, die für die genutzte Assaykombination an ausreichend großen und gut charakterisierten Probandenkollektiven untersucht wurden. Diese Voraussetzungen erfüllen die meisten auf dem Markt befindlichen Testverfahren für freies PSA derzeit noch nicht. Im Gegensatz zu Gesamt-PSA (Hamm 1996) sinkt die Konzentration des freien PSA in Abhängigkeit von den Lagerungsbedingungen nach der Blutentnahme (Woodrum 1998; Stenman 1996). Klinisch relevante Erhöhungen des freien PSA durch Manipulationen (z.B. digitale Palpation) oder nach Ejakulation wurden beschrieben. Während falsch-niedrige Konzentration an freiem PSA einen ungerechtfertigten Karzinomverdacht begründen, führen falsch-hohe Konzentration zu übersehenen Prostatakarzinomen. Das freie PSA liefert in der Nachsorge eines bereits diagnostizierten Prostatakarzinoms keine klinisch relevanten Informationen und sollte daher nicht automatisch bei jedem Gesamt-PSA-Wert im „Graubereich“ mitbestimmt werden.

Biopsietechnik – Wie biopsieren?

In vergleichenden Untersuchungen war die sonografisch gesteuerte Prostatabiopsie der digital geführten überlegen (Schewe 1998). Die systematische, ultraschallgesteuerte Sextantenbiopsie (Abb. 38.2) findet z.Z. international die größte Akzeptanz. Es werden jeweils 3 Biopsien aus jedem Prostataseitenlappen gewonnen. Der Hauptvorteil der sonografischen Steuerung besteht in der gezielten Biopsie aus der *peripheren Zone* der Prostata, in der über 80% der Karzinome wachsen, bzw. bei Wiederholungsbiopsien auch aus der Übergangszone. Hypodense periphere Areale oder palpatorisch suspekte Bezirke lassen sich gezielt biopsieren. Hypodense Areale haben mehr als die doppelte Wahrscheinlichkeit, Karzinomgewebe zu enthalten als isoechoische (Ellis 1994; Hammerer 1994).

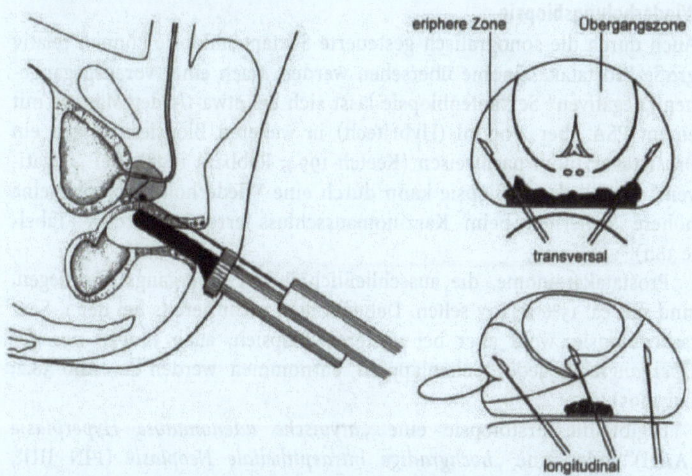

Abb. 38.2. Die systematische Sextantenbiopsie wird transrektal und ultraschallgesteuert mit einer Biopsiepistole durchgeführt. Aus der peripheren Zone jedes Seitenlappens der Prostata werden jeweils 3 Stanzzylinder (basal, mittig und apikal) gewonnen. Die Stanzzylinder sollten einen möglichst großen Anteil der *peripheren* Zone erfassen, da von dort die meisten Karzinome ausgehen. Palpatorisch oder sonografisch suspekte Areale werden gezielt biopsiert. *Echoarme Areale in der peripheren Zone* haben gegenüber isoechoischen etwa die doppelte Wahrscheinlichkeit, ein Karzinom zu enthalten (Ellis 1994). In der *Übergangszone* sind diese sonografischen Kriterien nicht anwendbar. Zusätzliche gezielte Biopsien der Übergangszone (1–2 Biopsien aus jedem Seitenlappen) sollten bei Wiederholungsbiopsien entnommen werden (Lui 1995). Die Biopsie kann ambulant erfolgen. Eine Anästhesie ist üblicherweise nicht erforderlich. Gerinnungsstörungen sollten zumindest anamnestisch erfragt werden. Die prophylaktische Gabe eines Antibiotikums ist weit verbreitet (Einnahme vom Vortag bis zum 2. Tag nach der Biopsie). Einige Autoren führen die Biopsie außer bei Risikopatienten (notwendige Endokarditisprophylaxe, rezidivierende Harnwegsinfekte, Diabetes mellitus usw.) ohne antibiotischen Schutz durch. Der Patient sollte über Hämaturie, Hämospermie, rektalen Blutabgang, dysurische Beschwerden sowie über septische Komplikationen aufgeklärt werden (Rietbergen 1997) (s. Abb. 38.3)

Da die zur Sextantenbiopsie erforderliche Ausrüstung meist in Kliniken vorhanden ist, ergibt sich eine sinnvolle Kooperationsmöglichkeit zwischen Klinik und niedergelassenem Urologen: Patienten mit Tumorverdacht und negativer Erstbiopsie können an einer entsprechend ausgestatteten Klinik zur Rebiopsie vorgestellt werden.

Wiederholungsbiopsie

Auch durch die sonografisch gesteuerte Sextantenbiopsie können relativ große Prostatakarzinome übersehen werden. Nach einer vorausgegangenen „negativen" Sextantenbiopsie lässt sich bei etwa 1/5 der Männer mit einem PSA über 4 ng/ml (Hybritech) in weiteren Biopsiesitzungen ein Prostatakarzinom nachweisen (Keetch 1994; Rabbani 1998). Bei „negativem" Ausfall der 1. Biopsie kann durch eine Wiederholungsbiopsie eine höhere Sicherheit beim Karzinomausschluss erreicht werden (Tabelle 38.1).

Prostatakarzinome, die ausschließlich in der Übergangszone liegen, sind mit ca. 15% relativ selten. Daher sollten nicht bereits bei der 1. Sextantenbiopsie, wohl aber bei weiteren Biopsien, auch *Proben aus der Übergangszone* jedes Seitenlappens entnommen werden (s. Abb. 38.2; Lui 1995).

Ergibt die Erstbiopsie eine *„atypische adenomatöse Hyperplasie* (AAH)" oder eine *„hochgradige intraepitheliale Neoplasie* (PIN III)", sollte eine Wiederholungsbiopsie in Erwägung gezogen werden. Diese histologischen Veränderungen finden sich häufig in der Nähe eines Prostatakarzinomes. In einer Studie an 93 Patienten ergab die Zweitbiopsie nach negativer Erstbiopsie bei 48% der Patienten mit hochgradiger PIN und bei nur 13% der Patienten mit niedrig-gradiger PIN ein Prostatakarzinom (Raviv 1996). Da die histopathologische Beschreibung dieser „Präkanzerosen" noch nicht einheitlich gehandhabt wird, ist eine Rücksprache mit dem beurteilenden Pathologen ratsam (Abb. 38.3).

Tabelle 38.1. Diagnostischer Zugewinn durch Wiederholungsbiopsien. Ergebnisse einer amerikanischen Studie, in der wiederholte Biopsiesitzungen durchgeführt wurden. Das Ausgangskollektiv bestand aus 1136 Männern. Wegen persistierend hoher PSA-Werte und „negativem" Ausfall der 1. Biopsie wurden weitere Biopsien durchgeführt: 427 Patienten mussten einer 2., 203 einer 3. und 91 Männer 4 oder mehr Biopsien unterzogen werden. Insgesamt wurden 495 Prostatakarzinome entdeckt. Bereits durch die Anwendung *einer* Wiederholungsbiopsie nach „negativem" Ausfall der Erstbiopsie wurden insgesamt 96% aller in der Studie gefundenen Prostatakarzinome entdeckt. (Nach Keech 1994)

Biopsiesitzung	Entdeckte Prostatakarzinome
Bereits in der 1. Biopsie	79% aller gefundenen PCA
Erst nach einer Wiederholungsbiopsie	17% aller gefundenen PCA
Erst nach 2 Wiederholungsbiopsien	3% aller gefundenen PCA
Erst nach 3 oder mehr Wiederholungsbiopsien	1% aller gefundenen PCA

Klinik für Urologie und Kinderurologie
Universitätsklinik der Universität Witten/Herdecke
Klinikum Wuppertal GmbH
Dir.: Univ. Prof. Dr. med. S. Roth
Heusnerstr. 40, 42283 Wupptertal, Tel. 0202/8960

Was ist nach der Probenentnahme aus der Prostata zu beachten?

Lieber Patient,

bei Ihnen wurden heute Proben aus der Prostata entnommen. Diese Merkblatt soll Ihnen helfen, die richtigen Maßnahmen zu ergreifen, falls Schwierigkeiten auftreten sollten.

1. Zum Schutz vor Eitererregern, die bei der Probenentnahme in die Prostata eingeschleppt werden können, wurde Ihnen vor dem Eingriff bereits ein Antibiotikum verabreicht. Bitte nehmen Sie auch zu Hause das Antibiotikum unbedingt so wie von Ihrem Arzt vorgeschlagen ein (in der Regel für 2 weitere Tage). Diese schützt Sie vor der Bildung von Eiterabsiedlungen in der Prostata.
2. Da der Anfangsteil der Harnröhre von der Prostata umschlossen wird, ist es völlig normal, daß sich nach dem Eingriff im Urin Blutspuren finden. Dies kann bis zu 6 Wochen nach dem Eingriff der Fall sein. Blutspuren im Urin sind nur dann als bedrohlich einzuschätzen, wenn der Urin nicht nur wie Fleischwasser verfärbt ist, sondern wenn er insgesamt eine dunkelrote Farbe annimmt (etwa wie Rotwein) oder zusätzlich größere Blutklümpchen im Urin erscheinen. In solch einem Falle sollten Sie sich an Ihren niedergelassenen Urologen wenden oder – falls die Praxis geschlossen ist – in unserer Notfall-Ambulanz.
3. Auch Blutauflagerungen auf dem Stuhlgang können für einige Tage auftreten und sind nicht bedrohlich.
4. In jedem Falle sollten Sie gerade in den ersten Tagen reichlich trinken, um Blutreste aus der Harnröhre und der Blase auszuspülen.
5. In den ersten Wochen kann es ebenfalls zur Rotfärbung des Samenergusses kommen, da ein Großteil des Samenergusses von der Prostata produziert wird. Dies ist völlig normal und sollte Sie nicht beunruhigen. Das Problem bildt sich von selbst zurück.
6. Falls die Körpertemperatur auf über 37,5 °C ansteigt oder gar Schüttelfrost auftritt, sollten Sie sich umgehend an Ihren niedergelassenen Urologen oder an unsere Notfall-Ambulanz wenden. Dann besteht nämlich die Gefahr, daß Bakterien in Ihre Blutbahn gelangen und es ist eine sofortige Behandlung mit speziellen Antibiotika notwendig.

Bei Brücksichtigung dieser Ratschläge sollten Sie für alle Eventualitäten gerüstet sein. Bedenken Sie, daß trotz der erwähnten Schwierigkeiten die meisten Patienten die Probeentnahmen aus der Prostata gut vertragen. Bei Problemen stehen wir Ihnen jederzeit gern unter der Tel.-Nr. 0202/8960 (den urologischen Dienstarzt anfunken lassen) zur Verfügung.

Abb. 38.3. Patientenmerkblatt zur Prostatabiopsie

Ausbreitungsdiagnostik

Durch die digitale rektale Palpation wird das lokale Tumorstadium meist unterschätzt. Ist palpatorisch lediglich ein Seitenlappen suspekt, so lässt sich im histologischen Präparat das Karzinom in 70% der Fälle auch im anderen Seitenlappen nachweisen. Mit den bildgebenden Verfahren (transrektaler Ultraschall, transkutaner Ultraschall, CT und MRT) werden weder die lokale Tumorausdehnung noch ein pelviner Lymphknotenbefall verlässlich bestimmt. Die routinemäßige Durchführung eines CT oder MRT ist nicht erforderlich. Pelvine Lymphknotenmetastasen sollten durch eine pelvine Lymphadenektomie vor oder im Rahmen der radikalen Prostatektomie ausgeschlossen werden. Mit Hilfe des PSA kann die Wahrscheinlichkeit für das Vorliegen von Knochenmetastasen abgeschätzt werden, für den individuellen Patienten ist jedoch eine sichere Aussage an Hand von PSA-Konzentrationen nicht möglich. Bei der Primärdiagnose eines Prostatakarzinoms sollte daher eine Skelettszintigrafie durchgeführt werden, wenn eine radikale Prostatektomie oder eine Radiatio der Prostata geplant sind. Andernfalls kann auf ein Skelettszintigramm verzichtet werden, da ein positiver Szintigrammbefund in Abwesenheit von Knochenschmerzen zunächst keine therapeutische Konsequenz hat. Der Serum-PSA-Wert erlaubt keine verlässliche Unterscheidung in ein organbegrenztes, organüberschreitendes oder metastasierendes Stadium. Generell gilt jedoch, dass 70–80% der PCA bei einem PSA <4 ng/ml organbegrenzt sind. Bei über der Hälfte der Patienten mit einem PSA >10 ng/ml liegt eine Kapselpenetration vor. Etwa 75% der Männer mit einem PSA >50 ng/ml haben Lymphknotenmetastasen.

Organbegrenztes Prostatakarzinom

- Therapie (bei Lebenserwartung von 10–15 Jahren): radikale Prostatektomie
- Alternativen: pelvine Staginglymphadenektomie + lokale Radiatio; „früher" Androgenentzug; watchful waiting/Androgenentzug bei Progress

Bei Patienten mit einer karzinomunabhängigen Lebenserwartung von mindestens 10 Jahren wird als Standardtherapie die radikale Prostatovesikulektomie mit vorausgehender obturatorischer Lymphadenektomie empfohlen (Walsh 1998; Abb. 38.4).

Andererseits führt ein lokal begrenztes Prostatakarzinom bei Behandlungsverzicht erst nach einem langen Verlauf zum Tod. Nicht sinnvoll ist es daher, bei Männern mit eingeschränkter Lebenserwartung und einem lokal-begrenzten Tumor eine radikale Prostatektomie anzustreben. Auch bei hohem Operationsrisiko oder Operationsablehnung kommen die obengenannten Alternativen in Betracht.

Bezüglich der Androgenentzugstherapie ist die Frage noch unentschieden, ob die Einleitung der Behandlung sofort oder erst bei Eintritt von Beschwerden sinnvoll ist. Obwohl tendenziell zur sofortigen Therapie zu raten ist, kann in individuellen Einzelfällen (z.B. hohes Alter, gut differenziertes Karzinom) der Androgenentzug verzögert werden. Für einen neoadjuvanten Androgenentzug vor radikaler Prostatektomie konnten bisher keine Vorteile nachgewiesen werden (Soloway 1997).

Auch vor der Einleitung einer *lokalen Radiatio* als Alternative zur radikalen Prostatektomie sollten ein Knochenszintigramm und eine pelvine Lymphadenektomie zum sicheren Metastasenausschluss erfolgen.

Sonderfälle bei radikaler Prostatektomie

- Lokale Inoperabilität – Was tun?
- Potenz nach radikaler Prostatektomie?
- Anhaltende Harninkontinenz nach Prostatektomie
- Obturatorischer Lymphknotenbefall
- Positive Schnittränder

- **Lokale Inoperabilität?**
  Gelegentlich wird erst während des Versuchs einer radikalen Prostatektomie nach Eröffnen der endopelvinen Faszie trotz tumorfreier Lymphknoten ein lokal inoperables Stadium festgestellt. Präoperativ sollten mit dem Patienten für diesen Fall Vereinbarungen getroffen werden (in der Regel bei negativen Lymphknoten lokale Radiatio, bei befallenen Lymphknoten Hormontherapie, s. Kap. „Lokal fortgeschrittenes Prostatakarzinom ohne Metastasen").

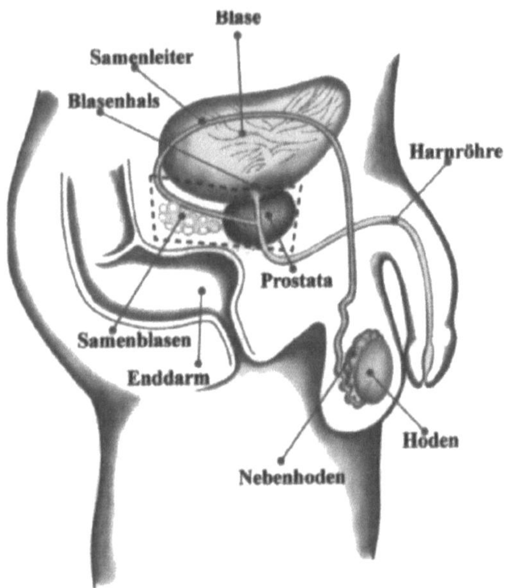

Abb. 38.4. Wichtige Komplikationen der radikalen Prostatektomie sind die postoperative Harninkontinenz und die erektile Dysfunktion. Eine vorübergehende postoperative Stressinkontinenz ist die Regel. Die Patienten sollten zu einem gewissenhaften Beckenbodentraining angeleitet werden. Der überwiegende Teil der Patienten ist nach 2–6 Monaten wieder weitgehend kontinent. Ältere Patienten erlangen in der Regel ihre Kontinenz inkompletter und später zurück als jüngere. Insgesamt verbleibt bei 8–20% aller Patienten eine die Lebensqualität einschränkende Harninkontinenz. Die postoperative erektile Dysfunktion geht auf die intraoperative Zerstörung der dorsolateral der Prostata verlaufenden neurovaskulären Bündel zurück. Ein uni- oder bilateraler Nervenerhalt ist zwar häufig technisch möglich, kann jedoch aus onkologischen Gesichtspunkten problematisch sein. Die Zeugungsfähigkeit und der Samenerguss gehen auch bei erhaltener Potenz postoperativ in jedem Fall verloren. Lymphozelen treten in ca. 5% der Fälle auf und bereiten in der Regel wenig Probleme. Tiefe Venenthrombosen und Lungenembolien kommen unter angemessener Prophylaxe in 2% der Fälle vor. Wichtig ist eine adäquate intraoperative Thromboseprophylaxe, die frühe Mobilisierung, die perioperative low-dose-Heparinisierung und – wie einige Autoren empfehlen – die Fortsetzung der Heparinisierung für die ersten 6 postoperativen Wochen. In ca. 5% der Fälle kommt es postoperativ zu einer Striktur der vesikourethralen Anastomose, die in der Regel endourologisch therapiert werden kann

- **Obturatorischer Lymphknotenbefall**

  Die obturatorische Lymphadenektomie wird hauptsächlich aus diagnostischen Gründen durchgeführt. Im präoperativen Aufklärungsgespräch sollte mit dem Patienten vereinbart werden, wie bei intraoperativ vorgefundenen Lymphknotenmetastasen verfahren werden soll. Der gegenwärtige Therapiestandard ist, die radikale Prostatektomie zu unterlassen und in derselben Narkose eine bilaterale Orchiektomie durchzuführen oder alternativ einen medikamentösen Androgenentzug einzuleiten (s. Kap. Androgenentzugstherapie).

  Bei PSA-Werten unter 10 ng/ml warten einige Operateure den Schnellschnitt nur bei makroskopisch auffälligen Lymphknoten ab und gehen ansonsten nach der Lymphadenektomie unmittelbar zur Prostatektomie über. Bei Anwendung dieser Strategie ist in 5–7% der Fälle postoperativ mit dem histologischen Nachweis von Metastasen im Lymphknotenpräparat zu rechnen (Danella 1993). Umstritten ist, ob in Fällen mit postoperativ gefundenen Mikrometastasen ein früher Hormonentzug oder eine abwartende Strategie am günstigsten ist. Es wird angenommen, dass der frühe Hormonentzug das beschwerdefreie Intervall verlängert, ob er zu einer Lebensverlängerung führt, ist ungewiss.

- **Tumorbefallene Absetzungsränder**

  Ergibt der histologische Befund einen Tumorbefall der Absetzungsränder, muss in Abhängigkeit von Befund und Patient über eine adjuvante Therapie entschieden werden. Häufig wird eine Überwachungsstrategie angewendet. Ob eine adjuvante Radiatio einen Überlebensvorteil bringt, ist unklar, und wird z.Z. in Studien geprüft. Eine adjuvante Radiatio sollte nur in einem geeigneten Zentrum frühestens 6–8 Wochen postoperativ und erst nach Wiederherstellung der Kontinenz durchgeführt werden, da es andernfalls zu einer Verschlechterung kommen kann. Eine weitere Alternative stellt der Androgenentzug dar (s. Kap. Androgenentzugstherapie).

- **Erektile Dysfunktion**

  Gerade im Bereich der neurovaskulären Bündel kommt es häufig zu einer Kapselpenetration durch das Karzinom. Der Erhalt der neurovaskulären Bündel darf nicht auf Kosten der onkologischen Radikalität erzwungen werden. Nur 15% der Patienten mit unilateralem Nervenerhalt und nur 30% mit bilateralem Nervenerhalt sind postoperativ potent. Für die Kohabitation ausreichende Erektionen gibt nur etwa die Hälfte dieser Patienten an. Der Erfolg eines Nervenerhaltes kann abschließend erst nach einigen Monaten beurteilt werden (Geary 1995) (zu den Therapiemöglichkeiten s. Befund Erektile Dysfunktion). Da das Risiko einer Harninkontinenz beim Orgasmus besteht, sollte man sexuell aktiven Patienten zur Entleerung der Harnblase vor dem Geschlechtsverkehr raten (Koeman 1996).

- **Anhaltende Harninkontinenz nach RPE**
  Besserungen sind im Normalfall nach mehr als 12 Monaten nicht mehr zu erwarten. Zur Ergänzung des Beckenbodentrainings kann zunächst eine regelmäßige rektale Elektrostimulation des Beckenbodens durchgeführt werden. Diese wird 3-mal täglich für ca. 5 min angewendet. Der Patient wird mit einem entsprechenden Gerät ausgestattet. Ggf. ist die Gabe eines Anticholinergikums (z.B. Trospiumchlorid) indiziert. Inwieweit Kollagenunterspritzungen des Sphinkters bei ausbleibender Besserung dauerhaften Nutzen bringen, ist unklar. Die Implantation eines artifiziellen Sphinkters wird in der Regel frühestens nach dem 1. postoperativen Jahr zu diskutieren sein.

Lokal fortgeschrittenes Prostatakarzinom ohne Metastasen

Therapieoptionen
- Androgenentzug
- Staginglymphadenektomie und lokale Radiatio

Bei palpatorisch oder zystoskopisch gesichertem Einwachsen des Prostatakarzinoms in den Becken- oder Blasenboden ist eine radikale Prostatektomie nicht indiziert. Der Eingriff ist nicht kurativ und die Patienten würden unnötigerweise dem Operationsrisiko und einem erhöhten Risiko der Harninkontinenz ausgesetzt.

Die präoperative Unterscheidung zwischen lokal begrenzten und lokal fortgeschrittenen Stadien wird durch die digital-rektale Untersuchung und ggf. Urethrozystoskopie erreicht. Selten ist eine operative Freilegung erforderlich. Hinweise auf ein lokal fortgeschrittenes Stadium können Harnstauungsnieren oder obstruktive Miktionssymptome sein.

- **Therapieoption Androgenentzug**

Für die Mehrzahl der älteren Patienten mit einem lokal fortgeschrittenem Tumor ist der Androgenentzug die Therapie der Wahl. Es ist keine Staginglymphadenektomie erforderlich. Durch den Androgenentzug wird das Volumen des Primärtumors innerhalb von 3 Monaten um 30–40% reduziert, obstruktive Miktionsprobleme bessern sich. Viele Patienten mit einem Harnverhalt wegen eines großen lokalisierten PCA können unter Androgenentzug nach einer Latenzzeit wieder spontan miktionieren (Hampson 1993). Bei persistierenden Miktionsbeschwerden kommt eine palliative transurethrale Resektion (TURP) in Betracht.

- **Therapieoption Lymphadenektomie und lokale Radiatio**

Da es sich bei der Radiatio um eine rein lokale Therapie eines fortgeschrittenen Tumorleidens handelt, sollte eine Metastasierung vorab sicher ausgeschlossen sein. Vorab sollten daher per Knochenszintigramm und pelviner Staginglymphadenektomie die primären Metastasierungsorte abgeklärt werden. Das Risiko des Potenzverlustes und anhaltender Harninkontinenz ist nach Radiatio der Prostata geringer als nach radikaler Prostatektomie. Bei etwa 50% der Patienten bleibt die Potenz erhalten. Nachteile bestehen in den lokalen Nebenwirkungen einer Strahlenzystitis und -proktitis (20%; für Lösungsmöglichkeiten s. Kapitel Notfälle – Anhaltende Blasenblutung). Wichtig ist die Auswahl eines spezialisierten strahlentherapeutischen Zentrums, um das Risiko dieser quälenden lokalen Komplikationen zu minimieren. Wird das Tumorleiden progredient, kommt eine Androgenentzugstherapie in Frage.

Metastasiertes Prostatakarzinom

Standardtherapie: Androgenentzug

- **Metastasierungsmuster**

Das Prostatakarzinom metastasiert am häufigsten in die regionalen Lymphknoten und das Skelett. Ossäre Filiae sind in der Regel osteoblastisch, osteolytische Filiae gelten als prognostisch ungünstig.

- **Durchführung**

  Die Standardtherapie besteht in einem zeitlich unbegrenzten Androgenentzug durch eine bilaterale Orchiektomie. Für die Therapie mit Gn-RH-Analoga oder für Östrogene ließ sich ein gleichwertiger Effekt nachweisen (s. Kap. Hormontherapie).

- **Beginn und Dauer der Therapie**

  Die grundsätzliche Frage, ob im Falle eines *asymptomatischen* lokal fortgeschrittenen oder metastasierten Prostatakarzinoms die Hormontherapie *sofort* oder erst bei Beschwerden *(verzögert)* einsetzen soll, ist noch nicht definitiv geklärt (Davidson 1995). Neuere Studien sprechen für die sofortige Therapie, da es zu weniger komprimierenden Wirbelsäulenmetastasen und einer geringeren Anzahl lokaler Obstruktionen komme (Medical Research Council 1997).

  Ob eine zyklische Unterbrechung der Therapie (intermittierende Androgenentzugstherapie) zu Nachteilen führt, wird z.Z. in Studien überprüft.

- **Ansprechen**

  Etwa 80% der Patienten sprechen auf die Androgenentzugstherapie an. Dies äußert sich u. a. in Schmerzminderung und in der Besserung von obstruktiven Miktionssymptomen. Der PSA-Wert fällt ab. Ein PSA-Anstieg unter der laufenden Behandlung spricht für einen Tumorprogress.

- **Prognose**

  Der Androgenentzug ist eine palliative Therapie. Die Zeit bis zum Tumorprogress wird verlängert, der Nachweis einer lebensverlängernden Wirkung fehlt jedoch. *Die meisten Patienten mit einem metastasierten Prostatakarzinom erleiden nach 18–24 Monaten Androgenentzug einen Progress.* 85% aller Patienten mit einem metastasierten Prostatakarzinom versterben am Tumor (Schröder 1998). In Einzelfällen wird ein langjähriges Überleben erreicht.

  Schlecht differenzierte, anaplastische oder neuroendokrine Tumoren sprechen seltener und meist nur kurz auf die Androgenentzugstherapie an. Viszerale Metastasen und osteolytische Filiae sind bei diesen Tumoren überdurchschnittlich häufig. Häufig liegt der PSA-Wert im Normalbereich oder nur wenig darüber.

Androgenentzugstherapie des Prostatakarzinoms

- Bilaterale Orchiektomie
- LH-RH-Analoga (cave: Flare-up-Effekt)
- Orale Antiandrogene
- Maximale Androgenblockade/„Anti-Androgen-Entzugssyndrom"

Androgene wirken auf Adenokarzinome der Prostata wachstumsfördernd. Die Hormontherapie wirkt über den Androgenentzug bzw. die Blockade der Androgenwirkung. Die Androgene werden zu 90–95% in den Leydig-Zellen der Hoden produziert, die restlichen 5–10% werden in der Nebennierenrinde (NNR) gebildet.

Bilaterale Orchiektomie

Die bilaterale Orchiektomie ist der „Goldstandard" der Androgenentzugstherapie. Die korrekt ausgeführte subkapsuläre Orchiektomie ist der kompletten Entfernung der Hoden gleichwertig. Die Wirkung tritt unmittelbar postoperativ ein.

Gn-RH-Analoga

Synthetische Gn-RH-Analoga werden in ein- bis dreimonatlichen Abständen als subkutane Depots injiziert. Der Testosteronspiegel wird auf das Niveau von Orchiektomierten gesenkt. Während der ersten 2–3 Behandlungswochen steigt der Testosteronspiegel durch einen initialen Stimulationseffekt (Flare-up). Es kann zu einem akuten Progress und Komplikationen kommen. Eine Prävention des Flare-up durch die zusätzliche Gabe von Antiandrogenen ist obligat (Tabelle 38.2).

- **Physiologie**

  Die testikuläre Androgenproduktion wird durch die hypophysäre LH-Sekretion gesteuert. Die Anregung der Hypophyse zur LH-Sekretion wird über eine pulsatile Stimulation durch LH-RH aus hypothalamischen Zentren erreicht. Konstant hohe Gn-RH-Spiegel führen zu einer Unterdrückung der LH-Ausschüttung aus der Hypophyse und somit zu einem reversiblen Versiegen der Testosteronproduktion in den Hoden.

Tabelle 38.2. Prävention des Flare-ups zu Beginn einer Gn-RH-Therapie. Die zusätzliche Gabe eines Antiandrogens in Standarddosierung ([a]z. B. Cyproteronacetat 2-mal 100 mg p.o. oder Flutamid 3-mal 250 mg p.o.) sollte entweder bereits 1 Woche vor (bei Verwendung von CPA Blockade des Testosteronanstiegs) oder ab der 1. Gn-RH-Gabe (Blockade der Testosteronwirkung) begonnen werden und für 3–4 Wochen nach der 1. Depotinjektion beibehalten werden. (Schulze 1990; Schröder 1988)

Prinzip	Vorübergehend zusätzliche Gabe eines oralen Antiandrogens[a]
Beginn	1 Woche vor oder ab der 1. Depotinjektion
Ende	3–4 Wochen nach der 1. Depotinjektion

Orale Antiandrogene

Die Monotherapie mit oralen Antiandrogenen wird insbesondere wegen des Nebenwirkungsprofils (z. B. möglicher Potenzerhalt unter Flutamid) diskutiert. Noch ist unklar, ob die Monotherapie mit oralen Antiandrogenen genauso effektiv ist wie der konventionelle Hormonentzug (Orchiektomie bzw. Gn-RH-Analoga). Erste Studien deuteten auf einen schnelleren Progress unter dieser Therapie gegenüber der Orchiektomie bzw. Gn-RH-Therapie hin (Bales 1996).

- **Steroidale Antiandrogene**
  Hauptvertreter ist Cyproteronacetat (CPA). Es blockiert die Wirkung der Androgene am Androgenrezeptor der Zielzelle. Der Testosteronspiegel wird gesenkt, da CPA zusätzlich die LH-Sekretion in der Hypophyse vermindert (gestagene Wirkung). Praktisch bedeutsame Vorteile sind: Sofortiger Wirkungseintritt, orale Applikation und das Fehlen kardiovaskulärer Nebenwirkungen gegenüber den oralen Östrogenen. Nebenwirkungen: Libidoverlust, erektile Dysfunktion, selten Gynäkomastie.

- **Nichtsteroidale Antiandrogene (z. B. Flutamid, Nilutamid, Bicalutamid)**
  Diese blockieren ebenfalls die Androgenrezeptoren in der Prostatazelle. Im Gegensatz zu CPA bewirken sie normale oder erhöhte Plasma-Testosteronwerte aufgrund einer Steigerung der LH-Ausschüttung. Dies ist möglicherweise der Grund für den gelegentlichen Erhalt von Libido und Potenz unter einer Monotherapie mit Flutamid. Nebenwirkungen: Übelkeit; Diarrhö, Gynäkomastie; Leberenzymerhöhung, hepatitisartiges Syndrom).

Maximale Androgenblockade/„Antiandrogen-Entzugssyndrom"

Durch die chirurgische Kastration bzw. die LH-RH-Analoga werden 90–95% der Androgenproduktion ausgeschaltet. Die Kombination einer dieser Methoden mit einem oralen Antiandrogen ermöglicht die zusätzliche Blockierung der Nebennieren-Androgene (Tabelle 38.3). Von Vorteil ist die gleichzeitige Therapie eventueller Hitzewallungen bei Verwendung von Cyproteronacetat. Nachteilig sind zusätzliche Nebenwirkungen des Antiandrogens (v. a. Diarrhö und Leberenzymerhöhungen), die Notwendigkeit der täglichen Tabletteneinnahme und die Kosten. Allerdings ergab eine Analyse unter Verwertung der Originaldaten von 21 randomisierten Studien mit 5600 Patienten keine Überlebensvorteile (Dalesio 1995). Die maximale Androgenblockade ist keine Standardtherapie.

- **Antiandrogen-Entzugssyndrom**

  Bei einem Tumorprogress unter maximaler Androgenblockade mit Flutamid erreichen bis zu 40% der Patienten nach Absetzen von Flutamid eine Remission, die ein Jahr und länger anhalten kann. Dieser Effekt wird als Antiandrogen-Entzugssyndrom bezeichnet und wurde auch bei Cyproteronacetat beobachtet. Zugrunde liegt ein paradoxer Stimulationseffekt des Antiandrogens, der möglicherweise auf eine Mutation des Androgenrezeptors zurückgeht (Small 1995). *Fazit: Bei einem Progress unter maximaler Androgenblockade sollte zunächst das Antiandrogen abgesetzt werden.*

Tabelle 38.3. Maximale Androgenblockade

Kastrationsmethode	+	Antiandrogen
• Orchiektomie oder		• Flutamid z.B. 3-mal 250 mg p.o. oder
• LH-RH-Analogon oder		• Nilutamid z.B. 1-mal 150 mg p.o. (1. Dosis 300 mg) oder
• Östrogen		• CPA (Androcur) z.B. 150–200 mg/Tag

Therapie unerwünschter Wirkungen der hormonellen Therapie

Nebenwirkungen
- Hitzewallungen
- Schweißausbrüche
- Schwund an Muskelmasse
- Osteoporose
- Anämie
- Lipidstoffwechselveränderungen
- Leistungsminderung
- Infertilität
- Libidoverlust
- Gynäkomastie

Bei bis zu 69% der hormonablativ behandelten Patienten treten *Hitzewallungen* auf. Therapeutisch wirksam sind Östrogene und Gestagene. Vorteilhaft scheint die *transdermale Pflasterapplikation von Östrogenen*, die in einer randomisierten Studie bei Männern mit Orchiektomie eine gute Wirkung und keine Nebenwirkungen zeigte (Zagaja 1996). Für die Östrogenpflaster sprechen die antitumorale Wirkung von Östrogenen, günstige Kosten, die einfache Applikation. Das Risiko für kardiovaskuläre Komplikationen scheint wegen der parenteralen Applikation und der niedrigen Dosis gering zu sein (Kliesch 1998). Eine Besserung der Hitzewallungen ist auch mit der Gabe *von Gestagenen wie Cyproteronacetat* zu erreichen. Die Therapie ist allerdings teuer. Dosierungen und zusätzliche Therapiealternativen sind der Tabelle 38.4 zu entnehmen. Eine *analgetische Opiattherapie* ist ebenfalls gegen Hitzewallungen wirksam.

Unter der Therapie mit östrogenähnlichen Medikamenten (Estramustinphosphat, z.B. Estrazyt, oder Fosfestrol, z.B. Honvan, kommt es in zahlreichen Fällen zur Ausbildung einer *Gynäkomastie* und gelegentlich *zu sezernierenden Mammae.* Dem kann durch eine *prophylaktische*, niedrig dosierte Radiatio der Mamillen vorgebeugt werden (s. Befund Gynäkomastie).

Tabelle 38.4. Verschiedene Behandlungsschemata zur Therapie von Hitzewallungen unter Hormonentzugstherapie.

Handelsname/ Wirkstoff (Beispiele)	Applikationsart	Dosis	Kosten/Tag[a]
Östrogene			
Estraderm TTS/ Estradiol	Transdermal-pflaster (Pflaster alle 24 h erneuern)	0,05–0,1 mg/Tag	0,79–1,15
Estradurin/ Poly-estradiolphosphat	i.m.-Injektion alle 4 Wochen	80–160 mg/ Injektion	1,35
Gestagene			
Androcur/ Cyproteronacetat	1-mal tgl. p.o.	100 mg/Tag	6,86
Clinofem, Clinovir, G-Farlutal/Methoxy-progesteronacetat	2-mal tgl. p.o.	2-mal 5mg/Tag	1,30
Megestat/Megestrol-acetat	2-mal tgl. p.o.	2-mal 20 mg/Tag	4,78

[a] Bei Mindestdosis (DM/Tag, Stand 1998). (Nach Kliesch 1998)

Progress unter Androgenentzug – Therapeutische Optionen

- **Progress unter maximaler Androgenblockade**
  - „Antiandrogen-Entzugssyndrom"
  - „Second-line-Hormontherapie": Estramustin-Phosphat
  - Frühzeitige Opioidtherapie/„Schmerzplan"
  - Lokaler Progress mit Miktionsbeschwerden – Palliative TUR-P?
  - Lokalisierte Knochenschmerzen: Palliative Radiatio
  - Diffuse Knochenschmerzen: Steroide + Mitoxantron
  - Ultima ratio: Zytotoxische Chemotherapie

Fast alle Patienten mit einem *metastasierten* Prostatakarzinom erleiden durchschnittlich 18–24 Monate nach Einleitung der Hormontherapie einen Progress (dann sog. hormonrefraktäres Prostatakarzinom). Dem klinischen Progress geht häufig ein PSA-Anstieg um 6 Monate voraus. Das mittlere Überleben mit einem *hormonrefraktären* metastasierenden Prostatakarzinom beträgt dann noch 12–18 Monate. Das Therapieziel in dieser Situation ist die Linderung der Symptome und die Verbesserung der Lebensqualität. Eine nachgewiesen lebensverlängernde Therapie existiert nicht. Klinisch muss zunächst sichergestellt sein, dass eine medikamentöse Androgenentzugstherapie effektiv durchgeführt wurde (*Cave: Compliance*). Im Zweifelsfall sollte dem Patienten zur Orchiektomie geraten werden. Tritt ein *Tumorprogress unter maximaler Androgenblockade* auf, sollte zunächst das Antiandrogen abgesetzt werden („Anti-Androgen-Entzugssyndrom", S. 389). Danach sollte man vor weiteren therapeutischen Maßnahmen möglichst 4–8 Wochen zuwarten. Als sog. *„Second-line-Hormontherapie"* ist in Deutschland die Behandlung mit Estramustinphosphat verbreitet. *Zytotoxische Chemotherapien* siind selten indiziert und kommen allenfalls nach Versagen dieser Behandlungsformen in Frage (s. u.). Bei *solitären schmerzhaften Knochenfiliae* kann eine *lokale Radiatio* eine gute Palliation erbringen. Üblicherweise werden 10-mal 3 Gray innerhalb von 14 Tagen appliziert. 2 Wochen nach Radiatio weisen 70% der Patienten eine deutliche Schmerzlinderung auf. Der Effekt hält durchschnittlich 13 Monate an. Beim *hormonrefraktären PCA mit diffusen Knochenschmerzen* soll eine Kombinationstherapie von *Steroiden mit Mitoxantron* eine gute Palliation bewirken. Der frühzeitige *Einsatz von Opioden* bei Schmerzen erhöht die Lebensqualität. Wichtig ist die Erarbeitung und Einhaltung eines auf die Bedürfnisse des Patienten zugeschnittenen *„Schmerzplanes"* zur regelmäßigen Analgetikagabe unter Kombination geeigneter Substanzen.

Estramustinphosphat

Estramustinphosphat (EMP) hat gleichzeitig zytotoxische und antiandrogene Eigenschaften. Subjektiv sprechen etwa 60% und objektiv etwa 35% der Patienten an.

Die Standarddosierung beträgt initial 3-mal 280 mg und später 2-mal 280 mg p.o. Eine Beurteilung der Wirksamkeit (Schmerzreduktion) sollte nach 3-monatiger Therapie erfolgen. Bei Ansprechen wird eine Erhaltungstherapie durchgeführt. Ist der Patient subjektiv weiter progedient, wird abgebrochen. Wenn es unter einer Erhaltungstherapie erneut zum Progress kommt, wird die Therapie beendet. Das Nebenwirkungsprofil von EMP ist günstiger als bei den meisten zytotoxischen Chemotherapien. *Hauptnebenwirkungen*: Gynäkomastie, Diarrhö, kardiovaskuläre Symptome und Hepatotoxizität. *Kontraindikationen*: frischer Herzinfarkt, nicht eingestellte Herzinsuffizienz, schwere Leberinsuffizienz.

Anaplastische und neuroendokrin differenzierte Prostatakarzinome sprechen auf EMP wie auch auf den konventionellen Androgenentzug selten an. Wurde die antiandrogene Therapie vor Beginn der EMP-Therapie medikamentös durchgeführt (z. B. LH-RH-Analoga), so sollte man diese nur bei äußerst zuverlässigen Patienten für die Zeit der EMP-Einnahme unterbrechen.

Diffuse Knochenschmerzen: Steroide + Mitoxantron

Eine rein palliative Alternative bei diffusen Knochenschmerzen besteht in der Kombination von:

- oralem Prednisolon (2-mal 5 mg/Tag) mit
- Mitoxantron i.v. alle 3 Wochen (Dosis 12 mg/m²; maximale Mitoxantron-Gesamtdosis 140 mg).

Die Ansprechquote liegt bei etwa 30%. Es kommt zu einer Schmerzreduktion um etwa 1/3 für die Dauer von 6–43 Wochen. Die Überlebenszeit oder die Zeit zum weiteren Progress wird durch die Therapie nicht beeinflusst. Bei etwa 4% der Patienten sind leichte kardiale Nebenwirkungen durch Mitoxantron zu erwarten. Das Protokoll ist von der FDA in den USA als Palliativtherapie beim PCA anerkannt (Tannock 1996).

Zytotoxische Chemotherapie

Das Prostatakarzinom spricht auf zytotoxische Chemotherapien schlecht an. Keine der bisher veröffentlichten randomisierten Studien hat einen Überlebensvorteil durch eine zytotoxische Chemotherapie nachweisen können. Da die zytotoxische Chemotherapie beim Prostatakarzinom ausschließlich palliative Zwecke verfolgt, sollte sie möglichst wenige unerwünschte Wirkungen hervorrufen und einer reinen Analgetikatherapie überlegen sein. Die Durchführung einer solchen Therapie ist z. Z. als experimentell anzusehen und sollte nur in kontrollierten Studien erfolgen. Die Adressen von Studienkoordinatoren können über die Arbeitsgemeinschaft für Urologische Onkologie (AUO) bezogen werden.

Literatur

Bales GT (1996). Urology 47 (suppl 1 A): 38–43
Carter HB (1998). Campbell's Urology, 7th ed, p 2519

Catalona WJ (1994). J Urol 151: 1283
Catalona WJ (1997a). J Urol 158: 2162
Catalona WJ (1997b). JAMA 277: 1452
Cooner WH (1990). J Urol 143: 1146
Dalesio O (1995). Lancet 346: 265
Danella JF (1993). J Urol 149: 1488
Davidson PJT (1995). J Urol 154: 2118
Ellis WJ (1994). J Urol 152: 1520
Frohmüller HGW (1992). Eur Urol 22: 27
Geary ES (1995). J Urol 154: 145
Hamm M (1996). Akt Urol 27: 141
Hammerer P (1994). J Urol 151: 99
Hampson SJ (1993). Br J Urol 71: 583
Keetch DW (1994). J Urol 151: 1574
Kliesch S (1998). Urologe B 38: 10
Koeman (1996). J Urol 155: 651 A, 1361
Kruger AEB (1996). J Urol 157: 474 A, 121
Lui PD (1995). J Urol 153: 1000–1003
Medical Research Council (1997). Br J Urol 79: 235
Partin AW (1996). J Urol 155: 1336
Rabbani F (1998). J Urol 59: 1247
Raviv G (1996). J Urol 156: 1050–1054
Rietbergen JBW (1997). Urology 49: 875–880
Scher H (1995). J Clin Oncol 14: 245
Schewe J (1998). Urologe B 38: 6
Schmid HP (1993). Cancer 71: 2031
Schmid HP (1994) The clinically organ-confined adenocarcinoma of the prostate. Steinkopff, Darmstadt
Schröder FH (1993). Eur J Cancer 29 A: 656
Schröder FH (1998). Campbell's Urology, 7th ed, p 2627
Semjonow A (1994). Br J Urol 73: 538
Semjonow A (1995). Anticancer Res 15 (suppl 6 A): 2397
Schulze H (1990). J Urol 144: 934
Small E (1995). Proc Am Urol Assoc 153: A 878, 448
Smith (1986). J Urol 136: 619
Soloway M (1997). J Urol 157: 619 A, 160
Stenman UH (1994). Lancet 344: 1594
Tannock (1996). J Clin Oncol 14: 1756
Thiel R (1998). Akt Urol 29: 19
Walsh PC (1998). Campbell's Urology, 7th ed, p 2539
Wirth MP (1992). Eur Urol 22: 27
Woodrum DL (1998). J Urol 159: 5
Zagaja GP (1996). Proc Am Urol Ass 155 (suppl): 578 A

BEFUND 39 Hodentumoren (nur Keimzelltumoren)

Allgemeine Einordnung

Hodentumoren sind die häufigsten soliden Malignome bei 15- bis 35-jährigen Männern. Jährlich erkranken in Deutschland etwa 2800 Männer neu. Sie gehören mit einer Mortalität von unter 10% zu den am erfolgreichsten behandelbaren Malignomen überhaupt. 95% aller Hodentumoren sind Keimzelltumoren (germinalen Ursprungs, d. h. Seminome bzw. Nichtseminome). Gesicherte Risikofaktoren sind der Kryptorchismus (10% der Erkrankten) sowie ein bereits kontralateral aufgetretener Hodentumor. 5% der Hodentumoren sind nichtgerminalen Ursprungs. Für diese gibt es mit Ausnahme der Rhabdomyosarkome kaum durch Studien abgesicherten Therapiestandards.

Im klinischen Alltag erfolgt in der Regel zunächst die Therapie des Primärtumors (inguinale Ablatio testis). Im Anschluss daran muss eine sorgfältige Ausbreitungsdiagnostik betrieben werden. Aus dem histologischen Befund, den Hodentumormarkern, den Ergebnissen der Ausbreitungsdiagnostik und individuellen Patientenfaktoren muss eine differenzierte, stadien- und histologiegerechte Nachbehandlung festgelegt werden.

Primärtumor – Diagnostik

Leitsymptome: Schmerzlose Hodenvergrößerung, Schweregefühl im betroffenen Hoden, Hodenschmerzen, retroperitoneale Lymphome oder Lungenfiliae beim jungen Mann.

Hodenschmerzen kommen in etwa 10% der Fälle vor und sind meist durch eine begleitende Epidydimitis oder Einblutung in den Tumor erklärbar. 10% aller Hodentumoren manifestieren sich erstmals durch ihre Fernmetastasen.

Diagnostik vor inguinaler Freilegung/Ablatio testis bei Verdacht auf Hodentumor. (Bei ausgedehnten Metastasen ist ggf. primär eine Chemotherapie vor Ablatio testis indiziert.)

- Bimanuelle Palpation beider Hoden. Befund: Verhärtung, Vergrößerung, unregelmäßige Oberfläche, Knoten
- Hodensonografie (7,5–10 MHz). Befund: verändertes intratestikuläres Reflexmuster → maligner Hodentumor in 88% der Fälle
- Klinische Untersuchung (Lymphknoten, abdominelle Raumforderungen)
- Tumormarker (AFP, β-HCG, LDH, ggf. PlAP)
- Röntgen-Thorax, Abdomensonografie, ggf. CT

Differentialdiagnose einer skrotalen Raumforderung. (Im Zweifelsfall ist eine operative inguinale Freilegung indiziert.)

- Hodentumor
- „Alte" Hodentorsion
- Epidydimitis, Epidydimoorchitis
- Spermatozele
- Hydrozele/Hämatozele
- Syphilitische Gumma
- Skrotalhernie
- Hämatom

Primärtumor – Therapie

Bei begründetem Tumorverdacht muss die inguinale Freilegung des Hodens erfolgen. Die Freilegung über einen skrotalen Zugang ist kontraindiziert, um nicht neue Lymphabflusswege für den Tumor zu eröffnen. Intraoperativ wird der komplette Samenstrang vor dem Hervorluxieren des Skrotalinhaltes mit einer weichen Klemme abgeklemmt. In Zweifelsfällen erfolgt ein Schnellschnitt. Die Ablatio testis erfolgt unter Mitnahme des gesamten Samenstrangs bis zur Aufteilung in Samenleiter und Gefäße am inneren Leistenring. Der Samenleiter und die Testikulargefäße müssen getrennt ligiert werden, um den Gefäßstumpf im Falle einer späteren retroperitonealen Lymphadenektomie (RLA) komplett entfernen zu können. Eine Hemiskrotektomie ist sehr selten erforderlich (nur

Tabelle 39.1. Makroskopische Merkmale von Hodentumoren

Histologie	Makroskopischer Befund
Embryonales Karzinom	Buntscheckiges Bild, Nekrosen, Einblutungen, fleischiger Aspekt, gräulich-weiß, schlecht abgrenzbare Kapsel, häufig Einbruch in die Tunica vaginalis oder den Samenstrang
Chorionkarzinom	Das reine Chorionkarzinom ist meist ein kleiner Tumor bei bereits fortgeschrittener Metastasierung
Teratom	Großer Tumor, häufig gelappte Struktur, inhomogene Konsistenz, die Schnittfläche zeigt verschieden große Zysten, Knochen und Knorpel
Seminom	Tumor gut abgrenzbar, weißlich-markige Schnittfläche mit kleinen Nekrosen und Einblutungen

bei einem T4-Tumor). In seltenen Fällen mit primär ausgedehnter Metastasierung wird zunächst eine Chemotherapie eingeleitet. Die obligate Ablatio testis wird dann im Intervall durchgeführt (Tabelle 39.1).

Kontralaterale Hodenbiopsie

In 5% der Fälle liegt im kontralateralen Hoden eine testikuläre intraepitheliale Neoplasie (TIN) als Vorläufer eines kontralateralen Hodentumors vor. Empfehlenswert ist daher eine Biopsie aus der lateralen oder medialen Seite des Gegenhodens am Übergang zwischen kranialem und mittlerem Drittel. Wird auf die kontralaterale Hodenbiopsie verzichtet, ist eine halbjährliche, später jährliche sonografische Überwachung erforderlich.

Merke: Die Biopsie muss in *Stieve- oder Bouin-Lösung* versandt werden, keinesfalls in Formalin fixieren.

Sonderfälle

- **Akzidentelle skrotale Tumorfreilegung**
  - Zustand nach inguinaler Vor-OP (Inguinalhernie, Varikozele),
  - Zustand nach Skrotal-OP (Hydrozele, Biopsie usw.) T4-, T3-Tumor

  Unter den oben genannten Bedingungen ist mit atypischen Abflusswegen in die inguinalen Lymphknoten zu rechnen. Eine zur

Therapie ggf. durchzuführende inguino-iliakale Lymphadenektomie geht mit erheblicher Morbidität einher. Eine gute Therapie stellt aufgrund der systemischen Wirkung eine Chemotherapie dar, wenn sie Teil des Therapiekonzeptes ist. Bei Seminomen ist die Erweiterung einer Radiatio auf die Iliakal- und Inguinalregion beidseits, beim T4-Tumor sogar auf das betroffene Hemiskrotum möglich. Der Beweis für die Notwendigkeit einer solchen Erweiterung ist jedoch nicht erbracht. Trotz Gonadenschutz kann sie zu einer hohen Strahlenbelastung des Gegenhodens und Infertilität führen.

- **Testikuläre intraepitheliale Neoplasie (TIN) im Gegenhoden**
  Bei nachgewiesener TIN ist eine Radiatio des betreffenden Hodens mit z.Z. 2 Gray an je 9 Tagen die Therapie der Wahl. Die Testosteronproduktion der Leydig-Zellen bleibt weitgehend erhalten. Nach 6 Monaten ist eine bioptische Kontrolle erforderlich. Die Radiatio kann zurückgestellt werden, wenn der Therapieplan eine Chemotherapie vorsieht. Nach Abschluss der Chemotherapie sollte eine erneute bioptische Kontrolle erfolgen.

- **Tumor in einem Einzelhoden**
  Eine Enukleationsresektion anstelle einer Ablatio testis ist nur diskutabel bei Vorliegen folgender Kriterien: Keine Tumorinfiltration ins Rete testis, Tumorgröße unter 2 cm. Intraoperativ müssen Biopsien aus dem Resektionsrand und tumorfern entnommen werden. Es ist eine lokale Nachbestrahlung mit 9-mal 2 Gy erforderlich. Nach 6 Monaten wird eine bioptische Kontrolle durchgeführt. Die endokrinologische und die Tumornachsorge (lokal und systemisch) müssen besonders engmaschig geführt werden. Das Risiko des Hodenerhalts sollte nur eingegangen werden, wenn der Patient ausreichend compliant ist und wenn Kontrollen des Serumtestosterons vor der Enukleation und im Verlauf eine ausreichende endokrine Funktion nachweisen. Mit einer Fertilität ist nicht zu rechnen.

- **Bilateraler Hodentumor**
  In etwa 5% der Fälle tritt gleichzeitig (synchron) mit dem Ersttumor oder zu einem späteren Zeitpunkt (metachron) ein Tumor im Gegenhoden auf. Eine Enukleationsresektion kommt nur in Ausnahmefällen in Betracht (s. Hodentumor in einem Einzelhoden). Bei metachronen Seminomen nach bereits stattgehabter Radiatio kommt im Stadium I

eine Chemotherapie z.B. mit Carboplatin in Frage, alternativ eine Überwachungsstrategie. Bei Nichtseminomen sollte grundsätzlich die RLA (außer bei vorangegangener *radikaler* RLA) oder eine adjuvante Chemotherapie erfolgen.

Ausbreitungsdiagnostik

Ausbreitungsdiagnostik bei Keimzelltumoren nach Ablatio testis

- CT-Abdomen
- CT-Thorax
- Sonografie Abdomen
- Röntgen-Thorax
- Tumormarker (AFP, β-HCG, LDH, PlAP)
- Klinische Untersuchung
- *Bei besonderem Verdacht*: Knochenszintigramm, CT-Schädel

Die Bestimmung der Tumormarker sollte vor und 5 Tage nach der Ablatio testis erfolgen, um einen kinetikgerechten Markerabfall nachzuweisen.

Die Metastasierung der Keimzelltumoren erfolgt in über 90% der Fälle primär lymphogen in das Retroperitoneum. Sie folgt in der Regel der Lymphversorgung des erkrankten Hodens in das Retroperitoneum (vgl. Abb. 39.3). In der Bildgebung (CT, Sono, MRT) gelten retroperitoneale Lymphknoten ab 1 cm Größe als metastasenverdächtig. Bei etwa 10% der Patienten mit Metastasen liegt eine frühzeitige hämatogene Aussaat vor allem in die Lunge vor. Die *Lugano-Klassifikation* erlaubt im Falle kleinvolumiger retroperitonealer Lymphknotenmetastasen eine praktikable Einteilung für die Therapieplanung und Patientenberatung:

Lugano-Klassifikation der Keimzelltumoren (Cavalli 1980)
- Stadium I: keine Metastasen
- Stadium II: retroperitoneale Metastasen
  - A: solitäre Metastase <2 cm
  - B: mindestens 1 Metastase 2–5 cm
  - C: Metastasen >5 cm
- Stadium III: Metastasen außerhalb des Retroperitoneums
  - A: supraklavikuläre oder mediastinale LK-Metastasen
  - B: Lungenmetastasen
  - C: nichtpulmonale viszerale Metastasen

Für die Einteilung der fortgeschrittenen Tumorstadien in Prognosegruppen bietet sich die *Klassifikation* der *International Germ Cell Cancer Collaborative Group (IGCCCG)* an (Tabelle 39.2). In Abhängigkeit von den Befunden der Ausbreitungsdiagnostik, der Histologie und individuellen Patientenfaktoren erfolgt die Festlegung einer stadiengerechten Therapie (s. u.).

Tabelle 39.2. Prognoseklassen nach der IGCCCG. Abschätzung der Prognose von fortgeschrittenen Hodentumoren. Reine Seminome haben immer eine mindestens mittlere Prognose

Prognose (Überleben)	Seminome	Nichtseminome
Gut (95%)	Keine VM[a]	Keine VM[a] + niedrige Marker[c]
Mittel (80%)	Mit VM[b]	Keine VM[b] + intermediäre Marker[c]
Schlecht (50%)	–	Keine VM[b] + hohe Marker[c] oder mit VM[b] + beliebige Marker[c] oder primär mediastinaler Keimzelltumor

[a] Keine VM: VM steht für *nichtpulmonale viszerale Metastasen.* „Keine VM" bedeutet, dass retroperitoneale oder pulmonale Filiae vorhanden sein dürfen, aber keine Organmetastasen außerhalb dieser Bereiche (z. B. Leber, Skelett, ZNS usw.).
[b] Mit VM: bedeutet, dass Metastasen außerhalb des Retroperitoneums und außerhalb der Lunge vorhanden sind (Leber, Skelett, ZNS usw.).
[c] Marker = Hodentumormarker (Markerhöhe s. Tabelle 39.3)

Hodentumormarker

Die Tumormarker AFP, β-HCG, LDH und PlAP haben eine wichtige prognostische Bedeutung und dienen der Verlaufskontrolle. Am bedeutendsten sind AFP und β-HCG. Wichtig ist ihre regelmäßige Bestimmung im Verlauf der Therapie, bei der Tumornachsorge, und die Überprüfung eines kinetikgerechten Abfalls (Abb. 39.1 u. Tabelle 39.3). Fallen beispielsweise die Werte nach der Ablatio testis nicht kinetikgerecht ab, ist dies ein Hinweis auf Metastasen.

AFP (α-Fetoprotein)
Serumhalbwertszeit: ca. 5 Tage. AFP ist ein wichtiges Bindungsprotein im Serum des Fetus und wird physiologischerweise im Dottersack, im Darm und in der Leber hergestellt. Die AFP-Produktion von Hodentumoren geht auf Anteile von embryonalem Karzinom, Teratokarzinom oder Dottersacktumoren zurück. Reine Seminome oder reine Chorionkarzinome produzieren *kein* AFP.

Merke: Eine AFP-Erhöhung schließt die Diagnose „reines Seminom" oder „reines Chorionkarzinom" aus.

Gründe für einen erhöhten AFP-Wert
- Maligner Hodentumor (embryonales Karzinom, Dottersacktumor, Teratokarzinom, *nicht aber* bei *reinen* Chorionkarzinomen oder *reinen* Seminomen)
- Sonstige maligne Tumoren (Leber, Pankreas, Magen, Bronchial-Ca.)
- Gutartige Lebererkrankungen (Hepatitis, Leberzirrhose)
- Ataxia teleangiectatica
- „Frischzelltherapie"
- Mistel- und Thymuspräparate
- Weitere Gründe sind eine normale Schwangerschaft und Tyrosinämie (kindlicher Stoffwechseldefekt, ab der 6. Woche post partum)

β-HCG (β-Fraktion des humanen Choriongonadotropins)
Serumhalbwertszeit: ca. 24–36 h. Die physiologische HCG-Produktion findet im Trophoblastgewebe der Plazenta statt. Im Serum gemessen wird die sog. β-Fraktion des Moleküls, daher der Name. β-HCG ist erhöht bei 10% der reinen Seminome (in der Regel <500 ng/ml), bei allen Chorionkarzinomen und bei 40–60% der embryonalen Karzinome.

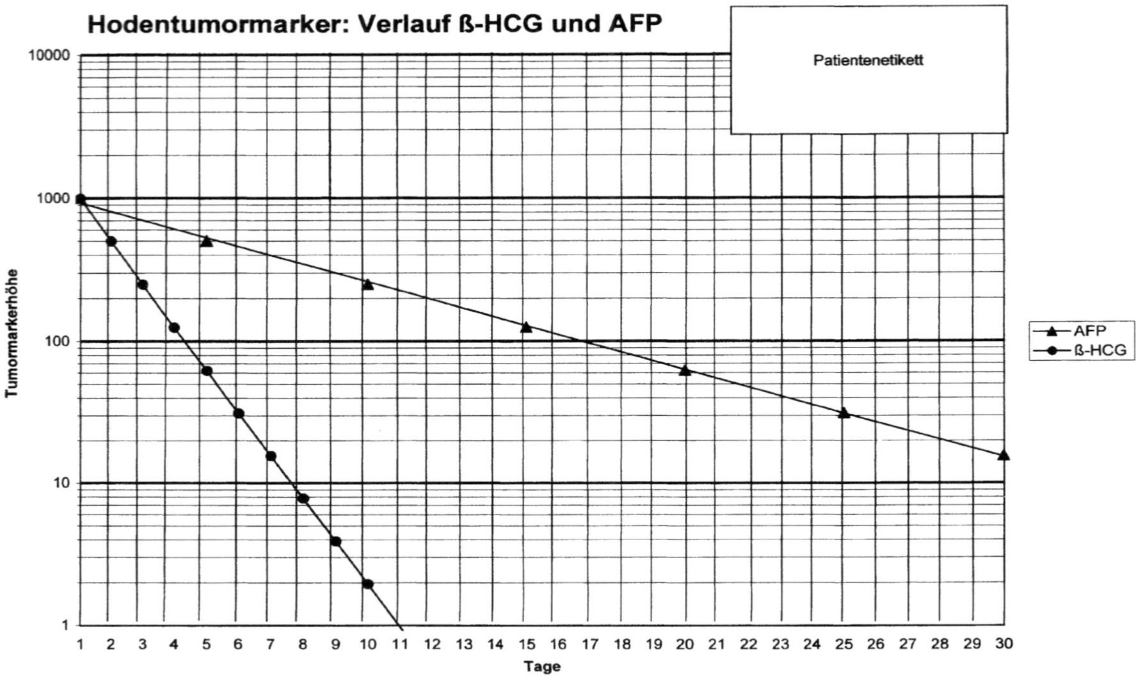
Hodentumormarker: Verlauf ß-HCG und AFP
Patientenetikett
AFP
ß-HCG
Tumormarkerhöhe
10000
1000
100
10
1
1 2 3 4 5 6 7 8 9 10 11 12 13 14 15 16 17 18 19 20 21 22 23 24 25 26 27 28 29 30
Tage

Tabelle 39.3. Hodentumormarker(Bewertung nach IGCCCG)

	β-HCG [ng/ml (IU/l)]	AFP (ng/ml)	LDH
Niedrig	<1000 (<5000)	<1000	<1,5-mal Normalwert
Intermediär	1000–10000 (5000–50.000)	1000–10000	1,5- bis 10-mal Normalwert
Hoch	>10000 (>50000)	>10000	>10-mal Normalwert

Gründe für einen erhöhten β-HCG-Wert

- Maligne Hodentumoren (alle Chorionkarzinome, 40–60% der Embryonalzellkarzinome, 10% der reinen Seminome)
- FSH- und LH-Erhöhung (z. B. Zustand nach Castratio; Grund: Strukturähnlichkeiten zu HCG)
- Maligne Tumoren (z. B. Leber, Pankreas, Magen, Lunge, Mamma, Niere, Urothel-Ca.)
- Marihuanakonsum (?)
- Ein weiterer Grund ist eine normale Schwangerschaft

LDH (Laktatdehydrogenase)

Serumhalbwertszeit: ca. 1 Tag. Erhöhungen des LDH-Serumspiegels können zahlreiche Ursachen haben und sind daher unspezifisch. Bei 8% der Patienten im Stadium I, bei 32% der Patienten im Stadium II und bei 81% der Patienten im Stadium III ist die LDH erhöht. Die Halbwertszeit beträgt einen Tag.

PlAP (plazentare alkalische Phosphatase)

Serumhalbwertszeit: ca. 1 Tag. PlAP ist bei Rauchern nicht verwertbar (erhöht). Physiologischerweise ist PlAP ein fetales Isoenzym der alka-

Abb. 39.1. Halblogarithmischer Dokumentationsbogen für den Tumormarkerverlauf nach Therapie (Ablatio testis, RLA, Chemotherapie usw.). Anhand des Dokumentationsbogens kann ein kinetikgerechter Abfall z. B. nach Ablatio testis, RLA oder Chemotherapie überwacht werden. Die Tumormarker müssen parallel zu den eingezeichneten Kurven abfallen. (Halbwertszeit für AFP 5 Tage, für β-HCG 1 Tag)

lischen Phosphatase. Der PlAP-Serumspiegel ist bei ca. 40% der Patienten mit fortgeschrittener Erkrankung erhöht. Die Bestimmung ist vor allem bei Seminomen ratsam.

Stadiengerechte Nachbehandlung

Nach der Ablatio testis ist eine Nachbehandlung erforderlich. Jedem Tumorstadium des Seminoms und des Nichtseminoms sind differenzierte Therapieempfehlungen zugeordnet mit jeweiligen Alternativen (Tabelle 39.4):

Tabelle 39.4. Übersicht über die Therapie bei Keimzelltumoren

Seminome		
I	Standard	Radiatio 26 Gy
	Evtl. zukünftig Alternative	1–2 Zyklen Carboplatin
II A/II B	Standard	Radiatio 30 Gy (II A), 36 Gy (II B)
	Alternative (II B)	3 Zyklen PEB anstelle Radiatio
II C bzw. III	Standard	Primäre Chemotherapie
Nichtseminome		
I	Standard	Modifizierte RLA
	Alternative I	Überwachung
	Alternative II	Primäre Chemotherapie
	Evtl. zukünftig Alternative III	Risikoadaptiertes Vorgehen
II A/II B	Standard	RLA + 2 Zyklen PEB-Chemoth.
	Alternative I	RLA + Überwachung
	Alternative II	Primäre Chemotherapie
II C/III	Standard	Primäre Chemotherapie

Nachbehandlung des Hodentumors – Einflussfaktoren

- Histologie des Primärtumors
  - Seminom oder Nichtseminom?
  - Reifes Teratom? → nicht chemotherapiesensibel
  - Risikofaktoren für Metastasierung? (evtl. zukünftig „mikroskopische Gefäßinvasion")
- Tumormarker
  - Primär unauffällig?
  - Zeitgerechter Abfall nach Ablatio testis?
  - Persistierend hohe oder ansteigende Werte?
- Ausbreitungsdiagnostik/Bildgebung
  - Keine Filiae? = Stadium I
  - Retroperitoneale Filiae? = Stadium II A/B
  - Große retroperitoneale Filiae/diffuse- oder Fernmetastasen? = Stadium II C/III
- Individuelle Faktoren
  - Kinderwunsch?
  - Gute Compliance in der Nachsorge?
  - OP-Risiken?
  - Risikobereitschaft des Patienten

Histologie Primärtumor: reines Seminom

Reine Seminome (Altersgipfel 36 Jahre) machen 40% aller Keimzelltumoren aus. Eine β-HCG-Erhöhung kommt bei reinen Seminomen vor, sie liegt jedoch nahezu immer unter 500 ng/ml. Eine AFP-Erhöhung schließt ein reines Seminom aus und macht eine erneute histologische Aufarbeitung des Tumors erforderlich. „Gemischte Seminome" enthalten nichtseminomatöse Anteile und werden wie Nichtseminome behandelt. Reine Seminome sprechen sowohl auf Strahlentherapie wie auch auf platinhaltige Chemotherapien sehr gut an. Bei 75% der Patienten ergibt das Staging ein klinisches Stadium I (die Erkrankung ist auf den Hoden begrenzt). Beim *spermatozytischen* Seminom wird die alleinige inguinale Orchiektomie ohne weiterführende Therapie als ausreichend erachtet, wenn das Staging ein Stadium I ergibt.

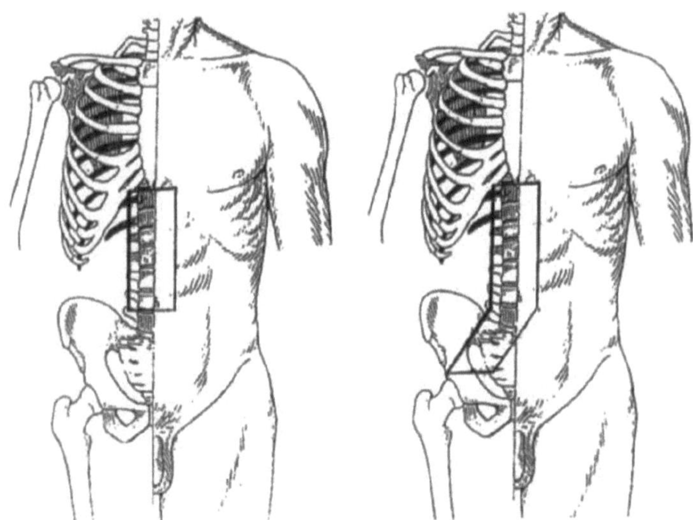

Abb. 39.2. Bestrahlungsfelder beim Seminom (Weißbach 1996). Im Stadium I (*links*) reicht das Bestrahlungsfeld von der Oberkante des BWK 11 bis zur Unterkante des LWK 4 und von Querfortsatz zu Querfortsatz. In den Stadien II A bzw. B wird das Feld um die tumorseitige Iliakalregion und ggf. seitlich erweitert. In den Stadien II C bzw. III ist anstelle der Radiatio eine Chemotherapie indiziert

Reines Seminom klinisches Stadium (KS) I (keine Metastasen)
- Standard: Radiatio mit 26 Gray
- Eventuell zukünftige Alternative: 1–2 Zyklen Carboplatin

Standard ist die prophylaktische Bestrahlung der paraaortalen Region mit 26 Gy (Fraktionen à 2 Gy an 5 Tagen/Woche; Abb. 39.2). In 97% der Fälle kann bei diesem Vorgehen mit einer Heilung gerechnet werden. Rezidive (3%) können erfolgreich mit Chemotherapie geheilt werden. Die Alternative einer Monotherapie mit Carboplatin anstelle der Radiatio wird z.Z. noch in Studien überprüft. Vorteile der Chemotherapie sind die systemische Wirkung auf eventuelle Organmikrometastasen sowie die einfache Applikation, die z.B. ambulant in der urologischen Praxis möglich ist.

Reines Seminom KS II A bzw. II B (retroperitoneale LK bis 5 cm Größe)
- Standard: Radiatio mit 30 Gy (II A) bzw. 36 Gy (II B)
- Alternative (Stadium II B): künftig evtl. 3 Zyklen PEB anstelle Radiatio

Handelt es sich um eine solitäre Metastase < 2 cm (Stadium II A), erfolgt eine Bestrahlung mit 30 Gy (Fraktionen à 2 Gy, 5-mal/Woche) unter Ausdehnung des Bestrahlungsfeldes auf die tumorseitige Iliakalregion (s. Abb. 39.2). Das Progressrisiko liegt nach der Radiatio bei 6%. Im Falle eines Progresses ist eine Heilung durch Chemotherapie möglich. Im Stadium II B beträgt das Progressrisiko nach Radiatio etwa 18%. 4 Wochen nach Abschluss der Radiatio muss eine CT-Kontrolle erfolgen. Wegen des geringeren Progressrisikos wird zukünftig im Stadium II B vermutlich die Chemotherapie mit 3 Zyklen PEB die Therapie der ersten Wahl werden.

Reines Seminom KS II C oder III (ausgedehnte retroperitoneale Filiae („bulky disease") bzw. hämatogene Metastasen)
- 3 Zyklen PEB bzw. PEI-Chemotherapie (ggf. 4 Zyklen PE)

Standard ist in diesen Stadien die Chemotherapie mit 3 Zyklen PEB nach der Ablatio testis (Schema s. Tabelle 39.5). Bei starken Rauchern oder Alter >40 Jahre ist ein Ersatz von Bleomycin (Risiko der Lungenfibrose) durch Ifosfamid angezeigt (PEI). Werden nur Platin und Etoposid gegeben (PE-Chemotherapie), sind 4 Zyklen erforderlich. Eine evtl. verbleibende residuelle Tumormasse (>3 cm) muss im Rahmen einer Residualtumorresektion entfernt werden.

Histologie Primärtumor: Nichtseminom

35% aller Keimzelltumoren sind Nichtseminome. Der Altersgipfel liegt bei 26 Jahren. 50–70% der Patienten mit Nichtseminomen haben bei der Primärdiagnose bereits Metastasen. Nichtseminome bestehen aus embryonalem Karzinom, Teratom, Chorionkarzinom, Dottersacktumor oder aus Kombinationen dieser Elemente. Mischtumoren machen insgesamt 40% aller Hodentumoren aus. „Gemischte Seminome" enthalten sowohl seminomatöse wie nichtseminomatöse Anteile und werden wie Nichtseminome behandelt. Das histologische Metastasierungsmuster der Nichtseminome unterscheidet sich in mehr als der Hälfte aller Fälle von der Histologie des Primarius.

Reife Teratomanteile enthalten verschiedenste Elemente (Magenschleimhaut, Pankreas, Knorpel, Knochen usw.), die den ausdifferenzierten Elementen aller 3 Keimblätter ähneln. Sie sind *nicht chemotherapiesensibel.*

Unreife Teratome bestehen aus den undifferenzierten Anteilen aller 3 Keimblätter. Die Metastasen eines Teratoms bestehen in 80% der Fälle aus embryonalem Karzinom.

Reine Chorionkarzinome befinden sich bei Primärdiagnose häufig bereits in fortgeschrittenen Stadien. Der Primarius ist meist klein und kaum palpabel. Reine Chorionkarzinome metastasieren in der Regel unverändert.

Dottersacktumoren sind in der Reinform die häufigsten Tumoren bei Kindern und Jugendlichen. Beim Erwachsenen liegen sie meist in Mischung mit anderen Elementen vor. Dottersackanteile sezernieren AFP.

Nichtseminom KS I (keine Metastasen)
- Standard: Modifizierte RLA
- Alternative I: Primäre Chemotherapie
- Alternative II: Überwachungsstrategie *(cave Compliance)*
- Eventuell zukünftig Alternative III: Risikoadaptiertes Vorgehen

- **Modifizierte RLA**

  Der Standard ist die „nervenschonende“ modifizierte RLA (Abb. 39.3). Durch Einschränkung des Resektionsgebiet auf die Seite des Tumors gelingt ein mindestens einseitiger Erhalt der sympathischen Nervenfasern aus dem Grenzstrang und somit in 90% der Erhalt einer antegraden Ejakulation. Ein Ejakulationserhalt in nahezu allen Fällen ist bei der Anwendung der „Nerve-sparing-Technik“ nach Donohue möglich, bei der die entsprechenden Fasern präpariert werden. In 70% erweist sich das Retroperitoneum tatsächlich als unbefallen, 90% dieser Patienten sind postoperativ geheilt. Die restlichen 10% erleiden ein Rezidiv in der Regel in den ersten 2 postoperativen Jahren. Diese Rezidive treten meist pulmonal auf und haben gute Heilungschancen durch 3–4 Zyklen Platinchemotherapie. In ins-

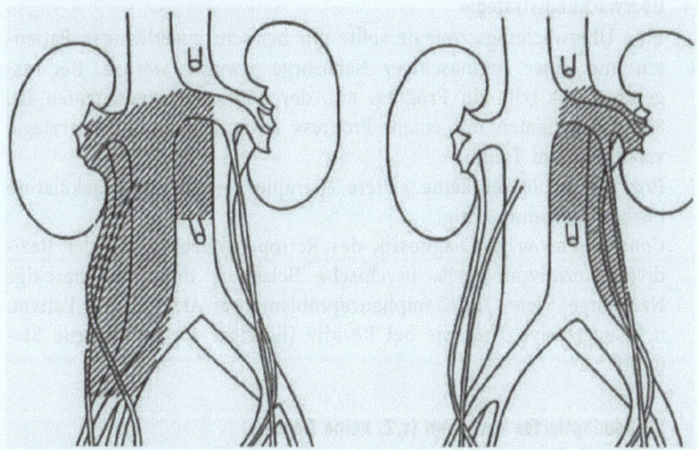

Abb. 39.3. Ausdehnungsgebiet der modifizierten retroperitonealen Lymphadenektomie. (Modifizierte RLA; Weißbach 1996)

gesamt 30% aller Fälle wird hingegen im RLA-Präparat ein Lymphknotenbefall gefunden und wird ein (pathologisches) Stadium II A bzw. B nachgewiesen. Intraoperativ ist dann eine Ausweitung der RLA auf die Gegenseite und eine adjuvante Chemotherapie in der Regel mit 2 Zyklen PEB erforderlich. *Merke*: 30% okkulte Metastasen im Stadium I.

Pro: sicheres Tumorstaging, nur 10% Rezidive, einfache Tumornachsorge (meist pulmonale Rezidive), chemounsensible Teratomanteile werden mitreseziert.

Contra: 70% werden „unnötig" operiert, Ejakulationsverlust bei 10%, Chemotherapie trotz RLA in 10% erforderlich (Rezidive).

- **Primäre Chemotherapie**

Die Gabe von (1–)2 Zyklen PEB-Chemotherapie führt zu sehr niedrigen Progressraten (3–5%). Die Indikation wird z.Z. in Studien geprüft.

Pro: sehr geringes Rezidivrisiko (3–5%).

Contra: 70% werden unnötig der Toxizität ausgesetzt, Keimzellschaden, Teratomanteile sind chemounsensibel und bleiben unbehandelt.

- **Überwachungsstrategie**
  Eine Überwachungsstrategie sollte nur bei sehr zuverlässigen Patienten und unter engmaschiger Nachsorge erwogen werden. Bei insgesamt 30% tritt ein Progress auf, der häufiger fortgeschritten ist: 8% der Patienten mit einem Progress unter Überwachungsstrategie versterben am Tumor.
  Pro: 70% benötigen keine weitere Therapie, Fertilität und Ejakulation bleiben unbeeinträchtigt.
  Contra: schwierige Diagnostik des Retroperitoneums (2/3 der Rezidive), Rezidivrate 30%, psychische Belastung durch engmaschige Nachsorge, viele CTs, Complianceprobleme bei Arzt (!) und Patient, u. U. aggressive Therapie bei Rezidiv (häufiger fortgeschrittene Stadien).

- **Risikoadaptiertes Vorgehen (z. Z. keine Routine)**
  Eventuell dienen zukünftig prognostische Parameter – wie z. B. Gefäßinvasion – dazu, Patienten in „High-risk"- und „Low-risk-Gruppen" für einen Progress einzuteilen. Beispiel: Bei mikroskopisch nachgewiesenem Einbruch in Lymph- oder Blutgefäße besteht ein Progressrisiko von 50%, daher z. B. 2 Zyklen PEB-Chemotherapie. Bei fehlendem Gefäßeinbruch: Progressrisiko 15%, daher eventuell Überwachungsstrategie.

Nichtseminom KS II A bzw. II B (LK-Metastasen bis 5 cm Größe)
- Standard: RLA + 2 Zyklen PEB-Chemotherapie
- Alternative I: RLA + Überwachungsstrategie (z. B. ausgewählte Fälle mit Kinderwunsch)
- Alternative II: Primäre Chemotherapie

- **RLA + 2 Zyklen PEB**
  Standard ist die RLA. Bei nachgewiesenen Metastasen wird die Resektion beidseitig durchgeführt. Unter nervenerhaltender Technik gelingt der Erhalt einer antegraden Ejakulation in 80% der Fälle. Bei 15% der Patienten finden sich im Präparat keine Metastasen. Die restlichen 85% werden adjuvant chemotherapiert.
  Pro: 4% Rezidive, 98% Heilung, einfache Nachsorge (i. d. R. pulmonaler Progress oder Markeranstieg), nerve-sparing-Technik möglich.

Contra: 15% der Patienten „unnötig" operiert (keine Filiae), retrograde Ejakulation bei 20%.

- **RLA + Überwachung**
  Ohne adjuvante Chemotherapie sind bei 50% Rezidive zu erwarten. Im Falle einer sog. „minimalen Metastasierung" (max. 3 befallene Lymphknoten unter 2 cm Größe) vermindert sich die Rezidivrate auf 25%. *Bei ausgeprägtem Kinderwunsch eines geeigneten Patienten kann ein solcher Verzicht unter engmaschiger Überwachung erwogen werden. Rezidive können chemotherapeutisch behandelt werden.* Bei ordnungsgemäß durchgeführter Nachsorge besteht kein Nachteil hinsichtlich des Überlebens.
  Pro: 50% benötigen keine Chemotherapie, Heilungsrate bei entsprechender Nachsorge unberührt.
  Contra: psychische Belastung durch engmaschige Nachsorge, Complianceprobleme, u. U. aggressive Therapie bei Rezidiv (häufiger in fortgeschrittenem Stadium).

- **Primäre Chemotherapie (z. B. 3-mal PEB) + ggf. Residualtumorresektion**
  Mit einer primären Chemotherapie ist die gleiche Gesamtheilungsrate erzielbar wie mit der Standardtherapie.
  Pro: dauerhaft wird die RLA ca. 60% der Patienten erspart; gleiche Heilungsrate wie bei Standardtherapie.
  Contra: 25% benötigen RLA (wegen eines retroperitonealen Residuums) nach der Chemotherapie; ca. 15% der zunächst erfolgreich chemotherapierten Patienten erleiden einen Progress, meist in Form eines markernegativen retroperitonealen Teratomrestes, der reseziert werden muss („growing teratoma"); schwierigere Tumornachsorge (Rezidive meist im Retroperitoneum), 15% werden unnötig chemotherapiert (Overstaging).

Nichtseminom KS II C bzw. III (bulky disease, Organmetastasen)
- Standard: Primäre Chemotherapie

Alle Keimzelltumoren in diesen Stadien werden nach der Ablatio testis chemotherapeutisch behandelt. Bei primär weit fortgeschrittenen Stadien erfolgt die inguinale Orchiektomie ggf. erst nach Einleitung der Chemotherapie. Die Therapie orientiert sich an der IGCCCG-Klassifikation (s. Tabelle 39.2). Bei „guter Prognose" besteht die Standardtherapie z.Z. in 3 Zyklen PEB- oder PEI-Chemotherapie (ggf. ersatzweise 4 Zyklen PE), bei „schlechter Prognose" in 4 Zyklen PEB oder PEI. Ist nach Abschluss der 3 bzw. 4 Zyklen eine Markernormalisierung erreicht, jedoch noch Residualtumor (>1 cm) verblieben, ist eine Residualtumorresektion erforderlich (s. dort). Die Dosis und zeitliche Abfolge der Chemotherapie müssen konsequent – u. U. unter Einsatz koloniestimulierender Faktoren – eingehalten werden.

Nach dem 2. Zyklus ist unbedingt ein Restaging indiziert. Bei *Ansprechen* erfolgt die weitere Gabe der restlichen Zyklen und danach ein erneutes Restaging. Bei Markernormalisierung und zunehmender retrope-

Tabelle 39.5. Die Standardchemotherapie bei Nichtseminomen und Seminomen ist das PEB-Schema. Wegen des Risikos einer Lungenfibrose durch Bleomycin darf die kumulative Dosis von 360 mg bei einem Patienten nicht überschritten werden. Bei vorbestehenden Lungenerkrankungen oder starkem Nikotinabusus und einem Alter über 35 Jahre sollte Bleomycin durch Ifosfamid ersetzt werden. Ggf. kann das PE-Schema zum Einsatz kommen

Substanz	Dosis	Tage
PEB-Chemotherapie		
Cisplatin	20 mg/m² i.v. über 0,5 h	1, 2, 3, 4, 5
Etoposid	100 mg/m² i.v. über 1 h	1, 2, 3, 4, 5
Bleomycin	15 mg/m² (30 mg) i.v. als Bolus	1, 8, 15
Zyklusdauer = 21 Tage; Tag 22 = 1. Tag des nächsten Zyklus. Indikation: 3 Zyklen (bei Seminom bzw. Nichtseminom „gute Prognose") bzw. 4 Zyklen (schlechte Prognose n. IGCCCG)		
PEI-Chemotherapie		
Cisplatin	20 mg/m² i.v. über 0,5 h	1, 2, 3, 4, 5
Etoposid	100 mg/m² i.v. über 1 h	1, 2, 3, 4, 5
Ifosfamid	1200 mg/m² über 1 h	1, 8, 15
Uromitexan	240 mg/m² i.v. als Bolus	
Zyklusdauer = 21 Tage; Tag 22 = 1. Tag des nächsten Zyklus. Indikation: 3 Zyklen (bei Seminom bzw. Nichtseminom „gute Prognose") bzw. 4 Zyklen („schlechte Prognose")		
PE-Chemotherapie		
Cisplatin	20 mg/m² i.v. über 0,5 h	1, 2, 3, 4, 5
Etoposid	100 mg/m² i.v. über 1 h	1, 2, 3, 4, 5
Zyklusdauer = 21 Tage; Tag 22 = 1. Tag des nächsten Zyklus. Indikation: 4 Zyklen (bei Seminom bzw. Nichtseminom „gute Prognose")		

ritonealer Tumormasse handelt es sich meist um ein „Growing-teratoma-Syndrom". Eine Heilung kann nur mittels radikaler Tumoroperation nach komplettierter Chemotherapie erreicht werden. Bei Markeranstieg trotz zweier Zyklen und gleichbleibender oder wachsender Tumormasse muss der Patient frühzeitig einer Hochdosis-Chemotherapie in einem geeigneten Zentrum zugeführt werden. Die Fortsetzung einer unwirksamen Chemotherapie führt unnötigerweise zur Erschöpfung der Knochenmarksreserve, die beispielsweise für eine Hochdosis-Chemotherapie mit Stammzellreperfusion unbedingt erforderlich ist (Tabelle 39.5).

Sonderfälle

- **Residualtumor nach primärer Chemotherapie → Residualtumorresektion**
  Werden in der Bildgebung bei negativen Markern nach Abschluss einer primären Chemotherapie noch Tumorresiduen gefunden, besteht bei Seminomen und Nichtseminomen die Indikation zur Residualtumorresektion. Bei Nichtseminomen kann nur bei Residuen unter 1 cm Größe abgewartet werden. Bei Seminomen können ggf. Residuen bis 3 cm Größe überwacht werden Bei der Resektion sollte nur das residuelle Tumorgewebe nach den Prinzipien der radikalen Tumorchirurgie entfernt werden. Eine radikale RLA bringt keine weiteren Vorteile.
  Wird im Präparat noch vitales malignes Tumorgewebe nachgewiesen, sind weitere Chemotherapiezyklen erforderlich. Werden retroperitoneal eine Fibrose oder Nekrose vorgefunden, ist bei zusätzlichen pulmonalen Residuen ein Abwarten vertretbar. *„Drittel-Regel"*: 1/3 der Residualtumoren enthalten vitales Tumorgewebe, 1/3 Nekrose und Fibrose und 1/3 reifes Teratom.

- **Fehlende Markernormalisierung nach Ablatio testis im Stadium I**
  Kommt es nach der Orchiektomie trotz unauffälliger Bildgebung nicht zur Markernormalisierung, liegt die Ursache in nicht darstellbaren Tumoranteilen mit Markerproduktion (sog. „biologic disease"). Die Therapie der Wahl besteht in einer Applikation von 3 Zyklen Platinchemotherapie.

- **Histologie Primärtumor: Reifes Teratom**
  Reife Teratomanteile sind gegen Chemotherapie und Strahlentherapie unsensibel.

Merke: Enthält der Primärtumor Anteile eines reifen Teratoms, sollte das Therapiekonzept grundsätzlich eine RLA beinhalten. Bei ausgedehnter Metastasierung kann ggf. eine Chemotherapie vorausgehen, um chemotherapiesensible andere Tumoranteile zuvor zu behandeln.

- **Kinderwunsch und RLA bzw. Chemotherapie**
  Vor einer Chemotherapie bzw. RLA sollte Patienten mit Kinderwunsch die Kryokonservierung von Sperma angeboten werden. Dies gilt auch für Kinder und Jugendliche. Mit Hilfe des asservierten Spermas ist später eine assistierte Fertilisierung möglich. Die Kosten für die Asservierung liegen z. Z. etwa bei DM 750,–, die Aufbewahrung wird mit etwa DM 500,– jährlich berechnet. Die Kosten müssen in der Regel vom Patient selbst getragen werden. Bei Azoospermie kann eine testikuläre Spermienentnahme (TESE) im Rahmen der Ablatio testis erfolgen.

- **Hirnmetastasen**
  Hirnmetastasen haben eine ungünstige Prognose. Anhaltende Remissionen werden nur in 20% der Fälle erreicht. Die Therapie besteht aus einer Hochdosis-Chemotherapie kombiniert mit einer kranialen Radiatio mit üblicherweise 50 Gy. Eventuell kommt eine Tumorresektion in Frage.

- **Extragonadaler Keimzelltumor**
  Diese stellen ca. 3% aller Keimzelltumoren dar und sind von sog. „Burnt-out-Hodentumoren" zu differenzieren. Alle Keimzelltypen kommen vor. Die häufigsten Ursprungsorte liegen im Mediastinum, im Retroperitoneum, sakrokokzygeal und intrakraniell im Bereich des Corpus pineale. Überwiegend sind Männer betroffen. Pathogenetisch handelt es sich vermutlich um versprengte Dottersackanteile oder um persistierende pluripotente Keimzellen aus der frühen Ontogenese. Auf die Prognosegruppen der IGCCCG wirkt sich der Ursprungsort des Tumors in einem Falle aus: Alle primär mediastinalen Nichtseminome gehören in die „schlechte" Prognosegruppe mit ca. 50% Überleben (vgl. Tabelle 39.2).

	Risikoadaptierte Hodentumornachsorge (nach kompletter Remission)*				
	Tumor und Vorbehandlung	Progressrisiko (%)	1. Jahr	2. Jahr	3.–5. Jahr[1]
A	• Seminom I nach Radiatio • Seminom IIB nach Chemotherapie • Nicht-Seminom I nach Chemotherapie • Nicht-Seminom IIA/B nach RLA+ Chemotherapie • Nicht-Seminom/Seminom IIC/III der IGCCCG-Gruppe „gute" und „intermediäre" Prognose nach Chemotherapie + ggfs. RLA	3–5 3–5 3 4	G alle 3 Monate	G alle 4 Monate CT nach 24 Monaten	G alle 6 Monate
A	• Seminom IIA nach Radiatio • Nicht-Seminom I nach RLA (pN0)	6 10–12	G alle 2 Monate		
B	• Alle Patienten unter Überwachungsstrategien (z.B.: Nicht-Seminom I bzw. Nicht-Seminom II A/B + RLA) • Seminom IIB nach Radiatio • Nicht-Seminom II A/B ohne RLA mit primärer Chemotherapie • Jedes Stadium III der IGCCCG-Gruppe „schlechte Prognose" • Sonstige Risikopatienten / Patienten mit Residuen unter Überwachung	>11 18 15	G alle 1–2 Monate CT alle 2 Monate	G alle 2 Monate CT alle 4 Monate	G alle 4 Monate CT alle 6 Monate

[1] nach Ablauf von 5 Jahren jährliche Grunduntersuchungen
G = Grunduntersuchung: klinische Untersuchung, Palpation und Sonographie des Gegenhodens, Sonographie Abdomen und Retroperitoneum, Tumormarker, Röntgen-Thorax
CT = Computertomographie

Abb. 39.4. Risikoadaptierte Hodentumornachsorge nach kompletter Remission. (Mod. nach Albers 1997; Schölermann 1996). Es ist die persönliche Ansicht der Autoren, dass bei Patienten der Gruppe A innerhalb der ersten 2 Jahre alle 6 Monate ein CT erfolgen sollte. In Anbetracht der Fülle an überflüssiger Diagnostik in der gesamten Medizin erscheint bei diesen jungen und potentiell kurablen Patienten das ökonomische Dogma überbetont

Risikoadaptierte Hodentumornachsorge

Die Tumornachsorge sollte strukturiert und risikoadaptiert durchgeführt werden. Vorschläge für eine risikoadaptierte Nachsorge finden sich in Abb. 39.4.

Literatur

Albers P (1997). Urologe A 36: 387–396
Cavalli F (1980). Eur J Cancer 16: 1367–1372
Bamberg M (1997). Dt Ärzteblatt 94: B-2235
Heidenreich A (1995). Akt Urol 26: 175–180
Richie JP (1998). In: Campbell's urology, 7th ed., Vol III. Saunders, Philadelphia, pp 2411–2452
Schölermann KH (1996). Urologe A 35: 326–330
Weißbach L (1995). Akt Urol 26: 79–88
Weißbach L (1996). Urologe A 35: 136–172
Weißbach L (1997). Urologe A 36: 362–368

BEFUND 40 Peniskarzinom

Allgemeine Einordnung

Über 90% der malignen Neubildungen des Penis sind verhornende Plattenepithelkarzinome. Darüber hinaus kommen z. B. Metastasen, malignes Melanom, Sarkome usw. vor. Der Tumor ist in den entwickelten Ländern selten (BRD: ca. 300 p. a.), in einigen Ländern (China, Puerto Rico) soll er der häufigste maligne Tumor des Mannes sein. Das Alter der Patienten liegt meist zwischen 50 und 70 Jahren. Die Ätiologie ist größtenteils unklar, diskutiert werden: Phimose und rezidivierende Balanitiden, HPV-Infektion (v. a. Typ 16, 18), PUVA-Therapie bei Psoriasis, Asbestexposition. Zur Differentialdiagnose s. Tabelle 40.1. Fernmetastasen sind initial nur in 10% der Fälle vorhanden. Peniskarzinome metastasieren in der Regel primär in die inguinalen Lymphknoten (s. Abb. 40.4). Regionale Lymphknotenmetastasen sind der wichtigste Prognosefaktor beim Peniskarzinom (Tabelle 40.2). Patienten ohne Lymphknotenmetastasen haben eine bis zu 100%ige 5-Jahresüberlebensrate, Patienten mit unbehandelten regionalen Lymphknotenmetastasen versterben dagegen in der Regel nach 2–3 Jahren (Ubrig u. Roth 1995). Der Therapie der regionalen Lymphknoten kommt eine besondere Bedeutung zu.

Ausbreitungsdiagnostik

Voraussetzung für eine Therapie ist die bioptische Sicherung des Primärtumors. Die Metastasierung erfolgt in der Regel primär in die regionalen Lymphknoten (inguinale und iliakale Lymphknotenstationen s. Abb. 40.4). Zur klinischen Untersuchung gehört die gründliche Palpation der Leistenregion (vergrößerte oder verhärtete Lymphknoten). Bildgebende Verfahren liefern bei der Untersuchung der regionalen Lymphknotenstationen keine aussagekräftigen Ergebnisse. Weiterhin sind ein Röntgen-Thorax und eine Sonografie der regionalen Lymphknotenstationen und des Abdomens (abdominelle Lymphknotenvergrößerungen, Leberfiliae) erforderlich. Gesicherte Ergebnisse zu Tumormarkern liegen nicht vor. In einigen Fällen eignet sich das SCC-Ag (squamous cell carcinoma antigen) als Verlaufsparameter. Ein Abdomen-CT ist bei speziellem Verdacht auf abdominelle Filiae indiziert.

Tabelle 40.1. Differentialdiagnose des Peniskarzinoms

Entzündliche und tumoröse Penisläsionen		
Benigne Läsionen	**Präkanzerosen**	**Maligne Tumoren**
Balanitis simplex	Erythroplasia du Querat (Glans)	Plattenepithelkarzinom
Balanitis erosiva circinata	Morbus Bowen (Penisschafthaut)	Kaposi-Sarkom
Arzneimittelexanthem	Buschke-Löwenstein-Tumor (verruköses Karzinom)	Basalzellkarzinom
Bowenoide Papulose	Leukoplakie	Malignes Melanom
Primäraffekt-Syphilis	Balanitis xerotica obliterans (perimeatal, weißliche Induration)	Metastasen (z. B. Prostata-Ca., Harnblasen-Ca.)
Ulcus molle	Cornu cutaneum	-
Condylomata acuminata	-	-
Herpes simplex (Bläschen)	-	-

Tabelle 40.2. Lymphknotenmetastasen und Prognose. Regionale Lymphknotenmetastasen sind der wichtigste Prognosefaktor beim Peniskarzinom. Patienten ohne Lymphknotenmetastasen haben eine bis zu 100%ige 5-Jahresüberlebensrate, Patienten mit unbehandelten regionalen Lymphknotenmetastasen versterben dagegen in der Regel nach 2–3 Jahren. Dies ist ein Hauptargument für die frühe Lymphadenektomie beim Peniskarzinom

Anzahl der befallenen Lymphknoten	5-Jahresüberlebensrate (%)
0	bis 100
1–2[a]	bis 80
über 2[a]	28–54

[a] Lymphadenektomie vorausgesetzt; Ubrig u. Roth 1995.

Therapie des Primärtumors

Carcinoma in situ

In Zweifelsfällen ist eine bioptische Sicherung erforderlich (Abb. 40.1). Patienten mit einem Carcinoma in situ werden mit einem organerhaltenden Verfahren behandelt (Gerber 1994). In Frage kommen eine radi-

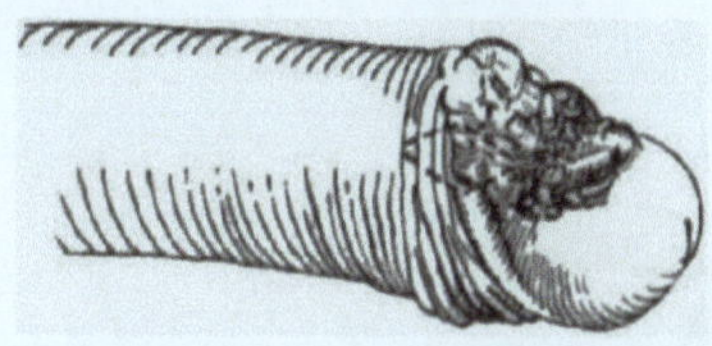

Abb. 40.1. Probeexzision bei tumorverdächtiger Penisläsion

kale Zirkumzision, die Lokalexzision, bei ausgedehnteren Läsionen die Lasertherapie oder die topische Anwendung von 5-FU-Creme (z. B. Efudix-Creme).

Ab Stadium T1

Die partielle Penektomie mit 2 cm Sicherheitsabstand ist der Goldstandard (Abb. 40.2). Lokalrezidive treten nach suffizienter Penektomie selten auf (Ubrig 1995). Bei Befall des proximalen Penisschafts muss ggfs.

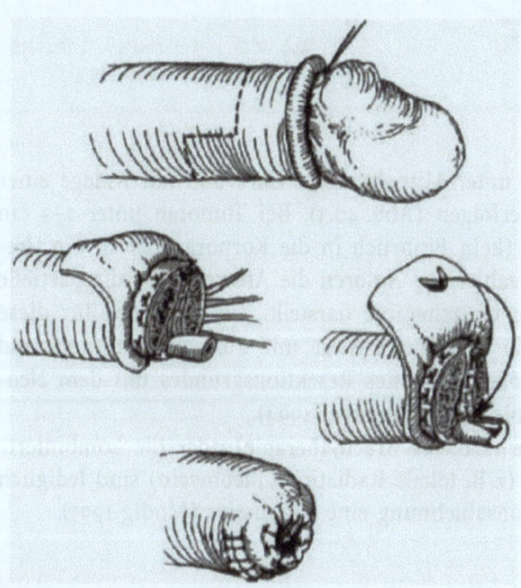

Abb. 40.2. Die partielle Penektomie ist die Standardtherapie bei Peniskarzinomen >pT2 bzw. 2–3 cm Größe

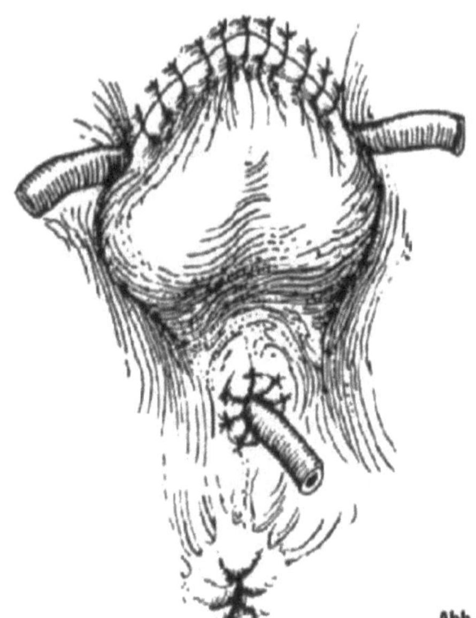

Abb. 40.3. Perineale Urostomie nach totaler Penektomie

eine totale Penektomie unter Mitnahme der Cura und mit Anlage einer perinealen Urostomie erfolgen (Abb. 40.3). Bei Tumoren unter 2–3 cm Größe im Stadium T 1 (kein Einbruch in die Korpora oder in die Urethra) vertreten jedoch zahlreiche Autoren die Ansicht, dass die partielle Penektomie eine lokale Übertherapie darstellt. Zur Zeit wird für diese Tumoren vor allem die lokale Exzision mit Sicherheitsabstand und nachfolgender tiefer Koagulation des Resektionsgrundes mit dem Neodym-YAG-Laser empfohlen (Rothenberger 1994).

Die Strahlentherapie (z. B. als Brachytherapie) oder die kombinierte Radio-/Chemotherapie (z. B. lokale Radiatio + Bleomycin) sind lediglich bei kompletter Operationsablehnung eine Alternative (Modig 1993).

Therapie der regionalen Lymphknoten

Der Befall der regionalen Lymphknoten ist der wichtigste Prognosefaktor beim Peniskarzinom. Die adäquate Therapie tumorbefallener Leistenlymphknoten ist die inguinale Lymphadenektomie. Die Strahlentherapie ist der Lymphadenektomie unterlegen.

Für Patienten mit nur 1–2 tumorbefallenen inguinalen Lymphknoten wurde eine 5-Jahresüberlebensrate von bis zu 80% angegeben. Im Gegensatz dazu haben Patienten mit mehr als 2 Lymphknotenmetastasen lediglich eine 5-Jahresüberlebensrate von 28–54% (s. Tabelle 40.2). Daher ist eine frühzeitige Lymphadenektomie indiziert. Ein bilateraler Befall kommt wegen sich überkreuzender Lymphbahnen in bis zu 60% der Fälle vor. Aus diesem Grund sollte die inguinale Lymphadenektomie grundsätzlich bilateral erfolgen. Eine pelvine Lymphknotendissektion ist nur bei einem nachgewiesenen inguinalen Befall indiziert, da pelvine Metastasen ansonsten kaum vorkommen. Pelvine Lymphknotenfiliae haben eine ungünstige Prognose.

Primärtumor pT1 G1 und unauffälliger Leistentastbefund
- Therapie: „Watch and Wait" bei unauffälliger Leiste.

Im Stadium T1 G1/G2 kann bei unauffälligem Leistenbefund eine „Watch-and-Wait-Strategie" verfolgt werden. Auf eine prophylaktische Lymphadenektomie kann verzichtet werden. Es sind jedoch prinzipiell unbefristete 3-monatliche Kontrollen erforderlich, um eine Lymphknotenmetastasierung rechtzeitig zu erfassen, die auch in diesem Stadium vorkommt (Pizzocarro 1997). Bei unsicherem Tastbefund sollte nach der Lymphadenektomie eine 4- bis 6-wöchige Therapie mit einem Breitspektrumantibiotikum erfolgen. Bleibt der Tastbefund verdächtig, sollte eine Lymphadenektomie durchgeführt werden.

Primärtumor ≥T2 oder T1 G2/G3
- Therapie: prophylaktische Lymphadenektomie *beidseits inguinal* auch bei unauffälliger Leiste.

Bei unauffälligem Leistentastbefund beträgt die Wahrscheinlichkeit für Mikrometastasen 50–80%, wenn der Tumor in die Korpora infiltriert ist oder eine schlechte histologische Differenzierung vorliegt (G2/G3)

(Mc Dougal 1995; Theodurescu 1996). Daher ist ab dem Tumorstadium pT1 G2/3 bzw. >pT2 grundsätzlich eine *prophylaktische* bilaterale inguinale Lymphadenektomie indiziert. Der Tastbefund und alle bioptischen oder apparativen Untersuchungen haben sich zum Ausschluss von regionalen Mikrometastasen als unzuverlässig erwiesen. Die Patienten profitieren von einer frühen, „prophylaktischen" bilateralen inguinalen Lymphadenektomie 4–6 Wochen nach der Primärtumorbehandlung. Vor allem bei jüngeren Patienten sollte darauf nicht verzichtet werden. Da eine reaktive Lymphadenitis häufig ist, sollte grundsätzlich nach der Primärtumorbehandlung für 4 Wochen eine Breitspektrumantibiose durchgeführt werden. Das Risiko für infektiöse Komplikationen einer Lymphadenektomie wird verringert.

Ausdehnung der Lymphadenektomie

Die früher verbreitete Biopsie des sog. „Schildwächterlymphknotens" nach Cabanas ist heute wegen ihrer onkologischen Unzuverlässigkeit verlassen worden.

Bei der klassischen Radikaloperation (Abb. 40.4) sind postoperative Komplikationen nicht selten: Infektion 2–20%, Hautnekrosen 6–44%, Lymphozelen 5–23%, persistierende Beinödeme 16–77%. Sie lassen sich jedoch durch moderne chirurgische Techniken reduzieren (Crawford 1992; Ubrig 1995).

Die *modifizierte* Lymphadenektomie nach Catalona wurde vom Autor vor allem für die prophylaktische Lymphadenektomie bei unauffälliger Leiste vorgeschlagen. In einem eingeschränkten Resektionsgebiet werden die oberflächlichen und tiefen Leistenlymphknoten entfernt, die V. saphena magna wird erhalten (Tabelle 40.3; s. Abb. 40.4). Die Komplikationsrate war in ersten Studien gering (Catalona 1988; Colbert 1997; Lopez 1996; Parra 1996). Die Methode scheint eine rationale Alternative zu sein, der Beweis der onkologischen Gleichwertigkeit zur klassischen Dissektion steht jedoch aus. Bei klinisch unauffälliger Leiste ist die Methode zu rechtfertigen, bei hohem Metastasierungsrisiko oder nachgewiesenem Befall sollten eine Erweiterung des Dissektionsgebietes erwogen werden.

Adjuvante Therapie nach Lymphadenektomie

Die adjuvante Radiatio der Inguinalregion und des kleinen Beckens bei histologisch gesichertem Tumorbefall wird nur von wenigen Autoren vorgeschlagen. Ein Erfolg ist nicht durch Studienergebnisse abgesichert. Der Stellenwert einer adjuvanten Chemotherapie ist ebensowenig gesi-

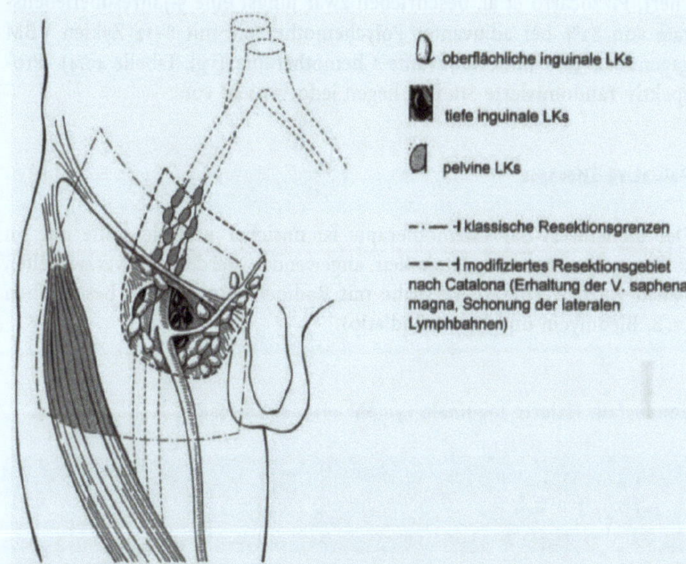

Abb. 40.4. Ausdehnung der Lymphadenektomie beim Peniskarzinom. Unterschieden werden oberflächliche und tiefe Leistenlymphknoten und die pelvine Lymphknotenkette. Die klassische Radikaloperation umfasst ein weiteres Resektionsfeld als die Modifikation nach Catalona

Tabelle 40.3. Dissektionsgrenzen der modifizierten inguinalen Lymphadenektomie. (Nach Catalona 1988)

Medial	M. adductor longus
Lateral	Lateraler Rand der A. femoralis
Kranial	M. obliquus externus oberhalb des Funiculus spermaticus
Kaudal	Fascia lata distal der Fossa ovalis (Hiatus saphenus)
Erhaltung des Hauptstammes der V. saphena magna, Resektion der LK oberhalb und unterhalb der Fascia lata	

chert. Pizzocarro et al. beschrieben zwar jüngst eine 5-Jahresüberlebensrate von 82% bei adjuvanter Polychemotherapie mit 8–12 Zyklen VBM gegenüber 39% ohne adjuvante Chemotherapie (vgl. Tabelle 40.4). Prospektiv randomisierte Studien liegen jedoch nicht vor.

Palliative Therapie

Der Stellenwert der Chemotherapie ist unsicher und sie sollte nur im Rahmen von Studienprotokollen angewendet werden. In verzweifelten Fällen wurden Therapieversuche mit Radiochemotherapien beschrieben (z. B. Bleomycin und lokale Radiatio).

Sonderfall: Fixierte inguinale Lymphknotenmetastase

- Alternative 1: neoadjuvante Chemotherapie + Lymphadenektomie
- Alternative 2: Lymphadenektomie
- Alternative 3: Therapieverzicht

Einen Ansatz bietet möglicherweise eine neoadjuvante Chemotherapie. Pizzocarro et al. gaben an, bei 13/16 Patienten mit fixierten inguinalen Lymphknotenmetastasen von 6–11 cm Größe Resektabilität erzielt zu haben (Pizzocarro 1997 a). Bei allen 13 letztlich lymphadenektomierten Patienten wurde Resttumor im OP-Präparat gesichert. 5 dieser 13 Patienten waren nach 4–14 Jahren rezidivfrei (Pizzocarro et al. 1997 a; Tabelle 40.4). Eine weitere Ar-

Tabelle 40.4. Schema zur induktiven Chemotherapie bei Lymphknotenmetastasen. (Nach Pizzocarro et al. 1997 a)

Tag 1	Vincristin 1 mg i.v., Bleomycin 15 mg i.m. (6 h nach Vincristin)
Tag 2	Bleomycin 15 mg i.m. (24 h nach Vincristin)
Tag 3	Methotrexat 30 mg p.o.
Tag 4–7	Pause
Tag 8	Tag 1 des nächsten Zyklus
12 Wochenzyklen beginnend 2–4 Wochen nach Primärtumorbehandlung	
Cave: Kumulative Höchstdosis von Bleomycin: 360 mg (Lungenfibrose)	

Tabelle 40.5. Cisplatin-/5-Fluorouracil-Chemotherapie

Tag 1	Cisplatin 100 mg/m^2
Tag 2–6	1000 mg/m^2/die 5-FU als kontinuierliche i.v.-Infusion (über 4[a] bzw. 5[b] Tage)
Ab Tag 7	3 Wochen Pause
Zyklusdauer 28 Tage – Insgesamt 4 Zyklen	

[a] Pizzocarro et al. 1997 a,
[b] Fisher et al. 1996.

beitsgruppe präsentierte gute Langzeitergebnisse mit einer präoperativen 5-FU/Cisplatin-Chemotherapie (2 Zyklen; Tabelle 40.5; Fisher et al. 1996).

Bei sehr großen exulzerierten Metastasen ist die chirurgische Behandlung evtl. in Kombination mit plastischen Deckungsverfahren (z.B. myokutaner Schwenklappen) palliativ. Von 24 palliativ chirurgisch therapierten Patienten in einer überlebten lediglich 3 Patienten die ersten 12 Monate (Orneillas 1994).

Literatur

Catalona WJ (1988). J Urol 140: 306–310
Colberg JW (1997). Br J Urol 79: 54–57
Crawford ED (1992). Urol Clin N Am 19: 305–317
Fisher HAG (1996). J Urol 155 (suppl): 325 A
Gerber GS (1994). J Urol 151: 829–833
Haile K (1980). Cancer 45: 1980–1984
Horenblas SH (1993). J Urol 149: 492–497
Lopes A (1996). Cancer 77: 2099–2102
Lynch jr DF (1998). In: Campbell's Urology, 7th. ed., Vol. III. Saunders, Philadelphia, pp 2453–2485
Mc Dougal WS (1995). J Urol 154: 1364–1366
Modig HM (1993). Acta Oncol 32: 653–655
Orneillas AA (1994). J Urol 151: 1244–1249
Parra RO (1996). J Urol 155: 560–563
Pizzocaro G (1997). Eur Urol 32: 5–15
Roth S (1990). Urologe A 30: 10–16
Rothenberger KH (1994). Urologe A 33: 291–94
Theodurescu D (1996). J Urol 155: 1626–1631
Ubrig B (1995). Akt Urol 26: 381–389

SCHWANGERSCHAFT

BEFUNDE 41–43

BEFUND 41 Schwangerschaft und Nierenstauung

Allgemeine Einordnung

Eine Dilatation des oberen Harntraktes in der Gravidität wird prinzipiell als „physiologisch" betrachtet. Sie ist häufig, verursacht nur selten Beschwerden und in aller Regel erfolgt eine schnelle postpartale Normalisierung. Die Dilatation beginnt frühestens ab der 20. Schwangerschaftswoche (SSW), häufig jedoch erst ab der 30. SSW. In ca. 70% ist die rechte Seite, in ca. 25% beide Seiten und nur in etwa 5% isoliert die linke Seite betroffen.

Ätiologisch wird neben einer mechanischen Kompression der Ureteren durch den Uterus (Abb. 41.1) eine hormonell bedingte Tonusvermin-

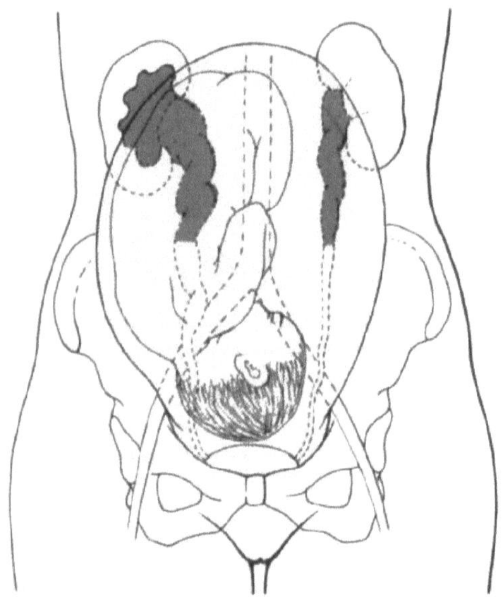

Abb. 41.1. Kompressionsbedingte Nierenstauung. Meist kommt es zu einer rechtsseitigen, selten zu einer beidseitigen Nierenstauung durch die uterine Kompression der Ureteren auf Höhe der iliakalen Gefäßkreuzung. (Mod. nach Petri 1991)

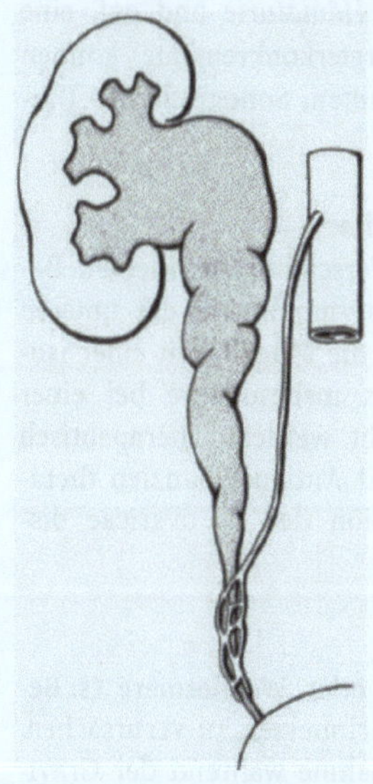

Abb. 41.2. Right-ovarian-vein-Syndrom. Eine massive Zunahme des venösen Blutflusses der Vv. ovaricae während der Schwangerschaft kann eine Kompression des Ureters mit renaler Abflussbehinderung auslösen. (Mod. nach Petri 1991)

derung (Gestagene) der Harnwege diskutiert. Als sog. *Ovarian-vein-Syndrom* wird die Transportstörung aufgrund einer massiven Ektasie der Ovarialvenen bezeichnet, die den Ureter umgeben und komprimieren. Erklärbar ist dies durch die Tatsache, dass in der 36. SSW der venöse Blutfluss der Vv. ovaricae um das 60-fache erhöht ist. Das Ovarian-vein-Syndrom tritt fast immer rechts auf (Abb. 41.2).

Problematisch ist die sog. *komplizierte Stauung*. Hierunter versteht man Schwangerschaftsobstruktionen, die mit einer Schmerzsymptomatik, einer vorzeitigen Wehentätigkeit, einer erhöhten Infektionsgefahr (Pyelonephritis) und potentiellen, stauungsbedingten Spätschäden für das Nierenparenchym einhergehen.

Differentialdiagnostik

- **Urolithiasis**
  Mit Ausnahme größerer, sonografisch erkennbarer Konkremente ist die Differentialdiagnostik problematisch. Typisch für die Urolithiasis

sind meist eine *akute* Symptomatik, eine *Hämaturie* und ggf. eine *Kristallurie* im Urinsodiment. Distale Ureterkonkremente können mitunter sonografisch geortet werden (s. unten, Sonografie des Ureters).

- **Thrombose und Thrombophlebitis der Vv. ovaricae**
  Bei einem ausgeprägten thrombotischen Verschluss des kleinen Beckens kommt es zu einer akuten Stauungssymptomatik der unteren Extremitäten (Beckenvenenthrombose). An die Möglichkeit einer isolierten Thrombose der Vv. ovaricae muss insbesondere bei einer postpartal persistierenden Stauung gedacht werden. Therapeutisch wird in diesen seltenen Fällen zunächst mit Antikoagulanzien therapiert und bei Erfolglosigkeit eine Resektion der Vv. ovaricae diskutiert.

- **Nephroptose**
  Es ist unwahrscheinlich, dass eine Senk- oder Wanderniere (s. Befund 47) in der Schwangerschaft beginnt, Schmerzen zu verursachen. Zudem sollte die abdominelle Volumenzunahme während der Gravidität eher zu einer Besserung der Symptomatik führen.

- **Genuine Hydronephrose**
  Eine bereits vor der Schwangerschaft existente Hydronephrose kann angenommen werden, wenn sonografisch eine *fortgeschrittene Parenchymreduktion* feststellbar ist. Die Ursache kann z.B. eine Nierenbeckenabgangsstenose, ein unteres Polgefäß oder ein retrokavaler Ureterverlauf sein. Aufgrund der seit langem vorbestehenden Stauung klagen die Patienten meist nicht über Schmerzen. Trotzdem sollte der Nutzen invasiver therapeutischer Maßnahmen zur Verhinderung einer weiteren Verschlechterung der Nierenfunktion (innere Harnleiterschiene s. unten) gegenüber dem Risiko abgewogen werden.

- **Retroperitoneale Raumforderung**
  Z.B. maligner Tumor, Pseudotumor (z.B. Morbus Ormond), posttraumatisches Hämatom.

Urologische Diagnostik

- **Urinuntersuchung**
  Infekt?, Hämaturie?, Kristallurie?, Urin-pH, z.B. als Hinweis auf einen Harnsäurestein.

- **Sonografie der Nieren**
  Ab der 20. SSW wird allgemein eine Screeninguntersuchung empfohlen, bei einer Dilatation erfolgt eine Verlaufskontrolle. Zur *Quantifizierung* ist die Weite der *Nierenkelche* exakter als das bereits physiologisch variable Pyolon. Ein Kelchdurchmesser von ca. 1 cm wird bei Beschwerdefreiheit als normal angesehen (Lentsch et al. 1987).

- **Sonografie der Ureteren**
  Der Uterus, die Plazenta und das *Fruchtwasser*, die gleichzeitig die luftgefüllten Darmschlingen zur Seite drängen, ermöglichen im Sinne eines *Schallfensters* die sonografische *Darstellung des distalen Ureters*. Da eine wesentliche mechanische Ursache der Obstruktion die Kompression des Ureters gegen die Iliakalgefäße darzustellen scheint, kann eine distal der Gefäßkreuzung nachweisbare Dilatation des Ureters als zusätzliches Verdachtsmoment im Sinne einer Steinobstruktion gewertet werden (MacNeily et al. 1991). Die Verwendung einer Duplex- oder farbkodierten Dopplersonografie vereinfacht die Unterscheidung zwischen dem dilatierten Ureter und den Iliakalgefäßen.

- **Laboruntersuchungen**
  Neben allgemeinen Infektionsparametern (Blutsenkungsgeschwindigkeit/BSG, Blutbild) sollten die Nierenfunktionswerte (Harnstoff, Kreatinin, Harnsäure, z.B. Stein) bestimmt werden.

- **Zystoskopie und retrograde Sondierung**
  Da die Untersuchung wenig belastend ist, sollte sicherheitshalber der Ausschluss einer vesikalen oder infravesikalen Obstruktion erfolgen. Ist aufgrund der Schmerzen oder bei Infektgefährdung die Anlage einer inneren Schiene (Double-J) erforderlich, kann eine ureterale Durchgängigkeitsprüfung mit einem extrem gleitfähigen, hydrophilen Führungsdraht (Terumo) vor Anlage des Double-J erfolgen.

- **Ergänzende bildgebende Verfahren**
  Liefert die sonografische Diagnostik unzureichende Informationen (z. B. vorangegangenes Trauma, Gerinnungsstörungen), kann eine Kernspintomografie erfolgen. Jede Röntgendiagnostik ist nur als ultima ratio zulässig.

Urologische Therapie

In weniger als 10% aller schwangerschaftsbedingten Stauungsnieren kommt es zu einer sog. „komplizierten Dilatation" mit einer ausgeprägten Schmerzsymptomatik und/oder einem Infekt und/oder einer progredienten Parenchymreduktion. Nur in diesen Fällen sind therapeutische Maßnahmen indiziert. Mehrere therapeutische Optionen stehen zur Verfügung.

Konservative Maßnahmen

- **Häufige Blasenentleerung**
  Sie vermindert den Einflusswiderstand der Blase und erleichtert somit den ureteralen Harntransport. Zudem wird die Infektrate gesenkt, die bei Patientinnen mit einer Harnstauung deutlich erhöht ist.

- **Kontralaterale Seitenlagerung (einseitige Stauung)**
  Da ein wesentliches mechanisches Moment der Abflussstörung die uterine Kompression des Ureters gegen die Iliakalgefäße sein kann, stellt die kontralaterale Seitenlagerung einen sinnvollen Versuch der intermittierenden Dekompression dar.

- **Knie-Ellenbogen-Lage (beidseitige Stauung)**
  Im Falle einer beidseitigen Stauung kann als Alternative zur Seitenlagerung mit Entlastung der schmerzdominierenden Seite die komplette Druckentlastung beider Ureteren durch eine intermittierende Knie-Ellenbogen-Lage versucht werden.

- **Medikamentöse Motilitätsbeeinflussung**
  Die Gabe des selektiven β_1-Blockers Metoprolol in einer Dosierung von 3-mal 50 mg oder 2-mal 100 mg/Tag p.o. (z. B. Beloc mite 3-mal 1, Beloc 2-mal 1) führt zu einer Steigerung der kontraktilen Aktivität am oberen Harntrakt und somit zu einer Verbesserung der Harnstau-

ung (Tschada et al. 1989). Sie kann bei etwa 70% der Patientinnen nach ca. 3–4 Wochen erwartet werden (Tschada et al. 1986). Nebenwirkungen auf die Wehentätigkeit sind nicht zu erwarten, da am Myometrium praktisch ausschließlich β_2-Rezeptoren vorkommen (Larsen 1979). Eine negative Beeinflussung des intrauterinen Wachstums und der fetalen Befindlichkeit ließ sich an großen Kollektiven nicht nachweisen (Tschada et al. 1989).

- **Antibiotische Therapie**
  Entsprechend dem klinischen Verlauf und vor jeder invasiven Maßnahme (s. unten) muss bei einem fieberhaften Infekt eine antibiotische Therapie mit entsprechenden Substanzen (s. Befund 43) erfolgen.

Invasive Maßnahmen

- **Indikationen**
  Konservativ nicht beherrschbare Stauungsschmerzen, Urosepsis bzw. Fieber trotz Antibiotika und ggf. β_1-Rezeptorenblockern.

- **Innere Harnleiterschienung**
  Die Anlage eines Double-J-Katheters ist bei symptomatischen und konservativ nicht beherrschbaren Stauungsnieren meist eine effektive Maßnahme. Da die normalerweise übliche radiologische Positionskontrolle des Double-J-Katheters wegen der Strahlenbelastung kritisch ist, kann eine sonografisch erkennbare Entstauung genutzt werden. Zudem ist meist die Schiene als reflexdichte Struktur im noch gestauten Pyelon erkennbar.
  - Problem Perforationsgefahr
    Die Schienenanlage kann wegen eines häufig vorhandenen Harnleiterkinkings problematisch sein (Perforationsgefahr). Hilfreich kann die Verwendung sog. steuerbarer Ureterschienen oder hydrophiler Führungsdrähte (Terumo) zur „weichen" Passage des Widerstandes sein.
  - Problem Schienenreflux
    Da die kontraktile Aktivität der Ureteren aufgehoben oder stark vermindert ist, sind vornehmlich hydrostatische Kräfte für den Urintransport verantwortlich. In liegender Position oder bei zunehmender Blasenfüllung kann deshalb die Drainageleistung auf-

gehoben werden. Als Gegenmaßnahmen sollte auf entsprechende Positionswechsel und eine häufige Blasenentleerung geachtet werden. Eventuell muss eine antirefluxive Ureterschiene eingelegt werden.

- **Perkutane Nephrostomie**
  Ist die innere Harnleiterschienung nicht möglich (z. B. Perforationsgefahr) oder wird die Schiene nicht toleriert (mitunter aufgrund anhaltender Blasenkrämpfe infolge der vesikalen J-Form), muss als ultima ratio eine perkutane Nephrostomie angelegt werden.

Literatur

Larsen JJ (1979). Acta Pharmacol Toxicol 44: 132
Lentsch P et al. (1987). Urologe [A] 26: 122
MacNeily AE et al. (1991). J Urol 146: 298
Petri E (1991). Urologische Erkrankungen der Frau. In: Altwein JE, Rübben H (Hrsg) Urologie, 3. Aufl. Enke, Stuttgart, S 364
Tschada R et al. (1986). Verh Dtsch Ges Urol 38: 451
Tschada R et al. (1989). Urologe [B] 29: 152

BEFUND 42 Schwangerschaft und asymptomatische Bakteriurie – Was tun?

Allgemeine Einordnung

Bei 5–10% aller Schwangeren wird bei der Schwangerschaftserstuntersuchung eine signifikante Bakteriurie ($\geqslant 10^5$ Keime/ml) ohne klinische Symptomatik gefunden. Erfahrungsgemäß kommt es bei 30–60% dieser Frauen zu späteren Beschwerden, denen in einem Drittel der Fälle eine akute Pyelonephritis zu Grunde liegt. Infektionsbegünstigend soll die Zusammensetzung des Urins sein, der während der Schwangerschaft eine erhöhte Beladung mit Glukose, Aminosäuren und Proteinen und zudem einen eher alkalischen Urin-pH aufweist. Da es unabhängig von den gynäkologischen Risiken (erhöhte Wehentätigkeit, Frühgeburten) im Falle einer konsequenten antibakteriellen Therapie nur in 3–5% zu einer akuten Pyelonephritis kommt, sollte jede signifikante, auch symptomlose Bakteriurie in der Schwangerschaft antibiotisch behandelt werden. Voraussetzung ist jedoch die korrekte Diagnostik.

Diagnostik

- **Materialgewinnung**
  Zum *primären Screening* ist die Analyse eines *Mittelstrahlurins* ausreichend. Da jedoch in bis zu 40% falsch-positive Befunde mit kontaminationsbedingten Infektzeichen auftreten, müssen positive Befunde durch einen neuerlichen Mittelstrahlurin kontrolliert werden oder besser ein Katheterurin gewonnen werden.

- **Materialaufarbeitung**
  Zur *primären* Analyse sind *Teststreifen* und/oder eine *Sedimentanalyse* ausreichend, da deren unauffälliger Befund als richtig-negativ gewertet werden kann.

- **Interpretation: Echte Infektion oder Kontamination?**
  - Selten Mischinfekte
    Für eine „echte", pathologische Bakteriurie und gegen eine bakterielle Verunreinigung bei der Probengewinnung sprechen uro-

pathogene Keime in Monokultur. Mischinfekte sind in weniger als 5% vorhanden.

- Physiologische Leukozyturie
  Im Falle einer Schwangerschaft ist die Leukozyturie nur bedingt als Entscheidungshilfe zu werten, da isolierte Leukozyturien in der Schwangerschaft zum Teil als normal bewertet werden (physiologische Leukozyturie).
- Urinkultur
  Im Falle einer suspekten Primäranalyse (Teststreifen, Urinsediment) ist somit die sicherste Ausschlussdiagnose bei korrekter Materialgewinnung eine negative Urinkultur.

- **Sonografie**
  In jedem Fall sollten sonografisch begleitende pathologische Befunde wie eine Dilatation oder eine Urolithiasis ausgeschlossen werden.

Urologische Therapie

- **Forcierte Diurese**

Antibiotische Therapie

Bezüglich der Antibiotikaauswahl s. Befund 43

BEFUND 43 Schwangerschaft und Infektion – Welche antimikrobiellen Substanzen?

Allgemeine Einordnung

Die häufigsten Infektionen während der Schwangerschaft sind urologischer Genese. Zudem muss nach allgemeiner Übereinkunft auch bei einer asymptomatischen Bakteriurie wegen des erhöhten Risikos einer konsekutiven Pyelonephritis eine antibiotische Therapie erfolgen.

Die antimikrobiellen Substanzen inklusive der Antimykotika und antiviraler Stoffe lassen sich in 3 klinisch praktikable Gruppen eingeteilt: wahrscheinlich sichere, mit Vorsicht anzuwendende und möglichst zu vermeidende (Wise, R., BMJ (1987): 294; 42) Antibiotika.

Allgemein ist von Wichtigkeit, dass keinesfalls Unterdosierungen oder zu kurze Behandlungszeiträume wegen der Schwangerschaft gewählt werden sollten. Das Risiko einer Resistenzbildung wird dadurch erhöht, und in einer 2. Behandlungsserie müssen dann evtl. nebenwirkungsreichere Substanzen angewendet werden. Bei *eindeutiger Indikation sollte die Dosierung von der Krankheit, nicht aber von der Schwangerschaft bestimmt werden.*

Wahrscheinlich sichere Substanzen

Definition

Hierzu gehören Substanzen, die sich schon seit mehr als 25 Jahren in klinischer Anwendung befinden und bei denen es zu keinen relevanten Nebenwirkungen kam. Allgemein kritisch sind tierexperimentelle Daten zu betrachten, da es beispielsweise bei Sulfonamiden zu fetalen Malformationen kam, die jedoch in über 50-jähriger Anwendung beim Menschen nie auftraten. Häufige Ursachen der tierexperimentellen Ergebnisverzerrung sind beispielsweise die verabreichten extrem hohen Dosen.

- **Penizillin**

  Aufgrund der langen Erfahrung ist eine sehr sichere Einschätzung der Unschädlichkeit möglich.

- **Amoxycillin und Ampicillin**
  Ebenfalls mit einer sehr hohen Wahrscheinlichkeit unbedenklich.

- **Amoxycillin und Clavulansäure**
  Bezüglich dieser Kombinationssubstanz (Augmentan) sind nur wenige Informationen verfügbar, so dass *möglichst Langzeiterfahrungen abgewartet werden sollten.*

- **Pseudomonasaktive Penizilline**
  Auch über diese Penizilline (Azlocillin, Piperacillin) sind nur *wenige Informationen* verfügbar, so dass sie *trotz wahrscheinlicher Unbedenklichkeit* möglichst *nur in Ausnahmefällen* eingesetzt werden sollten.

- **Cephalosporine**
  Alle oral und parenteral zu verabreichenden Cephalosporine werden als wahrscheinlich sicher eingestuft.

- **Sulfonamide und Co-Trimoxazol**
  In den ersten Schwangerschaftsmonaten scheint aufgrund umfangreicher Erfahrungen kein Risiko zu bestehen. Viele empfehlen jedoch den Verzicht im 2. und 3. Trimenon und insbesondere unmittelbar vor der Geburt wegen der Gefahr eines Kernikterus.

- **Trimethoprim**
  Diese sulfonamidfreie Substanz gilt als sicher.

- **Nitrofurantoin**
  Theoretisches Risiko einer Hämolyse bei einem Glukose-6-Phosphat-Dehydrogenase-Mangel.

- **Erythromycin Base/Stearat**
  Im Unterschied zu den zu *vermeidenden Substanzen Erythromycin-Estolat, Lincomycin und Clindamycin* (Gefahr der Hepatotoxizität und pseudomembranösen Kolitis für die Mutter) kann Erythromycin Base/Stearat verabreicht werden.

- **Tuberkulostatika (außer Rifampicin, Pyrazinamid)**
  Während Isoniazid und Ethambutol als wahrscheinlich sichere Substanzen gelten, erhöht Rifampicin das Risiko postnataler Blutungen

des Neugeborenen und sollte nicht bei Schwangeren mit Leberschäden eingesetzt werden.

- **Topische Antimykotika (nur Nystatin)**
  Alle anderen Antimykotika sollten vermieden oder mit Vorsicht angewendet werden (s. unten).

- **Antimalariamittel (nur Chloroquin und Proguanil)**
  Alle anderen Substanzen (s. unten) sollten möglichst gemieden werden.

Vorsichtig anzuwendende Substanzen

Definition

Zu dieser Kategorie gehören Substanzen, bei denen potentielle fetale Nebenwirkungen bekannt sind oder ein theoretisches Risiko besteht. Trotzdem können diese Substanzen im Bedarfsfall, beispielsweise bei einer entsprechenden Resistenzsituation, eingesetzt werden.

- **Aminoglykoside (außer Streptomycin)**
  Gentamycin, Tobramycin und Amikacin wird das theoretische Risiko einer Ototoxizität im 2. und 3. Trimenon zugeschrieben. Sie können jedoch im Unterschied zu Streptomycin im Bedarfsfall eingesetzt werden.

- **Quinolonone (nur Nalidixinsäure)**
  Im Unterschied zu neuen Gyrasehemmern (s. unten) kann Nalidixinsäure im Bedarfsfall verabreicht werden.

- **Vancomycin**
  Sichere Daten fehlen. Vancomycin sollte nur bei einer schweren Staphylokokkensepsis gegeben werden.

- **Metronidazol**
  Obwohl beim Menschen bislang nicht aufgetreten, besteht das theoretische Risiko einer Teratogenität im 1. Trimenon. Es sollte nur bei schweren anaeroben Infekten eingesetzt werden.

- **Antimykotika**
  Bezüglich Amphotericin, Ketoconazol und Miconazol liegen keine hinreichenden Erfahrungen vor, deshalb ist eine strenge Indikation sinnvoll. Dahingegen müssen Flucytosin und Griseofulvin vermieden werden (s. unten).

- **Antivirale Substanzen (nur Acyclovir)**
  Bei Acyclovir besteht das theoretische Risiko teratogener Schäden im 1. Trimenon. Andere antivirale Substanzen sollten ganz gemieden werden (s. unten).

Zu vermeidende Substanzen

Definition

Diese Substanzen bewirken ein definitives fetales Risiko und sollten nur im äußersten Notfall eingesetzt werden.

- **Tetrazykline**
  Alle Tetrazykline können im 2. und 3. Trimenon eine Verfärbung der Zähne, eine Knochendysplasie und einen Katarakt hervorrufen.

- **Aminoglykoside (Streptomycin)**
  Streptomycin hat eine ototoxische Wirkung und kann durch nichttoxische Substanzen ersetzt werden.

- **Gyrasehemmer**
  Unter Ciprofloxacin, Norfloxacin, Ofloxacin und Pefloxacin kam es tierexperimentell zu Störungen des Knochenwachstums.

- **Chloramphenicol**
  Es kann zu fetalen Schäden im 2. und 3. Trimenon kommen.

- **Antimykotika**
  Im Unterschied zu den anderen Antimykotika (s. oben) hat sich für Flucytosin und Griseofulvin tierexperimentell im 1. Trimenon eine teratogene Wirkung gezeigt.

- **Antimalariamittel**
  Quinin, Pyrimethamin (Fansidar, Maloprim) und Primaquin sollten wegen tierexperimenteller Teratogenität und Letalität gemieden werden.

- **Antivirale Substanzen**
  Amantadin und Vidarabin sollten wegen tierexperimentell aufgetretener Teratogenität im Unterschied zu Acyclovir gemieden werden.

VERSCHIEDENES

BEFUNDE 44–47

BEFUND 44 Harnstauungsniere und retroperitoneale Raumforderung – Idiopathische retroperitoneale Fibrose (iRPF)?

Allgemeine Einordnung

Die retroperitoneale Fibrose ist eine seltene Erkrankung (Prävalenz ca. 1/200 000). Es handelt sich um proliferierendes Bindegewebe im Bereich der großen retroperitonealen Gefäße. Die bindegewebige Masse ist in der Mehrzahl der Fälle im Abschnitt von unterhalb der Nierengefäße bis zur Bifurkation von V. cava und Aorta lokalisiert und kann die großen Gefäße komplett ummauern. Durch Proliferation und anschließende fibrotische Schrumpfung kann eine Gefäßkompression resultieren – im Extremfall mit Ausbildung einer unteren Einflussstauung und einer Claudicatio intermittens (Sigel 1994). Die Therapie liegt häufig in urologischer Hand, da es früh im Krankheitsverlauf zu Harnstauungsnieren durch Einbeziehung der Ureteren kommen kann. Man unterscheidet die *idiopathische retroperitoneale Fibrose (iRPF)* (Synonym Morbus Ormond) von *sekundären retroperitonealen Fibrosen* nach Traumata, Bestrahlungen, Operationen (Aortenaneurysma), bei Morbus Crohn, Colitis ulcerosa, Divertikulitis, durch desmoplastische Reaktion auf Malignome usw. In etwa 2/3 der Fälle soll es sich um die idiopathische Form handeln, für die eine Autoimmun-Pathogenese diskutiert wird (Elashry 1996). Nachdem historisch die operative Therapie (v.a. Peritonealisierung der Harnleiter) als alleinige Behandlung durchgeführt wurde, wird seit etwa 20 Jahren die medikamentöse Therapie sowohl primär als auch adjuvant postoperativ breit eingesetzt.

Häufig führt die Entdeckung einer retroperitonealen Raumforderung in Schnittbildverfahren bei der Abklärung einer Harnstauungsniere mit extrinsischer Ureterkompression zur Diagnose (Symptome s. Tabelle 44.1). Es ist entscheidend, Malignome (z.B. maligne Lymphome, Sarkome, Metastasen) und sekundäre Formen der retroperitonealen Fibrose auszuschließen.

Tabelle 44.1. Klinische Symptome der retroperitonealen Fibrose. (Nach Koep 1977; Wagenknecht 1981)

Symptom	Häufigkeit (%)
Rücken-Flanken-Lumbal-Schmerz	59–68
Adominalschmerz	24–51
Gewichtsverlust	13–50
Übelkeit/Erbrechen	4–50
Art. Hypertonus	33
Ödeme (Beine/Genitale)	3–18
Oligurie/Niereninsuffizenz	16

Urologische Diagnostik

Primärdiagnostik

- **Anamnese**
  - Dauer der Beschwerden/Harnstauung
  - Tumorerkrankungen
  - retroperitoneale Voroperationen, Zustand nach Appendizitis, Zustand nach Divertikulitis
  - Traumata?
  - Colitis ulcerosa, Morbus Crohn
  - Radiatio
  - Medikamentenanamnese: Methysergid (Migränemittel) und andere Ergotamine stehen im Verdacht, eine RPF auslösen zu können
  - Prädilektionsalter 50–60 Jahre; ♂:♀≈2:1

- **Labordiagnostik**
  - BSG-Erhöhung: 98% der Fälle
  - Serumelektrophorese: α-2-Globulin in 20–50% erhöht, lgG erhöht
  - Differentialblutbild: normochrome Anämie in 60%
  - Nierenfunktionswerte (Retentionswerte; Kreatinin ↑)
  - Elektrolyte: Elektrolytentgleisung in 17%

- **Bildgebung**
  - Abdomensonografie: Hydronephrose, retroperitoneale Raumforderung
  - Ausscheidungsurogramm: Ausscheidungsverzögerung, stumme oder hydronephrotische Niere, Harnleitermedialisierung

- retrogrades Ureteropyelogramm: in 10–35% pathologisch: Harnleiterstenose, -medialisierung, V. a. extrinsische Harnleiterkompression
- Computertomografie: Darstellung der retroperitonealen Raumforderung und der konsekutiven Stauung des oberen Harntrakts; ggf. CT-gesteuerte Punktion zur Histologiegewinnung (Ausschluss Lymphom, Metastasen, Sarkom); am besten geeignet zur Verlaufskontrolle der Befundgröße.

Ergänzende Diagnostik

- **CT-gesteuerte Feinnadelbiopsie**
  Wenn eine medikamentöse Therapie ohne vorherige operative Exploration geplant ist, sollte ein maligner Prozess ausgeschlossen sein. Eine histologische Abklärung ist insbesondere sinnvoll, wenn in der Anamnese maligne Tumoren (z. B. Mamma-Ca.) bekannt sind oder der Verdacht auf ein Lymphom oder Sarkom besteht.

- **Operative Freilegung**
  In Zweifelsfällen bzgl. der Dignität der Raumforderung und widersprüchlichem Ergebnis einer Feinnadelbiopsie ist eine operative Freilegung mit Histologiegewinnung unumgänglich.

Urologische Therapie

Ausschaltung medikamentöser Interaktionen

Methysergid oder andere Ergotamine sollten abgesetzt werden, da sie im Verdacht stehen, eine iRPF auslösen zu können.

Akuttherapie der Harnstauungsniere

Da sich die Harnstauung in der Regel langsam entwickelt, kann sie schmerzlos ablaufen. Eine ausgeprägte Harnstauung und Infektionen (Pyonephrose) zwingen vor Einleitung der medikamentösen Therapie zur Ableitung des oberen Harntrakts. Dies geschieht je nach Befund und Verlauf mittels Doppel-J-Ureterschiene oder perkutaner Nephrostomie. Im Zusammenhang mit diesen Maßnahmen ist eine retrograde Ureteropyelografie ratsam, zum Ausschluss von Ureterkonkrementen oder anderen Ursachen für eine Harnleiterobstruktion. Doppel-J-Ureterschienen als alleinige Therapie ohne adjuvante medikamentöse Behandlung haben schlechte Aussichten auf einen dauerhaften Erfolg (Elashry 1996).

Medikamentöse Therapie

Die medikamentöse Therapie ist die Therapie der ersten Wahl. Zusätzlich ist jedoch ggf. eine Ableitung des gestauten oberen Harntrakts erforderlich (s. o.).

- **Glukokortikoide**

  Zur Zeit allgemein anerkannt ist die Therapie mit Glukokortikoiden (Tabelle 44.2; Wagenknecht 1991; Wagenknecht 1993; von Heyden 1996). Die Erhaltungsdosis liegt mit 10 mg Prednisolon/Tag deutlich über der Cushing-Schwelle von 7,5 mg/die. Eine genaue Kontrolle hinsichtlich der Komplikationen der Glukokortikoidtherapie ist erforderlich (s. Tabelle 44.2). Erfolgskriterien sind ein Rückgang der BSG, eine Besserung der Harnstauung und der Retentionsparameter sowie eine Rückbildung der Fibrose in den CT-Kontrollen. Die Glukokortikoidtherapie wirkt vermutlich am effektivsten in aktiv-proliferativen Phasen der Erkrankung und weniger auf bereits organisierte Fibrosen. Die Therapiedauer orientiert sich am Krankheitsverlauf. Nicht selten ist eine mehrjährige Therapie erforderlich. Auslassversuche setzen besonders engmaschige Kontrollen voraus.

- **Glukokortikoide + Immunsuppressiva**

  Unklar und nicht durch kontrollierte Studien belegt ist, ob eine Kombination der Kortisontherapie mit Azathioprin (Immunsuppressivum) oder mit Mineralokortikoiden (Aldosteronanaloga) sinnvoll ist, wie sie von einigen Autoren vorgeschlagen wird (Wagenknecht 1993; s. Tabelle 44.2).

- **Tamoxifen**

  In Fallberichten sind Behandlungserfolge mit dem Antiöstrogen Tamoxifen (z. B. Zoladex) dokumentiert. Aufgrund des günstigen Nebenwirkungsprofils ist bei geeigneten Patienten ein Therapieversuch durchaus zu rechtfertigen (Devevey 1996; s. Tabelle 44.2).

Operative Therapie + adjuvante Medikation

Die Zeitgrenze, bis ein Versagen der medikamentösen Therapie anzunehmen ist, ist variabel. Etwa 3 Monate nach Einleitung der medikamentösen Therapie und ggf. Ableitung des oberen Harntrakts sollte ein erneutes Staging mit CT-Abdomen, Beurteilung der Harnabflussstörung (z. B. Nephrostomiefüllung) und Bestimmung der Laborparameter (z. B.

Tabelle 44.2. Medikamentöse Therapie der idiopathischen retroperitonealen Fibrose (iRPF). (Mod. nach von Heyden 1996)

Medikament	Dosierung
Unumstritten: Kortikoidtherapie Prednisolon (Cave: Kontrolle der kortikoiden Nebenwirkungen (art. Hypertonus, Osteoporose, Steroiddiabetes usw.)); Cushing-Schwellendosis: 7,5 mg/Tag (!); Verlaufskontrolle mittels BSG, Kreatinin, Sonografie der Nieren und CT-Abdomen erforderlich	Initialdosis: 40 mg/Tag für 4 Tage, danach Reduktion alle 2 Tage um 5 mg
	Erhaltungsdosis: 10 mg/Tag für Monate bis Jahre je nach Verlauf
Umstritten: Kortikoid + Azathioprin Azathioprin (z. B. Immurek) (*zusätzlich* zur Prednisolon in o. g. Dosis). Nebenwirkungen Azathioprin: Leberfunktionsstörungen, Diarrhö, Nierenfunktionsstörungen, Thrombo- u. Leukopenie, Immunsuppression → erhöhte Infektneigung usw.: Kontrolle von Blutbild, Leber- und Nierenwerten zunächst wöchentlich, danach alle 3 Monate empfohlen	Initial und zur Erhaltung: 50 mg/Tag
Umstritten: Tamoxifen Tamoxifen (z. B. Novaldex). Antiöstrogen; nur einzelne Fälle berichtet; fallweise Dosissteigerung auf 2-mal 20 mg/Tag; Nebenwirkungen Tamoxifen: Hitzewallungen, Retinopathie, Leukopenie, Thrombopenie usw.; Notwendigkeit von Blutbildkontrollen	Initial und zur Erhaltung: 2-mal 10 mg/Tag

BSG) erfolgen. Falls es nicht zu einer deutlichen Rückbildung des Befundes gekommen ist, ist eine operative Exploration indiziert (Abb. 44.1). Einige Autoren fordern aufgrund des Spontanverlaufs der Erkrankung im Rahmen dieser Exploration prinzipiell die Intraperitonealisierung *beider* Ureteren, auch wenn nur *ein* Ureter abflussbehindert ist. In jedem Fall sollten intraoperativ Gewebeproben zur histologischen Begutachtung gewonnen werden.

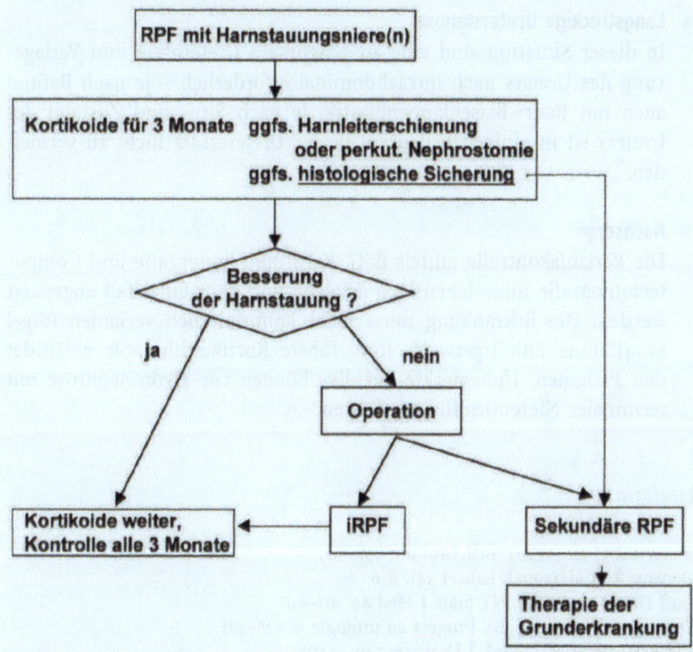

Abb. 44.1. Flussdiagramm zur Therapie der idiopathischen retroperitonealen Fibrose

Wie die Erfahrungen aus der Ära vor der Kortikoidtherapie zeigen, ist die alleinige Ureterolyse und Intraperitonealisierung ohne adjuvante Therapie mit einem Rezidivrisiko von 50% behaftet (Wagenknecht 1993). Dementsprechend scheint eine adjuvante Behandlung für mehrere Monate sinnvoll.

- **Kurzstreckige Ureterstenose**
  Verbreitet ist die Ureterolyse über einen parakolischen Zugangsweg. Ziel ist die Transposition des Ureters und „Unterfütterung" mit Peritoneum, um ihn gegenüber der retroperitonealen Fibrose zu isolieren. Der Sinn einer zusätzlichen Ummantelung mit einem gestielten Omentum-majus-Lappen ist umstritten (Wagenknecht 1993).

- **Langstreckige Ureterstenose**
  In dieser Situation sind eine ausgedehntere Ureterolyse und Verlagerung des Ureters nach intraabdominal erforderlich – je nach Befund auch mit Boari-Blasenlappenplastik. Je nach Situs und Zustand des Ureters ist in einigen Fällen ein ilealer Uretérersatz nicht zu vermeiden.

- **Nachsorge**
  Die Verlaufskontrolle mittels BSG, Kreatinin, Sonografie und Computertomografie muss lebenslang erfolgen und dem Einzelfall angepasst werden. Die Erkrankung muss nicht kontinuierlich verlaufen (Sigel 1994). Eine unnötigerweise fortgeführte Kortikoidtherapie gefährdet den Patienten. Unbemerkte Rezidive können zur Hydronephrose mit terminaler Niereninsuffizienz führen.

Literatur

Baker LR et al. (1980). Brit Urol 60: 497–503
Benson R et al. (1993). Lancet 341: 836
Buff DD et al. (1989). NY State J Med 89: 511–516
Devevey JM et al. (1996). Progrès en urologie 6: 578–581
Elashry OM et al. (1996). J Urol 156: 1403–1410
Koep L et al. (1977). Surgery 81: 250–256
Loffeld RLE et al. (1993). Lancet 341: 382
McDougal WS et al. (1991). J Urol 145: 112–114
Sigel A et al. (1994). Klinikarzt 9/23: 33–38
von Heyden B et al. (1996). Akt Urol 27: 6–11
Wagenknecht LV et al. (1981). Eur Urol 7: 193–200
Wagenknecht LV (1993). Retroperitonealfibrose. In: Hertle L, Pohl J (Hrsg). Urologische Therapie. Urban & Schwarzenberg, München

BEFUND 45 Arterieller Hypertonus – Renovaskuläre Genese?

Allgemeine Einordnung

Bei etwa 10% aller chronischen arteriellen Hypertonien lässt sich die Ursache ermitteln (sekundäre Hypertonie). Die häufigste Ursache ist dann eine renale Genese (s. „Differentialdiagnose"). Obwohl die Diagnostik des Bluthochdrucks häufig in internistischer Hand liegt, sollte auch der Urologe über die Diagnostik renaler und suprarenaler Ursachen der arteriellen Hypertonie informiert sein. Mit modernen Testverfahren ist eine überwiegend ambulante Diagnostik möglich.

Die Diagnose einer Nierenarterienstenose ist von Bedeutung, da ein solcher renovaskulärer Hypertonus durch die operative Korrektur der Stenose heilbar sein kann. Durch eine länger bestehende Hypertonie kann sich der Bluthochdruck jedoch durch sekundäre Veränderungen der kleinen Nierengefäße z. B. an der Gegenniere *renal fixieren* und bildet sich trotz operativer Korrektur dann nicht mehr zurück (renal fixierter Hypertonus). Im Falle fibromuskulärer Nierenarterienstenosen (junge Patienten; w:m = 2:1) führt die operative Korrektur in 80% der Fälle zum Erfolg. Bei den wesentlich häufigeren arteriosklerotischen Nierenarterienstenosen (ältere Patienten; w:m = 1:2) führt die operative Beseitigung nur in 40% der Fälle zur Blutdrucksenkung.

Im Rahmen der Abklärung von Nebennierenraumforderungen kann die Diagnostik des Phäochromozytoms, des Morbus Cushing (Hyperkortisolismus) und des Conn-Syndroms (Hyperaldosteronismus) von Bedeutung sein.

Differentialdiagnose renaler Hypertonus

>90% essentiell mit unbekannter, multifaktorieller Genese
<10% sekundär

- renal (8%)
  - 1–2% Nierenarterienstenose
    - Fibromuskuläre Hyperplasie. 1/3 aller Nierenarterienstenosen; kurzstreckige oder perlschnurartige Einengungen der Nierenarterie; jüngere Patienten; Frauen überwiegen; Erfolgschance durch Dilatation oder gefäßchirurgischen Eingriff: 80%
    - Arteriosklerotische Nierenarterienstenose. 2/3 aller Nierenarterienstenosen; ältere Patienten; Männer überwiegen; Erfolgschance durch Dilatation oder gefäßchirurgischen Eingriff: 80%
  - 2–4% durch renoparenchymatöse Nierenerkrankung z.B. häufig Glomerulonephritis aber auch durch sonstige sekundäre Nierenerkrankungen
    - durch postrenale Obstruktion
    - perirenales Hämatom/Fibrose nach Nierentrauma (Page-Niere)
    - Refluxnephropathie
    - chronische Pyelonephritis
    - Tuberkulose
  - zystische Nierenerkrankungen
    - perihilär komprimierende Nierenzyste (selten)
    - polyzystische Nierendysplasie
  - Tumoren
    - Nierenzellkarzinom (reninproduzierend, selten)
    - Willms-Tumor
    - Nebennierentumor (Phäochromozytom etc.)
    - Endokrin (selten)
  - Phäochromozytom, primärer Hyperaldosteronismus, Cushing-Syndrom
- Aortenisthmusstenose (<1%)
- Medikamentös induzierte Hypertonie (z.B. Östrogene, Lakritze)

Wichtig ist die Kenntnis medikamentös induzierter Hypertonien, die nach Absetzen der Substanzen reversibel sind (Ovulationshemmer, Lakritze, Carbenoxolon, nichtsteroidale Antirheumatika, Ciclosporin A, Drogen (Kokain, Amphetamine)

Diagnostik

Primärdiagnostik

- **Anamnese**

  In der allgemeinen Anamnese sollte neben *familiären Nierenerkrankungen* eine sorgfältige Medikamenten- und *Noxenanamnese* (z.B. Ovulationshemmer) erhoben werden.

- **Nierenarterienstenose**

  Typische Verdachtsmomente auf Vorliegen einer renovaskulären Hypertonie:

Klinische Hinweise auf eine renovaskuläre Hypertonie. (nach Huland 1988 und Sosa 1998)

- Schwerer maligner oder therapierefraktärer Hypertonus oder Hypertonus kombiniert mit:
  - fehlender Familiendisposition
  - Manifestationsalter vor dem 25. oder nach dem 45. Lebensjahr
  - plötzlichem Beginn
  - Nikotinabusus
  - gutem Ansprechen der Hypertonie auf ACE-Hemmer (z.B. Captopril)
  - Hypokaliämie bei unbehandelten Patienten
  - asymmetrischer Nierengröße
  - bekannter arteriosklerotischer arterieller Verschlusskrankheit in anderen Organen
  - paraumbilikalem Gefäßgeräusch

- **Phäochromozytom**

Bei 50% der Erwachsenen treten aufgrund von Katecholaminausschüttungen anfallartige Blutdruckkrisen auf. Während der Anfälle können Kopfschmerzen, Herzklopfen, Tremor, innere Unruhe sowie Abdominal- und Flankenschmerzen vorhanden sein. Anamnestisch weisen Gewichtsverluste (Hypermetabolismus) und Blässe auf ein Phäochromozytom hin. Gesichtsröte und Gewichtszunahme sprechen gegen ein Phäochromozytom.

- **Körperliche Untersuchung**
  Die Klopfschmerzhaftigkeit der Nierenlager sollte geprüft werden. Bei ca. 50% aller Nierenarterienstenosen soll ein *paraumbilikales Strömungsgeräusch* hörbar sein.

- **Blutdruckmessung**
  Sie sollte mehrfach an beiden Armen erfolgen. Eventuell ist auch eine 24-h-Blutdruckmessung ratsam.

Urinuntersuchung

- **Sedimentanalyse**
  Die Urindiagnostik sollte im Phasenkontrast oder nach Anfärbung mit einem Sedimentfarbstoff erfolgen. *Glomerulär dysmorphe Erythrozyten* (s. Befund 1) weisen auf eine glomeruläre Erkrankung hin, eine Leukozyturie kann neben einer für den Hypertonus prognostisch unbedeutenden distalen Harnwegsinfektion sowohl bei einer Glomerulonephritis als auch bei einer Pyelonephritis vorhanden sein (s. Befund 4). *Erythrozyten- oder Leukozytenzylinder* lassen sich meist nur im unzentrifugierten Nativurin nachweisen. Erstere sprechen für eine glomeruläre Erkrankung, letztere für eine Pyelonephritis.

- **Proteinurie**
  Bezüglich der Diagnose einer eventuellen Proteinurie sind Teststreifen zunächst ausreichend (s. auch Befund 2).

- **Phäochromozytom-Diagnostik im Urin**
  Das einfachste und zuverlässigste Verfahren zum Nachweis eines Phäochromozytoms ist die *wiederholte* Bestimmung der Katecholamine oder ihrer Metabolite (z. B. Vanillin-Mandelsäure) im Urin. Die Bestimmung erfolgt im exakten, *angesäuerten* (mit Salzsäure) 24-h-Sammelurin. Vanillin-Mandelsäure ist im Urin bei 55% aller Phäochromozytompatienten um mehr als das 5-fache der entsprechenden Altersnorm erhöht und damit beweisend. Bei weiteren 40% der Patienten sind die Werte zwar niedriger, liegen aber mehr als 3 Standardabweichungen über dem altersentsprechenden Mittelwert. Nur bei knapp 5% sind die Werte grenzwertig und erfordern die aufwendigere und schwierigere Bestimmung der einzelnen Methoxyamine (Metanephrin, Normetanephrin) und der freien Katecholamine (Noradrenalin, Adrenalin) im Urin (Gauer et al. 1988). Bei pathologischem Ausfall der Tests sollten

ebenfalls die Serumkatecholamine bestimmt werden. *Wichtig:* Sammelurin mit Salzsäure ansäuern. Bei einem Drittel der Patienten findet sich zusätzlich eine Hyperglykämie mit Glukosurie.

Serumdiagnostik (Vordiagnostik berücksichtigen)

- **Kreatinin**
  Bei einem Serumwert über 3,0 mg% ist die zusätzliche Bestimmung der endogenen Kreatininclearance überflüssig (s. Befund 3).

- **Elektrolyte (Na^+, K^+)**
  Bei einer Hypokaliämie muss an einen primären Hyperaldosteronismus (Conn-Syndrom) gedacht werden.

Cave: Weitergehende Diagnostik erst nach Kontrolle und Ausschluss einer diuretikainduzierten Hypokaliämie.

- **Serumkatecholamine (z.B. Phäochromozytom)**
  Primärer Screeningtest ist die Analyse des Urins auf Vanillin-Mandelsäure (s. oben). Ergibt sich hierbei der Verdacht auf ein Phäochromozytom, kann die Bestimmung der Plasmakatecholamine erfolgen, wobei die Probengewinnung nüchtern, nach längerem Liegen und mit „stressfreier" Venenpunktion durchgeführt werden muss, um falsch-positive Befunde zu vermeiden. Plasmakatecholaminwerte über 2000 pg/ml sind sicher pathologisch. Provokationstests (z.B. Glukagontest) werden heute nicht mehr durchgeführt (Held et al. 1986).

- **Blutzucker, Triglyzeride, Cholesterin**
  Diese Parameter sind hinweisend auf die klassischen Stoffwechselerkrankungen, die im Rahmen der Organmanifestation für eine Hypertonie verantwortlich sein können (diabetische Nephropathie, Arteriosklerose).

Sonografie der Nieren

Diese Untersuchung gestattet den Ausschluss wichtiger Differentialdiagnosen. Neben Stauungszeichen im Sinne einer postrenalen Obstruktion lassen sich Tumoren, Zysten, Steine, perirenale Raumforderungen (z.B. Hämatom nach vorangegangenem Trauma) und Parenchymdestruktionen (z.B. Parenchymnarben) nachweisen.

Ergänzende Diagnostik

- **Ausscheidungsurogramm (AUG) mit Frühaufnahmen**

  Zeichen einer renalen Minderperfusion bei einer Nierenarterienstenose ist die verzögerte Kelcherscheinungszeit des Kontrastmittels nach rascher i.v.-Injektion und minütlicher Aufnahmesequenz (1.–4. min). Unter optimalen technischen Voraussetzungen betragen die Sensitivität 70–80% und die Spezifität 90%. Insbesondere bei fehlender apparativ/personeller Voraussetzung für andere Verfahren ist das Früh-AUG weiterhin eine mögliche diagnostische Maßnahme (Greminger et al. 1988).

- **Duplexsonografie**

  Hierbei erfolgt eine Messung der Blutflussgeschwindigkeit durch die Nierenarterien mittels der Dopplertechnik. Das Verfahren gilt in den Händen eines erfahrenen Untersuchers als das sensitivste nichtinvasive Screeningverfahren. Nachteilig sind der apparative Aufwand und die notwendige Untersuchererfahrung. Die Patienten sollten schlank und zu dauerhafter und tiefer Inspiration fähig sein.

- **Captopriltest – ambulanter „Screeningtest"**

  Die Bestimmung der Plasmareninaktivität nach Stimulation mit Captopril (ACE-Hemmer) ist eine ambulant durchführbare Screeningmethode. Der ACE-Hemmer bedingt eine massive Steigerung der renalen Reninausschüttung bei Vorliegen eines renovaskulären Hypertonus. Einseitige Nierenarterienstenosen werden zwar zuverlässig erfasst, beidseitige Stenosen entgehen jedoch in der Regel der Diagnose.

  Die einfache periphere Bestimmung des Plasmareninspiegels im Serum ist unspezifischer und nicht erforderlich.

  - Praxis:

    Diuretika und ACE-Hemmer müssen 14 Tage vor der Untersuchung, andere mit längerem Vorlauf abgesetzt werden (bei Spironolacton 4–6 Wochen Pause): Antihypertensiva (z.B. β-Rezeptorenblocker, Clonidin, Dihydralazin, α-Methyl-Dopa, Guanethidin), Abführmittel, Kortikoide, Antidepressiva (Lithium), östrogenhaltige Kontrazeptiva, Kaliumpräparate, Lakritze. Im Falle eines Blutdruckananstiegs ist die Gabe von Dihydropyridin erlaubt.

    Am Testtag (zwischen 8 und 10 Uhr) sitzende oder liegende Position ohne spätere Lageänderung, nach ca. 10–20 min Blutentnahme zur Bestimmung des Reninbasiswerts. Dann 25 mg Captopril (Tablette zermörsern) oral und nach 60 min neuerliche Blutabnahme zur Bestimmung des Stimulationswertes.

- Testinterpretation (nach Vaughan 1998)
  Positives Testergebnis (renovaskulärer Hypertonus), wenn
  - der Stimulationswert des Plasmarenins größer als 12 ng/ml/h ist oder ein Anstieg von mehr als 10 ng/ml/h erfolgte und
  - bei einem Ausgangswert kleiner als 3 ng/ml/h das Plasmarenin um mehr als 400% ansteigt
  - bei einem Ausgangswert größer als 3 ng/ml/h eine Steigerung um mindestens 150% nach Stimulation mit Captopril erfolgte.

- **Captopril-Szintigrafie**
  Dieser Test stellt die Kombination aus einer Nierenfunktionsszintigrafie mit dem Captopriltest dar. Sensitivität ca. 90%.

- **MR-Angiografie**
  Trotz noch relativ hoher Kosten wird dieses nichtinvasive Verfahren die diagnostische selektive Angiografie zukünftig vermutlich ersetzen.

- **Angiografie/arterielle DSA**
  Die selektive Renovasografie ist der *„diagnostische Goldstandard"*. Durch die digitale Subtraktionsangiografie können Strahlenbelastung und Kontrastmittel eingespart werden. Arteriosklerotisch bedingte Nierenarterienstenosen können in gleicher Sitzung einer Ballondilatation unterzogen werden. Aufgrund der Invasivität wird die Methode zukünftig möglicherweise nur zur Therapie MR-angiografisch nachgewiesener Nierenarterienstenosen eingesetzt.

Wann welche ergänzende Diagnostik bei Verdacht auf Nierenarterienstenose?

Bei entsprechenden klinischen Verdachtsmomenten (s. Übersicht im Abschnitt „Differentialdiagnose") sind zahlreiche Autoren der Ansicht, dass ein Screeningtest in Form einer Dopplersonografie oder eines Captopril-Tests bzw. einer Captopril-Szintigrafie durchgeführt werden sollte. Beim positiven Ausfall eines Tests sollte eine Angiografie erfolgen. Sind die genannten *Screeningtests negativ, kann mit einer weiteren Abklärung zu-*

gewartet werden, es sei denn, es liegen besonders schwere klinische Verdachtsmomente vor. In diesen Fällen sollte in jedem Fall eine Arteriografie erfolgen.

Therapie

Perkutan transluminale Angioplastie (PTA)

In den meisten Zentren gilt heute der Einsatz der perkutanen Dilatation direkt im Zusammenhang mit der Angiografie als Standard. Die Erfolgsrate bzgl. der Blutdrucksenkung bei fibromuskulären Stenosen beträgt ca. 80%, bei arteriosklerotischen ca. 40%. Hauptkomplikationen sind die Intimadissektion, eine Embolisation mit Niereninfarzierung und die Restenosierung.

Offene Gefäßchirurgie

Als Methode der Wahl wird entweder eine Desobliteration mit eventueller Streifenerweiterung bei arteriosklerotischen Stenosen oder ein Veneninterponat (jüngere Patienten !) bei einer fibromuskulären Stenose angelegt.

Urologische Kausalbehandlung

Hierzu zählen die Beseitigung von Obstruktionen, die Therapie eines vesikorenalen Refluxes oder die Tumorchirurgie (z.B. reninproduzierende Nierentumoren, Phäochromozytom, Nierenzysten). Entscheidendes Lokalisationsverfahren beim Phäochromozytom ist die Computertomografie, die eine einwandfreie Lokalisation in über 90% der Fälle gestattet. Einzeltumoren mit einem Durchmesser von 1 cm oder weniger oder multifokale Prozesse können szintigrafisch mittels radiomarkiertem Metajodobenzylguanidin (MIBG) lokalisiert und dann operativ entfernt werden.

Literatur

Gauer JM et al. (1988). Akt Urol 19: 7
Greminger P et al. (1988). Internist 29: 246
Havey RJ et al. (1985). JAMA 254: 388
Held E et al. (1986). Internist 27: 544
Huland H (1988). Akt Urol 19: 1
Scherer B (1988). Urologe [A] 27: 307
Vaughan ED Jr, Sosa RE (1998). Renovascular hypertension. In: Campell's Urology, vol 1. Saunders, Philadelphia, p 423

BEFUND 46 Männliche Brustdrüsenvergrößerung – Gynäkomastie?

Allgemeine Einordnung

Die gutartige Vermehrung des Brustdrüsengewebes beim Mann wird als Gynäkomastie bezeichnet. An Symptomen können lokale Schmerzen bestehen. In 95% der Fälle sind beide Brustdrüsen vergrößert. Die Gynäkomastie ist auf ein relatives Überwiegen der Östrogene gegenüber den Androgenen zurückzuführen. Dies kann auf eine Testosteronmangelproduktion, eine erhöhte Östrogenproduktion oder auf eine medikamentöse Induktion zurückgehen. Ein Androgenrezeptordefekt (sog. testikuläre Feminisierung) ist sehr selten.

Klinisch muss die Gynäkomastie abgegrenzt werden von der Brustvergrößerung allein durch Fettgewebe (bei Adipositas) und von Tumoren, die jedoch meist zu einer einseitigen Brustvergrößerung führen. Die Mehrzahl der in der Praxis vorkommenden Fälle von Gynäkomastie bei Säuglingen, Jungen in der Pubertät und Männern über 60 Jahren sind der Gruppe der physiologischen Gynäkomastien zuzuordnen (s. u.). Dennoch sollte auch in diesen Altersgruppen an die Differentialdiagnose der pathologischen Gynäkomastie gedacht werden und der Befund ggfs. weiter abgeklärt werden.

„Physiologische"Gynäkomastie

- **Säuglinge**
  Sie ist bei Neugeborenen nicht selten und wird vermutlich durch vermehrte, plazentar übergetretene Östrogene ausgelöst. Sie bildet sich meist spontan zurück.

- **Jungen**
  In der Pubertät *(12.–15. Lebensjahr)* ist die Gynäkomastie bei 30–65% aller Jungen für 1–2 Jahre vorhanden, da die Östradiolspiegel früher als die Testosteronspiegel den Normalbereich von Erwachsenen erreichen. Bei weniger als 8% der betroffenen Jungen dauert die Gynäkomastie für länger als 3 Jahre (Nydick et al. 1961) an.

- **Ältere Männer**
  Während bei 40- bis 50-jährigen Männern eine Gynäkomastie in maximal 30% vorkommt, beträgt die Inzidenz bei über 70-Jährigen mehr als 60% (Williams 1963). Neben einer physiologisch verminder-

ten Testosteronsynthese mit relativem Östrogenüberschuss kommen weitere Faktoren wie z. B. bei Adipositas eine vermehrte Aromatisierung von Östrogenvorstufen im Fettgewebe hinzu.

Pseudogynäkomastie

Hierunter versteht man die Vergrößerung der Brust durch Fettgewebe anstelle des Drüsenkörpers selbst. Klinisch entscheidend ist, dass sich kein härterer Drüsenkörper palpieren lässt.

Pathologische Gynäkomastie

- **Medikamentös induziert**

  Häufigste Ursache einer pathologischen Gynäkomastie (ca. 60%) ist ihre Manifestation als unerwünschte Medikamentenwirkung (Carlson 1981). In der urologischen Praxis spielt die Hormontherapie des Prostatakarzinoms als Ursache eine wichtige Rolle. Einen Überblick über entsprechende Medikamente gibt die nachstehende Übersicht. Mit Ausnahme einer direkten Östrogenwirkung, wie z. B. bei dermatologischen Salben, ist der Wirkmechanismus der Gynäkomastieinduktion bei zahlreichen der genannten Medikamente spekulativ.

Substanzen, die eine Gynäkomastie auslösen können

Allopurinol	Fluphenazine	Östrogene
Amitriptylin	Flutamid	Perphenazin
Anabolika	Goserelin	Promazin
Buserelin	Ibuprofen	Promethazin
Chlorprothixen	Imipramin	Ranitidin
Ciclosporin	Indometacin	Rauwolfia Alkaloide
Cimetidin	Isoniazid	Reserpin
Clofibrat	Ketoconazol	Spironolakton
Clonidin	Ketoprofen	Testosteron
Cyproteron	Leuprorelin	Thiethylperazon
Desipramin	Maprotilin	Thioridazin
Diethylpropion	Marihuana	Trifluoperazin
Digitalis	Methyldopa	Trimipramin
Disopyramid	Metoclopramid	Triptorelin
Doxepin	Nifedipin	Verapamil
Estramustin	Nortriptylin	

- **Testosterondefizit**
  Ursache eines Testosteronmangels können ein testikulärer Schaden, eine endokrine Regulationsstörung oder ein Rezeptordefekt sein (s. Übersicht).

Nichtmedikamentöse Ursachen einer pathologischen Gynäkomastie
- **Verminderte Produktion oder Wirkung von Testosteron**
  - Kongenitale Anorchie (selten)
  - Sekundäre Hodeninsuffizienz (Z.n. Mumps-Orchitis, Trauma)
  - Klinefelter-Syndrom (XXY, s. unten)
  - Androgenrezeptordefekt (z.B. testikuläre Feminisierung)
  - Testosteronsynthesedefekte
  - Hypogonadismus (hypothalamisch/hypophysär, selten)
- **Vermehrtes Östrogenangebot**
  - HCG-produzierende Tumoren (Hoden-Ca, Bronchial-Ca)
  - Östrogenproduzierende Tumoren (Leydig-Zell-Ca des Hodens)
  - Erhöhte periphere Aromatisierung
  - Leberzirrhose (meist alkoholische Genese mit erhöhten Estradiolspiegeln)
  - Im Rahmen einer Gewichtszunahme nach einer Diät (ist reversibel)
  - Chronische Niereninsuffizienz (bei 50% unter Hämodialyse, reversibel)
  - Hyperthyreose (selten)
  - Nebennierenerkrankungen (sehr selten)

- **Östrogenüberschuss**
  Neben östrogenproduzierenden Neoplasien, wie z.B. Hodentumoren, können internistische Erkrankungen, wie z.B. eine Leberzirrhose, eine chronische Niereninsuffizienz oder eine Schilddrüsendysfunktion Auslöser einer Gynäkomastie sein (s.o.).

- **Tumoren, Mammakarzinom des Mannes**
  Lipome, Neurofibrome aber auch das Mammakarzinom können zu einer pathologischen Pseudogynäkomastie führen. Das Mammakarzinom des Mannes ist mit einer Inzidenz von 0,2–2,1% aller Karzinome des Mannes selten. Meist ist nur eine Brustdrüse aufgrund der einseitigen Lokalisation des Tumors vergrößert (>98%).

Urologische Diagnostik

Primärdiagnostik

- **Anamnese**
  - Dauer
  - Schmerzhaftigkeit? (Wichtig bezüglich evtl. späterer Therapie)
  - Medikamentenanamnese (s. Übersicht im Abschnitt „Pathologische Gynäkomastie")
  - Leber-, Nieren- oder Tumorerkrankungen (s. Übersicht im Abschnitt „Östrogenüberschuss").

- **Palpation des Lokalbefundes**

  Meist ist der konzentrische Drüsenkörper aufgrund seiner festeren Konsistenz leicht vom umgebenden Fettgewebe abzugrenzen. Bei unsicherem Tastbefund hilft der Vergleich mit subkutanem Fettgewebe aus anderen Körperregionen. Die Aufforderung zur Muskelkontraktion ermöglicht eine Abgrenzung von muskulären Strukturen.

- **Palpation und Sonografie der Hoden**

  Wenn eine *physiologische* Gynäkomastie (s. oben) wahrscheinlich ist, reicht die Palpation der Hoden aus. In allen anderen Fällen, insbesondere aber bei einem unklarem Palpationsbefund oder entsprechenden Hormonparametern (Abb. 46.1) sollte sonografiert werden.

- **Labordiagnostik**
  - Leberfunktionswerte
  - β-HCG (Hodentumor, paraneoplastisch z.B. bei Bronchialkarzinom)
  - Testosteron, Estradiol, LH, FSH, Prolaktin
  - Schilddrüsendiagnostik (T3, T4, TSH)
  - bei Verdacht auf Nebennierentumor: Dehydro-Epiandrosteron-Sulfat (DHEA-S)

- **Sonografie der Brust, Mammografie**

  Zur Verlaufskontrolle, insbesondere im Falle einer medikamentösen Therapie, ist die Sonografie hilfreich. Bei suspektem, insbesondere voluminösem, knotigem und einseitigem Tastbefund kann eine *Mammografie* erfolgen, wobei der diagnostische Aussagewert jedoch unsicher ist. Sichere bildgebenden Kriterien zum Malignitätsausschluss

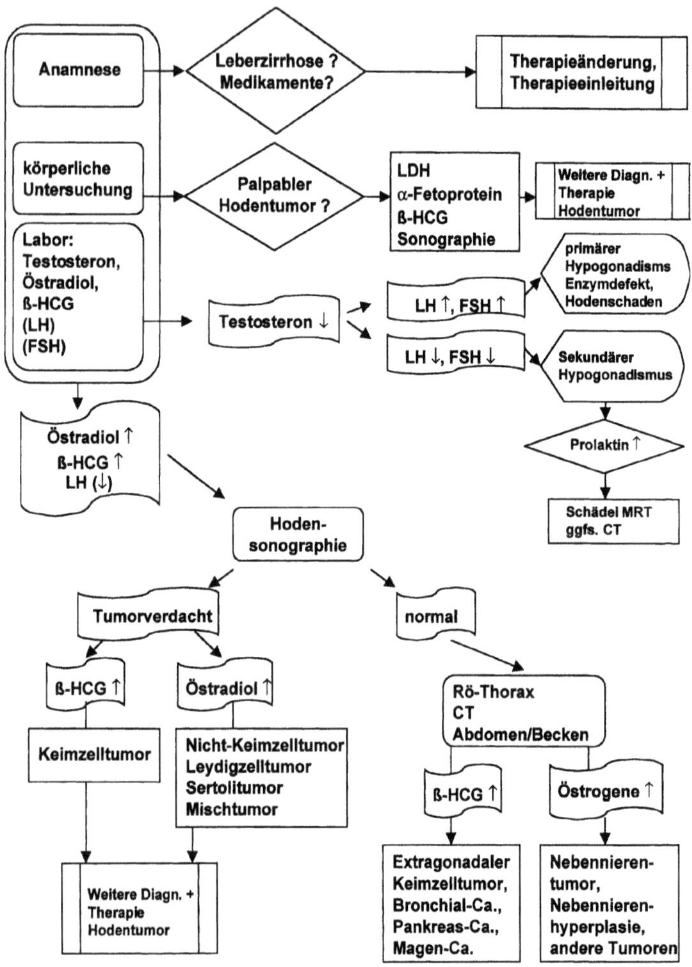

Abb. 46.1. Flussdiagramm zur Diagnostik urologischer Ursachen der männlichen Gynäkomastie. (Nach Lemack et al. 1995)

existieren nicht. Ggf. sind eine Feinnadelpunktion oder eine operative Freilegung zur Histologiegewinnung erforderlich.

- **Thorax-Röntgen**

  Da die theoretische Möglichkeit eines Bronchialkarzinoms mit einer paraneoplastischen HCG-Produktion sowie eines extragonadalen Keimzelltumors besteht, gehört mit Ausnahme der physiologischen Gynäkomastie bei Neugeborenen und Jungen in der Pubertät eine Röntgenuntersuchung des Thorax zur Standarddiagnostik.

Ergänzende Diagnostik

- **Operative Freilegung bzw. Exstirpation des Drüsenkörpers/Feinnadelbiopsie**

  In Zweifelsfällen ist neben der operativen Freilegung bzw. Exstirpation des Drüsenkörpers (vorzugsweise unter der Belassung der Mamille bei benigner Ursache) die Feinnadelbiopsie als Diagnostik der Wahl anzusehen (Gupta et al. 1988).

- **Bildgebende Diagnostik der Nebennieren**

  In Anbetracht der sehr seltenen östrogenproduzierenden Nebennierenrindentumoren ist als Screening die Labordiagnostik ausreichend. Nur bei pathologischen Werten sollten zur weiteren Diagnostik die bildgebenden Verfahren eingesetzt werden.

- **Chromosomenanalyse**

  Diese ist z. B. bei dem Verdacht auf ein Klinefelter-Syndrom indiziert, der häufigsten Geschlechtschromosomenaberration des Mannes (0,1–0,2% aller Männer). Durch ein überzähliges X-Chromosom entsteht der Karyotyp 47, XXY. Bei normalem äußeren männlichen Genitale haben die meisten Patienten Zeichen des Androgenmangels mit spärlicher Körper- und Gesichtsbehaarung, geringer Muskelbildung und einer weiblichen Fettverteilung. Die eventuellen Konsequenzen der Diagnostik sollten ggf. mit einem medizinischen Genetiker besprochen werden.

  - Diagnostische Praxis

    Als Suchtest für die Bestimmung von Geschlechtschromosomen dient die Abstrichuntersuchung (Mundschleimhaut). Wesentlich exakter, jedoch aufwendiger ist die Chromosomenanalyse aus Lymphozytenkulturen und Knochenmarkszellen. Bei der Abstrichuntersuchung werden Abstriche der Mundschleimhaut auf einem

Objektträger verteilt und dann durch ein mindestens 2-stündiges Alkoholtauchbad in einer Mischung von Alkohol (95%-Äthylalkohol und Äther) im Verhältnis 1:1 fixiert. Anschließend können die Objektträger an das Chromosomenlabor versandt werden.

Urologische Therapie

Kausale Therapie

- **Ausschaltung medikamentöser Interaktionen**
  Bei entsprechender Medikamentenanamnese sollte ein Auslassversuch durchgeführt werden. Es kann sowohl zu einer Verkleinerung der Gynäkomastie als auch zu einer Linderung der Schmerzen kommen. Die Erfolgschance ist von der Dauer der Medikamentenexposition abhängig, da langfristig eine nicht reversible Gewebsfibrose auftritt.

- **Hormonsubstitution**
  Eine Substitution ist nur bei einem Testosteronmangel, z.B. infolge eines Hypogonadismus, sinnvoll. Das Problem der Konversion der verabreichten Testosterone in Östrogene, die Gynäkomastie stimulieren, kann durch nichtaromatisierbare Androgene wie Dihydrotestosteron umgangen werden (Eberle et al. 1986). Alternativ kann die Aromatisierung durch Testolacton reduziert werden (Zachmann et al. 1986).

Operativ

Eine Operation ist bei endokrinologisch unauffälligen, jedoch palpatorisch suspekten Befunden indiziert. Sie kann auch kosmetische Gründe haben. Ziel der Operation ist die Mammareduktion unter Exstirpation des Drüsenkörpers – bei benigner Ursache unter Erhalt der Mamille (plastische, subkutane Mastektomie).

Symptomatische Therapie

- **Medikamentöse Therapieversuche**
  Sie sind meist nur bei einer akuten und/oder schmerzhaften Gynäkomastie erfolgversprechend. Länger bestehende Veränderungen sind aufgrund der Fibrose und regressiven Gewebsveränderungen nur selten reversibel.

- **Antiöstrogen Tamoxifen**
  In einer plazebokontrollierten Studie zeigte Tamoxifen in einer Dosierung von 2-mal 10 mg/Tag bei 7 von 10 Männern im mittleren Lebensalter eine Reduktion der Gynäkomastie (Parker et al. 1986). Tamoxifen wurde über 1 Monat gegeben.

- **Gonadotropinhemmer Danazol**
  In einer anderen plazebokontrollierten Studie gelang es durch eine 3-monatige Gabe von Danazol (Winobanin) in einer Dosierung von 2-mal 200 mg/Tag sowohl die Gynäkomastie als auch die Schmerzhaftigkeit zu reduzieren (Jones et al. 1990). Der Unterschied zu dem Plazebopräparat war statistisch signifikant.

Sonderfall: Schmerzhafte Gynäkomastie unter Hormontherapie eines Prostatakarzinoms

Gynäkomastie tritt bei 60% der mit Östrogenen oder Flutamid behandelten Patienten mit Prostatakarzinom auf gegenüber nur 8% bei Orchiektomie, 3–15% nach Therapie mit LHRH-Agonisten und 19% nach kombinierter Behandlung von Flutamid und LHRH-Agonisten (Kirschenbaum 1995).

- **Prophylaxe**
  Vor Einleitung einer Östrogentherapie kann die Radiato der Mamillen zur Vorbeugung einer Gynäkomastie sinnvoll sein. Die Ausbildung einer schmerzhaften Gynäkomastie soll mit Erfolgsraten von 80–90% verhindert werden können (Order 1990). Die Bestrahlung erfolgt an 5 Tagen bis zu einer Gesamtdosis von 20 Gray. Die hormonelle Behandlung sollte innerhalb von 2–3 Tagen nach Abschluss der Bestrahlung begonnen werden.
  Bei schmerzhafter Gynäkomastie kann die Radiatio *auch nach bzw. unter* hormoneller Therapie wegen eines Prostatakarzinoms eine sinnvolle Option darstellen, obwohl die Ausbildung der Gynäkomastie nicht mehr verhindert wird. Die Arbeitsgruppe um Chou radiierte 10 Patienten mit 20–40 Gray wegen schmerzhafter Gynäkomastie nach Diäthylstilbestrol-Behandlung. Nach durchschnittlich 3,6 Monaten (2–14 Monate) kam es zu einer Schmerzreduktion.

Literatur

Beeley L (1984). Adv Drug React Ac Pois Rev 3: 23–42
Bissada NK et al. (1988). Urol Clin North Am 15/4: 725–736
Brogden R et al. (1989). Drugs 38/2: 185–203
Buffum J (1982). J Psychoactive Drugs 14/1-2: 5–44
Carlson IE (1981). N Engl J Med 303: 795
Chou JL et al. (1988). Int J Radiat Oncol Biol Phys 15: 749
Eberle AJ et al. (1986). J Pediatr 109: 144
Gupta RK et al. (1988). Eur J Surg Onkol 14: 317
Gwee MCE et al. (1986). Life Sci 38/5: 383–388
Jones DJ et al. (1990). Ann Coll Surg 72: 296
Kirschenbaum A (1995) Cancer 75: 1983
Kolodny RC et al. (1974). N Engl J Med 290: 872–874
Lemack GE et al. (1995). Urology 45: 313–319
Lardinois CK et al. (1985). Arch Intern Med 145: 920–922
Nydick M et al. (1961). JAMA 178: 109
Order SE et al. (1990) Radiotherapy of benign diseases. Springer, Berlin Heidelberg New York
Parker LN et al. (1986). Metabolism 35: 705
Williams MJ (1963). Am J Med 34: 103
Zachmann M et al. (1986). Acta Endocrinol 279: 218

BEFUND 47 Flankenschmerz im Stehen – Nephroptose?

Allgemeine Einordnung

Synonyme Begriffe: Ren mobilis, Nierenptose, Senkniere, Wanderniere. Eine abnorme Beweglichkeit der Niere in kraniokaudaler Richtung um mehr als 2 Wirbelkörper wird als Nephroptose bezeichnet. Sie tritt bei Frauen häufiger (20%) als bei Männern (2%) auf. Meistens ist die rechte Niere betroffen. Da die Niere physiologischerweise durch den intraabdominellen Druck und durch die Nierenfettkapsel in ihrer Lage gehalten wird, gelten sehr schlanke Personen als disponiert für eine Nephroptose. Da die meisten Menschen mit einer Nephroptose beschwerdefrei sind, ist es im Einzelfall schwer zu entscheiden, ob „Rückenschmerzen" durch eine Senkniere verursacht werden oder z.B. vertebragen bedingt sind. Zu den möglichen Komplikationen einer Nephroptose gehören rezidivierende Pyelonephritiden oder Urolithiasis (mutmaßlich bedingt durch Urinstase infolge einer Abflussbehinderung), Hämaturie (durch Nierenvenenstauung?) oder eine arterielle Hypertonie (Querschnittsverkleinerung der Nierengefäße durch Zug oder Torsion?).

Diagnostik

- **Symptome**
  Das Leitsymptom der Nephroptose ist meist einseitiger Flanken- oder Abdominalschmerz, der sich bei Bewegung verschlimmert und im Liegen nachlässt oder vollständig abklingt. Für das Auftreten von Schmerzen wird der beim Absinken der Niere entstehende Zug am Nierengefäßstiel verantwortlich gemacht. Harnabflussstörungen können durch das lageabhängige Abknicken des nicht fixierten Harnleiteranteils auftreten (Abb. 47.1).

- **Ausschluss einer Enteroptose**
  Wichtig ist der Ausschluss einer Enteroptose, da in diesem Fall eine Nephropexie nur bedingt indiziert ist. Die Röntgenaufnahme des Abdomens im Stehen zeigt ein Absinken des Colon transversum um mehr als 5 cm unter die Darmbeinkämme.

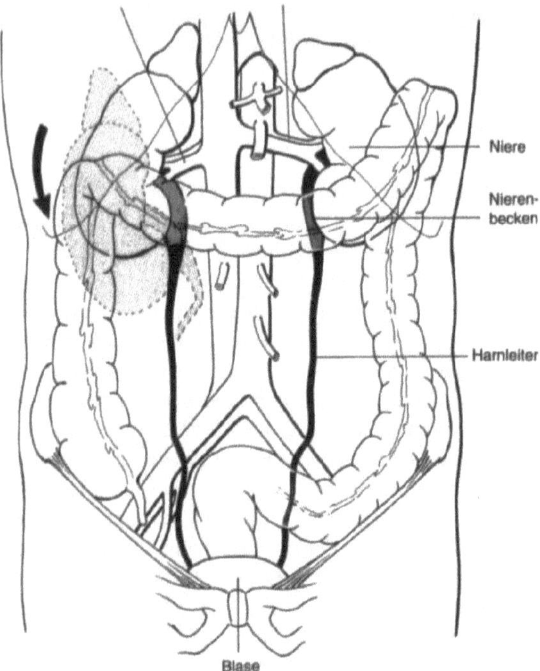

Abb. 47.1. Zug am Nierengefäßstiel beim Absinken der Niere. Harnabflussstörungen können durch das lageabhängige Abknicken des nicht fixierten Harnleiteranteils auftreten. (Mod. nach Alken u. Sökeland 1983)

- **Ausschluss vertebragener Rückenschmerzen**
  Ebenfalls wichtig, in der Praxis aber oft schwer zu erreichen, ist die Abgrenzung von vertebragenen Rückenschmerzen (s. Befund 49).

- **Urindiagnostik**
  Urinstatus und -sediment sowie Urinkultur zur Erkennung einer Hämaturie bzw. eines Harnwegsinfektes.

- **Blutdruckmessung**
  Bei arterieller Hypertonie, insbesondere wenn sie lageabhängig auftritt (Messung im Liegen und Stehen), muss an eine renale Genese gedacht werden (weiterführende Diagnostik s. Befund 45).

- **Sonografie und ggf. Ausscheidungsurogramm**
  im Liegen und Stehen zur Beurteilung der Lageveränderung der Niere, einer lageabhängigen Harnstauung, chronisch entzündlicher Veränderungen und der Darstellung einer Nephrolitiasis.

- **Nierenszinitigrafie**
  im Liegen und Sitzen oder Stehen mit funktioneller Auswertung: spätes Sekretionsmaximum als unspezifisches Zeichen einer Durchblutungsstörung? Verlängerte Exkretionsphase als Hinweis auf Abflussstörung? Seitengetrennte Clearance: eine symmetrische Abnahme der Nierendurchblutung bei Orthostase ist physiologisch.

Therapie

- **Asymptomatische Nephroptose**
  Die meisten Personen mit Nephroptose sind asymptomatisch, frei von den oben genannten Komplikationen und haben keine Nierenveränderungen. Sie bedürfen weder einer Therapie noch besonderer Kontrolluntersuchungen.

- **Konservative Therapie**
  Konservative Therapiemaßnahmen gelten allgemein als wenig erfolgversprechend.

- **Relative Operationsindikation**
  Wenn außer Schmerzen keine Nierenveränderungen oder Komplikationen (s. oben) vorliegen, besteht eine relative Operationsindikation. In diesem Fall wird die Indikation zu einer Nephropexie in erster Linie durch die charakteristische Lageabhängigkeit der Schmerzen beeinflusst, sollte jedoch mit größter Vorsicht gestellt werden (Ludwig et al. 1973).

- **Absolute Operationsindikation**
  Eine absolute Operationsindikation besteht nach Ansicht der meisten Autoren bei therapieresistenter Pyelonephritis, Hypertonie oder Hämaturie, unabhängig davon, ob subjektive Beschwerden vorliegen. In Ermangelung allgemein akzeptierter zuverlässiger Kriterien wird die Operationsindikation bis heute sehr kontrovers beurteilt und sollte zurückhaltend gestellt werden (Ludwig et al. 1975).

- **Operative Technik**
  Ausgehend von einem kleinen Flankenschnitt kaudal der 12. Rippe wird die Niere durch Parenchymnähte und/oder verschiedenartige Stützvorrichtungen (z. B. Fettkapselraffung, Fremdmaterial) in ihrer orthotopen Lage fixiert (Nephropexie). Die Misserfolge nach operativer Therapie trotz erfolgreichem „mechanischem" Operationsergebnis schwanken in der Literatur zwischen 17 und 30%.

Literatur

Alken CE, Sökeland J (1983) Urologie, 9. Aufl. Thieme, Stuttgart, S 513
Ludwig G et al. (1973). Dtsch Med Wochenschr 98: 1400
Ludwig G et al. (1975). Dtsch Med Wochenschr 100: 1501

NOTFÄLLE

BEFUNDE 48–55

BEFUND 48 Nicht entblockbarer Dauerkatheter – Lösungsmöglichkeiten

Allgemeine Einordnung

Mitunter tritt das Problem eines spontan nicht mehr entblockbaren Nieren- oder Blasenkatheters auf. Ursachen sind sowohl ein Aufquellen des Kathetermaterials durch das lange Liegen in einem feuchten Milieu mit Verlegung des kleinlumigen Füllkanals als auch Verklebungen, Inkrustrationen und Wulstbildungen durch anhaltende äußere Manipulationen. Das allgemein bekannte Vorgehen der chemisch induzierten Ballonruptur mittels Ätherinjektion in den Füllkanal ist aber wegen der damit verbundenen Gefahren lediglich als ultima ratio zulässig. Einfache und effektive Verfahren sollten vorher versucht werden.

Techniken zur Katheterentblockung

- **Entblockung unter Torsion**
  Eventuell vorhandene Verklebungen und Wulstbildungen im Füllkanal lassen sich mitunter dadurch lösen, dass unter leichtem Zug am Katheterende mit gleichzeitiger Rechts-links-Drehung der Balloninhalt aspiriert wird.

- **Überdehnungsruptur**
  Theoretisch kann der Versuch einer Überdehnungsruptur mit Kochsalzlösung oder Luft unternommen werden. Je nach Kathetertyp sind hierfür jedoch Volumina zwischen 70 und 200 ml erforderlich. Das Vorgehen ist sowohl bei einem Nephrostomiekatheter als auch bei Patienten mit einer Schrumpfblase gefährlich.
  Nach Entfernung des Katheters sollte der perforierte *Ballon* auf *Vollständigkeit* überprüft werden, da evtl. im Hohlsystem verbliebene Reste der Ballonwandung eine Steinbildung verursachen können. Das Risiko der Absprengung freier Fragmente beträgt ca. 30% (Chrisp et al. 1990).

- **Verkürzung der Störstrecke**
  Durch eine Katheterverkürzung kann die Störstrecke verringert werden. Es kann zu einer Ballonentleerung kommen, da das ständigen

Knick- und Zugbelastungen ausgesetzte distale Katheterende entfernt wird (Abb. 48.1).

Es sollte allerdings ein *Sicherheitsabstand von ca. 5 cm* vom Meatus urethrae bzw. dem Hautniveau eingehalten werden, um eine Retraktion des Katheters zu verhindern. Zudem ist die verbliebene freie Katheterstrecke für weitere Manipulationen bei Erfolglosigkeit dieser Maßnahme notwendig.

- **Transluminale Sondierung und Perforation**

Als nächster Schritt kann eine Sondierung des Füllkanals mit einer dünnlumigen Sonde erfolgen, um vorhandene Inkrustrationen zu beseitigen. Geeignete Sonden stehen in Form des *Mandrins eines Ureterenkatheters* zur Verfügung. Alternativ können die *Sonden von zentralen Venen- oder Angiografiekathetern* verwendet werden. Vor der Sondeneinführung ist eine Gleitmittelinjektion in den Füllkanal oder eine Umschichtung der Sonde sinnvoll. Führt die alleinige Sondierung nicht zur Ballonentleerung, kann mit dem gleichen Mandrin eine intrakavitale Perforation des Ballons versucht werden (Abb. 48.2). Nach Entfernung des Katheters sollte der perforierte Ballon auf Vollständigkeit überprüft werden.

- **Perkutane Punktion unter visueller Kontrolle**

Die visuell kontrollierte, perkutane Punktion des Ballons kann sowohl unter radiologischer Durchleuchtung als auch sonografisch erfolgen.

Bei der aufwendigeren radiologischen Technik wird die Blase wie bei einem Zystogramm aufgefüllt und der Ballon als sichtbarer Füllungsdefekt punktiert. Praktikabler ist sicher die sonografisch kontrollierte Ballonpunktion (Abb. 48.3) nach vorheriger Auffüllung der Blase bzw. des Hohlsystems. Wichtig ist bei der Punktion die Fixierung des Ballons durch leichten Zug am Katheterende, um ein Ausweichen gegenüber der Punktionsnadel zu verhindern. Als ausreichend lange Nadeln stehen sowohl Punktionsnadeln eines Nephrostomiesets, Biopsienadeln der Biopty-Gun, lumbale Punktionsnadeln oder der Mandrin eines langen Venenverweilkatheters (z.B. Braunüle) zur Verfügung.

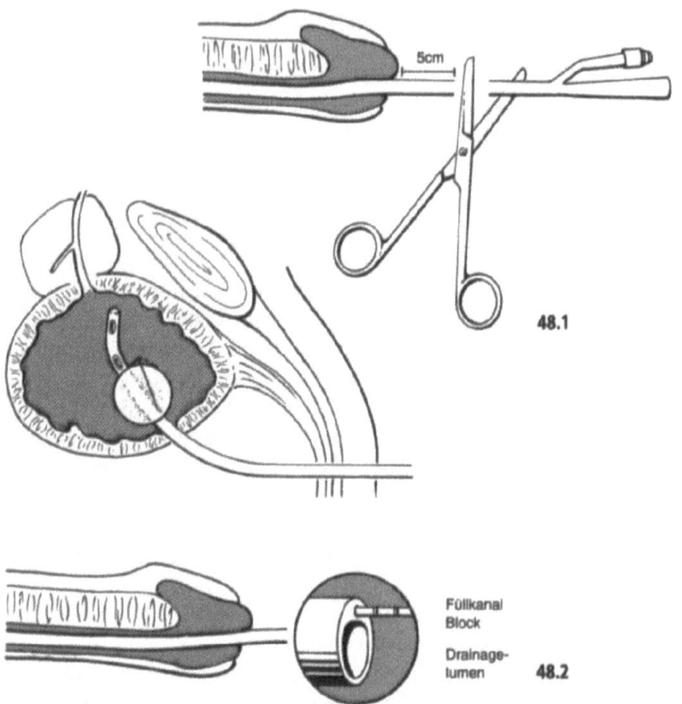

Abb. 48.1–48.4. Möglichkeiten der Entfernung eines retinierten Ballonkatheters. Unter anderem stehen die Verkürzung der distalen Störstrecke (48.1), die transluminale Sondierung und Perforation (48.2), die perkutane Punktion unter sonographischer Kontrolle (48.3) oder die Punktion durch einen Zystoskopschaft, der über das verkürzte Katheterende eingeführt wird (48.4), zur Verfügung

- **Harpunentechnik**

  Versagen die genannten Techniken oder sind sie nicht möglich, kann diese Methode versucht werden (O'Flynn et al. 1992). Hierbei wird ein mit Gleitmittel gefüllter Schaft eines Zystoskops über das abgeschnittene Katheterende in die Urethra bis zum Ballonblock vorgeführt und anschließend zwischen Schaft und Katheter eine Sonde zur Perforation des am Schaftende liegenden Blocks vorgeschoben

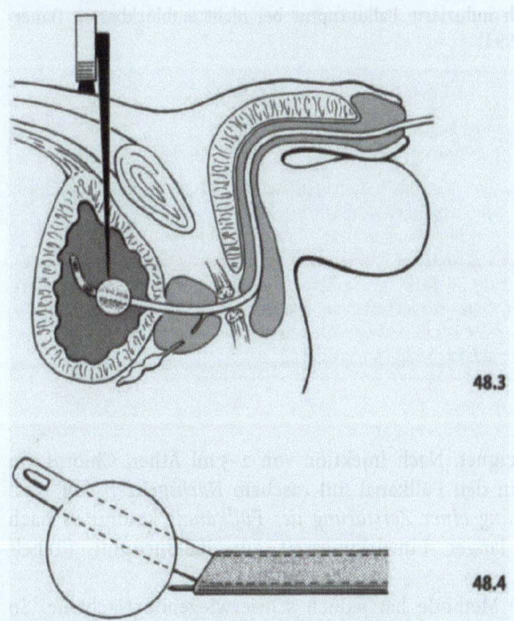

(Abb. 48.4). Als Sonde können, soweit verfügbar, ein angeschärfter Stab (Katheterpusher) oder Mandrins von Ureteren-, Angiografie- oder zentralen Venenkathetern versucht werden.

- **Transrektale oder transvaginale Punktion**
  Eine weitere Alternative ist die transrektale oder transvaginale Punktion des durch Zug am Katheterende im Blasenhals fixierten Ballons mit einer flexiblen Biopsienadel (sog. Franzen-Nadel), wie sie teilweise noch zur Prostatabiopsie verwandt wird.

- **Chemisch induzierte Ruptur**
  Dieses Procedere sollte wegen der potentiellen Komplikationen einer toxischen Urothelirritation als *ultima ratio* angesehen werden. Chemisch wirksame Agenzien sind Äther, Chloroform und Paraffinöl.

Tabelle 48.1. Chemisch induzierte Ballonruptur bei nicht entblockbarem Dauerkatheter. (Aus Roth 1993)

Reagenzien	2–5 ml Äther, Chloroform, Paraffinöl
Reaktionszeit	5–30 s bei Äther, Chloroform 20–30 min bei Paraffinöl
Risiken	– Destruktion des Füllkanals. Präventionsmaßnahme: Nachspritzen von Wasser. – Schleimhauttoxizität (Ätherzystitis). Präventionsmaßnahmen: Verdünnung durch ausreichende Vorfüllung der Blase, postinstrumentelles Nachspülen – Zersetzungsreste der Ballonmantelung als Residuen in der Blase. Präventionsmaßnahme: Evakuierung und endoskopische Kontrolle

Azeton ist ungeeignet. Nach Injektion von 2–5 ml Äther, Chloroform oder Paraffinöl in den Füllkanal mit raschem *Nachspritzen von Wasser zur Vermeidung einer Zerstörung des Füllkanals* kommt es nach unterschiedlich langer Einwirkungszeit zur Ballonruptur (Tabelle 48.1).

Diese „schnelle" Methode hat jedoch schwerwiegende Nachteile. So besteht eine potentielle Schleimhauttoxizität, deren gefürchtetste Komplikation die Ätherzystitis mit Entwicklung einer hämorrhagischen Nekrose ist (Lebowitz et al. 1986). Vorbeugend sollten deshalb eine ausreichende Vorfüllung des Hohlsystems zur Verdüunung der Chemikalie nach Ruptur als auch eine sorgfältige Nachspülung erfolgen. Ein weiteres Problem stellt die Zerstörung des Ballons dar (z.B. steinbildende Restanteile). Besonders hoch ist der Anfall von Zersetzungsresten bei Paraffinölinjektionen. Grundsätzlich sollte deshalb eine endoskopische Kontrolle angestrebt werden.

Literatur

Chin PL et al. (1984). Brit J Urol 56: 185
Chrisp JM et al. (1990). Br J Urol 66: 500
Lebowitz RL et al. (1986). Urology 12: 427
O'Flynn KJ et al. (1992). Br J Urol 69: 217
Roth S (1993). Dtsch Ärztebl 90:1119–1121

BEFUND 49 Akuter Flankenschmerz

Allgemeine Einordnung

Plötzlich einsetzender heftiger Flankenschmerz durch Obstruktion des Ureters ist eine der häufigsten urologischen Notfallsituationen. Ist der Schmerz kolikartig und besteht zusätzlich eine Hämaturie, liegt die Verdachtsdiagnose eines Uretersteins nahe. Männer erkranken häufiger als Frauen, die Wahrscheinlichkeit eines Rezidives ist hoch. Da eine begleitende Hämaturie fehlen kann, und die Schmerzlokalisation und -art in Abhängigkeit von der Position des Steines variiert, ist die richtige Diagnose nicht immer leicht zu stellen. Die Zahl der in Frage kommenden Differentialdiagnosen ist groß (s. Übersicht und Tabelle 49.1).

Tabelle 49.1. Differentialdiagnosen einer Harnstauungsniere

Intraluminale Ursachen	Urolithiasis Endometriose Papillennekrosen (Diabetes mellitus, Analgetikanephropathie, Sichelzellanämie) Blutkoagel (bei Urothel- oder Nierenzellkarzinom, Zystennieren, oder nach Nierentrauma) Infravesikale Obstruktion
Harnleiterkompression oder Stenosierung	Narbe (entzündlich, traumatisch, Bestrahlungsfolge) Nierenbeckenabgangsstenose Urotuberkulose (s. Befund 27) V.-ovarica-dextra-Syndrom (s. Befund 41) Nierenanomalie (z. B. Hufeisenniere) Nephroptose (s. Befund 47) Retroperitoneale Fibrose Tumor, Lymphknotenmetastasen Aortenaneurysma Schwangerschaft (s. Befund 41)

Differentialdiagnosen des Flankenschmerzes

- Gallenkolik, Cholezystitis
- Appendizitis
- Divertikulitis
- Morbus Crohn
- Ulcus ventriculi oder duodeni
- Pankreatitis
- „Ischialgie"
  - Radikulitis (Zoster, Herpes simplex)
  - Bandscheibenvorfall, Spondylolisthesis, Morbus Bechterew
  - degeneratve Osteoarthritis
  - Knochenmetastasen (häufig bei Mamma-, Prostata-, Bronchial-, Nieren- oder Schilddrüsenkarzinom)
- Adnexitis
- Stielgedrehte Ovarialzyste
- Extrauteringravidität
- Nussknackersyndrom (Kompression der linken Nierenvene zwischen A. mesenterica superior und Aorta)
- Nierengefäßverschluss
- Nephritis, Pyelonephritis
- Ruptur eines Aortenaneurysma

Neben einer genauen Schmerzanamnese bieten Informationen über vorangegangene Steinabgänge (hohe Rezidivquote), Steinerkrankungen von Verwandten (familiäre Disposition) oder Dehydratation (z.B. Urlaub oder Arbeitsplatz in heißem Klima) hilfreiche Hinweise.

Symptomatik und klinische Untersuchung

- **Schmerzcharakter und -lokalisation**
  Die Kolik kann ohne Prodromalerscheinungen einsetzen. Der Schmerz ist stechend und von wellenartiger Intensität. Patienten mit einer Harnleitersteinkolik sind oft unruhig und versuchen den Schmerz durch Umhergehen oder Wechsel der Körperlage erträglich zu machen. Der liegende Patient hält die Beine oft angezogen. Beginnend im kostovertebralen Winkel strahlt der Schmerz typischerweise in den Unterbauch aus. Bei distal gelegenen Harnleitersteinen kann

die Schmerzausstrahlung bis in das Skrotum bzw. die Vulva reichen. Pollakisurie, Dysurie, imperativer Harndrang und Schmerzen in der Harnröhre sprechen für die Steinlokalisation im intramuralen Ureterabschnitt. Durch die enge Nachbarschaft des Ureters zum Peritoneum können gastrointestinale Begleitsymptome, z.B. Erbrechen und Darmatonie bis hin zu einem paralytischen Ileus, vorhanden sein.

- **Klinische Untersuchung**

Bei der klinischen Untersuchung findet man ein spontan- oder klopfschmerzhaftes Nierenlager und eine mäßige Abwehrspannung der Bauchdecken. Das Schmerzmaximum liegt abhängig von der Lokalisation des Steines im Harnleiterverlauf. Die Darmgeräusche können abgeschwächt sein oder fehlen.

- **Urinsediment**

Bei etwa einem Viertel der Betroffenen fehlt eine Hämaturie. Bis 10 Leukozyten/Gesichtsfeld (Okular 10, Objektiv 40) sind auch ohne Nachweis eines Harnweginfektes nicht ungewöhnlich. Bei einer ausgeprägteren Leukozyturie besteht die Gefahr eines Harnwegsinfektes proximal der Harnwegsobstruktion mit dem Risiko einer Urosepsis. Eine Urinkultur mit Antibiogramm sollte angelegt werden.
Charakteristische Kristalle geben Hinweise auf die chemische Zusammensetzung des Steines.

- **Urin-pH**

Zystin- oder Harnsäuresteine treten in saurem Urin auf, während alkalischer Urin für einen Infektstein durch ureasespaltende Mikroorganismen spricht.

- **Sonografie**

Ein leicht zu erkennendes Zeichen einer Harnleiterobstruktion sind die Spaltung des zentralen Reflexbandes der Niere oder eine Kelchektasie. Steine sind nur identifizierbar, wenn sie im Nierenhohlsystem oder proximalen Ureter liegen. Der sonografische Nachweis eines distalen Harnleitersteines gelingt in der Regel nicht, sollte aber trotzdem versucht werden. Die Erfolgsaussichten, einen prävesikalen Harnleiterstein sonografisch zu erkennen, sind bei Schwangeren größer.

- **Röntgenuntersuchungen**
  Eine Nativaufnahme des Abdomens ergibt wertvolle Hinweise, da etwa 90% aller Steine röntgenpositiv sind und sie ungefähr ab einer Größe von 2 mm erkannt werden können. Durch die Gabe eines nierengängigen Kontrastmittels lässt sich klären, ob eine kalkdichte Verschattung in den ableitenden Harnwegen liegt oder sich nur darauf projeziert (Kontraindikationen s. Anhang, Übersicht A 6).

- **Ausscheidungsurogramm**
  Ein Ausscheidungsurogramm kann eine Harnabflussstörung, ihr Ausmaß und meist auch ihre Lokalisation klären. Kontraindikationen und Risiken einer intravenösen Kontrastmittelgabe sind im Anhang, Übersicht A 6, aufgelistet. Die Untersuchung sollte im beschwerdearmen Intervall erfolgen, da die Kontrastmittelgabe während einer Kolik die Gefahr einer Fornixruptur birgt. Bei deutlich erhöhtem Serumkreatinin, Kontrastmittelunverträglichkeit oder vollständiger Obstruktion ist die Lokalisation der Obstruktion nur durch ein

- **Retrogrades Ureteropyelogramm**
  zu klären. Wegen der hohen Infektionsgefahr sollte es nur unmittelbar vor einer therapeutischen Intervention durchgeführt werden. Vorsicht: bei einem Aortenaneurysma kann die Harnleitersondierung zur Ruptur des Aneurysmas führen. Lässt sich die Genese einer Harnleiterobstruktion auch durch eine retrograde Kontrastmitteldarstellung nicht klären, so steht neben der

- **Computertomografie**
  die
- **Ureteroskopie oder Pyeloskopie**
  mit der Möglichkeit einer Biopsieentnahme zur Verfügung.

Symptomatische Therapie

- **Stationäre Behandlung**
  Die unverzügliche stationäre Behandlung ist bei fortgesetztem Erbrechen, analgetikaresistenten Schmerzen oder Hinweisen auf ein infektiöses Geschehen (Gefahr der Urosepsis!) erforderlich.

- **Ambulante Erstbehandlung**

Neben der Gabe von starken Analgetika ist das Sieben des Urins auch unter häuslichen Bedingungen sinnvoll, um bei einem Spontanabgang des Steines diesen aufzufangen und dadurch dem Patienten unnötige diagnostische Untersuchungen zu ersparen. Darüber hinaus erlaubt eine Analyse des Steines Hinweise zur Steinprophylaxe. Abgesehen von den kommerziell erhältlichen Steinsieben eignen sich auch Kompressen, Kaffeefilter oder ein Aquariumnetz gut zur Steinasservierung. Der Patient sollte darüber informiert werden, dass beim Auftreten von Fieber eine rasche fachärztliche Behandlung erforderlich ist.

Literatur

Abber JC, McAninch JW (1985) Renal colic: emergency evaluation and management. Am J Emerg Med 3/1: 56–63

BEFUND 50 Schmerzhaftes Ödem der Glans penis und des Präputiums – Paraphimose?

Allgemeine Einordnung

- **Synonymer Begriff: „spanischer Kragen"**
  Die Paraphimose gehört zu den urologischen Notfällen. Ist die Präputialöffnung im Verhältnis zum Durchmesser der Glans zu eng (z. B. Erektion bei relativer Phimose; großlumiger, transurethraler Katheter) bildet sich bei retrahiertem Präputium ein Schnürring im Sulcus coronarius. Durch Unterbrechung des venösen Rückflusses entsteht ein *schmerzhaftes Präputialödem* mit Schwellung und *Blauverfärbung der Glans* bei unauffälligem proximalem Penisschaft. Kommt es durch zunehmende Schwellung auch zur Unterbrechung des arteriellen Zustroms, entsteht eine *Gangrän* der Glans.

Diagnose

Die Diagnose ist anhand des Vorhautschnürringes im Sulcus coronarius (evtl. verdeckt durch das Vorhautödem) sowie die geschwollene, bläulich verfärbte Glans penis eindeutig zu stellen. Der proximale Penisschaft ist unauffällig. Es bestehen fast immer Schmerzen.

Differentialdiagnosen

Ödematöse Vorhautschwellungen durch:
- Trauma (z. B. Reißverschlussverletzung),
- Lymphabflussstörung (durch Tumor oder Entzündung),
- Allergie (z. B. gegen Kondome),
- Herzinsuffizienz.

Therapie

Konservativ

- **Manuelle Retraktion**
  Zunächst erfolgt die manuelle Kompression der Glans und des Präputialödems über 5–10 min. Im Anschluss drückt man mit beiden Daumen gegen die Glans penis, während das Präputium mit Zeige- und Mittelfingern retrahiert wird (Abb. 50.1). Bei starker *Transsudation* gelingt die Retraktion meist nur unter Zuhilfenahme von *Mullkompressen*.

- **Zusätzliche Punktion**
  Unterstützend zur alleinigen manuellen Kompression wird das vorherige Anbringen von 2–4 Punktionsöffnungen (21 G) in das Präputialödem beschrieben.

- **Injektion von Hyaluronidase**
  Nach Injektion von 150 IE Hyaluronidase in 1 ml NaCl 0,9% (z. B. Hyaluronidase Dessau) mit einer feinen Nadel in das Präputium sollten sich die Schwellung umgehend zurückbilden und die Reposition möglich werden. Kontraindiziert ist diese Injektion bei schweren Balanitiden oder Peniskarzinomen (DeVries 1996).

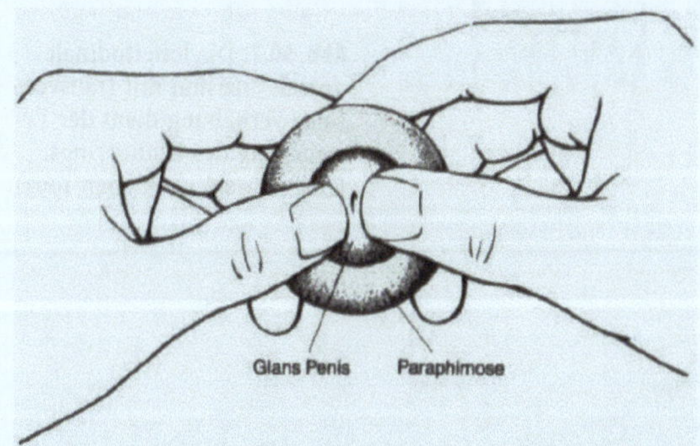

Abb. 50.1. Manuelle Kompression der Glans und des Präputialödems über 5–10 min. Anschließend drücken beide Daumen gegen die Glans penis, während das Präputium mit Zeige- und Mittelfingern retrahiert wird

- **Lokalanästhesie**
  Eine Analgesie mit *anästhetikahaltigem Gel* während der Kompression ist nützlich. Wird keine ausreichende Schmerzfreiheit erzielt, ist die subkutane, zirkuläre Infiltration der Peniswurzel mit 10–20 ml eines *1%igen* Lokalanästhetikums (Peniswurzelblock) notwendig. Da es sich bei den Penisarterien um Endarterien handelt, ist ein *Adrenalinzusatz kontraindiziert.* Gelingt es trotz wiederholter Versuche nicht, den Schnürring über die Glans zu retrahieren, ist operativ vorzugehen.

Operativ

- **Dorsale Inzision und Zirkumzision**
  Die longitudinale dorsale Inzision mit transversaler Vernähung (Abb. 50.2) dient der Erweiterung des Schnürringes. Da hierbei nur für das äußere Präputialblatt eine Durchmessererweiterung erzielt wird, ist meist zweizeitig die Zirkumzision erforderlich (Abb. 50.3). Das zweizeitige Vorgehen hat den Vorteil einer problemloseren Wundheilung nach Rückgang der oft ausgeprägten Ödeme. Alternativ kann die Zirkumzision auch sofort notfallmäßig durchgeführt werden.

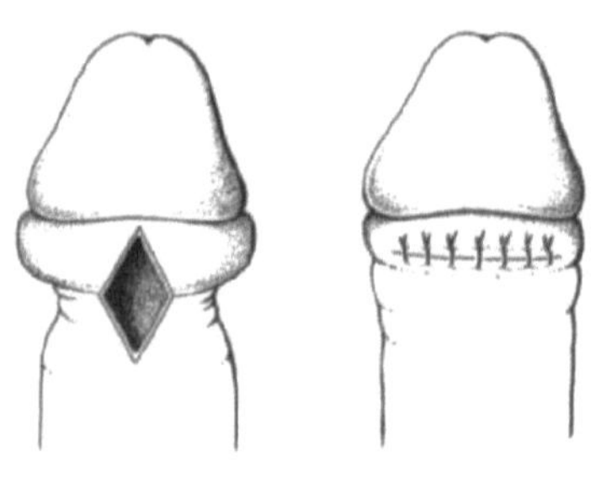

Abb. 50.2. Die longitudinale dorsale Inzision mit transversaler Vernähung dient der Erweiterung des Schnürrings. (Aus Altwein u. Rübben 1993)

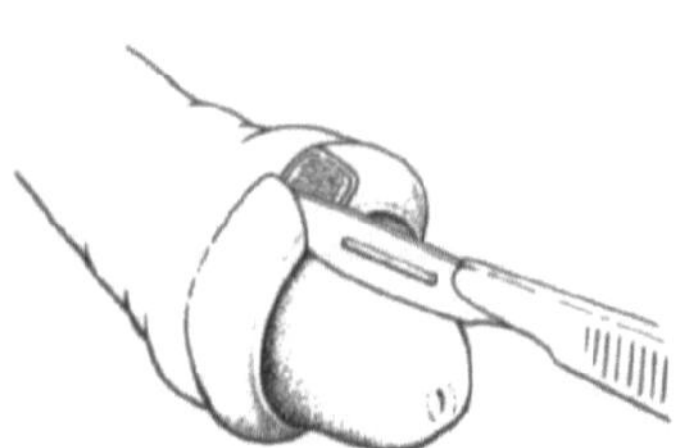

Abb. 50.3. Zirkumzision bei konservativ nicht behebbarer Paraphimose

Literatur

Altwein JE, Rübben H (1993) 4. Aufl. Urologie. Enke, Stuttgart
DeVries CR et al. (1990) Urolgoy 48:464–465
Hofstetter AG, Eisenberger F (1993) Urologie für die Praxis. Bergmann, München

BEFUND 51 Priapismus

Allgemeine Einordnung

Mit Priapismus bezeichnet man eine willkürlich nicht beeinflußbare Dauererektion. Der seltenere „High-Flow" Priapismus ist durch pathologisch erhöhten arteriellen Bluteinstrom bei unbehindertem venösem Abfluß charakterisiert. Der häufigere „Low-Flow" Priapismus („veno-okklusiv") ist durch inadäquaten venösen Abstrom des Blutes aus den Schwellkörpern gekennzeichnet. Z. Z. häufigstes Auftreten ist als Komplikation einer SKAT-Therapie (s. Befund 10). Da es nach 6–12 h aufgrund der Blutstase zur Entwicklung einer irreversiblen Schwellkörperfibrose kommen kann, ist der Priapismus ein Notfall.

Tabelle 51.1. Priapismus als mögliche unerwünschte Medikamentenwirkung

Clozapin	Hydralazin	Testosterone
Dextran, niedermolekular	Labetalol	Tetanus Antitoxin
Fibrinolytika	Methaqualon	Thioridazin
Guanethidin	Östrogene	Tolbutamid
Heparin	Prazosin	Trazodon

Tabelle 51.2. Ursachenspektrum des Priapismus

Idiopathischer Priapismus	
Sekundärer Priapismus	• Urologische Erkrankungen: Neoplasmen und Entzündungen des kleinen Beckens • Neurologische Erkrankungen: z. B. ZNS-Tumoren, Traumata • Hämatologische Erkrankungen: Leukämie, Sichelzellanämie, Hämodialyse, Splenektomie • Vaskuläre Erkrankungen: Beckenvenenthrombose, Bauchaortenaneurysma • Traumata: Penis- und Perinealtraumata, Querschnittsverletzungen • Medikamentöse Induktion: s. Tabelle 51.1 • Iatrogene Formen: Schwellkörperinjektionen

Urologische Differentialdiagnose und Therapie

- **High-Flow-Priapismus**
  - kaum schmerzhaftes, prall-elastisches Glied
  - Schwellkörperaspirat: hellrotes Blut
  - Blutgasanalyse aus dem cavernösen Blut: normwertig
  - Ursache z.B. posttraumatische arterio-venöse Fistel

Zunächst kann konservativ behandelt werden. Spontanremissionen sind auch nach mehrwöchiger Dauer beschrieben. Die u.g. konservativen Primärmaßnahmen sollten in Abhängigkeit von der Ausprägung des Befundes durchgeführt werden. Insbesondere im Fall einer posttraumatischen arteriovenösen Fistel nach Penistrauma (Farbduplex-Sonografie) sollte wenn möglich der Spontanverlauf abgewartet werden, da spontane Verschlüsse nicht selten sind. Eine interventionelle Embolisierung oder eine operative Revision bergen das Risiko der irreversiblen erektilen Dysfunktion.

- **Low-Flow-Priapismus**
  - Schmerzhafte Verhärtung der Corpora Cavernosa
  - Schwellkörperaspirat: dunkles Blut
  - Blutgasanalyse aus dem cavernösen Blut: (Waldner 1998) pH<7 (sauer); pO_2<10 mmHg; pCO_2>45 mmHg
  - Häufigste Ursache: SKAT-Therapie; ebenfalls häufig: Leukämien

Therapeutisch bedeutsam ist, daß immer nur die beiden Corpora cavernosa, nie das Corpus spongiosum von der Blutstase betroffen sind. Ursächlich unterscheidet man idiopathische von sekundären Formen (Tabelle 51.1 und 51.2).

Primärmaßnahmen

- **„Antidot-Injektion" (Alphaadrenergika)**
  - Etilefrin (Effortil)
    Mittel der 1. Wahl (geringste Kreislaufnebenwirkungen unter den Alphaadrenergika; Dann 1989). Primär 5 mg Etilefrin ad 2 ml NaCl 0,9% intracavernös und in beide Schwellkörper einmassieren. Keine Besserung nach 15 min: Schwellkörper großlumig punktieren, Staseblut aspirieren, nochmals 5 mg Etilefrin. Kreislaufkontrolle für 1 h.
  - Epinephrin (Suprarenin)
    Basisverdünnung: 1 ml Epinephrin (1:1000) in 1000 ml NaCl 0,9%.

Von der Lösung werden 20 ml injiziert. Nach 10 min ggfs. Blutaspiration und Wiederholung. Maximaldosis: 200 ml. Patientenmonitoring wg. Blutdruckkrisen!

- **Körperliche Belastung**
  Einzelerfahrungen haben gezeigt, dass nach einer zunächst erfolglosen „Antidot-Injektion" eine körperliche Belastung (Treppensteigen, Kniebeugen) zu einer Detumeszenz führen kann. Grund: „Pelvic-steal-Mechanismus"? (Goldstein et al. 1982).

- **Aspiration bzw. Evakuation**
  Primär sollte ein Peniswurzelblock (s. Befund 32) erfolgen. Ein Schwellkörper wird mit einer 21-G-Butterflykanüle punktiert und das zyanotisch-dickflüssige Blut aspiriert. Die Aspiration kann beendet werden, wenn der *pH-Wert* in der Blutgasanalyse normalisiert oder wenn das *aspirierte Blut hellrot,* d.h. sauerstoffgesättigt-frisch ist. Anschließend wird mit einem der aufgeführten Alphaadrenergika über die liegende Butterflykanüle nachgespült.

- **Tumeszenz-Rezidivschutz**
  Ein einfacher Rezidivschutz kann evtl. mittels einer kathetergelenkten Penisverlagerung erfolgen, die die arterielle Versorgung drosselt (Boyle et al. 1990).
  - Praxis
    Nach Anlage eines transurethralen 12-Charr-Katheters werden beide Hoden seitlich verlagert und daneben der Katheter zwischen den Beinen auf die Patientenrückseite gezogen. Durch diese Lagerung wird der Penis an den Dammbereich gezogen und es kommt zum verminderten Bluteinstrom. Der Katheter wird klebefixiert und für maximal 24 h belassen. Wichtig ist jedoch, dass stündlich eine kurze Lösung des Katheterzuges und eine lokale Kontrolle des Penis erfolgen, um die *Gefahr einer Gangränentwicklung* auszuschalten.

Semikonservative Maßnahmen

Im Unterschied zu aufwendigen operativen Verfahren (s. unten) kann in Lokalanästhesie (Peniswurzelblock) eine Verbindung zwischen den gestauten Corpora cavernosa und der Glans penis (sog. glandokavernöser shunt) hergestellt werden. Über die Glans penis erfolgt die Drainage des Stasebluts in das Corpus spongiosum.

- **Winter-Shunt**
  Mittels einer Stanzbiopsie (Tru-Cut-Nadel) werden durch die Glans penis beide Corpora cavernosa punktiert (Abb. 51.1).

- **Al-Ghorab-Shunt**
  Hierbei erfolgt die glandokavernosale Verbindung mittels einer transglandulären Stichinzision (Abb. 51.2). Der Stichkanal wird anschließend auf Glansniveau mit einer Einzelknopfnaht verschlossen.
  - Problem Shuntdurchgängigkeit
    Zur Offenhaltung des Shunts kann eine Kinderblutdruckmanschette angelegt werden, die postoperativ regelmäßig (alle 10 min) für einige Sekunden auf suprasystolische Blutdruckwerte aufgepumpt wird (nach Porst).
  - Problem: Erektionsstörung nach Priapismus
    Die Prognose hinsichtlich des Erhalts der erektilen Funktion hängt von der Dauer der vorangegangenen, hypoxiebedingten Gewebsschädigung ab. In ca. 50% kann durch die rechtzeitige Shuntoperation die erektile Potenz erhalten werden. Im Falle einer resultierenden Impotenz muss vor einer eventuellen Protheseimplantation durch ein Kavernosogramm ausgeschlossen werden, dass ein persistierender offener Shunt (venöses Leck) für die Erektionsstörung verantwortlich ist. In diesen Fällen ist der Shuntverschluss die Therapie der Wahl.

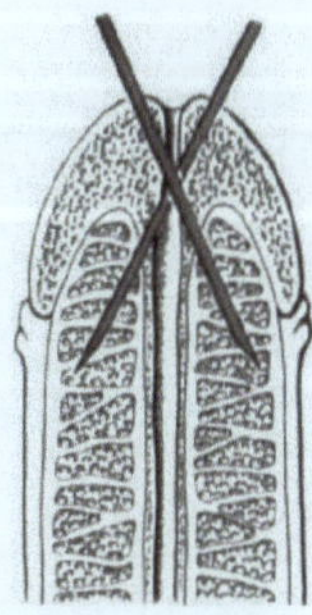

Abb. 51.1. Therapie des Priapismus: Winter-Shunt. Nach einer Lokalanästhesie mittels eines Penisblocks (s. Befund 32) wird eine Fistelverbindung zwischen den „gestauten" Corpora cavernosa und dem „freien" Corpus spongiosum mit einer Stanzbiopsienadel (Tru-Cut) hergestellt. Dieser sog. glandokavernosale Shunt nach Winter erfolgt überkreuzt in beide Corpora cavernosa

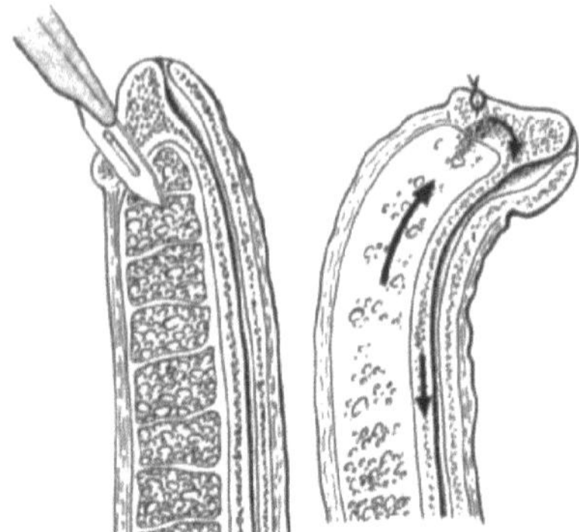

Abb. 51.2. Therapie des Priapismus: Al-Ghorab-Shunt. Alternativ zum Winter-Shunt kann eine großlumige Fistelverbindung durch eine Stichinzision durch die Glans penis in ein Corpus cavernosum angelegt werden. Die Stichinzision wird anschließend mit einer Naht verschlossen

Operative Maßnahmen

Diese sind nur selten erforderlich und als ultima ratio anzusehen. Die häufigsten Verfahren sind die Shunts nach Quackels oder Barry.

- **Spongiokavernöser Shunt nach Quackels**
  Hierbei erfolgt auf der Ventralseite des Penis die Anlage einer 1–2 cm^2 großen Shuntverbindung zwischen dem Corpus cavernosum und dem Corpus spongiosum.

- **Operation nach Barry**
  Bei dieser Variante wird eine Dorsalvene des Penis mit einem der beiden Corpora cavernosa anastomosiert.

Literatur

Adams JW et al. (1984). J Urol 132: 1208
Beeley L (1984). Adv Drug React Ac Pois Rev 3: 23–42
Bissada NK et al. (1988). Urol Clin North Am 15/4: 725–736
Boyle ET et al. (1990). J Urol 143: 933
Dann T (1989). Urologe [B] 29: 334
Goldstein I et al. (1982). J Urol 128: 300
Mitchell JE et al. (1982). Am J Psychiatry 139/5: 633–637
Molina L et al. (1989). J Urol 141: 1127
Rubin SO (1968). Scand J Urol Nephrol 2: 81–85
Seftel AD et al. (1992). J Urol 147: 146–148
Waldner M et al. (1998) Urologe [13]; 38:23–26

BEFUND 52 Akutes Skrotum – Hodentorsion?

Allgemeine Einordnung

- **Synonymer Begriff: Samenstrangtorsion**
  Das akut angeschwollene, gerötete oder schmerzhafte Skrotum muss bis zum Beweis des Gegenteils als potentiell operativer Notfall betrachtet werden. Am wichtigsten ist der Ausschluss einer *Hodentorsion* oder einer *inkarzerierten Skrotalhernie.* Klinische Fehldiagnosen sind nicht selten. Das Risiko, einen Hoden zu verlieren, liegt für Patienten mit akutem Skrotum auch bei unverzüglichem Aufsuchen eines Arztes

Tabelle 52.1. Differentialdiagnosen des akuten Skrotums

Torsion	Hodentorsion Hydatidentorsion („blue dot") Nebenhodentorsion
Infekte	Epididymitis Orchitis (z. B. Mumps) Deferentitis Skrotalerysipel Fournier-Gangrän Pneumoskrotum (gasproduzierende Mikroorganismen) Parasitenbefall (Läuse, Krätze, Filariasis)
Inkarzerierte Inguinal-/Skrotalhernie	
„Symptomatische Hydrozele"	
Malignom des Hodens oder paratestikulärer Strukturen	
Trauma	Hodenruptur Hämatom Hämatozele
Allergisches Kontaktekzem	
Lymphödem (Tumor, Entzündung)	
Idiopathisches Skrotalödem	
Skrotale Fettnekrose	
Thrombose der Vv. testiculares	
Panarteriitis nodosa	
Purpura Schönlein-Henoch	
Peritonitis oder intraabdominelle Blutung bei offenem Processus vaginalis testis	

noch bei 25% (Williamson 1976). Zu den häufigsten *Fehldiagnosen* gehören die Orchiepididymitis, Inguinalhernie, Appendizitis und der Harnleiterstein (Differentialdiagnosen des akuten Skrotums s. Tabelle 52.1). Bei der Hodentorsion treten die ersten irreversiblen Schädigungen des germinativen Epithels etwa 4 h nach dem akuten Ereignis auf. Nach etwa 10 h beginnt die Organnekrose.

Merke: Eine akut schmerzhafte Skrotalschwellung muss bis zum Beweis des Gegenteils als Hodentorsion betrachtet werden.

Diagnostik

Anamnese

Weder anhand des Alters des Patienten, noch durch „typische" anamnestische Angaben kann eine Hodentorsion sicher ausgeschlossen werden! Die anamnestisch gewonnenen Informationen dürfen daher in ihrer Bedeutung nicht überbewertet werden. Eine evtl. auch „undramatische" Anamnese darf nicht zum voreiligen Ausschluss einer Hodentorsion oder inkarzerierten Hernie führen.

- **Schmerzbeginn**
  Trat der Schmerz vor oder nach der Skrotalschwellung auf?
- **Infekte**
  Bestehen Hinweise auf Infektionen (Dysurie?) oder übertragbare Erkrankungen (Mumps oder Mononukleose in Kindergarten oder Schule?)
- **Trauma**
  Auch ein vorausgegangenes Trauma schließt eine Torsion nicht aus.

Symptomatik und klinische Untersuchung

Zu den typischen klinischen Zeichen der Hodentorsion gehören: heftigste Schmerzen u. U. bis zur Ohnmacht, Schwellung und Rötung des Skrotums, Hodenhoch- oder auch Querstand, Schmerzpersistenz oder Verschlimmerung beim Anheben des Skrotums (Prehn-Zeichen) und Erbrechen. *Keines dieser Zeichen ist obligatorisch.* Durch die räumliche Nähe der einzelnen Organe im Skrotum kommt es in kurzer Zeit zu einer Mitbeteiligung benachbarter Strukturen, die die klinische Diagnosestellung erheblich erschwert (Abb. 52.1).

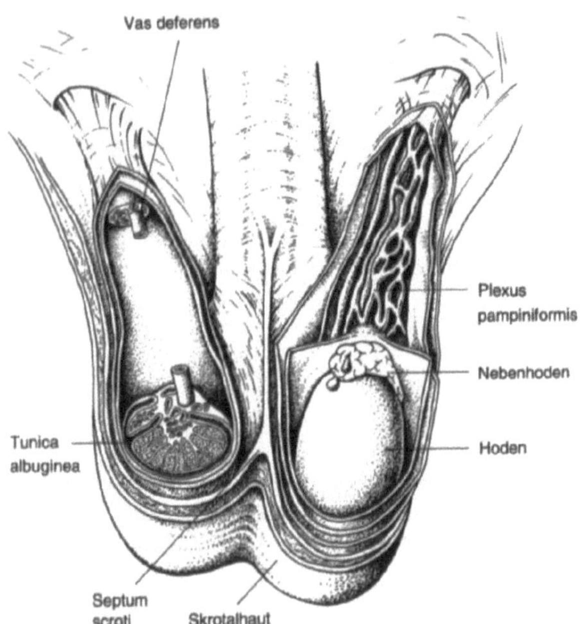

Abb. 52.1. Die enge Nachbarschaft intraskrotaler Strukturen erschwert die Identifizierung pathologischer Veränderungen. (Nach Waldschmidt et al. 1990)

- **Lokalbefund**

  Wie bei jedem paarigen Organ ist zunächst die *Untersuchung der gesunden Seite* sinnvoll. Bei der Erhebung des Lokalbefundes sind Differenzen in Farbe, Temperatur und Größe der Hemiskroti von Bedeutung. Position der Hoden (ein maldeszendierter Hoden ist stärker torsionsgefährdet, s. Befund 8), Lage des Hodens im Skrotalfach (Querstand), Einziehung der kaudalen Skrotalhaut (bei Torsion), Kremasterreflex (wenn erhalten spricht dies gegen Torsion, Ausnahmen werden jedoch beschrieben), Abgrenzbarkeit von Hoden, Nebenhoden und Funiculus spermaticus, Verbindung zur Peritonealhöhle (Hernie), Varikozele, evtl. Hydatiden („blue dot" bei Hydatidentorsion, Abb. 52.2 a, b). Pergamentknistern der Skrotalhaut und eine Leukozytose sind Spätzeichen einer Hodentorsion.

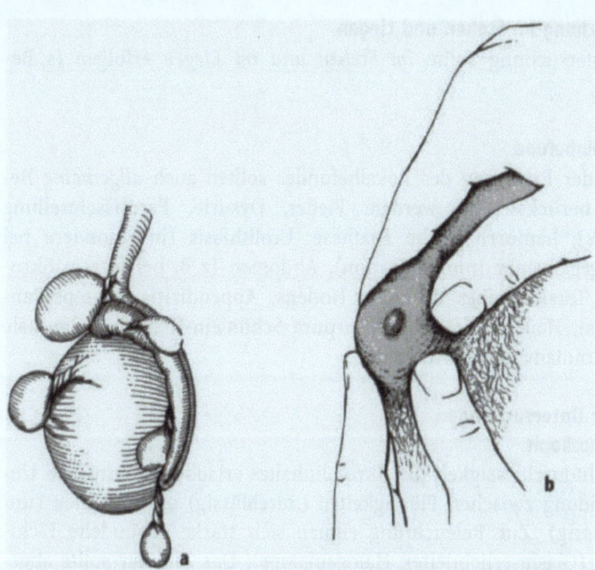

Abb. 52.2. a Torsion von Hydatiden und intraskrotalen Appendizes. (Aus Waldschmidt et al. 1990). **b** Durch Straffung der Skrotalhaut über dem Hoden kann bei einer Hydatidentorsion ein bläulich verfärbter Bezirk („blue dot") sichtbar werden. (Aus Murnaghan 1959)

Erhebung des Lokalbefundes bei akutem Skrotum

- Untersuchung auch der gesunden Seite
- Differenzen in Farbe, Temperatur und Größe der Hemiskroti
- Position der Hoden
- Lage des Hodens im Skrotalfach (z.B. Querstand)
- Skrotalhautreizung
- Kremasterreflex
- Abgrenzbarkeit von Hoden, Nebenhoden und Funiculus spermaticus
- Verbindung zur Peritonealhöhle
- „Blue dot" bei Hydatidentorsion
- Spätzeichen einer Hodentorsion: Pergamentknistern der Skrotalhaut, Leukozytose

- **Untersuchung im Stehen und Liegen**
  Die Untersuchung sollte *im Stehen und im Liegen* erfolgen (s. Befund 8).

- **Allgemeinbefund**
  Neben der Erhebung des Lokalbefundes sollten auch *allgemeine* Befunde berücksichtigt werden: Fieber, Dysurie, Parotisschwellung (Mumps), hämorrhagische Diathese, Urolithiasis (insbesondere bei vorausgegangener Immobilisation), Abdomen (z.B. bei leerem Skrotalfach Torsion eines dystopen Hodens, Appendizitis, Mumps-Pankreatitis), Haut und Gelenke (Purpura Schönlein-Henoch), inguinale Lymphknotenvergrößerungen?

Apparative Untersuchungen

- **Diaphanoskopie**
  Die Lichtdurchlässigkeit des Skrotalinhaltes erlaubt eine einfache Unterscheidung zwischen Flüssigkeiten (durchlässig) und Organen (undurchlässig). Zur Beleuchtung eignen sich starke gebündelte Lichtquellen (Glasfaserlichtleiter, Halogenlampe). Das Zimmer sollte abgedunkelt sein (Abb. 52.3).

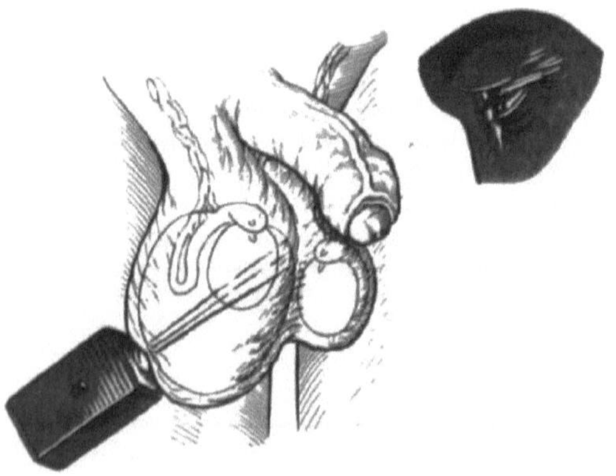

Abb. 52.3. Diaphanoskopie zur Differenzierung von liquiden und soliden intraskrotalen Raumforderungen. (Aus Hegglin 1988, Zeichnung K.-H. Seebe)

- **Skrotalsonografie**

Bei der Sonografie des Skrotalinhaltes sollte die Frequenz des Schallkopfes 7,5–10 MHz betragen. Hilfreich ist die Verwendung von *vorgewärmtem Kontaktgel,* um die Auslösung des Kremasterreflexes zu vermeiden. Wegen der Beweglichkeit des Hodens im Skrotum kann die *manuelle Fixierung* nützlich sein: die Finger des Untersuchers sind im Ultraschallbild eine gute Orientierungshilfe. Ohne Fixierung genügt die Untersuchung bei adduzierten Oberschenkeln ohne Hilfsmittel (wie z. B. Hodenbänkchen). Die Untersuchung bei Säuglingen und Kleinkindern ist schwierig, da die Hoden im Vergleich zu den paratestikulären Strukturen relativ klein und u. U. schwer abzugrenzen sind.

- **Dopplersonografie**

Bei der Dopplersonografie wird die Sonde *kaudal* der vermuteten Torsion am unteren Hodenpol auf das Skrotum aufgesetzt. Der Vergleich mit der Gegenseite ist wichtig. Bei einer kompletten Torsion lässt sich keine Blutströmung in der Testikulararterie nachweisen.

Cave: da eine verstärkte Perfusion der Hodenhüllenarterien, z. B. bei Entzündung, eine normale Durchblutung der Testikulararterie trotz Torsion vortäuschen kann, schließt die Doppleruntersuchung eine Torsion nicht mit Sicherheit aus! Hier kann die intermittierende Kompression des Funiculus spermaticus am äußeren Leistenring weiterhelfen, da nur die Pulsation der Testikulararterien auf diese Art zu unterdrücken ist. Falsch-negative Befunde können darüber hinaus bei inkompletter Torsion (venöse Stase) oder bei lange zurückliegendem Torsionsereignis auftreten.

- **Szintigrafie**

Die Hodenperfusionsszintigrafie dient zur Beurteilung der Durchblutung des Skrotalinhaltes, um eine Entzündung von einer Torsion abzugrenzen. Vorsicht: Einerseits kann nach spontaner Retorquierung durch Hyperperfusion das Bild einer Orchiepididymitis entstehen, andererseits werden falsch-negative Befunde bei Torsion beschrieben.

- **Kernspintomografie**

Die Darstellbarkeit eines Torsionsknotens oder einer strudelartigen Abbildung des Funiculus spermaticus im axialen Schnitt der Kernspintomografie gilt als zweifelsfreier Nachweis einer Torsion.

Operative Exploration

Trotz dieser Hilfsmittel reichen die zur Verfügung stehenden Informationen nicht immer aus, um die richtige Diagnose zu stellen. Die operative Exploration als letztes diagnostisches Mittel muss bei inkongruenten Befunden ohne unnötige Verzögerung eingesetzt werden.

Therapie der Hodentorsion

- **Versuch der Retorquierung**
  Voraussetzung ist die zweifelsfreie Diagnose einer Hodentorsion. Eine externe manuelle Retorquierung macht aber auch bei offenbar erfolgreicher Durchführung die operative Behandlung nicht überflüssig. Darüber hinaus kann das Manöver schmerzhaft sein. Eine Lokalanästhesie lindert zwar einerseits die Schmerzen bei der Retorquierung, verdeckt aber auch andererseits das Nachlassen der Schmerzen als Erfolgszeichen der gelungenen Behandlung. *Durchführung:* In Anbetracht der häufigsten Torsionsrichtung muss die Retorquierung als *Außenrotation* erfolgen, d.h. vom Fußende des Patienten aus gesehen wird die Drehbewegung als Supination ausgeführt (Abb. 52.4).

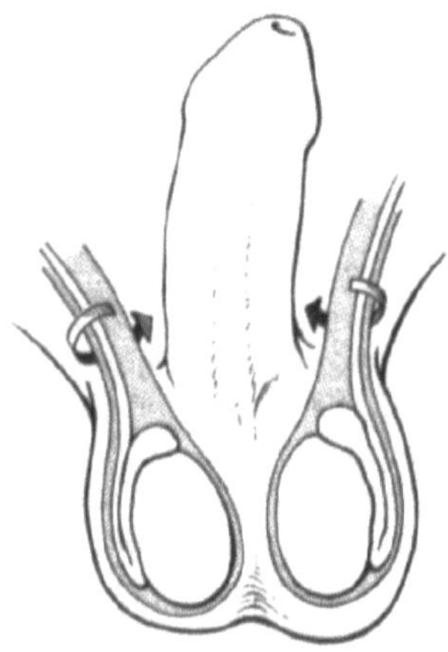

Abb. 52.4. Drehrichtung beim Versuch der manuellen Detorquierung. (Aus Waggelt 1977)

- **Operative Therapie**
  Bei der nachfolgenden Orchidopexie sollte neben dem betroffenen auch der kontralaterale Hoden an zwei Stellen fixiert werden, da das Torsionsrisiko auch für diesen Hoden erhöht ist (Rathert 1980).

Literatur

Hegglin J (1988). Chirurgische Untersuchung, 4. Aufl. Thieme, Stuttgart
Murnaghan GF (1959). Br J Urol 31: 190
Rathert P (1980). Urologe [A] 19: 256
Waggelt J (1977). In: Eckstein et al. (eds) Surgical pediatric urology. Thieme, Stuttgart, pp 463–464
Waldschmidt J, Hamm B, Schier F (1990) Das akute Skrotum. Hippokrates, Stuttgart
Williamson RCN (1976). Br J Surg 63: 465

BEFUND 53 Bauchtrauma und Hämaturie – Nierenverletzung?

Allgemeine Einordnung

Die Niere und oberen Harnwege sind bei leichteren Traumen durch ihre anatomische Lage gut geschützt. Bei schweren Unfällen kann es jedoch durch indirekte oder direkte Stoßwirkung oder durch ausgeprägte Rumpfknickungen zu deren Verletzung kommen.

Da bei größeren Unfällen routinemäßig eine Urinanalyse erfolgt, ergibt sich im Falle einer Hämaturie das Problem einer rationalen und rationellen Diagnostik. Wegen der prozentual geringen Anzahl ernsthafter Nierenverletzungen im Fall einer isolierten Mikrohämaturie wurde die Frage der Intensität der diagnostischen Abklärung in den letzten Jahren neu diskutiert (z.B. Herschorn et al. 1991). Dies betrifft insbesondere die Kontrastmitteluntersuchungen und nicht die immer möglichen nichtinvasiven Untersuchungen wie die Sonografie.

Urologische Diagnostik

- **Feststellung von Begleitverletzungen**
  Im Falle eines stumpfen Bauchtraumas mit begleitender Hämaturie kann das Risiko, ob relevante urologische Begleitverletzungen vorliegen, entscheidend anhand zweier Parameter abgeschätzt werden kann:
  - Instabile Kreislaufverhälmisse?
  - Nichturologische Begleitverletzungen? (z.B. Flankenhämatome, Rippenfraktur, Pneumothorax).

Eine Auswertung von 506 Patienten mit einem Bauchtrauma ergab, dass das Risiko, eine relevante urologische Begleitverletzung zu übersehen, nicht größer als 0,1% ist, wenn die genannten Parameter negativ sind (Hardemann et al. 1987). Es muss jedoch betont werden, dass dies *kein absolutes Ausschlusskriterium* einer weitergehenden, radiologischen Diagnostik ist (editorial comment bei Herschorn et al. 1991). Wesentlich ist zudem die sonografisch leicht festzustellende Tatsache, ob z.B. eine *Einzelniere* vorliegt.

- **Zuverlässigkeit der Urinanalyse**
  Da polytraumatisierte Patienten häufig zur Bilanzierung bereits primär mit einem Dauerkatheter versorgt werden, muss der *Katheterismus als Ursache* der Hämaturie in Erwägung gezogen werden.

- **Sonografie**
  Als orientierende Diagnostik ist die Sonografie zur notfallmäßigen Abschätzung von Nierenverletzungen *unerlässlich.* Sie erlaubt eine Beurteilung der retroperitonealen Verhältnisse. Eine frische Blutung bzw. Urinextravasation stellt sich als echoarme Raumforderung dar. Die Sonografie ermöglicht jedoch *keine funktionelle Diagnostik,* d.h. ob eine regelrechte Nierenperfusion stattfindet, so dass diese Frage nur durch eine weitergehende radiologische Diagnostik geklärt werden kann. Bei Flankenschmerzen, Hämaturie und fehlender Stauung sollte der Verdacht auf eine Gefäßverletzung mit Niereninfarkt radiologisch ausgeschlossen werden.

- **Abdomenübersicht**
  Diese obligatorische Untersuchung bei Unfallpatienten bietet auch für den Urologen wichtige Informationen. Im Falle eines subkapsulären Hämatoms kann sich evtl. die Vergrößerung des Nierenschattens und bei einer größeren Extravasation die Auslöschung der Kontur des M. iliopsoas als wesentlicher Hinweis ergeben (van Ahlen et al. 1987).

- **Computertomografie**
  Die Computertomografie mit Kontrastmittelinjektion ermöglicht nicht nur eine gleichzeitige Mitbeurteilung sonstiger intraperitonealer Organe, sondern außer der morphologischen auch eine funktionelle Nierendiagnostik. Sie steht deshalb noch *vor der Ausscheidungsurografie in der Diagnostik beim Nierentrauma* (Bandhauer et al. 1990).

- **Ausscheidungsurogramm (AUG)**
  Steht kein CT zur Verfügung oder ist der Transport des Verletzten nicht möglich, ist das AUG die Untersuchung der Wahl. Es stellt gleichzeitig die Verhältnisse des unteren Harntraktes und im kleinen Becken dar. Im Falle einer *mangelhaften oder verspäteten Nierendarstellung* muss der Verdacht auf eine Nierenstielverletzung geäußert werden und eine Angiografie erfolgen.

- **Gefäßdiagnostik**
  Besteht der Verdacht auf eine Gefäßverletzung (Flankenschmerz bei Niereninfarkt, liquide retroperitoneale Raumforderung oder instabile Kreislaufverhältnisse bei Nierenstielverletzung), sollte eine Angiografie erfolgen. Die weniger invasive venöse *digitale Subtraktionsangiografie* (DSA) hat wegen der schwer beeinflussbaren Atemexkursionen mit Bildunschärfe einen *fraglichen diagnostischen Wert.*

Urologische Therapie

- **Allgemeine Strategie**
  Die Entscheidung zwischen *operativem oder konservativ-abwartendem* Vorgehen ist *vom Ausmaß der Nierenläsion abhängig.* In der gebräuchlichen Klassifikation nach Lutzeyer werden 5 verschiedene Schweregrade unterschieden:
  - Grad I: Nierenkontusion,
  - Grad II: Nierenruptur mit und ohne Hohlsystembeteiligung,
  - Grad III: Nierenzerreißung (total oder Polabriss),
  - Grad IV: Nierenstielverletzungen,
  - Grad V: Totaler Nierenstielabriss.

Der überwiegende Anteil (mehr als 80%) der Nierenverletzungen ist geringfügig (Grade I und II) und wird primär konservativ mit Bettruhe und Kontrolluntersuchungen behandelt. Ein entscheidendes Argument der möglichst konservativen Therapie ist die Vermeidung eines unnötigen Parenchymverlustes durch die Rekonstruktion des frisch traumatisierten Parenchyms wegen der meist erforderlichen längeren Ischämiezeiten.

- **Problem: Posttraumatische Hypertonie**
  Als Argument für die operative Versorgung einer Nierenverletzung mit einem perirenalen Hämatom wird immer wieder die Gefahr der Entwicklung eines renalen Hypertonus aufgeführt. Pathomechanismus ist die Kompression der Niere durch das fibrosierte Hämatom. Die Angaben zur Inzidenz schwanken zwischen 1 und 12% (Rassweiler et al. 1984).
  Zeigt sich bei *posttraumatischen Blutdruckkontrollen* (z.B. 3-monatlich) die Entwicklung eines Hypertonus, können weitere Tests zur Überprüfung der renalen Genese durchgeführt werden (s. Befund 45).

Es muss dann im Einzelfall entschieden werden, ob der Versuch einer Beseitigung bindegewebig umgewandelter Hämatome sinnvoll ist.

- **Wann operieren?**
Keinesfalls sollte das Risiko einer überstürzten Operation ohne exakte präoperative Diagnostik eingegangen werden. Die operative Freilegung resultiert häufig in eine Nephrektomie. Durch die perirenale Anatomie mit anatomischer Begrenzung durch die Gerotafaszie und das Peritoneum ist auch bei schweren Nierenverletzungen eine Selbsttamponade zu erwarten (Bandhauer et al. 1990).
Operationsindikationen:
  - Nierenverletzung ab Grad III,
  - klinische Verschlechterung des Patienten,
  - Progress der Blutung in der Verlaufskontrolle,
  - perirenal-retroperitonealer Infekt.

Literatur

Bandhauer K et al. (1990). Urologe [A] 29: 234
Hardemann SW et al. (1987). Akt. Urol 18: 66
Herschorn S et al. (1991). J Urol 146: 274
Rassweiler J et al. (1984). Akt. Urol 15: 60
van Ahlen H et al. (1987). Urologe [A] 26: 88

BEFUND 54 Skrotalhämatom und Beckenfraktur – Harnröhrenruptur?

Allgemeine Einordnung

- **Risiko bei Frauen**
  Bei *Frauen* ist eine Urethraverletzung vermutlich aufgrund der schwächeren symphysären Aufhängung *sehr selten.* Das *Risiko einer Blasenruptur ist jedoch* genauso groß wie bei Männern. Eine Blasenruptur muss durch ein Zystogramm oder ein Ausscheidungsurogramm ausgeschlossen werden.

- **Risiko bei Männern**
  Ungefähr 15% aller Beckenfrakturen gehen mit einer Verletzung der Urethra oder der Blase einher. Die männliche Urethra gliedert sich in mehrere Abschnitte, denen relativ charakteristische Verletzungsmechanismen zugeordnet werden können.
  - Penile Urethra
    Sie erstreckt sich vom Meatus urethrae bis zum penoskrotalen Winkel und ist nur selten verletzt. Ausnahmen bilden penetrierende Fremdkörper oder durch Manipulationen eingeführte Fremdkörper.
  - Bulbäre Urethra
    Sie reicht vom penoskrotalen Winkel bis zum Diaphragma urogenitale und ist in der Regel bei sog. „Straddle-Verletzungen" betroffen, d.h. einer direkten Gewalteinwirkung auf den Damm.
  - Membranoprostatische Urethra
    Sie durchläuft im membranösen Abschnitt das Diaphragma urogenitale bis zur prostatischen Urethra. Sie ist relativ rigide und mit den symphysären Strukturen stark verbunden, so dass sie in ca. 10% aller Beckenringfrakturen verletzt wird.

Urologische Diagnostik

- **Inspektion der Hämatomverteilung**
  Entsprechend der anatomischen Faszienverhältnisse kommt es zu einer typischen Hämatomausbreitung, die eine Zuordnung zur Verletzungsregion erlaubt.

- Verletzung der penilen Urethra
  Es kommt primär zu einem Hämatom an der *Penisunterseite* (ventral), das sich evtl. auf das Skrotum ausbreitet.
- Verletzung der bulbären Harnröhre
  Da die Verletzung unterhalb des Diaphragma urogenitale lokalisiert ist, kommt es zu einem typischen, perinealen *Schmetterlingshämatom,* das nach einigen Stunden auf das Skrotum übergreift (Abb. 54.1).
- Verletzung der membranoprostatischen Urethra
  Liegt die Verletzung kranial des Diaphragma urogenitale, ist bei intaktem muskulärem Beckenboden *kein Hämatom* sichtbar. Das Hämatom breitet sich dann im kleinen Becken aus und zeigt in der Folge eine Kompression oder komplette Verdrängung der Blase (High-riding-bladder, Abb. 54.2). Die Verdrängung der Blase ist evtl. bereits sonografisch, jedoch sicher in der zystografischen Phase des AUG sichtbar.

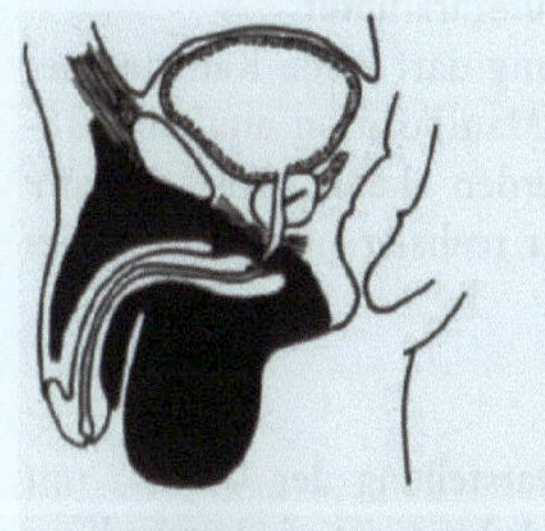

Abb. 54.1. Hämatomausbreitung bei einer Verletzung der bulbären, extrapelvinen Harnröhre. (Nach Kurth 1991)

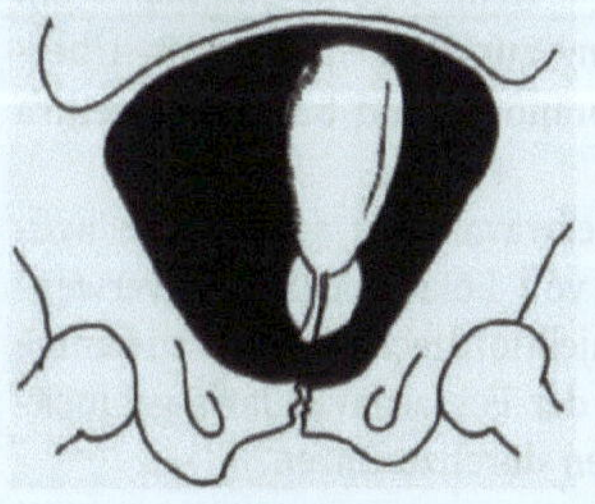

Abb. 54.2. Hämatomausbreitung bei einer vollständigen Ruptur der intrapelvinen, membranoprostatischen Harnröhre mit nachfolgender „high-riding-bladder". (Nach Kurth 1991)

- **Urethrablutung**
  Ein Blutaustritt aus der Harnröhre ist in der Regel für eine Verletzung der vorderen Harnröhre typisch. Urethraverletzungen oberhalb des Diaphragma urogenitale verursachen infolge des spastisch kontrahierten Sphincter externus häufig keine Urethrablutung nach außen.

- **Hinweis Harnverhalt**
  Infolge des geschilderten Sphinkterspasmus kann es auch zu einem Harnverhalt kommen. Der Verdacht wird durch eine palpatorisch oder sonografisch feststellbare Blasenfüllung erhärtet.

- **Rektale Palpation, transrektale Sonografie**
  Bei einer intrapelvinen, d.h. oberhalb des Diaphragma urogenitale gelegenen Harnröhrenruptur kann die Prostata disloziert oder abnorm beweglich sein. Insbesondere bei jungen Patienten ist die Diagnostik jedoch wegen der kleinen Prostata unsicher, zudem ist häufig eine optimale Lagerung zur rektalen Palpation mit Hüftbeugung verletzungsbedingt nicht möglich.

- **Keine Katheterisierung der Urethra bei V. a. Urethraruptur**
  Bei dem Verdacht auf eine Urethraverletzung darf keine Katheterisierung der Urethra erfolgen, da durch die Manipulation aus einer inkompletten eine komplette Ruptur werden kann. Als *primäre Röntgenuntersuchung* muss ein einfach zu realisierendes *retrogrades Urethrogramm* durchgeführt werden.

- **Retrogrades Urethrogramm**
  Die klassische Lagerung zur optimalen Darstellung der Urethra mit einer 30°-Seitenlagerung und Beinabwinkelung ist frakturbedingt meist nicht möglich. Trotzdem sollten – wenn irgend möglich – ein *frontaler* und ein *seitlicher Strahlengang* zur Vermeidung von Überlagerungen im Bereich der bulbomembranösen und bulbären Urethra versucht werden.
  Wegen der potentiellen Kontrastmittelextravasation sollten nur *wasserlösliche Kontrastmittel* ohne Zusatz von Lokalanästhetika verwendet werden. Von den verschiedenen Injektionstechniken ist diejenige mit Hilfe eines 12–14 Charr starken, in der Fossa navicularis geblockten Ballonkatheters meist am einfachsten durchzuführen.

- Befund: Kontrastmittelabbruch
  Typisch für eine *inkomplette Harnröhrenruptur* ist ein kompletter Abbruch der Kontrastmittelstraße ohne Extravasation des Kontrastmittels. Der Kontrastmittelstopp ist durch die Einrollung der Wundränder und die extraluminale Kompression bedingt.
- Befund: Extravasation
  Typisch für eine *komplette Harnröhrenruptur* ist die widerstandsfreie Passage des Kontrastmittels mit diffuser retro- oder infrasymphysärer Verteilung.

- **Ausscheidungsurogramm**
  Bei einem pathologischen retrograden Urethrogramm sollte zum Ausschluss einer Blasenverletzung ein AUG durchgeführt werden. Hierbei kann sich bei einer Blasenperforation entweder ein direkter Kontrastmittelaustritt oder eine hochstehende, taillierte Blasenkonfiguration (high-riding-bladder) bei einem Blasenabriss infolge der pelvinen Hämatomkompression zeigen (s. Abb. 54.2).

Urologische Therapie

Hintere (membranoprostatische) Urethra

Traumabedingte Komplikationen sind erektile Dysfunktion, Harnröhrenstrikturen (membranöse) und Harninkontinenz (Follis et al. 1992).

- **Möglichkeit 1: Primäre Reanastomosierung**
  Vertreter der primären Harnröhrenversorgung plädieren für eine suprapubische Hämatomausräumung mit Beseitigung von Knochenfragmenten und interponierten Weichteilen und anschließender Wiederherstellung der Harnröhrenkontinuität. Umstritten ist, inwieweit diese Maßnahmen zu den o.g. posttraumatischen Komplikationen beitragen können (Ubrig et al. 2000). Ggf. ist eine vorsichtige suprapubische Hämatomdrainage und Katheterschienung schonender als die primäre Naht (Follis et al. 1992).
  Eventuell hilfreich ist das *Gil-Vernet-Manöver* (Abb. 54.3).
  Gelingt aufgrund der lokalen Wundverhältnisse keine Urethraadaptation durch Nähte, wird ein transurethral eingelegter Katheter für mindestens 3 Wochen belassen. Die ersten postoperativen Tage sollte der Katheter unter leichtem Zug stehen. Das Katheterende kann mit

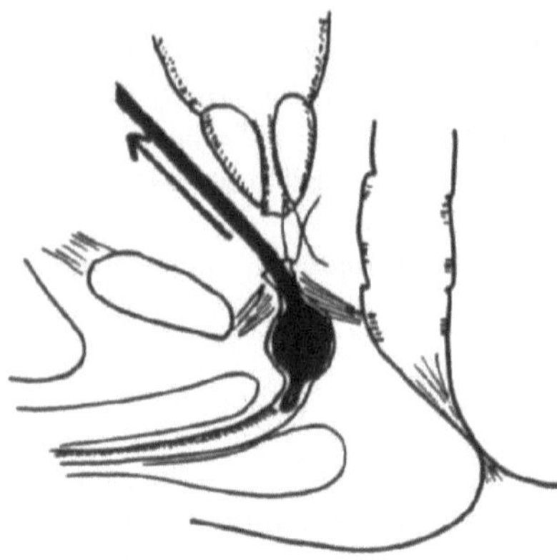

Abb. 54.3. Bei dem Manöver nach Gil-Vernet (1988) wird ein antegrad eingeführter Ballonkatheter distal des Beckenbodens geblockt, um durch Zug den zu reanastomosierenden Urethrastumpf besser darzustellen

einem suprapubisch ausgeleiteten Faden als Sicherheitsmaßnahme gegen einen Ballondefekt mit Katheterdislokation armiert werden.

- **Möglichkeit 2: Sekundäre Reanastomosierung**
  Vertreter der verzögerten Reanastomosierung gehen von der Vorstellung aus, dass sich das Hämatom spontan resorbiert und der Verzicht auf eine Drainage die Infektionsgefahr mindert. Nach sonografisch kontrollierter Anlage einer suprapubischen Ableitung wird in einer 2. Sitzung einige Monate später die Harnröhrenkontinuität (offen oder endoskopisch) wiederhergestellt.

Bulbäre Urethra

- **Suprapubische Harnableitung**
  Bei einer bulbären Harnröhrenverletzung muss zunächst eine suprapubische Harnableitung mit Katheteranlage unter sonografischer Kontrolle erfolgen.

- **Größere Verletzungen**
  Besteht ein ausgedehntes *Hämatom und/oder Urinom*, muss dieses von perineal her eröffnet und *drainiert* werden. Gleichzeitig sollte der Versuch einer *Reanastomosierung* der Urethra erfolgen. Ist aufgrund ausgedehnter Verletzungen eine primäre End-zu-End-Anastomose nicht möglich, kann das proximale Harnröhrenende vorüberge-

hend in die Perinealregion verlagert werden. Die Rekonstruktion erfolgt dann später in einer 2. Sitzung (Morehouse et al. 1980).

Penile Urethra

- **Suprapubische Harnableitung**

  Bei leichteren Verletzungen der penilen Urethra wird der Urin über 10–12 Tage suprapubisch abgeleitet. Eventuell bestehende Folgeschäden können später endoskopisch korrigiert werden.

- **Transurethrale Schienung**

  Ob die von manchen Autoren empfohlene transurethrale Schienung mit einem Katheter in Anbetracht der zusätzlichen Infektionsgefahr sinnvoll ist, wird *kontrovers diskutiert.* Bei ausgedehnten Verletzungen kann ähnlich den bulbären Verletzungen neben der suprapubischen Ableitung die Harnröhrenschleimhaut mit der Penishaut anastomosiert und später End-zu-End reanastomosiert werden.

Literatur

Bandauer K (1990). Urologe [A] 29: 234
Follis HW et al. (1992) J Urol 147:1259–1262
Gil-Vernet JM (1988). J Urol 140: 555
Kurth KH (1991). Verletzungen. In: Altwein JE, Rübben H (Hrsg) Urologie. Enke, Stuttgart
Morehouse DD et al. (1980) J Urol 123:173–174
Ubrig B et al. (2000) Urologe B (in press)

BEFUND 55 Anhaltende Blasenblutung – Was tun?

Allgemeine Einordnung

Das Ursachenspektrum hämorrhagischer Zystitiden ist vielfältig. In der Mehrzahl liegen akute bakterielle, mykotische oder parasitäre Erkrankungen zugrunde. Diese Blutungen sind jedoch fast immer kausal therapierbar, ebenso wie Hämorrhagien aufgrund eines urothelialen Karzinoms. In *Einzelfällen* (wie beispielsweise bei einem lokal progredienten Prostatakarzinom) kann jedoch eine *symptomatische Blutstillung* erforderlich werden.

Differentialdiagnosen

- Blasentumoren
- Infekte (bakteriell, mykotisch, parasitär, viral)
- Sekundäre Chemozystitis (z. B. Zyklophosphamid)
- Radiogene Zystitis
- Extravesikal infiltrierende Tumoren (z. B. Prostata)
- Allergische Zystitis (z. B. nach Antibiotika)
- Begleitzystitis bei Systemerkrankungen (z. B. Amyloidose)
- Fremdkörperzystits (z. B. fehleingeführte kontrazeptive Suppositorien)

Therapie

Prophylaktische Maßnahmen

- **Zyklophosphamid-Chemozystitis**
  Eine spezifische Prophylaxe ist einzig bei einer Zyklophosphamidgabe (z. B. Endoxan, Holoxan) möglich. Dieses Zytostatikum führt in 70% aller Fälle zu einer Chemozystitis. Als prophylaktisches Uroprotektivum wird Mesna (Uromitexan) verwandt, das im Urogenitaltrakt als Antidot wirkt.
  - Praxis der Mesna-Prophylaxe
    Zum Zeitpunkt 0 (Beginn der Zytostase) werden 20% Mesna der Zyklophosphamiddosis intravenös injiziert. Gleichzeitig erfolgt ei-

ne orale Einnahme in Form von Trinkampullen entsprechend dem Körpergewicht (25–50 kg = 1 Amp = 100 mg Mesna, 50–100 kg = 2 Amp. = 200 mg Mesna). Die gleiche Dosis wird im Verlauf der Chemotherapie alle 4 h oral weitergeführt. Wichtig ist, dass die letzte orale Gabe auch noch 8–12 h nach Beendigung der Zytostase erfolgt, um die Protektion über die gesamte renale Eliminationszeit aufrecht zu erhalten.

- **Radiogene Zystitis**
  Mehrere Medikamente wurden zur Prophylaxe einer radiogenen Zystitis eingesetzt. Jedoch hat weder die intravesikale Applikation von Vitamin E und Trypsin noch von Orgotein eine gesicherte Schutzwirkung entfalten können. Möglicherweise ergeben sich durch Pentosanpolysulfate neue Ansätze (DeVries et al. 1990). In Einzelfällen wurden Erfolge bei Patienten mit einer bereits bestehenden radiogenen Zystitis durch eine hyperbare Sauerstofftherapie erzielt (Weiss et al. 1985).

Symptomatische Maßnahmen ohne Narkose (Tabelle 55.1)

- Forcierte Diurese
- Externe Spülung mit einem Dreiwegekatheter

Tabelle 55.1. Symptomatische Hämostase bei anhaltender Blasenblutung

Allgemeine Maßnahmen	Forcierte Diurese Externe Spülung Komplette Koagelevakuation
Symptomatische Maßnahmen	
Stufe 1	Tranexamsäure oral/parenteral (Cave: Blutung oberer Harntrakt) Tranexamsäure-Instillation (1 g/l) Alaun-Instillation Eisspülung 1%ige Silbernitratspülung Prostaglandin E_1-Instillation
Stufe 2	Hydrostatische Ballondilatation Phenolinstillation (Cave: Reflux) Formalininstillation (Cave: Reflux)
Stufe 3	Selektive Gefäßembolisation Offene Gefäßligaturen Supravesikale Harnableitung und Zystektomie

- **Evakuation vorhandener Koagel**

  Ein typisches Zeichen persistierender Koagel ist das Flattern der Spüllösung im Ablaufschlauch infolge der intermittierenden Verlegung des Ablaufkanals durch Koagel. In diesen Fällen sollte eine sonografische Kontrolle erfolgen, die nach Auffüllung der Blase über den transurethralen Katheter (falls erforderlich) einfach durchzuführen ist. Die Evakuation ist über den Spülkatheter (möglichst steif), einen speziellen Hämaturiekatheter (Fa. Rüsch) oder bei sehr hartnäckigen Tamponaden zystoskopisch über den Schaft möglich.

- **Tranexamsäure p.o. oder intravesikal**

  Tranexamsäure (Ugurol, Anvitoff, Cyklokapron) ist ein Fibrinolyseinhibitor, der sowohl oral als auch *parenteral* gegeben werden kann. Initial können 500 mg langsam intravenös injiziert werden, anschließend ist je nach Blutungsstärke eine Dauertropfinfusion mit 250 mg/h in einer wässrigen Lösung möglich. Die orale Dosierung beträgt 3-mal 500–1000 mg/Tag. Bei Patienten mit einem erhöhten *Thromboserisiko* sollte Tranexamsäure in einer Dosierung von 1000 mg *intravesikal* appliziert werden.

Cave: Bei Blutungen aus den oberen Harnwegen ist Tranexamsäure wegen der Gefahr von Ureterobstruktionen kontraindiziert.

- **Silbernitratlösung-Instillationen**

  Mit Silbernitrat ($AgNO_3$) soll in bis zu 70% aller Fälle eine Hämostase erzielt werden können (Jerkins et al. 1986). Die 0,5- bis 1%ige Lösung wird im Wechsel mit physiologischer Kochsalzlösung für jeweils 10–20 min instilliert.

- **Alaun-Instillationen**

  Mit Alaun werden chemisch alle Doppelsulfate mit ein- oder dreiwertigem Metall vom gleichen Formeltyp und der gleichen Kristallstruktur wie Kalialaun ($K\,Al\,(SO_4)_2\;12\,H_2O$) bezeichnet. Die hämostatische Wirkung wird mittels einer Kapillarabdichtung durch Proteinausfällung erklärt. Alaun bewirkt keine histologischen Urothelveränderungen, eine systemische Resorption erfolgt im Unterschied zur gastrointestinalen Applikation nicht. Fertige Lösungen sind kommerziell nicht erhältlich.

- Praxis

  Zur Hämostase wird eine 1%ige *Alaunlösung* verwendet. Eine Herstellungsmethode ist die Lösung von 400 g Aluminium-Alaun in 4 l heißem, sterilem Wasser (Basislösung). Die Spüllösung erhält man dann jeweils durch Zugabe von 3 l physiologischer NaCl-Lösung zu 300 ml der Basislösung (Kennedy et al. 1984).

  Die *Mengenangaben* hinsichtlich der zur Hämostase benötigten Alaunlösung schwanken zwischen 3 und 12 l/Tag. Die Instillation kann mit einer Flussgeschwindigkeit von ca. 200 ml/h erfolgen. Bei einem Patienten wurde nach Instillation von 27 l/Tag eine Enzephalopathie beschrieben (Aluminium!).

  Ein bewährtes *Behandlungsschema* besteht in der Gabe von 2-mal 5 l 1%iger Alaunlösung am 1. und ggf. am 2. Tag und von jeweils 5 l an den darauf folgenden Tagen. Durch 1 bis maximal 3 Instillationszyklen lassen sich fast alle Hämorrhagien symptomatisch therapieren (Wechsel et al. 1989).

- **Eisspülungen**

  Die kontinuierliche Instillation mit kalter Spüllösung hat einen adstringierenden, vasokonstriktorischen und proteinkoagulierenden Effekt. Die Behandlung kann ohne Narkose erfolgen und soll in über 90% erfolgreich sein (DeVries et al. 1990).

- **Prostaglandin-Instillationen**

  Bei 13 Kindern, bei denen es wegen einer Immunsuppression nach erfolgter Knochenmarkstransplantation zu einer vermutlich viral bedingten hämorrhagischen Zystitis kam, ließ sich diese in 10 Fällen durch Prostaglandin komplett beheben (Trigg et al. 1990). Der Wirkmechanismus ist unbekannt, die Behandlung nicht toxisch. Es wurden jeweils 750 mg Prostaglandin E_1 in individuell gewählten Volumina in die Blase instilliert. Weitere Erfahrungen fehlen noch.

- **Hydrostatische Ballondilalation**

  Das Prinzip dieser Methode beruht auf einer lumenseitigen Kompression der blutenden Blasenwand. Anstelle eines im Routinefall nicht verfügbaren Spezialkatheters kann an einem handelsüblichen Ballonkatheter ein Kondom übergestülpt und am Katheterschaft festgeknotet werden. Die über den Katheterzulauf aufblasbare Kondomkapazität soll die Blutung komprimieren, ohne eine Blasenwandischämie zu erzeugen.

- Praxis

  Das instillierte Volumen beträgt meist ca. 1000 ml und wird durch die Höhendifferenz zwischen Patient und Infusionsflasche geregelt. Beginnend mit einer Einlaufhöhe von ca. 70 cm sollte bei einer Tropfgeschwindigkeit von 30–50 Trpf./min bei Sistieren des Einlaufs die Höhe der Infusion in 5-cm-Einheiten gesteigert werden. Eine Höhendifferenz von 100 cm, die etwa 75 mmHg entspricht, sollte zur Vermeidung einer Wandischämie oder Blasenruptur nicht überschritten werden.

  Die Harnableitung während der im Intervall ausgeübten, mehrstündigen und ggf. wiederholbaren Kompressionsphase sollte über einen suprapubischen Katheter erfolgen. Tenesmenartige Blasenkrämpfe können mit Spasmolytika und Neuroleptika beherrscht werden.

  Wegen der *Schwierigkeiten einer korrekten Ballonplatzierung*, einem *ungleichmäßigen Druck* im Falle einer trabekulierten bzw. unrunden Blase und dem Risiko *potentieller Blasenrupturen* verlor die Methode in den letzten Jahren in den USA zunehmend an Popularität.

Symptomatische Maßnahmen in Narkose

- **Phenolinstillationen**

  In Einzelfällen wurde die erfolgreiche Anwendung von Phenolinstillationen beschrieben. Im Unterschied zu Formalin soll Phenol lediglich eine Zerstörung des Urothels, nicht jedoch der tiefer gelegenen Muskelschichten bewirken. Die Gefahr nachfolgender Fibrosen soll demzufolge geringer sein. Erfahrungen an größeren Kollektiven fehlen allerdings.

  - Praxis

    Über einen suprapubischen Katheter werden *in Narkose* 30 ml 100%iges Phenol mit 30 ml Glyzerin für 1 min und nachfolgend 60 ml 95%iger Alkohol für 30 s instilliert. Anschließend muss die Blase gründlich mit physiologischer Kochsalzlösung gespült werden.

- **Formalininstillationen**

  Formalininstillationen sind weitverbreitet, haben jedoch ein *hohes Potenzial gefährlicher Nebenwirkungen.*

- Praxis

  Es werden mit Aqua dest. verdünnte 1- oder 10%ige Formalinlösungen verwendet, wobei eine Menge von 50 ml für 4–10 min über einen Katheter *in Narkose* instilliert wird. Eine 10%ige Formalinlösung entspricht einer 3,7%igen Formaldehydlösung. Folgende Sicherheitsmaßnahmen müssen beachtet werden:
  - Katheter nachspülen (Zersetzung der Katheterwandung),
  - Beintieflage (Vermeidung eines Refluxes),
  - bei vesikoureteralem Reflux kontraindiziert (vorher Zystogramm).

- **Gefäßembolisation/Zystektomie**

  Radiologisch-interventionell besteht die Möglichkeit der selektiven Embolisation der Gefäßäste der Aa. iliacae internae. Diese minimalinvasive, transluminal durchgeführte Methode ist jedoch nur bei lokalisierbaren Blutungen möglich.

  Eine prinzipielle Alternative ist die offene chirurgische Gefäßligatur, wobei jedoch die Invasivität in Anbetracht der oft multimorbiden Patienten erheblich ist. Häufiger wird die supravesikale Urinableitung bei gleichzeitiger Zystektomie durchgeführt.

Literatur

De Vries CR et al. (1990). J Urol 143: 1
Jerkins GR et al. (1986). J Urol 136: 456
Kennedy L et al. (1984). Br J Urol 56: 673
Trigg ME et al. (1990). J Urol 143: 92
Wechsel HW et al. (1989). Urologe [B] 29: 156
Weiss JP et al. (1985). J Urol 29: 156
Weiss JP et al. (1985). J Urol 134: 352

ÜBERSICHT A 1 Medikamente, die potenziell eine Inkontinenz verursachen können

Angriffspunkt Blase

- **Anticholinesterase-Wirkstoffe**
  - Distigmin (z. B. Ubretid)
  - Neostigmin (z. B. Prostigmin)
- **Betaadrenerge Blocker (β-Rezeptorenblocker)**
  - Atenolol (z. B. Tenormin)
  - Metopolol (z. B. Beloc)
  - Nadolol (z. B. Solgol)
  - Pindolol (z. B. Visken)
  - Propanolol (z. B. Dociton)
- **Direkte Stimulanzien der glatten Muskulatur**
  - Angiotensin (z. B. Hypertensin)
  - Ergolamin (z. B. Ergo-Kranit)
  - Oxytocin (Wehenmittel)
- **Ganglion-Stimulanzien**
  - Lobelin (z. B. Citotal, Nikotinentwöhnungsmittel)
  - Nikotin (z. B. Nicorette, Nikotinentwöhnungsmittel)
- **Opiatagonist**
  - Methadon (z. B. L-Polamidon)
- **Parasympathomimetika**
  - Bethanechol (Myocholine)
  - Carbachol (z. B. Doryl)
- **Prostaglandine**
- **Sonstige Medikamente**
  - Digitalis

- Furosemid (z.B. Lasix)
- Metoclopramid (z.B. Paspertin)
- Metronidazol (z.B. Clont)
- Testosteron (z.B. Andrio)
- Thioridazin (z.B. Melleril, Neuroleptikum)
- Valproinsäure (z.B. Convulex, Antiepileptikum)

Angriffspunkt Blasenausgang

- **Alphaadrenerge Blocker (α-Rezeptorenblocker)**
  - Alpha-Methyldopa (z.B. Presinol)
  - Clonidin (z.B. Catapresan)
  - Guanethidin (z.B. Esimol)
  - Phenoxybenzamin (z.B. Dibenzyran)
  - Phentolamin (z.B. Regitin)
  - Prazosin (z.B. Minipress)
  - Reserpin

- **Relaxanzien der glatten Muskulatur**
  - Chlordiazepoxid (z.B. Librium)
  - Diazepam (z.B. Valium)
  - Methocarbamol (z.B. Ortoton)
  - Orphenadrin (z.B. Norflex)

Bissada NK et al. (1988) Urologic manifestations of drug therapy. Urol Clin North Am 15: 725

ÜBERSICHT A 2 Medikamente, die potenziell eine Harnverhaltung auslösen können

Zerebraler Angriffspunkt

- **Antiepileptika**
  - Carbamazepin (z. B. Tegretal)
  - Clonazepam (z. B. Rivotril)
  - Opiate und Narkotika
  - Phenytoin (z. B. Zentropil)

Vesikaler Angriffspunkt

- **Anticholinergika**
  - Antidepressiva
  - Atropin (z. B. Augentropfen)
  - Butylscopolamin (z. B. Buscopan)
  - Clidinium (z. B. Librax)
  - Isopropamid (z. B. Ornatos)
  - Maprotilin (z. B. Ludiomil, Antidepressivum)
  - Oxybutynin (z. B. Dridase)
  - Phenothiazine (Neuroleptika)
  - Scopolamin (z. B. Augentropfen)

- **Anthistaminika**
  - Dimenhydrinat (z. B. Vomex)
  - Diphenhydramin (z. B. Benadryl Hustensaft)
  - Orphenadrin (z. B. Norflex)

- **Antihyperkinetika (Parkinson-Mittel)**
  - Benzatropin (z. B. Cogentinol)
  - Biperiden (z. B. Akineton)
  - Levodopa (z. B. Levodopa)
  - Trihexyphenidyl (z. B. Artane)

- **Diuretika**

- **Kalziumantagonisten**
  - Flunarizin (z. B. Sibelium)
  - Nifedipin (z. B. Adalat)
  - Terodilin (z. B. Mictrol)

- **Muskelrelaxanzien**
  - Diazepam (z. B. Valium)
  - Flavoxat (z. B. Spasuret)

- **Psychopharmaka**
  - Phenothiazine
  - Trizyklische Antidepressiva

- **Sonstige Medikamente**
  - Bromocriptin (z. B. Pravidel)
  - Hydralazin (z. B. Treloc)
  - Isoniazid (Tuberkulostatikum)
  - Theophyllin

Angriffspunkt Blasenausgang

- **Betaadrenerge Blocker (β-Rezeptorenblocker)**
  - Atenolol (z. B. Tenormin)
  - Metoprolol (z. B. Beloc)
  - Nadolol (z. B. Solgol)
  - Pindolol (z. B. Visken)
  - Propanolol (z. B. Dociton)
  - Terbutalin (z. B. Bricanyl)

- **Östrogenkombinationen**

- **Sonstige Medikamente**
  - Amphetamine
  - Levodopa
  - Trizyklische Antidepressiva

Bissada NK et al. (1988) Urologic manifestations of drug therapy. Urol Clin North Am 15: 725

ÜBERSICHT A 3 Medikamente mit potenzieller Störung der Fertilität

Reduktion der Gonadotropinsekretion oder Testosteronbiosynthese

- **Hormone und Antihormone**
  - LH-RH-Analoga
  - Androgene
  - Antiandrogene (z. B. Cyproteronacetat)
  - Anabolika
  - Östrogene
  - Gestagene

- **Glukokortikoide**
  - nur bei chronischer Applikation mit mehr als 30 mg Prednisolonäquivalent/Tag

- **Antimykotika**
  - Ketoconazol, Miconazol, Clotrimazol nur bei systemischer Gabe in hohen Dosen

- **Psychotrope Medikamente**
  - z. B. Diazepam, Barbiturate

- **Sonstige Substanzen**
  - Spironolacton
  - Cimetidin
  - Reserpin

Beeinflussung der Spermatogenese

- **Zytostatika**
  Alle gängigen Zytostatika bedingen insbesondere bei zyklischer Kombinationsgabe einen Reifungsschaden mit Azoospermie. Hinsichtlich der Reversibilität existieren unsichere Aussagen.

- **Schwermetalle – z. B. Blei, Cadmium (Haarwaschmittel), Quecksilber**

- **Antibiotika und Sulfonamide**
  - Salazosulfapyridin (Morbus Crohn, C. ulcerosa)
  - Gentamycin?
  - Nitrofurantoin?
  - Tetrazykline?
  - Antimalaria-Mittel?

- **Toxische Industriechemikalien**
  - Herbizide
  - Pestizide
  - Dibromchlorpropan
  - Benzol?, Vinylchlorid?
  - Kohlenstoffdisulfid?

- **Psychopharmaka**
  - Hypnotika
  - Antiepileptika
  - (Diphenylhydantoin)
  - Antidepressiva
  - Tranquilizer (Diazepam)

- **Sonstige**
  - Acetylsalicylsäure
  - Clofibrat
  - Cimetidin
  - Spironolacton

Beeinflussung der Spermatozoenmotilität

- **Antibiotika**
  - Tetrazykline (experimentell)
  - Gentamycin (experimentell)
  - Nitrofurantoin (experimentell)
  - Ketocanazol (experimentell)

- **Zentral wirksame Medikamente**
  - Antiemetika (Metoclopramid)
  - Psychopharmaka
  - trizyklische Antidepressiva

- **Rezeptorenblocker**
  - Propanolol
  - (β-Blocker, experimentell)

- **Kalziumantagonisten**
  - Nifedipin, Verapamil (experimentell)

- **Sonstige Stoffe**
  - Alkohol
  - Nikotin?
  - Anticholinergika (z. B. Atropin)?

Bissada NK et al. (1988) Urol Clin North Am 15: 725
Drife JO (1987). Drugs 33: 610
Eigenmann JA et al. (1988). Akt Urol 19: 124
Padutin Praxis-Service, Bayropharm Leverkusen
Schill WB (1989). Med Welt 40: 1247

ÜBERSICHT A 4 Erektile Dysfunktion durch unerwünschte Medikamentenwirkung

Mit der immer weiter steigenden Zahl von Medikamenten mit vergleichbaren erwünschten Wirkungen rücken Unterschiede in den unerwünschten Wirkungen immer mehr in das Zentrum des Interesses. Für den Urologen sind nicht nur die Nebenwirkungen der von ihm verschriebenen Medikamente von Bedeutung, sondern auch diejenigen Präparate, die vom Hausarzt verschrieben, urologische Symptome als Nebenwirkungen aufweisen.

Nach einer Studie der Minneapolis Veterans Administration lag die Inzidenz erektiler Impotenz bei erwachsenen Männern mit medizinischen Problemen bei 34%. In 1/4 der Fälle beruhte die Impotenz auf Nebenwirkungen von Medikamenten (Slag et al. 1983). Nicht immer kann die unerwünschte Medikamentenwirkung von der erwünschten getrennt werden. Erinnert sei hier nur an den antihypertensiv behandelten Hypertoniker, dessen bereits latent bestehende vaskuläre erektile Dysfunktion durch die Senkung des „Erfordernishochdrucks" erst manifest wird. Ein Präparatewechsel hat in diesem Fall sicherlich keine Aussicht auf Erfolg.

Im Rahmen der diagnostischen Abklärung der erektilen Dysfunktion können invasive Untersuchungen vermieden oder zunächst zurückgestellt werden, wenn ein Medikament als mögliche Ursache erkannt wird.

Warnend muss jedoch hinzugefügt werden:

- der Nachweis, dass ein Medikament (und nicht die zugrundeliegende Erkrankung, die zu der Verordnung des Medikamentes führte) Erektionsstörungen hervorrufen kann, ist oft schwer zu erbringen;
- kontrollierte Studien hierzu sind eine Rarität;
- häufig wird in Kasuistiken ein Medikament als Ursache von Erektionsstörungen „belegt", obwohl dieses Medikament nicht als Monotherapie gegeben wurde.

Generika, die im Verdacht stehen, Erektionsstörungen zu verursachen

Acebutolol
Acetazolamid
Alimemazin
Allopurinol
Alprazolam
Alprenolol
Alseroxylon
Amilorid
Alufibrat
Amiodaron
Amitriptylin
Amitriptylinoxid
Amoxapin
Amphetaminsulfat
Anisotropin
Atenolol
Atropinsulfat
Azathioprin
Azetazolamid
Baclofen
Bendroflumethiazid
Benperidol
Benzatropin
Benzbromaron
Benzhexol
Benzphetamin
Benztropin
Betamethason
Betaxolol
Bethanidin
Bezafibrat
Biperiden-HCI
Bisoprolol
Bopindolol
Bornaprin-HCI
Bromazepam
Bromocriptin
Bromperidol
Brotizolam
Bumetanid
Bunitrolol
Bupranolol
Buprenorphin
Buserelin
Buspiron
Busulfan
Butaperazin
Butizid
Camazepam
Camylofindihydro-chlorid
Captopril
Carazolol
Carbamazepin
Carteolol
Celiprolol
Chlordiazepoxid
Chlorphentermin
Chlorpromazin
Chlorprothixen
Chlorthalidon
Cimetidin
Clobazam
Clofibrat
Clofibrid
Clofibrinsäure
Clomipramin
Clonazepam
Clonidin
Clopenthixol
Clopenthixoldecanoat
Cloprednol
Clorazepat
Clozepam
Cortisol
Cortisonazetat
Cyclobenzaprine
Cyclosporin
Cycrimin
Cyproteronazetat
Dantrolen
Deserpidine
Desipramin
Desmethylimipramin
Dexamethason
Dextroamphetamin
Dextromoramid
Diäthylpropion
Diazepam
Dibenzepin
Dichlorphenamid
Diclofenamid
Dicyclomin
Diethylpropion
Digoxin
Dihydralazin
Dihydroergotamin
Dimenhydrinat
Diphenhydramin-HCl
Disopyramid
Disulfiram
Dixyrazin
Dosulepin
Doxepin
Doxylamin
Enalapril
Enovid
Ethionamid
Etofibrat
Etofyllinclofibrat
Famotidin

Fenfluramin
Fenofibrat
Flecainidazetat
Fluanison
Flunitrazepam
Fluocortolon
Fluoxetin
Flupentixol
Flupentixoldecanoat
Fluphenazin
Fluphenazindecanoat
Flurazepam
Fluspirilen
Flutamid
Gemfibrozil
Gestagene
Gestonoroncaproat
Glycopyrrolat
Glykopyrroniumbromid
Goserelin
Guanabenz
Guanadrel
Guanethidin(sulfat)
Guanfacin(-HCl)
Guanidine
Guanidinomethylbenzo-
dioxan
Guanoclor
Guanoxan
Haloperidol
Haloperidoldecanoat
Hexamethonium(-chlorid)
Hexocyclin
Homatropin
Hydantoin
Hydralazin
Hydrochlorthiazid
Hydrokortison
Hydromorphon
Hydroxyprogesteron-
Caproat
Hydroxyzin-di-HCl
Hyocyamin
Imipramin
Indapamid
Indometazin
Interferon
Iproniazid
Isocarboxazid
Isoniazid
Isopropamid
Jod
Jodide
Kaliumcanrenoat
Ketamin
Ketanserin
Ketazolam
Ketoconazol
Labetalol
Leuprorelin
Levomepromazin
Levomethadon
Lithiumsalze
Lofepramin
Lorazepam
Lormetazepam
Loxapin
Maprotilin
Maznidol
Mebanazine
Mecamylamin
Medroxyprogesteronazetat
Melitracen
Melperon-HCI
Mepenzolat
Mepindolol
Meprobamat
Mesorodazin
Mesterolon
Metaclazepam
Methadilazin
Methadon
Methamphetamin
Methantelin
Methaqualon
Methazolamid
Methotrexat
Methyldopa
Methylprednisolon
Methylscopolaminnitrat
Methyltestosteron
Methysergid
Metipranolol
Metixen-HCI
Metoclopramid-HCI
Metoprolol
Metronidazol
Metyrosine
Mexiletin-HCI
Midazolam
Minoxidil
Morphin
Morphin-HCI
Morphinsulfat
Nadolol
Naltrexon
Naproxen
Nilevar
Nitrazepam
Nitrendipin
Nizatidin
Nordazepam
Norethandrolon
Norethindrone
Norlutin
Nortriptylin
Orphenadrin-HCI

Orphenadrinzitrat
Östrogene
Oxazepam
Oxazolam
Oxprenolol
Oxybutynin
Oxycodon
Oxymetazolin-HCl
Oxypertin
Oxyphenonium
Paramethason
Pargylin
Penbutolol
Pentazocin
Perazin
Perhexilinmaleat
Perphenazin
Periciacin
Perphenazinenantat
Pethidin
Phencyclidin
Phendimetrazine
Phenelzin
Phenmetrazin
Phenobarbital
Phenoxybenzamin-HCl
Phentermine
Phenylephrin-HCl
Phenylpropanolamin
Phenytoin
Pimozid
Pindolol
Pipamperon
Pipoxolan
Pirenzepin-di-HCl
Piritrami
Pizotifen
Polythiazid
Pramiverin-HCl
Prazepam
Prazosin
Prednisolon
Prednison
Prednyliden
Pridinol-HCl
Primidon
Probucol
Prochlorperazin
Procyclidin-HCl
Progesteron
Proloniumjodid
Promazin
Promethazin
Propafenon
Propanthelinbromid
Propranolol
Prothipendyl
Protionamid
Protriptylin
Pseudoephedrin
Ranitidin
Rauwolfia
Reserpin
Scopolamin
Sotalol
Spironolakton
Stilbestrol
Sulforidazin
Sulpirid
Syrosingopine
Temazepam
Terazosin-HCl
Testosteron-Depot
Testosteronundecanoat
Thiabendazol
Thiethylperazindimalat
Thioridazin
Thiothixone
Tilidin
Timolol
Tiotixen
Tranylcypromin
Trazodon
Triamcinolon
Triazolam
Trichlormethiazid
Tridihexethyl
Trifluoperazin
Trifluperidol
Triflupromazin
Trihexyphenidyl-HCl
Trimeprazin
Trimipramin
Triptorelin
Tropinbenzilat-HCl
Trospiumchlorid
Tybamat
Verapamil
Vincristin
Zuclopenthixol

Slag MF et al. (1983) Impotence in medical clinic outpatients. JAMA 249: 1736

ÜBERSICHT A 5 Substanzen, die Farbveränderungen des Urins bewirken können

Bei Substanzen, die über Farbveränderungen hinaus auch z. B. eine Hämaturie verursachen können, ist dies vermerkt. Die als Beispiele angeführten MARKENNAMEN erheben keinen Anspruch auf Vollständigkeit.

Rot/Braun

Acetanilid (gelb bis rot)
Acetophenetidin (auch Hämaturie oder rosarot durch Metabolite)
Aminopyrin
Anisidion
Anthocyanin (in roten Beeren, Rüben)
Anthrachinone (z. B. LAXARISTON, auch Hämaturie, Albuminurie und Nephritis)
Antipyrin (rot bis gelb)
Cascara
Ceftriaxon-Na (ROCEPHIN, dunkel)
Chinin und Chininderivate (dunkel, z. B. CHINIDINUM, GALACTOQUIN, SYSTODIN, OPTOCHINIDIN, auch Nierenschäden)
Chloroquin (braun, z. B. RESOCHIN)
Levodopa (LARODOPA, SINEMET, dunkel)
Levodopa, L-Dopa (nach Stehenlassen schwarz, z. B. BROCADOPA)
Methocarbamol (dunkelbraun) (z. B. ORTOTON)Methyldopa (z. B. PRESINOL, SEMBRINA, ALDOMETIL)
Metronidazol (dunkelbraun) (CLONT, FOSSYOL, RATHIMED, KREUCOSAN, ARILIN, TRICHO CORDES, FLAGYL)
Nitrofurantoin (braun-gelb, z. B. ITURAN, URO TABLINEN, NIEROFU, PHENURIN, UROLONG, URODIL, CYSTIT)
Pamaquin (braun)
Phenacetin (dunkelbraun)
Phenazopyridin (z. B. PYRIDIUM) (auch Nierenschäden, Kristallurie)
Phenindion
Phenolphthalein (z. B. DARMOL, MODANE, EVAC-Q, KWICK, auch Hämaturie, Proteinurie, Nierenschäden)

Chloroxazon (PARAFLEX, PARAFONFORT, dunkel)
Chlorzoxazon
Cinchophen
Clofazimin
Dantrolen (z.B. DANTAMACRIN, auch Hämaturie)
Dantron
Dihydroxyanthrachinon
Doxorubicin (ADRIAMYCIN)
Eisensorbit (braun)
Emodin
Ethoxazen
Furazolidin (braun)
Lebensmittelfarben
Phenothiazine
Phensuximid
Phenytoin (EPANUTIN, CITRULLAMON, ZENTROPIL, PHENHYDAN)
Primaquin (PRIMAQUINE)
Resorcin (braun bis schwarz)
Rhabarber (gelb-braun: sauer, gelb-rosa: alkalisch)
Rhodamine B (Lebensmittelfarbe)
Rifampicin (RIFOLDIN, RIMACTAN, auch Hämaturie, Hämoglobinurie, interstitielle Nephritis)
Senna
Sulfasalazin (z.B. AZULFIDINE, COLO-PLEON, auch Hämaturie, Proteinurie, Kristallurie)
Sulfonamide (auch Hämoglobinurie, Kristallurie, Proteinurie)
Sulindac (CLINORIL, dunkel)
Thiazosulfon

Dunkelorange

Phenazopyridin
Quinacrin (dunkelgelb bei Ansäuerung)
Riboflavin (gelb)
Sulfasalazin (AZULFIDIN)

Lindgrün

Suprofen (SUPROL)
Indometacin (grün)

Blau bis blaugrün

Amitriptylin
Methylenblau
Tolonium
Triamteren (grün)

Bissada NK, Finkbeiner AE (1988) Urologic manifestations of drug therapy. Urol Clin N Am 15: 725–736

Saller R, Berger T, Ulmer EM, Hellenbrecht D (1979) Praktische Pharmakologie. Schattauer, Stuttgart New York

Spirnak PJ (1985) Hematuria. In: Resaick MI, Caldamone AA, Spirnak JP Decision making in urology. BC Decker, Toronto, pp 4–5

ÜBERSICHT A 6 Kontrastmittel – Welche Kontraindikationen?

Häufgkeit von Kontrastmittelzwischenfällen

In der urologischen Diagnostik spielen jodhaltige Röntgenkontrastmittel nach wie vor eine große Rolle. Schwerwiegende Kontrastmittelzwischenfälle sind selten (1:10 000–1:116 000 Untersuchungen).

Prodromalerscheinungen

Eine Überwachung des Patienten ist gerade in der Anfangszeit der Kontrastmitteluntersuchung wichtig, da etwa 90% aller schweren Kontrastmittelzwischenfälle in den ersten 5–15 min auftreten. Anfangs leichte Nebenwirkungen können sich zurückbilden, sich aber auch plötzlich zu schwerwiegenden Symptomen entwickeln.

Prophylaxe von Nierenschädigungen

Das Auftreten eines akuten Nierenversagens nach Kontrastmittelgabe ist relativ selten. Da unter den urologischen Patienten der Anteil mit vorgeschädigten Nieren jedoch hoch ist, darf die Gefahr einer kontrastmittelinduzierten Störung der Nierenfunktion nicht unterschätzt werden. Die wichtigste Voraussetzung zur Vermeidung unerwünschter Kontrastmittelwirkungen auf die Nierenfunktion ist eine ausreichende Hydratation.

Hydratation

Kontrastmittelinduzierte Nierenschäden lassen sich bei Diabetikern sowie Patienten mit latenter Niereninsuffizienz und massiver Proteinurie durch Hydratation nahezu vollständig vermeiden (Elke u. Brune 1980).

Sonderfall: dynamische Kavernosografie

Da bei der Mischung von Papaverin mit Natrium-Meglumin-Joxaglat (Hexabrix) nicht auflösbare Makropräzipitate entstehen (Pilla et al. 1986), sollte Hexabrix sicherheitshalber nicht bei der dynamischen Kavernosografie, bei der Papaverin zur Erzeugung einer Erektion eingesetzt wird, verwendet werden.

Symptome bei Kontrastmittelzwischenfällen

- Übelkeit, Erbrechen
- Hitzewallungen
- Urtikaria
- juckende Hautausschläge
- Gesichts- oder Glottisödeme
- Schwellung der Ohrspeicheldrüse
- Bronchospasmus
- Dyspnoe
- Schmerzen im Verlauf der zur Kontrastmittelinjektion punktierten Vene
- Schmerzen in Kopf, Brust oder Abdomen
- Blutdruckabfall
- Arrhythmien
- Lungenödem
- Herzstillstand

Risikofaktoren

Ob ein Risikofaktor eine Kontraindikation zur Kontrastmittelgabe darstellt, muss im Einzelfall entschieden werden. Zu den bekannten Risikofaktoren gehören:

- Lebensalter (Kleinkind, alte Patienten)
- Allergieanamnese
- Dehydratation
- kardiovaskuläre Erkrankungen (z.B. Koronarsklerose, Herzinsuffizienz, stenosierende Vitien, zerebrale Durchblutungsstörungen)

- Phäochromozytom
- pulmonale Erkrankungen (z.B. Asthma)
- Erkrankungen (besonders in Kombination mit Leberschäden)
- Niereninsuffizienz
- Behandlung mit nephrotoxischen Arzneimitteln
- Epilepsie
- Diabetes mellitus
- latente oder manifeste Hyperthyreose (autonomes Adenom)
- Paraproteinämien (z.B. Plasmozytom, nicht aber Morbus Waldenström, da IgM nicht nierengängig)
- Angst, vegetative oder psychische Labilität

Elke M, Brune K (1980) Prophylaktische Maßnahmen vor Kontrastmittelinjektion. Dtsch Med Wochenschr 105: 250

Elke M, Livers M, Streule K (1988) Kontrastmittelnebenwirkungen: Risikofaktoren, Prophylaxe und Therapie. In: Eickenberg HU, Engelmann UH (Hrsg) Uro imaging. Schnetztor, Konstanz

Gmeinwieser J, Reimann HJ, Tauber R (1988) Ursachenanalyse von Zwischerfällen bei intravenöser Kontrastmittelinjektion. In: Eickenberg HU, Engelmann UH (Hrsg) Uro imaging. Schnetztor, Konstanz

Jend HH, Todt HC (1989) Arbeitsbuch Computertomographie. Schnetztor, Konstanz

Kallenberg E (1986) Diagnostika. In: Ammon PT (Hrsg) Arzneimittelneben und -wechselwirkungen. Wissenschaftliche Verlagsgesellschaft, Stuttgart

Pilla TJ, Beshany SE, Shields JB (1986) Incompatibility of hexabrix and papaverin. AJR 146: 1300

Taenzer V, Spack U (1987) Kontrastmittel in der Röntgendiagnostik. In: Frommhold W (Hrsg) Schinz, Radiologische Diagnostik in Klinik und Praxis, Bd I, 7. Aufl. Thieme, Stuttgart

TNM-KLASSIFIKATION MALIGNER TUMOREN

T-Klassifikation des Hodentumors

(zur geeigneten Klassifikation der Lymphknoten- und Fernmetastasen s. Kapitel Hodentumor)

T 1/2*

T2

* abhängig von Gefäßinvasion

T3

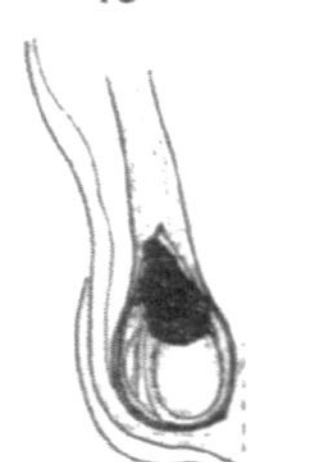

T4

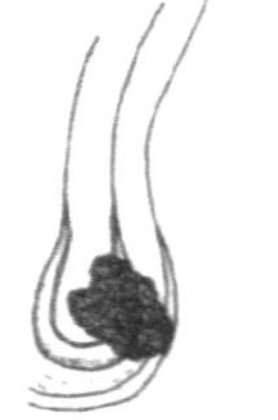

T = Primärtumor

T1: Tumor auf Hoden und Nebenhoden begrenzt und ohne Lymph- oder Blutgefäßinvasion

T2: Gefäßinvasion bei auf Hoden und Nebenhoden begrenztem Tumor
oder
Einbruch in die Tunica albuginea und Tunica vaginalis testis

T3: Einbruch in den Samenstrang

T4: Einbruch in die Skrotalhaut

TNM-Klassifikation des Peniskarzinoms (1997)

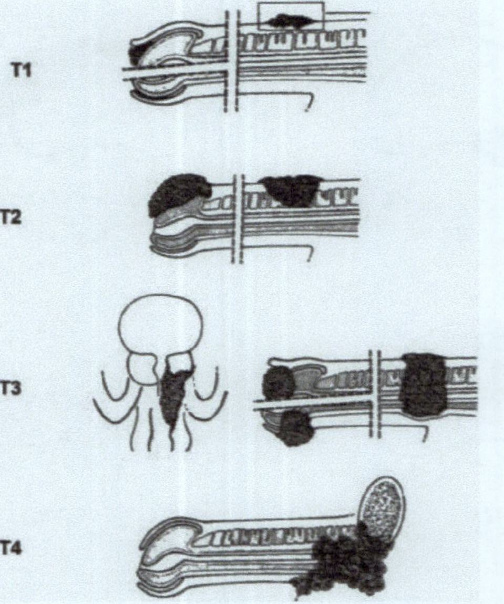

T = Primärtumor

Tis: Carcinoma in situ

Ta: Verruköses Karzinom, nicht invasiv

T1: Tumor wächst in subepitheliales Bindegewebe ein

T2: Tumor wächst in Corpus spongiosum oder cavernosum ein

T3: Tumor bricht in Urethra oder Prostata ein

T4: Tumor bricht in andere Nachbarstrukturen ein

N = regionäre Lymphknoten

NX regionäre Lymphknoten nicht beurteilbar
NO keine regionäre Lymphknotenmetastasen
N1 Metastase in einem einzelnen oberflächlichen Lymphknoten
N2 Metastase in multiplen oberflächlichen Lymphknoten
N3 Metastase in den tiefen inguinalen oder in den pelvinen Lymphknoten

TNM-Klassifikation des Prostatakarzinoms (1997)

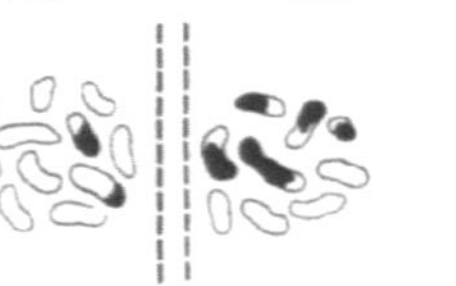

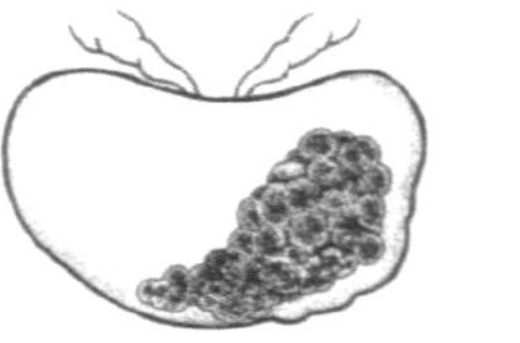

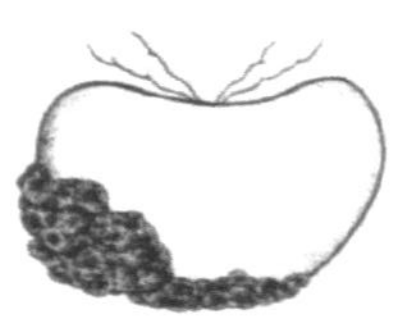

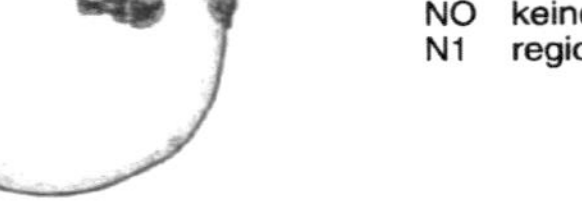

T = Primärtumor

T1: Tumor nicht tastbar, in Bildgebung nicht sichtbar
T1a: ≤5% des resezierten Gewebes
T1b: ≥5% des resezierten Gewebes
T1c: Diagnose durch Biopsie (z. B. wg. erhöhtem PSA)

T2: Tumor auf die Prostata begrenzt
T2a: Befall eines Seitenlappens
T2b: Befall beider Seitenlappen

T3: Turmor durchbricht die Prostatakapsel
T3a: extrakapsuläre Ausbreitung (uni- oder bilateral)
T3b: Samenblaseninfiltration

T4: Tumor ist fixiert / infiltriert Nachbarstrukturen (Sphinkter, Rektum, Blasenhals etc.)

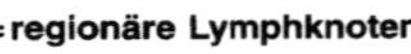

N = regionäre Lymphknoten

NX regionäre Lymphknoten, nicht beurteilbar
NO keine regionären Lymphknotenmetastasen
N1 regionäre Lymphknotenmetastasen

TNM-Klassifikation des Nierenzellkarzinoms (1997)

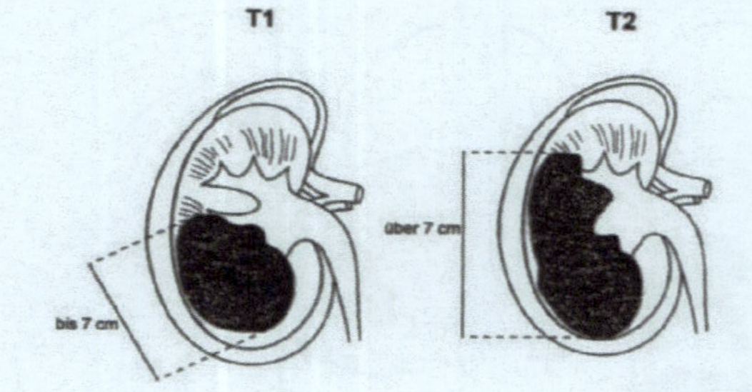
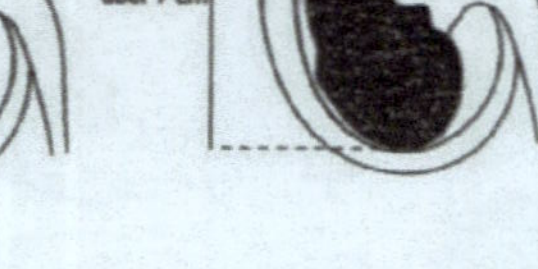
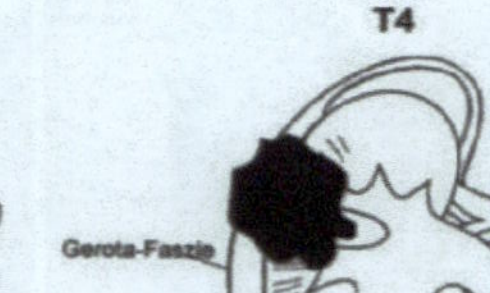
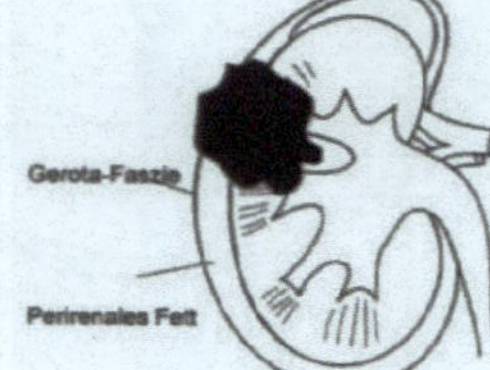

T = Primärtumor

T1: Tumor bis 7 cm Größe, auf die Niere begrenzt

T2: Tumor über 7 cm Größe, auf die Niere begrenzt

T3: Tumorausdehnung in die großen Venen, Nebenniere oder perirenales Gewebe, jedoch innerhalb der Gerota-Faszie
- T3a: Nebenniere oder perirenal
- T3b: Nierenvene(n) oder Vena cava unterhalb des Zwerchfells
- T3c: Vena cava bis oberhalb des Zwerchfells

T4: Tumor infiltriert Nachbarorgane (penetriert Gerota)
- T4a: Prostata bzw. Uterus oder Vagina
- T4b: Becken- oder Bauchwand

N = regionäre Lymphknoten

N Regionäre Lymphknoten
NX regionäre Lymphknoten, nicht beurteilbar
NO keine regionären Lymphknotenmetastasen
N1 regionäre Lymphknotenmetastasen

TNM-Klassifikation des Harnblasenkarzinoms

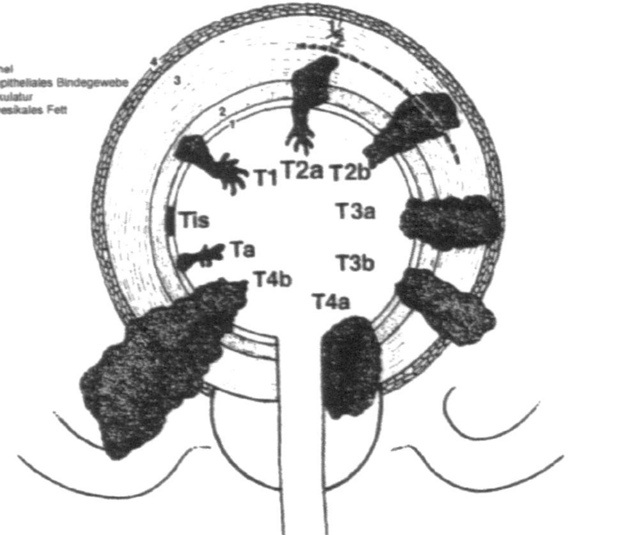

T = Primärtumor

Ta: nichtinvasives papilläres Karzinom

Tis: Carcinoma in situ

T1: Tumor infiltriert subepitheliales Bindegewebe

T2: Tumor infiltriert Muskulatur
- T2a: oberflächlich
- T2b: tief

T3: Tumor infiltriert perivesikales Fett
- T3a: mikroskopisch
- T3b: makroskopisch

T4: Tumor infiltriert Nachbarorgane
- T4a: Prostata bzw. Uterus oder Vagina
- T4b: Becken- oder Bauchwand

N = regionäre Lymphknoten

NX	regionäre Lymphknoten nicht beurteilbar
NO	keine regionären Lymphknotenmetastasen
N1	Metastase in einem solitären Lymphknoten $\leq$ 2cm
N2	Lymphknotenmetastase(n) > 2 cm, aber keine größer als 5 cm
N3	Lymphknotenmetastase(n) größer als 5 cm

Sachverzeichnis

R

S

V

Z

MIX
Papier aus verantwortungsvollen Quellen
Paper from responsible sources
FSC® C105338

If you have any concerns about our products,
you can contact us on
ProductSafety@springernature.com

In case Publisher is established outside the EU,
the EU authorized representative is:
SpringerNature Customer Service Center GmbH
Europaplatz 3, 69115 Heidelberg, Germany

Printed by Libri Plureos GmbH
in Hamburg, Germany

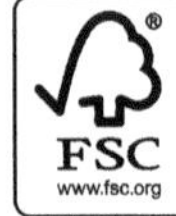

MIX
Papier aus verantwortungsvollen Quellen
Paper from responsible sources
FSC® C105338

If you have any concerns about our products,
you can contact us on
ProductSafety@springernature.com

In case Publisher is established outside the EU,
the EU authorized representative is:
Springer Nature Customer Service Center GmbH
Europaplatz 3, 69115 Heidelberg, Germany

Printed by Libri Plureos GmbH
in Hamburg, Germany